임상진균학 |5판|

CLINICAL MYCOLOGY

공동저자

김영권(건양대학교)
권필승(원광보건대학교)
김선희(서해대학교)
김성현(부산가톨릭대학교)
김정호(부산가톨릭대학교)
류재기(김천대학교)
박　민(마산대학교)
박상묵(동강대학교)
박은석(경복대학교)
박훈희(안산대학교)
백윤희(충북대학교 의과대학)
심인숙(경동대학교)
이동석(인제대학교)
이용헌(동서대학교)
염종화(동의대학교)
육근돌(대전보건대학교)
서충원(동의과학대학교)
정무상(제주한라대학교)
정운원(청주대학교)
조혜현(대전과학기술대학교)
허지혜(동강대학교)
홍성노(동남보건대학교)
홍승복(충북보건과학대학교)

CLINICAL MYCOLOGY

임상진균학 5판

김영권 · 권필승 · 김선희 · 김성현 · 김정호 · 류재기
박 민 · 박상묵 · 박은석 · 박훈희 · 백윤희 · 심인숙
이동석 · 이용헌 · 염종화 · 육근돌 · 서충원 · 정무상
정운원 · 조혜현 · 허지혜 · 홍성노 · 홍승복

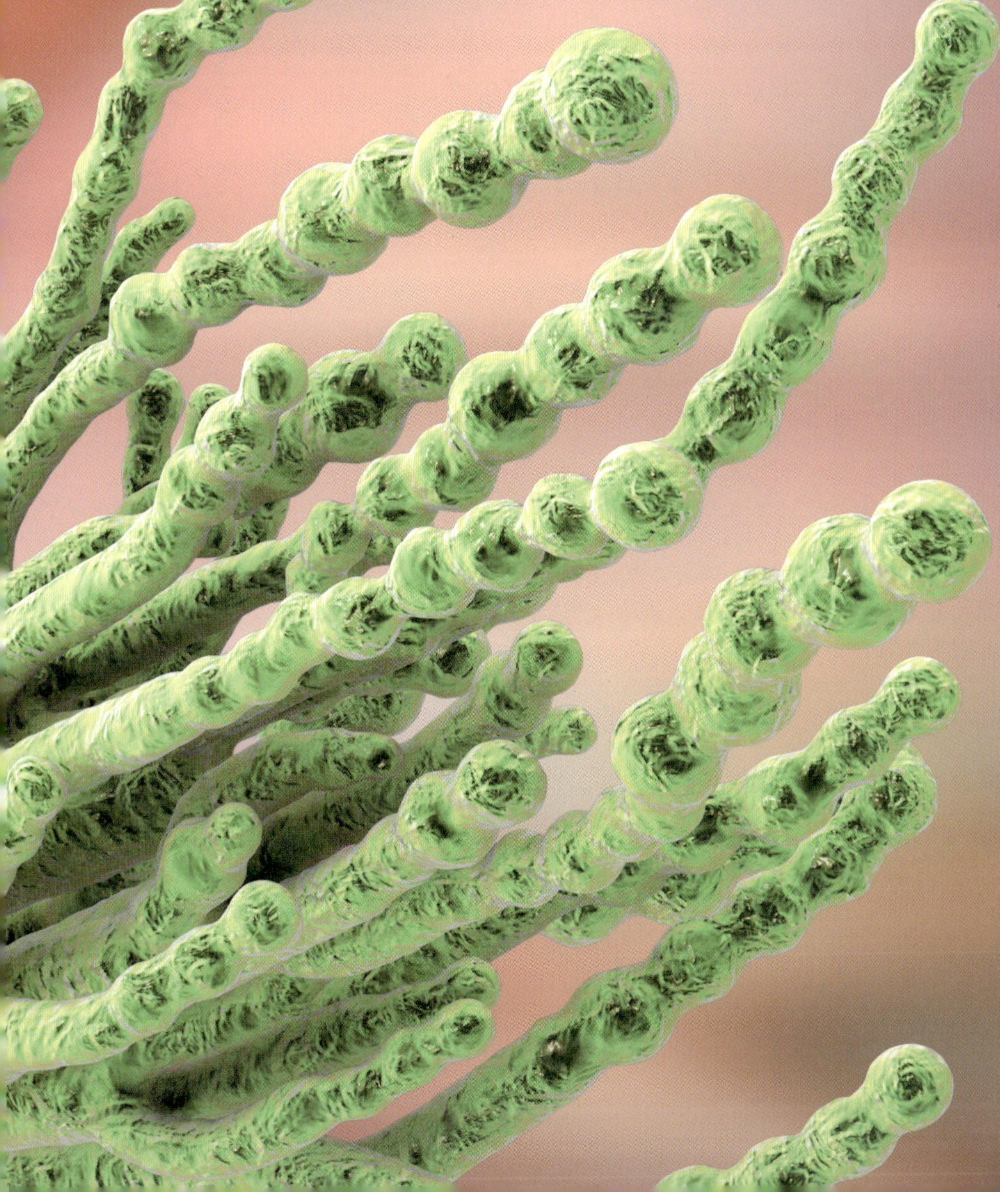

고려의학
KOMB Korea Medical Book Publishing Company

개정 5판을 출간하면서

개정 5판을 출간하기까지 지혜를 주시고 함께 해주신 하나님께 감사와 영광을 드립니다.

국내에서 진균 관련 단행본 의학서적으로는 1993년『임상진균학』이 최초로 출간되었고, 2000년 개정 증보판, 2012년 개정 3판이 출간되고, 2018년 개정 4판 출간, 2021년 제5판을 출간하게 되었다. 판이 거듭되면서 책의 완성도가 높아지고 있음에 임상의학의 다양한 분야에서 많은 사랑과 조언, 질책을 아끼지 않은 동학제현들에게 진심으로 감사드린다.

이 책의 초판이 출간된 직후, 국내에서 대한의진균학회(1994)가 창립되고 국제학술대회가 개최되었으며, 임상에서 분리되는 진균만을 분류, 보존, 연구하는 의진균 전문 보존기관인 한국의진균자원은행이 질병관리청에서 지정하여 대학병원에서 운영되는 등 우리나라의 임상진균학이 발전하는 과정에서 본서가 중요한 역할을 한데 대해 자부심과 긍지를 가진다.

지난 몇 년 동안 새로운 진균들이 계속하여 발견되고 개별 종과 다른 종과 더 큰 분류 그룹 내의 관계가 재평가되고 재정의(redefined)됨에 따라 국제식물학회에서는 조류, 진균, 식물 명명규약을 통해 진균의 분류 및 명명법에서 중요한 변화가 발생하였다. 그중 특이한 사항은 무성생식세대를 갖는 진균은 2~3개의 다른 유성생식세대를 가지기 때문에 2~3개의 다른 유성생식 이름을 갖는 전통적으로 전해오던 이중 명명체계(dual nomenclature system)을 허용하지 않고, 하나의 곰팡이, 하나의 이름(一菌一名, one fungus = one name)을 채택하였다.

명명법 개정의 주요 내용은 2013년 1월 1일 이전에 보고된 무성생식세대 또는 유성생식세대에 근거한 모든 이름은 유효한 이름으로 간주되며 이들은 정명이 결정될 때까지 사용할 수 있다는 것이다. 현재 진균의 명명은 일균 일명을 지향하고 있지만 완전하게 준비가 되어 있지 않아 어쩔 수 없이 이중명명을 사용하고 있는 과도기에 있다. 이 과도기 체계에서는 새로운 이름이 완전히 정착되기까지 새로운 이름에 과거의 두 개의 이름을 동시에 병행하여 기록하는 번거로움이 당분간 지속될 것이다. 본서는 변화되는 추세에 따라 판이 거듭되면서 새로운 정보들을 제공할 것을 약속한다. 본서의 구성과 특징은 다음과 같다.

1. **이론편**(1~8**장**)을 강의하면서 임상에서 자주 취급하는 3장, 6장, 7장의 실습이 가능한 진균에 대해서는 **실습편**(9**장**)을 참고하면서 이론과 실습의 병행 수업이 가능하도록 하였다.

2. **실습편**(10~13**장**)의 실험은 아직 일반화되지 않은 실험들이기 때문에 수업에서는 소개만 하고 임상 실무에서 참고하도록 편성하였다.

3. **임상 실무에서 사용할 때 본문 중 어려운 용어는 부록의 용어해설을 참고하고, 필요한 배양법과 염색법, 동정법, 실험법**은 부록을 참고하면 도움이 될 것이다.

좀 더 많은 균종을 소개하고 싶지만 지면의 제약으로 아직도 부족한 부분이 있음을 고백한다. 동학제현들의 많은 고견을 기대하며 다음 개정판에서 이를 보완할 것을 약속한다.

진심어린 조언과 자료를 제공해주신 교수님들과 특히 제5판의 원고 정리에 많은 협조를 해준 김성현, 김정호, 심인숙 교수님께 진심으로 감사한 마음을 전하며, 고려의학 편집부 여러분의 노고에 감사를 드린다.

2024년 2월 25일

대표저자 **김 영 권**

개정 4판을 출간하면서

개정 4판을 출간하기까지 지혜를 주시고 함께 해주신 하나님께 감사와 영광을 드립니다.

국내에서 진균 관련 단행본 의학서적으로는 1993년 『임상진균학』이 최초로 출간되었고, 2000년 개정 증보판, 2012년 개정 3판이 출간되었습니다. 여러 부족한 점에도 불구하고 의학, 피부과학, 수의학, 임상병리학, 생물학, 미생물학 및 임상 실무에 종사하는 다양한 분야에서 많은 사랑과 조언, 질책을 아끼지 않은 동학제현 선배들에게 진심으로 감사드립니다.

이 책의 초판이 출간된 직후, 국내에서 대한의진균학회(1994)가 창립되고 국제학술대회가 개최되었습니다. 임상에서 분리되는 진균만을 분류, 보존, 연구하는 의진균 전문 보존기관인 한국의진균자원은행이 운영되는 등 우리나라의 임상진균학은 많이 발전하였습니다.

그동안 동학제현들의 많은 제언과 최신의학용어를 토대로 최근 생물 분류체계의 수정에 근거하여 학명이 바뀐 *Absidia* spp.를 *Lichthemia* spp.로 수정하였습니다. 교수님들의 강의 흐름에 영향을 주었던 부분의 순서를 일부 바꾸고 사진도 보완하여 교재의 완성도를 높였습니다. 이는 임상진균학의 발전에 고무적인 일이라 아니할 수 없습니다. 꼼꼼하게 교정한다고 하였지만 부족한 부분은 이후 수정 및 보완하여 계속 개정 작업을 진행할 계획입니다.

이 책을 강의 목적으로 사용할 때에는 이론 한 학기, 실습 한 학기 또는 이론 및 실습으로 한 학기에 학습할 수 있도록 구성하였습니다. 아래의 내용을 참고하면 도움이 될 것으로 사료됩니다.

1. **이론 편**(**1~8장**)을 강의하면서 임상에서 자주 취급하는 4장, 7장, 8장의 실습이 가능한 진균에 대해서는 **실습 편**(**9장**)을 참고하면서 이론과 실습의 병행 수업이 가능하도록 하였습니다.
2. **실습 편**(**10~13장**)의 실험은 아직 일반화되지 않은 실험들이기 때문에 수업에서는 소개만 하고 임상 실무에서 참고하도록 편성하였습니다.
3. **임상 실무에서 사용할 때 본문 중 어려운 용어는 부록의 용어 해설을 참고하고, 필요한 배양법과 염색법, 동정법, 실험법**은 부록을 참고하면 도움이 될 것입니다.

좀 더 많은 균종을 소개하고 싶지만 지면의 제약으로 아직도 부족한 부분이 많음을 고백합니다. 동학제현 선배들의 많은 고견을 기대하며 다음 개정판에서 이를 보완할 것을 약속드립니다.

진심어린 조언과 자료를 제공해주신 교수님들과 제4판(수정판)의 원고 정리에 많은 협조를 해준 권혁한, 김성현 교수님에게 진심으로 감사한 마음을 전하며, 고려의학 최병진 사장님과 편집부 직원 여러분의 노고에 감사를 드립니다.

2018년 2월 25일

유난히도 추웠던 겨울을 보내며 대표저자 김영권

개정 3판을 내면서

개정 3판이 출간되기까지 지혜를 주시고 함께 해주신 하나님께 감사와 영광을 드립니다.

1993년 이 책이 출간되고 2000년 개정 증보판이 출간된 이후 많은 부족함이 있는데도 불구하고 의학, 피부과학, 수의학, 임상병리학, 생물학, 미생물학 및 임상 실무에 종사하는 다양한 분야에서 많은 사랑과 조언과 질책해 준 동학제현 선배들에게 진심으로 감사를 드린다. 이 책의 초판이 출간된 직후 국내에서 1994년 대한의진균학회가 창립된 후 2007년에는 대한의진균학회지가 학술진흥재단 등재지로 승격되고 국제학술대회를 개최할 정도로 발전하였으며, 임상에서 분리되는 진균만을 분류하고 보존하고 연구하는 의진균 전문보존기관인 한국의진균자원은행이 운영되는 등 우리나라의 의진균학이 많은 발전이 되고 있는 가운데 그동안 동학제현들의 많은 제언과 사랑의 질책을 토대로 최근 회자되고 있는 생물 분류체계의 수정에 근거하여 다시 정리하였으며, 학명이 바뀐 *Pneumocystis* (*carinii*) *jiroveci*와 이형진균으로 병원성과 연관된 *Penicillium marneffei*를 추가하였고 강의의 흐름에 영향을 주었던 부분의 순서를 일부 바꾸어 개정 3판을 출간하게 된 것은 임상진균학의 발전에 고무적인 일이라 아니할 수 없다. 개정 3판을 출간하면서 꼼꼼하게 교정한다고 하였지만 일부 오류를 수정하여 판형을 바꾸어 수정판을 새롭게 출간하게 되었다.

본서를 강의 목적으로 사용할 때에는 이론 한 학기, 실습 한 학기 또는 이론 및 실기로 한 학기에 학습하도록 구성하였으며 다음을 참고하면 도움이 될 것으로 사료된다.

1. 이론편으로 1장부터 8장까지 강의하고 임상에서 자주 취급되는 4장, 7장, 8장의 실습이 가능한 진균에 대해서는 실습편 9장에서 실습이 가능하도록 하였다.
2. 실습편 10장에서부터 13장까지의 실험은 아직 일반화되지 않은 실험이기 때문에 임상 실무에서 참고하도록 편성하였다.
3. 임상 실무에서 사용할 때 본문 중 어려운 용어는 부록의 용어 해설을 참고하고, 필요한 배양법과 염색법 동정 도해법, 실험법은 부록을 참고하면 도움이 될 것이다.

좀 더 많은 균종을 소개하고 싶지만 지면의 제약과 아직도 부족한 부분이 많음을 고백하며 동학제현 선배들의 많은 고견을 기대하며 다음 개정판에서 보완할 것을 약속한다.

진심 어린 조언과 자료를 제공해주신 교수님들과 제3판 수정판의 원고 정리에 많은 협조를 해준 권혁한 교수님과 김성현 군에게 진심으로 감사한 마음을 전하며 고려의학 최병진 사장님과 편집부 직원 여러분의 노고에 감사를 드립니다.

2012년 9월 18일

태풍 산바가 지난 후 화창한 가을 날 한밭 신선마을에서 저자의 한 사람

제 2판을 내면서

개정증보판이 출간되기까지 지혜를 주신 하나님께 감사와 영광을 드립니다. 본서 초판이 출간된 직후 국내에서 의진균학회가 창립되어 많은 발전이 되고 있는 것은 임상진균학의 발전에 고무적인 현상이라 아니할 수 없다.

1993년 본서가 출간된 이후 많은 부족함이 있는데도 불구하고 의학, 피부과학, 수의학, 임상병리학, 생물학, 미생물학 및 임상실무에 종사하는 다양한 분야에서 많이 사랑해준 동학제현 선배들에게 진심으로 감사를 드린다.

더불어 그동안 많은 제언과 사랑의 질책을 토대로 부분적인 수정과 필요한 부분을 추가하여 개정증보판을 내기로 하였다.

본서를 강의 목적으로 사용할 때에는 이론 한 학기, 실습 한 학기 또는 이론 및 실기로 한 학기에 학습하도록 구성되었으며 다음을 참고하면 도움이 될 것으로 사료된다.

1. 1장부터 8장까지는 이론편으로 강의하고 임상에서 자주 취급되는 4장, 7장, 8장의 실습 가능한 진균과 실습편 19장까지 실습이 가능하도록 하였다.
2. 실습편 10장에서 13장까지는 아직 일반화되지 않았기 때문에 임상 실무에서 참고하도록 했다.
3. 임상에서 사용할 때 본문 중 어려운 용어는 부록의 용어 해설을 참고하고, 필요한 배양법과 염색법, 동정도해법, 실험법은 부록을 참고하면 도움이 될 것이다.

좀 더 많은 균종을 소개하고 싶지만 지면의 제약과 아직도 부족한 부분이 많음을 고백하며 동학제현 선배들의 많은 고견을 기대한다.

진심 어린 조언을 해주신 교수님들과 제2판의 원고 정리에 많은 협조를 해준 안정희 선생님과 김성현군에게 진심으로 감사한 마음을 전하며 고려의학 최병진 사장님과 편집부 직원 여러분의 노고에 감사를 드립니다.

새천년 새해 희망찬 새 아침에

월평동에서

머리말

본 임상진균학이 출간되기까지 함께하신 하나님께 먼저 감사와 영광을 돌립니다.

지금까지의 임상진균학은 병원미생물학의 일부로 취급되어 왔다. 그러나 최근 치료의학의 발전으로 광범위 항생물질의 장기적인 투여 및 난치성 감염질환에 강력한 스테로이드요법 및 악성종양에 대한 세포독성화학요법 및 방사선요법, 그 외에 정맥내 카테터유치, 방광내 카테터유치, 고단위 영양수액주사, 장기이식에 따른 면역억제제 사용, 생체내 인공장치 등의 새로운 치료법은 면역이 약화된 환자(Immunocom-promised patients)를 양산하게 되었으며, AIDS의 세계적 만연으로 새로운 면역질환 환자의 집단이 발생함에 따라, 그동안 비병원성진균으로 취급되었던 Aspergillus, Penicillium 및 Mucor 등의 기회감염 진균들에 의해 생명을 위협하는 전신성감염의 예가 세계적으로 증가되고 있으며, 우리 나라에도 예외는 아니다.

한편, 교통기관의 발달과 경제적인 발전으로 해외 여행자가 늘어나고, 물자 교류의 확대에 따라 우리나라에는 존재하지 않는 Coccidioides, Histoplsma 및 Blastomyces 등의 병원성이 강한 진균들이 수입농산물과 함께 유입될 가능성이 많기 때문에 이들에 의한 국내감염이 우려되고 있다.

선진국에서는 이미 의학적으로 중요한 진균들에 대한 광범위한 연구가 진단법 및 치료법 등에서 급속한 진전을 이루고 있으며, 의학진균들을 소개하는 책자도 다수 출간되었지만, 국내에서는 여러모로 부족한 상태에 있는 것이 현실이다. 따라서 저자들은 미흡하지만 임상진균학에 대한 책자를 출간하고자 감히 첫발을 내딛었다. 국내에 출간된 임상진균학 책이 아직 없고 그 분야에 대한 통계와 진균학용어 통일조차 미흡한 상태여서, 자료수집과 집필에 많은 어려움이 있었다.

본서의 특징은 이해를 돕기 위해 가능한 실물사진과 삽화를 많이 사용했으며, 중요 의학진균들에 대해서는 진단에 필요한 도표를 활용하도록 했다는 것이다.

1장에서 8장까지는 임상진균학 이론편으로 진균의 분류에서부터 항균요법, 인체발증부위에 따른 감염진균들의 특성을 소개했으며, 실습편에서는 임상실무에서 분리되는 진균들의 진단 및 동정법, 항진균제 감수성검사 등에 대해 서술하였다.

진균학 용어는 자주 바뀌고, 통일되게 사용되지 않은 것들이 많기 때문에 대한의학협회의 의학용어집과 미생물학용어집을 참고했으며, 부득이한 경우는 영문을 그대로 사용했다.

최선을 다한다고 노력했지만 편집이 끝나고 나니 아쉽고 부족하고 부끄러운 부분이 많아 민망스럽기까지 하다. 본서에 대한 미흡한 부분은 차후 개정을 하면서 새로운 분야를 과감히 도입하고 보완하고자 한다. 많은 신배 제현들의 지적과 고견과 질책이 있기를 기대합니다.

본서가 출간되기까지 많은 협조와 자문을 해주신 고려대학교 생물학과 박용근 박사님, 대전대학교 미생물학과 신광수 박사님, 많은 자료를 제공해주신 University of South Alabama의 Dr. Holly와 Dr. Chang, 그리고 USA Medical Center 미생물 실험실의 MT. Mary와 Mobile 한인교회 교우 여러분께 감사드립니다.

본서의 집필 시작에서부터 마무리 정리까지 아낌없이 협조해주신 박준봉 선생님과 안정희 선생님께 깊이 감사드립니다. 끝으로 진심 어린 조언을 해주신 여러 교수님들께 진심으로 감사드리며, 출판을 맡아주신 고려의학 최병진 사장님과 편집부 직원 여러분의 노고에 감사드립니다.

1993년 8월

한줄기 소나기가 지나간 여름날
삼락골에서 저자

차 례

PART 1 이론편

PART 2 실습편

PART 3 부록편

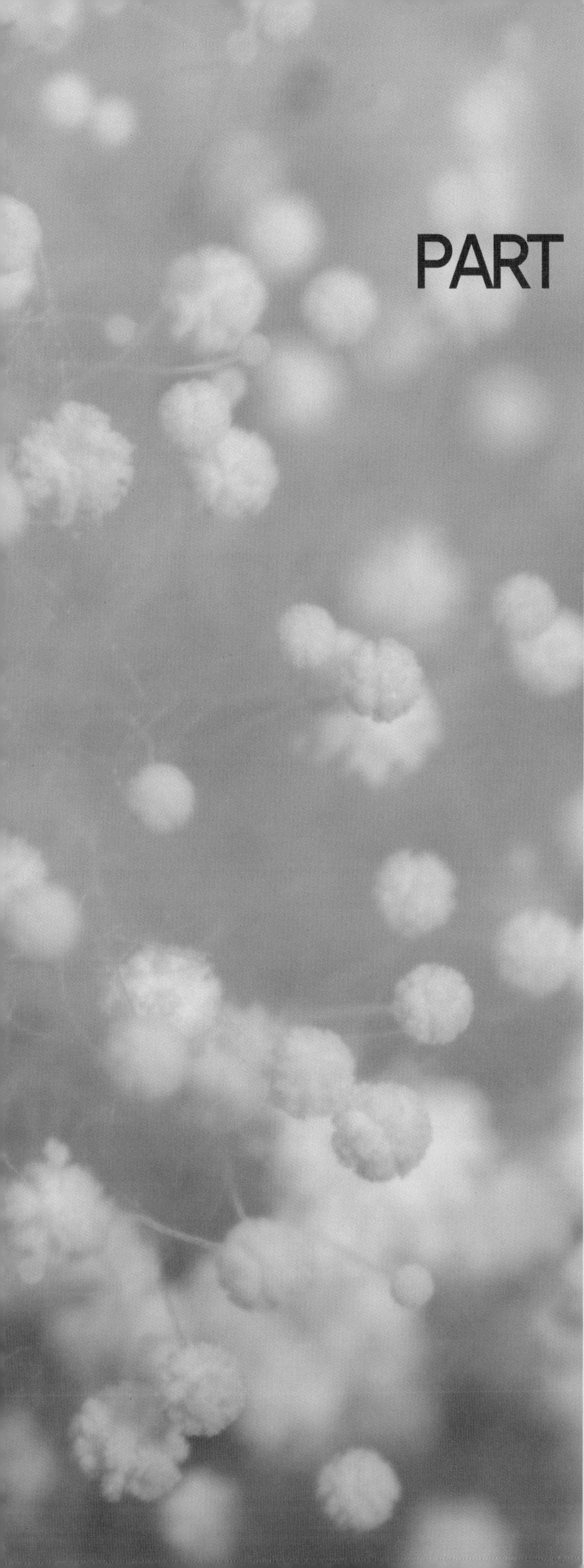

PART 1 이론편

1 진균학의 기초

Introduction

학습목표

1. 진균의 생물학적 특성을 설명할 수 있어야 한다.
2. 사상균과 효모의 특성을 설명할 수 있어야 한다.
3. 진균의 무성포자와 유성포자를 구분하여 설명할 수 있어야 한다.
4. 진균의 집락의 특성에 따른 분류를 설명할 수 있어야 한다.

I 진균이란 어떤 생물인가?

진균계(Kingdom Fungi)는 효모 및 곰팡이와 같은 미생물과 우리에게 더욱 친숙한 버섯이 포함되며, 식물계와 동물계와는 다른 별개의 진핵생물계로 분류된다. 대부분의 진균들은 죽거나 썩어가는 물질을 분해하며 자랄 수 있는 능력을 가진 **부생성 생물**(saprobic potential)로 환경에 잘 적응하며, 지속적으로 생존이 가능한 생물이다. 또한 대부분의 종(species)들은 숙주 특이성이 거의 없는 **기회감염 병원체**이며 환경에 빠른 적응력으로 진화하는 유전체를 가지고 있는 생물이다. 현대의 **임상진균학**은 분자생물학적, 생화화적, 분류학적 진단 기술이 빠르게 발전되어 사람, 동물 및 식물에 질병을 일으킬 수 있는 새로운 종이 계속적으로 발견되고 있어 많은 변화가 요구되고 있다.

진균계는 실용적인 목적에 목적에 따라 버섯, 말불버섯(puffball)처럼 육안으로 관찰이 가능한 **대형 진균류**(macroscopic fungi)와 사상균(mold), 효모(yeast)처럼 현미경을 통해서만 관찰이 가능한 **소형 진균류**(microscopic fungi)의 두 그룹으로 구분된다(그림 1-1). 우리가 보통 곰팡이라고 부르는 진균류(fungi)는 독립생활을 하며 증식을 위하여 살아있는 숙주를 반드시 필요로하지 않는다. 일부 병원성 진균도 대부분의 경우 토양, 물, 먼지 등의 환경에서 사람과 우연히 접촉하여 감염이 발생한다. 사람은 기본적으로 진균 감염에 저항성을 갖고 있지만 일부 병원성 진균들이 존재하며, 건강한 사람에게도 감염되는 **진성병원체**(primary pathogen)와 면역기능이 약한 사람에게만 감염되는 **기회감염병원체**(opportunistic infection pathogen)의 두 종류로 구분

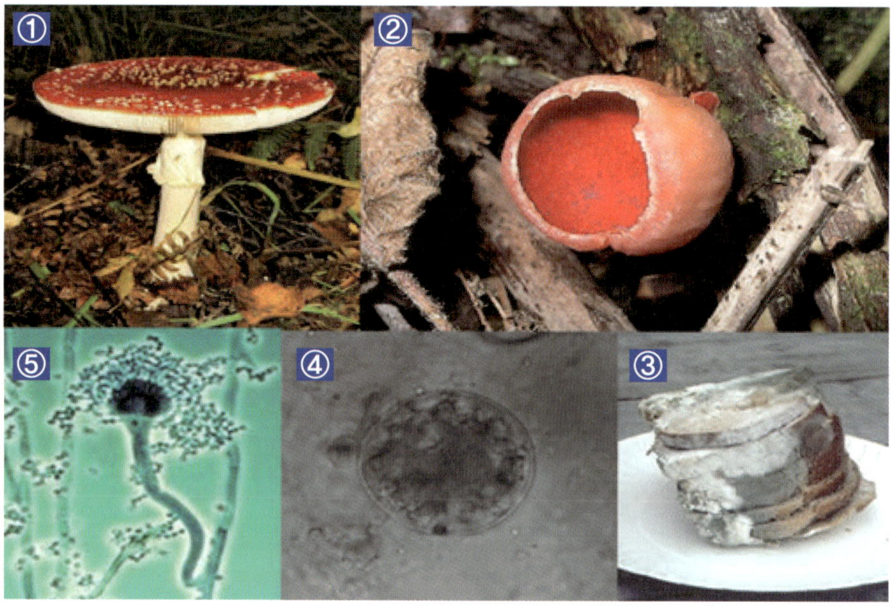

그림 1–1. **진균의 여러 가지 형태.**
왼쪽 상단에서 부터 시계방향으로 : ① 땅에서 자라는 흰 줄기 위에 평평한 빨간 갓 위에 흰 반점이 있는 버섯 ② 나무 위에서 자라는 빨간 컵 모양의 곰팡이 ③ 접시 위에 녹색과 흰색 곰팡이가 핀 빵 조각 ④ 미세한 구형 회색 반투명한 큰 세포와 그 옆에 더 작은 구형 세포(*Coccidioides immitis*의 효모형) ⑤ 마이크 모양의 길쭉한 세포 구조와 그 주위에 덩어리를 형성하는 여러 개의 작은 포자들(*Aspergillus*, 사상균)

된다. 진균계(Kingdom Fungi 또는 Kingdom Myceteae)는 매우 다양한 종류의 생물들로 구성된 분류군이다. 대부분의 진균류는 현미경 없이도 충분히 관찰 가능한 구조를 갖는 버섯을 포함한 **진핵생물**로서, 인류가 최초로 인지한 미생물 중의 하나이다. **진균학**(Mycology)이라는 용어는 곰팡이를 의미하는 그리스어 “myc 또는 mykes = a Fungus”와 학문을 의미하는 “logos 또는 logy = a study”의 합성어에서 유래되었다. 진균에 대한 실제적인 내용은 오래전부터 알려져 왔지만 그 체계적인 연구는 1800년대부터 활발하게 진행되어 19세기 후반에 들어서면서부터 진균의 세포학, 유전학, 생리학(생화학적 대사), 식물 병리학, 응용 진균학, 의학 진균학, 식품가공학 및 수의학 등에서 많은 발전이 되어 왔다. 진균의 분류 초기에 진균의 특성은 **엽록체**(chloroplast)를 가지지 않아 **엽록소(chlorophyll)가 결여**되고 영양섭취 면에서 종속영양형 포자로 번식하고 영양체는 기본적으로 다세포 균사의 사상체로 이루어진 하등식물의 특수한 분류군으로 해석되어 왔다. 그러나 **식물 및 조류는 엽록체를 가지고 광합성을 하는 독립영양형(autotrophic)**인 반면, 진균류는 대부분 **활물기생**(parasite) 또는 **사물기생**(saprophyte)으로 죽은 식물 및 동물의 사체를 분해하여 유기 화합물을 흡수하는 **종속영양형**(heterotrophic)이기 때문에 식물과 구분된다.

영양섭취 방법 및 생식 방법의 차이로 원생생물, 동물 및 식물과는 달리 근본적으로 다른 독립된 생물군의 하나로 분류하게 되었다. **Whittaker**는 1969년 전체 생물을 **5계(界 : kingdom)**인

Monera계, Protista계, Planta계, Animalia계 및 Fungi계로 분류하였으며(그림 1-2, 표 1-1), **우즈**(Carl Woese)는 1977년 생물의 분류체계를 **계통발생학적**으로 리보솜 RNA의 염기서열을 근거

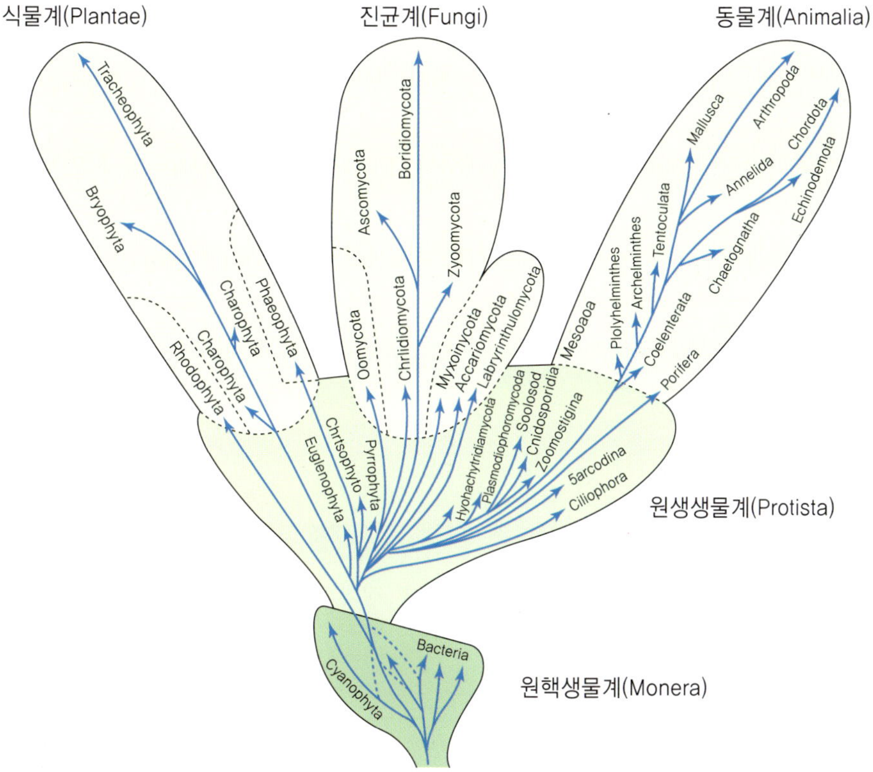

그림 1-2. **Whittaker(1969)의 5계설에 따른 생물의 분류**

표 1-1. **생물의 5 Kingdom(계)의 분류와 특징**

분류(Kingdom)	주요특징	관련생물
동물(Animalia)	진핵, 종속영양, 다세포, 조직분화, 척추동물 또는 무척추동물	포유류, 조류, 파충류, 곤충, 연체동물, 기생충
식물(Plantae)	진핵, 독립영양, 광합성, 다세포, 조직분화	유관속식물, 구과식물(소나무, 은행나무 등), 양치류, 이끼
진균(Fungi)	진핵, 종속영양, 비광합성, 단세포 또는 다세포, 후자는 구조가 분화되었다(예: 균사체, 균사, 포자)	사상균(mold), 효모, 버섯
원생생물(Protista)	진핵, 종속영양 또는 독립영양, 단세포 또는 다세포, 편모나 섬모 같은 분화된 구조를 가진 운동성 생물	원생동물, 변형균(slime molds); 홍조류, 갈조류, 조류, 해초류
원핵생물(Monera*)	원핵, 종속영양 또는 독립영양, 단세포 또는 다세포, 사상체 또는 균사, 어떤 것은 편모, 섬모, 포자 같은 분화된 구조를 가지고 있다.	Cyanobacteria(blue-green bacteria)와 진성 세균(true bacteria), 세균류

* 때로는 Prokaryotes라고도 한다.

로 하여 진정세균(Bacteria)영역, 고세균(Archaea)영역, 진핵생물(Eukarya)영역으로 나누었는데 진정세균영역과 고세균영역은 16S rRNA 염기서열을 근거로 하여 분류하였다. 진균류(fungi)를 포함한 식물류(plants), 동물류(animals), 섬모충류(ciliates), 점균류(slime molds) 등은 진핵생물의 영역에 포함된다(그림 1-3, 표 1-2).

표 1-2. **생물을 구성하는 세종류 영역의 비교**

특성	세균	고세균	진핵생물
세포유형	원핵세포	원핵세포	진핵세포
염색체	대부분 하나 (일부 몇몇 염색체), 원형	하나, 원형	여러 개, 선형
리보솜	70S	70S, 그러나 구조적으로 80S와 유사	80S
고유의 rRNA 염기서열	+	+	+
진핵생물과 유사한 방법의 단백질 합성	–	+	
펩티도글리칸	+	–	–
대표적인 생물	대부분의 병원성 세균, 일반 세균	온천, 심해, 극한 지역에 사는 세균	진균, 원생생물, 동물, 식물

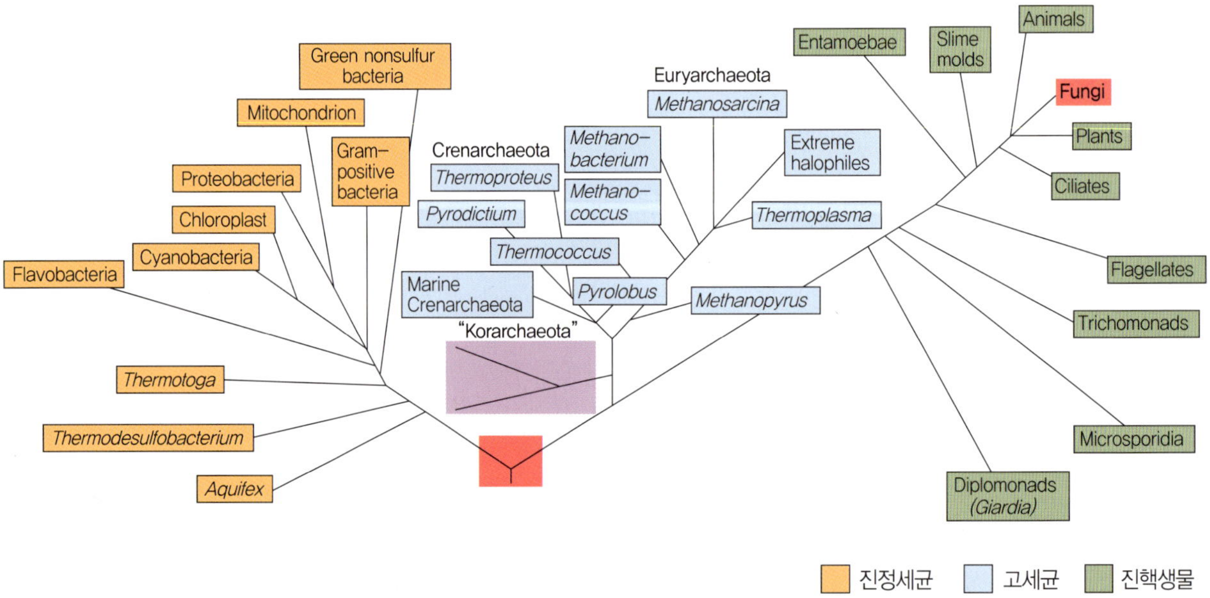

그림 1-3. **Woese(1977)의 생물분류 체계(Universal Phylogenetic Tree)**

II 진균의 분류(Taxonomy of fungi)

전통적으로 **진균의 분류**는 진균들이 가지는 **형태학적 특성** 및 **배양 온도**와 다양한 배지에서의 성장, 생화학적 특성 등 기타 표현형적 특성은 임상 환경에서 분류학적 평가와 종 분류에 사용되어 왔지만 관찰되는 표현형의 특성은 조건과 환경에 따라 다를 수 있기 때문에 주관적으로 판단하는 경우가 많아 오류의 원인이 될 수 있었다. 또한 일부 **무성생식세대**(불완전세대, anamorph)를 갖는 진균은 2~3개의 다른 **유성생식세대**(완전세대, teleomorph)를 가지기 때문에 2~3개의 다른 유성생식명을 갖는 것들이 있다. 반면에 일부의 유성세대를 갖는 진균들은 2~3개의 다른 무성생식명을 갖는 것들이 있었기 때문에 **진균의 이름이나 질병에 관한 임상 문헌에서 많은 혼동**이 있어 왔다. 현재 상태로써는 생식 결과에 따른 진균의 표현형(phenotype) 분류는 모든 분류체계가 완전히 정립될 때까지는 현재의 분류 체계가 일부 적용되고 있다(표 1–3). 이와 같이 진균은 하나의 생물에 대하여 두 개 이상의 이름을 허용하는 특이하고 복잡한 **명명체계**(nomenclature system)를 지금까지 유지하여 왔으며, 한 종의 생물에 2~3개의 이름을 가지는 것을 **이중명명체계**(dual nomenclature system)라고 한다. 그러나 하나의 진균에 대하여 두 개의 이름을 허용하는 이중명명체계는 다른 생물군과는 달리 진균에만 적용되는 이중명명체계를 이해하는 **순수과학**을 연구하는 진균학자들은 이 체계를 따랐지만 진균을 자신의 분야에 응용하는 **응용 진균학자**들과 환자를 치료하는 **임상 의사**들은 이 체계를 따르는데 어려움을 나타냈다. 지난 몇 년 동안 새로운 진균이 발견되고 개별 종과 다른 종과 더 큰 분류 그룹 내의 관계가 **재평가**(re-evaluated)되고 **재정의**(redefined) 됨에 따라 **진균의 분류 및 명명법에서 중요한 변화가 발생**하였다. 새로운 진균 종의 발견과 분류는 진균학 분야의 지속적으로 진행되어온 과정이었지만 **분자생물학적 도구 및 단백질 분석 도구의 발전**으로 진균의 분류학적 재발견 및 재평가 속도가 증가하였다.

DNA 염기서열 분석은 이제 진균의 종(species) 동정을 위한 **표준방법**으로 간주되었으며, 새로운 종의 발견 속도를 높이고 진균의 분류 및 명명법을 변경하는 원동력이 되었다. 진균의 여러 유전자의 염기서열을 기반으로 한 **계통발생 분석**(phylogenetic analysis)은 종종 새로운 종의 분류학적 지정과 표현형 특성에 기반한 이전 분류의 재평가에 사용되어 왔다. 분류학적 목적을 위한 **계통발생 분석의 장점**은 형태의 차이에 관계없이 유전적으로 가까운 균주들이 함께 그룹화된다는 점이며, 이러한 관계는 항진균제에 대한 **병원성과 감수성을 예측**하는 데 유용할 수 있다.

이러한 계통발생 분석방법은 형태학적 특성에 따라 밀접하게 연관된 종과 구별할 수 없지만 분자적 수단으로 식별할 수 있는 수많은 종의 발견으로 이어졌다. 진균의 명명을 관장하는 국제기구는 1952년 이후 **국제식물명명규약**에서 맡아 왔는데, 2011년 7월에 호주의 멜버른에서 열린 제18차 국제식물학회의에서 **국제 조류, 진균, 식물 명명규약(International Code of Nomenclature for algae, fungi and plant, ICN)**으로 수정되었으며, 진균의 명명체계에 큰 변화는 더 이상 곰

표 1-3. 의학적으로 중요한 진균과 진균양 세균의 분류

대표적인 진균	무성생식	유성생식	균사(hyphae)
Kingdom Myceteae(Fungi); 진균계			
Eumycota(진균문)			
Subdivision Zygomycotina(접합균류)			
Class Zygomycetes	포자낭 포자	접합포자	직경 6~10 μm
Order Mucorales	간혹		대체로 무격막
Family Mucoraceae–*Absidia, Mucor, Rhizopus, Circinella*	후막포자 또는		
Family Cunninghamellaceae–*Cunninghamella*	분아포자		
Family Syncephalastraceae–*Syncephalastrum*			
Family Mortierellaceae–*Mortierella*			
Subdivision Ascomycotina(자낭균류)	무성세포분열	자낭포자	직경 3~4 μm
Class Ascomycetes	후막포자,		격막 있다.
Subclass Hemiascomycetidae	분생자		
Order Endomycetales			
Family Endomycetaceae–*Endomyces*(*Geotrichum*)			
Family Saccharomycetaceae–*Saccharomyces*			
Subclass Plectomycetidae			
Order Onygenales			
Family Gymnoascaceae – *Arthroderma*(*Trichophyton*), *Nannizzia* (*Microsporum*), *Ajellomyces*(*Blastomyces*, *Histoplasma*)			
Order Eurotiales			
Family Eurotiaceae – *Talaromyces, Eupenicillum*(*Penicillium*); *Eurotium, Sartorya, Emericella*(*Aspergillus*); *Byssochlamys*(*Purpureocillium*)			
Subclass Loculoascomycetidae			
Order Myriangiales			직경 3~4μm
Family Saccardinulaceae – Piedraia			격막
Class	분아포자, 분절포자	담자포자	
Achiascomycetes–*Pneumocystis jiroveci*(*carrini*)			
Subdivision Basidiomycotina(담자균류)			
Class Basidiomycetes			
Subclass Teliomycetidae		유성생식기일 때의 명칭	
Order Ustilaginales			직경 3~4 μm
Family Ustilaginaceae – *Filobasidium, Filobasidiella*(*Cryptococcus*); *Rhodosporidium*(*Rhodotorula*)	분생자	없거나 발견 되지 않았음.	격막
Subdivision Deuteromycotina(불완전균류)			
Form-Class Deuteromycetes			
Form-Subclass Blastomycetidae	무성생식기일 때의 명칭		
Form-Order Sporobolomycetales – (*Sporobolomyces*)			
Form-Order Cryptococcales – (*Rhodotorula*), (*Cryptococcus*), (*Candida*),(*Trichosporon*), (*Malassezia*)			
Form–Subclass Coelomycetidae			
Form–Order Sphaeropsidales			
Form–Family Sphaeropsidaceae – (*Phoma*), (*Sphaeropsis*)			
Form–Subclass Hyphomycetidae			
Form–Order Moniliales			
Form-Family Moniliaceae – (*Aspergillus*), (*Penicillium*), (*Botrytis*), (*Verticillium*), (*Trichoderma*), (*Paracoccidioides*), (*Sporothrix*), (*Geotrichum*), (*Coccidioieds*), (*Microsporum*), (*Trichophyton*), (*Epidermophyton*)			
Form-Family Dematiaceae–(*Alternaria*), (*Curvularia*), (*Drechslera*), (*Cladosporium*), (*Phialophora*), (*Fonsecaea*), (*Exophiala*), (*Wangiella*)			
Form-Family Tuberculariaceae–(*Volutella*), (*Fusarium*)			

표 1-3. **의학적으로 중요한 진균과 진균양 세균의 분류** (계속)

대표적인 진균	무성생식	유성생식	균사(hyphae)
Funguslike Bacteria(진균양 세균) Kingdom Monera(Bacteria)(원핵생물계) Subdivision Schizomycotina **Order Actinomycetales** Family Mycobacteriaceae Family Actinomycetaceae – *Actinomyces, Nocardia* Family Streptomycetaceae – *Streptomyces*			직경 0.5~1.0 μm

( ): 무성세대명

팡이의 이중명명을 허용하지 않고 **한 개의 곰팡이에 한 개의 이름(一菌一名, one fungus = one name)**을 **채택**한 것이다. 명명법 개정의 주요 내용은 2013년 1월 1일 이전에 보고된 **무성생식세대** 또는 **유성생식세대**에 근거한 모든 이름은 유효한 이름으로 간주되며 이들은 **정명이 결정될 때까지 사용할 수 있다**는 것이다. 현재 진균의 명명은 일균 일명을 지향하고 있지만 완전하게 준비가 되어 있지 않아 어쩔 수 없이 이중명명을 사용하고 있는 과도기에 있다. 이 과도기 체계에서는 **새로운 이름이 완전히 정착되기까지 새로운 이름에 과거의 두 개의 이름을 동시에 병행하여 기록**하는 번거로움이 당분간 지속될 것이다. 한 예로 *Talaromyces marneffei* (과거명; *Penicillium marneffei*)으로 표기하며, 바뀌는 이름은 최근의 논문과 온라인 웹 사이트인 Mycobank (http://www.mycobank.org) 및 Index Fungorum (http://www.indexfungorum.org)에서 확인할 수 있다. 진균의 분류에 대한 2013년 이후 지속적인 계통발생학적 분류로 인해 이름이 많이 변경되었다. 임상진균검사실에서는 관련 학회에서 확실하게 검증될 때까지 모든 분리된 진균을 동정할 때 주의를 기울여야 하며, **최근 의학적으로 중요한 효모 및 사상균에 대해 변경된 몇 가지 균종을 소개하였다(표 1-4)**. 의학적으로 중요한 진균들의 생물학적 분류와 진균 감염증에 따른 임상적 분류 사이의 관계는 각각 임상적으로 실제적인 위치에 설정되어야 하며, 많은 병원성 진균들의 변화와 새로운 균종의 명명법을 명확하게 설정함으로써, 임상 의사들에게 혼돈을 초래하지 않게 하는 것이 진균의 새로운 명명에서 필수적으로 고려되어야 한다.

표 1-4. 의학적으로 중요한 진균의 최근 변경된 이름

이전 이름	현재 이름
Absidia corymbifera	*Lichtheimia corymbifera*
Bipolaris australiensis	*Curvularia australiensis*
Bipolaris hawaiiensis	*Curvularia hawaiiensis*
Bipolaris spicifera	*Curvularia spicifera*
Botryodiplodia theobromae	*Lasiodiplodia theobromae*
Candida bracarensis	*Nakaseomyces bracarensis*
Candida catenulata	*Diutina catenulate*
Candida colliculosa	*Torulaspora delbrueckii*
Candida fabianii	*Cyberlindnera fabianii*
Candida famata	*Debaryomyces hansenii*
Candida guilliermondii	*Meyerozyma guilliermondii*
Candida glabrata	*Nakaseomyces glabratus*
Candida kefyr	*Kluyveromyces marxianus*
Candida krusei	*Pichia kudriavzevii*
Candida lipolytica	*Yarrowia lipolytica*
Candida lusitaniae	*Clavispora lusitaniae*
Candida nivariensis	*Nakaseomyces nivariensis*
Candida norvegensis	*Pichia norvegensis*
Candida pelliculosa	*Wickerhamomyces anomalus*
Candida pseudotropicalis	*Kluyveromyces marxianus*
Candida rugosa	*Diutina rugosa*
Cryptococcus albidus	*Naganishia albida*
Cryptococcus laurentii	*Papiliotrema laurentii*
Galactomyces candidus	*Geotrichum candidum*
Dipodascus geotrichum	*Geotrichum candidum*
Geotrichum capitatum	*Magnusiomyces capitatus*
Geotrichum clavatum	*Magnusiomyces clavatus*
Hendersonula toruloidea	*Neoscytalidium dimidiatum*
Lecythophora hoffmannii	*Coniochaeta hoffmannii*
Madurella grisea	*Trematosphaeria grisea*
Microsporum cookei	*Paraphyton cookei*
Microsporum fulvum	*Nannizzia fulva*
Microsporum gallinae	*Lophophyton gallinae*
Microsporum gypseum	*Nannizzia gypsea*
Microsporum nanum	*Nannizzia nana*
Microsporum persicolor	*Nannizzia persicolor*
Mycocladus corymbifera	*Lichtheimia corymbifera*
Neosartorya fischeri	*Aspergillus fischeri*
Ochroconis gallopava	*Verruconis gallopava*
Paecilomyces lilacinus	*Purpureocillium lilacinum*
Paecilomyces marquandii	*Marquandomyces marquandii*
Penicillium marneffei	*Talaromyces marneffei*
Phialophora hoffmannii	*Coniochaeta hoffmannii*
Phialophora parasiticum	*Phaeoacremonium parasiticum*
Phialophora richardsiae	*Pleurostoma richardsiae*
Pithomyces chartarum	*Pseudopithomyces chartarum*
Pleurostomophora richardsiae	*Pleurostoma richardsiae*
Pseudallescheria boydii	*Scedosporium boydii*
Ramichloridium schulzeri	*Myrmecridium schulzeri*
Rhizomucor variabilis	*Mucor irregularis*
Rhizopus oryzae	*Rhizopus arrhizus*
Rhodotorula rubra	*Rhodotorula mucilaginosa*
Saprochaete capitata	*Magnusiomyces capitatus*
Saprochaete clavata	*Magnusiomyces clavatus*
Scedosporium prolificans	*Lomentospora prolificans*
Sporothrix cyanescens	*Quambalaria cyanescens*
Trichophyton ajolloi	*Arthroderma uncinatum*
Trichophyton terrestre	*Arthroderma terrestre*
Trichosporon cutaneum	*Cutaneotrichosporon cutaneum*
Trichosporon dermatis	*Cutaneotrichosporon dermatis*
Trichosporon domesticum	*Apiotrichum domesticum*
Trichosporon jirovecii	*Cutaneotrichosporon jirovecii*
Trichosporon loubieri	*Apiotrichum loubieri*
Trichosporon mucoides	*Cutaneotrichosporon mucoides*
Trichosporon mycotoxinovorans	*Apiotrichum mycotoxinovorans*

1. 진균계(kingdom fungi)

진균계(kingdom fungi)에는 9개의 문(division)으로 분류되어 있지만 임상진균학에서는 진균문(Division Eumycota)에 속해 있는 접합균류(Zygomycetes), 자낭균류(Ascomycetes), 담자균류(Basidiomycetes), 불완전균류(Deuteromycetes)의 4개 아문(subdivision)만 연관되어 있다(그림 1–4). 각각의 계층에 따라 **문**(Phylum 또는 Division)은 **-mycota**, **강**(class)은 **-mycetes**, **목**(order)은 **-ales**, **과**(family)는 **-aceae**라는 특정한 꼬w말(어미)을 붙인다. 각각의 과는 많은 **속(genus)**으로 이루어지고 이들은 다시 **종(species)**으로 이루어진다.

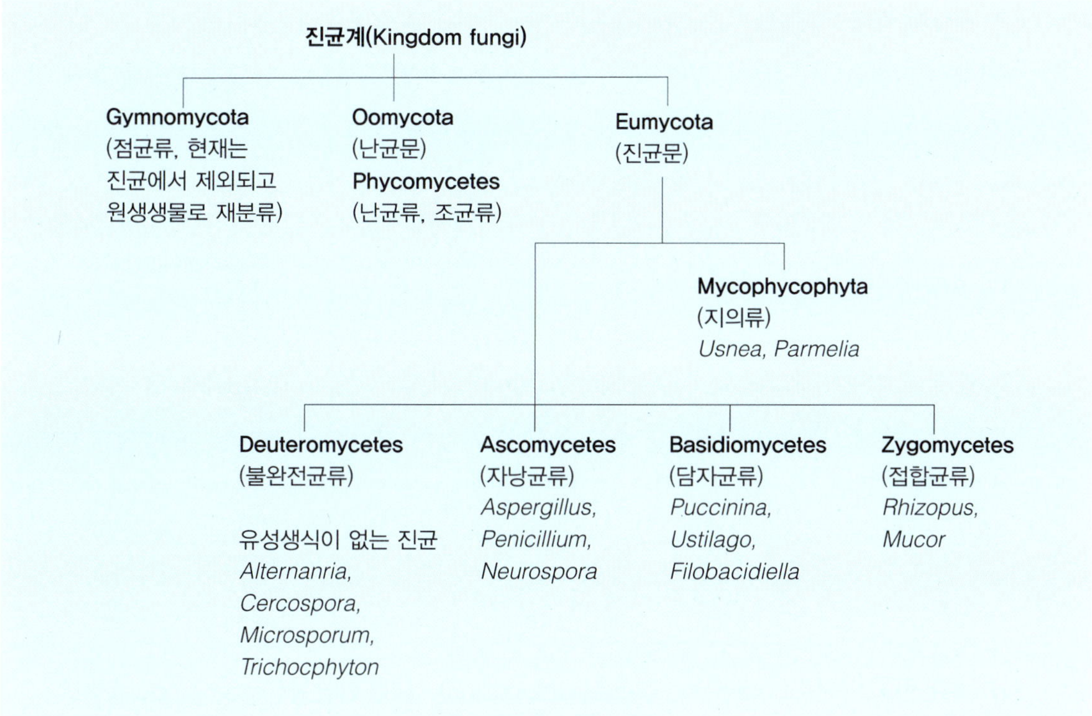

그림 1–4. **진균의 분류 체계**

1) 무편모균 문(Division Amastigomycota)

동물에 질병을 일으키는 진균이 대부분이다.

(1) 접합균 아문(Subdivision Zygomycotina), 접합균류(Zygomycetes)

영양체는 균사이며 원칙적으로 격벽이 없다. 유성세대(암·수의 세포 결합에 의해 유성 포자를 형성하는 생활환)에는 접합 포자를, 무성세대(무성 포자를 형성하는 생활환)에서는 포자낭 포자를 형성한다(그림 1-18 참조). 병원균으로는 털 곰팡이 목(order; Mucorales)에 속하는 *Cichtheimia, Lichtheimia, Mucor, Rhizopus, Rhizomucor* 등을 들 수 있다.

(2) 자낭균 아문(Subdivision Ascomycotina), 자낭균류(Ascomycetes)

영양체는 격벽을 갖는 균사(유격 균사) 또는 단세포가 있다. 암·수 세포의 결합에 의해 자루 모양의 자낭(ascus)이 형성되어 그 내부에 통상 8개의 자낭 포자가 형성된다(유성세대). 무성적으로는 여러 가지 형태의 분생자를 형성한다(그림 1-20 참조). ***Aspergillus***의 유성세대인 *Histoplasma* spp와 유성세대인 *Blastomyces* spp의 유성세대인 *Saccharomyces*, ***Penicillium***의 유성세대인 ***Eupenicillium, Piedraia*** 등을 들 수 있다.

(3) 담자균 아문(Subdivision Basidiomycotina), 담자균류(Basidiomycetes)

영양체는 격벽을 갖는 균사(격막균사)를 가지며, 균사에 꺽쇠연결(clamp connection)을 갖추고 있는 것들이 많다. 유성생식의 결과 담자기(basidium)상에 담자포자(basidiospore)가 외생한다. *Filobasidiella neoformans* (*Crytococcus neoformans*의 유성세대) *Rhodosporidium* (*Rhodotorula*의 유성세대)이 여기에 포함된다(그림 1-21 참조).

(4) 불완전균 아문(Subdivision Deuteromycotina), 불완전균류(Fungi imperfecti)

영양체는 균사상으로 격벽을 가지든가 혹은 단세포이다. 유성 생식은 행하여지지 않지만, 준유성생식을 나타내는 것도 있다. **불완전이라는 의미**는 분류학적인 측면에서 의미하는 것으로 생물로써 불완전하다는 의미는 아니며 유성생식이 이루어지지 않든지, 아직 유성생식기가 발견되지 않음을 의미한다(그림 1-26, 1-29 참조). *Rhodotorula, Trichosporon, Malassezia*를 포함한 병원성 효모와 *Coccidioides, Sporothrix, Alternaria, Fusarium* 등 대부분의 병원성 진균들이 불완전균류에 포함되어 있다(표 1-5).

표 1-5. **병원성 진균의 생물학적, 형태적, 생식특성에 따른 분류**

분류	대표적인 속(Genera)	형태	생식 방법
접합균류 (Zygomycetes)	*Rhizopus,* *Mucor,* *Lichtheimia* (*Absidia*) *Basidiobolus*	넓고 얇은 세포벽을 가진 다세포균사(Coenocytic hyphae) 포자낭에 포자가 들어있음. 가근(rhizoids)이라고 하는 뿌리구조의 특성에 따라 속 분류	무성생식기: 포자낭 안에 포자낭 포자 생산 유성생식기: 접합포자 생산
자낭균류 (Ascomycetes)	*Saccharomyces,* 일부 *Aspergillus* spp, *Histoplasma,* *Penicillium*	분아 포자 형성(효모), 격막균사, 분생자자루에서 분생자(conidia) 형성	무성생식기: 분생자(Conidia) 생산 유성생식기: 자낭(ascus)의 구조에 따라 특성 분류, 자낭포자 형성
원시자낭균류 (Archiascomycetes)	*Pneumocystis*	영양형과 자낭 같은 구조	무성생식기: 이분열증식 유성생식기: 접합체(zygote) 형성, 자낭(cyst)에 포자 형성
담자균류 (Basidiomycetes)	*Filobasidiella*	담자포자를 생산하는 균사 (환자나 자연에서 발견되지 않음)	유성생식기: 담자 포자 형성
불완전균류 (Deuteromycetes)	*Alternaria* *Trichophyton* *Coccidioides,* *Microsporum, Curvularia*	분아포자(효모), 격막균사, 가성균사, 무성생식포자, 균사의 구조에 따라 특성 분류	무성생식기: 모세포의 분아에 의해 포자 형성, 균사 분절에 포자 형성 유성생식기: 발견되지 않음

III 진균의 형태와 생식

1. 개요

진균(fungus; 복수: fungi)은 일반적으로 곰팡이, 효모, 버섯 등을 총칭하여 일컫는다. 진균 세포는 2중막으로 둘러싸인 핵, 미토콘드리아 등 분화된 세포내 소기관을 가지는 **진핵 미생물**(eukaryotic microorganism)의 하나이다. 키틴과 ß-glucan에 의해 비후된 세포벽을 가지는 점이 원충류나 점균류 등과 다른 점이다. 진균은 체세포의 기본적 형태에 따라 두 종류로 나뉘어진다. 그 하나는 체세포가 **단세포**로 이루어진 것으로 **효모**(yeast) 또는 **효모양 진균**(yeast-like fungus)이라고 한다. 다른 하나는 **다세포**로 된 막대형균의 세포로 긴 축 방향으로 이어져 첨단에서 분지하면서 신장하여 사상 구조, 즉 **균사**(hypha; 복수: hyphae)로 이루어진 **사상균**(mold

또는 mould) 및 **버섯**(mushroom)이 여기에 속한다. 체세포의 형태와는 별개로 종(species)의 번식과 보존을 위해 유리된 다음 새로운 개체로 증식할 수 있는 **번식체**(propagule), 즉 **분생자**(conidia)를 형성한다.

분생(포)자(conidia, 복수)는 진균에 있는 비운동성 무성포자의 한 유형이며, 포자(spore)란 진균을 포함한 하나 이상의 세포를 가지고 있는 하등식물과 단세포 원생동물의 생식구조를 말한다.

2. 세포의 구조(Cell structure)

1) 핵(Nucleus)

진균의 핵은 전형적인 **진핵세포**의 구조를 갖는다. 직경은 통상 2~3 μm이지만 균종에 따라서 30 μm에 달하는 작은 구상체로 되어있다. 다른 진핵 생물과 마찬가지로 핵공을 가지는 이중막, 즉 핵막(nuclear envelope)으로 둘러싸여 있으며 **핵소체**(인: nucleolus)를 가지고 있다. 핵분열 중에는 핵막과 핵소체가 계속해서 존속하며, 이것 때문에 **방추체**(spindle apparatus)는 거의 전체가 핵의 내부에서 형성되며 핵막을 통해 외측에 위치하는 **중심소체**(centriole)와 방추극체(spindle pole body)를 향해 돌출한다.

2) 세포질막 및 세포내 소기관

진균의 세포질막의 구조는 다른 진핵 생물의 세포질막과 유사하다. 전자 현미경적인 구조는 3층으로 된 단위막 구조를 하고 있으며 주요 성분인 인지질 분자가 질서 정연하게 배열해서 2중층을 이루고 있다. 진균의 세포막, 즉 **세포질막**(cytoplasmic membrane)의 주요 구성성분은 lipid, glycoprotein 및 sterol의 일종인 **ergosterol**과 **zymosterol**로 구성되어 있다. **포유동물의 sterol**은 **cholesterol**로서 이는 항진균 작용에 중요한 역할을 한다. 즉 항진균제인 **amphotericin B**는 cholesterol보다 **ergosterol에 선택적으로 부착**하여 강한 살균력을 나타낸다.

단백질은 막 구조의 일부로써 막 수송 과정에 관여한다. **미세소낭**(microvesicle과 macrovesicle)은 균사의 선단 발육, 색소나 살균제의 흡입, 세포내 효소의 방출, 고등 생물에의 기생 등 여러 가지 현상에 관여하고 있다. 그 외에 세포질에는 **미세소관**(microtuble), **리보솜**(ribosome), **사립체**(mitochondria), **골지체**(Golgi apparatus), **내형질세망**(endoplasmic reticulum) 등의 복잡한 세포 소기관이 함유되어 있으며, 그 기능은 진핵생물의 기관들과 유사하다(그림 1–5).

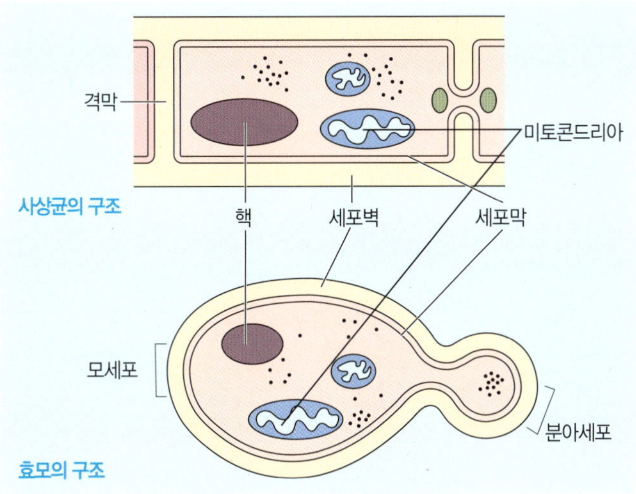

그림 1-5. **진균세포의 기본구조**

3) 세포벽 및 협막(Cell wall and capsule)

진균의 세포벽은 세포의 고유 형태를 결정하며 외부의 삼투압과 충격으로부터 세포를 보호하는 역할을 한다. 또한 세포벽은 외부 환경과의 경계면으로써의 기능을 수행하며 영양원, 산소, 효소의 침투가 항상 가능하도록 되어있다. **세포벽**은 일부 효소의 결합 부위로도 작용하며 진균과 다른 생물 간의 상호 작용에 관계하는 **항원**(antigen) 또는 **독소**(toxin)의 성질을 가지고 있다. 또한 모든 진균의 세포벽은 원섬유(fibrillar)성분과 무정형(amorphous 혹은 matrix) 성분의 혼합물로 구성되어 있다. Chitin이 모든 진균의 특징적인 세포벽의 주성분인 반면 cellulose는 일부 진균류에서만 존재한다. 이점은 식물에서는 cellulose가 세포벽의 주성분이지만 chitin은 존재하지 않는 것과 대조적이라고 할 수 있다. **효모 세포벽의 주성분은 mannan**이고, **사상균 세포벽의 주성분은 chitin** 또는 **cellulose**이다.

Chitin이 없는 경우에 **glucan**의 혼합체가 세포벽의 구조적인 경도(rigidity)를 유지한다. 균사의 오래된 부분이나 포자에는 상기의 물질 외에 멜라닌(melanin)과 지질이 존재하며 멜라닌은 세포벽의 표면 피복 물질로 기존의 벽층 내에 포함되며 다른 생물의 용해 효소나 자외선 등으로부터 보호하는 작용을 한다. 지질은 세포벽의 내측 표면상의 불연속층으로 침적되는 일이 많고 세포의 건조 방지에 도움을 준다. 한편 일부 진균류는 협막성 다당체를 생산한다. 협막 다당체는 균종에 따라 화학적 조성, 물리적 성상 및 항원성의 차이가 있으며 세포 외부에 점액층이나 협막으로 덮혀있다. **협막성 물질**은 **독력**(virulence)을 결정하는 데 중요하며, 숙주에 면역 반응을 일으키는 역할을 하고 대식 세포(macrophage)의 탐식작용에 대해 **균체를 보호**한다. 협막을 형성하는 대표적인 진균으로는 *Cryptococcus neoformans*가 있다.

3. 사상균(Molds)

사상균의 기본적인 형태는 **균사**(hypha)이다. 균사의 폭은 보통 1~10 μm이며 각 균종에 따라 거의 일정한 폭을 가지고 신장한다. 효모가 만드는 **가성균사**(pseudohyphae)와 비교하기 위해 **진성균사**(true hyphae)라고 불리기도 한다(그림 1–6).

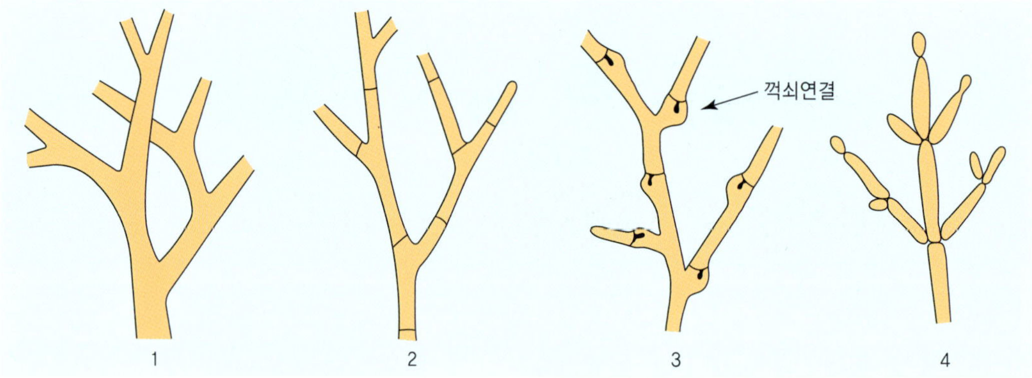

그림 1–6. **각종 균사(hyphae)의 형태.**
1. 무격막 균사(aseptate hyphae).
2. 유격막 균사(septate hyphae).
3. 꺽쇠연결을 가지는 유격막 균사(담자균의 2차균사에서 관찰된다.).
4. 가성균사(pseudohyphae).

1) 균사(Hyphae)

균사는 세포가 실처럼 길게 신장되어 관에 다핵의 세포질이 들어있는 것을 말하며 균사가 엉키고 덩어리져서 꼬인 모양을 **균사체**(mycelium)라고 한다.

(1) 무격막 균사(non septate hyphae 또는 aseptate hyphae)

분류학적으로 **접합균류**(zygomycetes)에서 보이는 것으로 **격벽 또는 격막**(septum)이 없는 진균을 말한다. 이런 균사들은 넓고 리본 모양을 하고 있으며 직경이 6~10 μm이다. 대표적인 예로 *Absidia*와 *Mucor*가 있으며, 세포 내에 다수의 핵을 갖기 때문에 **다세포성 균사**(coenocytic hyphae)라고도 불린다.

(2) 유격막 균사(septate hyphae)

격벽과 격벽 사이에 하나의 세포가 있으며, 한 개 내지 여러 개의 핵을 가진다. 격벽의 중심에는 작은 격막 구멍이 있는 것도 있으며 유격막 균사라고 하지만, 각 세포가 완전히 독립되어 있는 것은 아니다. 작은 격막 구멍(pore)을 가지는 격막은 분류학적으로 **자낭균류**(Ascomycotina),

담자균류(Basidiomycotina) 및 **불완전균류**(Deuteromycotina)에서 공통적으로 보이지만 담자 균류에서는 작은 격막 구멍(pore)을 에워싸는 격벽이 비후하여 괄호체(parenthesome)라고 불리는 특수 구조를 형성하고 있다. 더욱이 담자 균류에서는 2차 균사의 격벽에서 칸막이 된 2차 세포 간의 꺽쇠 연결(clamp connection)이 나타난다. 균사의 직경은 3~4 μm 정도이다(그림 1–7, 1–8).

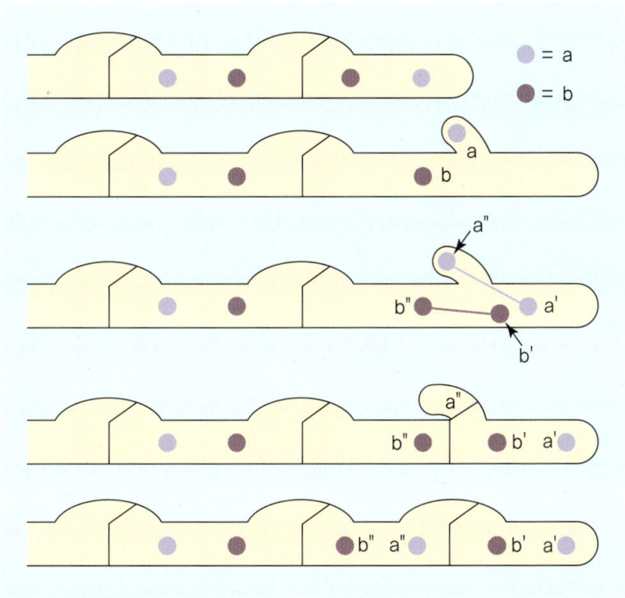

그림 1–7. **꺽쇠연결(clamp connection)의 형성과정**

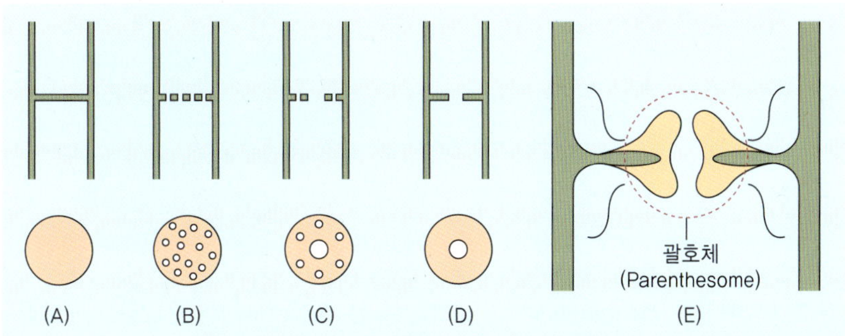

그림 1–8. **각종 격막의 형태**

(A) 완전히 차단된 격벽(하등균류)
(B) 작은 격막 구멍 형성(*Geotrichum candidum*)
(C) 작은 격막 구멍(중앙에 큰격막 구멍) 형성(*Fusarium* spp.)
(D) 큰 격막 구멍 형성(Ascomycetes)
(E) 유연격막 구멍 형성(dolipore septal) : Basidiomycetes

(3) 영양균사(vegetative hyphae)와 기중균사(aerial hyphae)

영양균사는 배지 또는 기생조직의 내부에 발육하여 영양분을 흡수하는 역할을 한다. **기중균사** 또는 **생식균사**(reproductive hyphae)는 배지나 기생조직의 표면 외부 공중에 발육하여, 포자를 생산한다. 진균의 증식에 관여하는 기중균사의 끝부분을 **분생자 또는 포자라고 한다**(그림 1-9).

생식균사와 영양균사의 특성에 따라 배지의 앞면과 뒷면이 서로 다른 색을 나타내기도 한다(그림 1-10, 1-11).

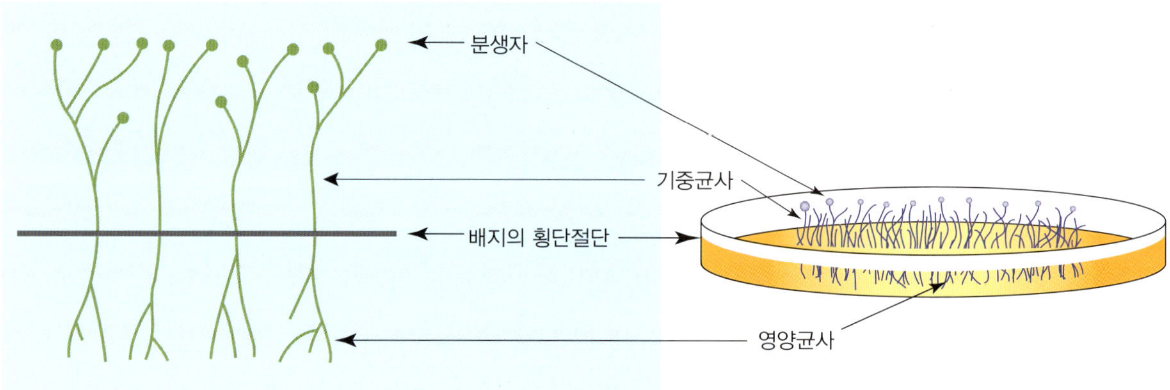

그림 1-9. **영양균사와 기중균사의 형태**

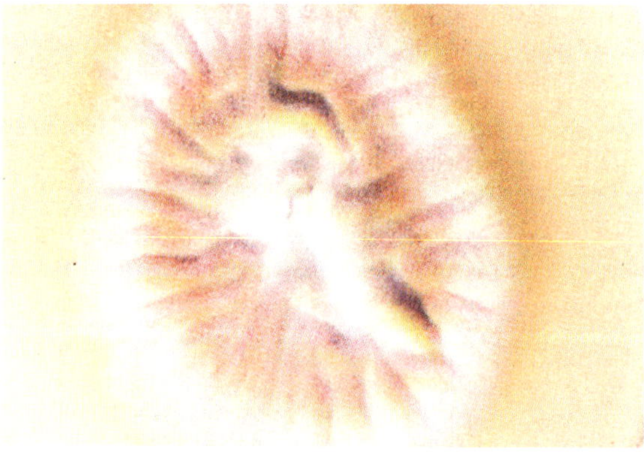

그림 1-10. **SDA에서 7일간(25℃) 배양한 *Paraphyton cookei*(과거 명칭; *Microsporum cookei*)의 집락앞면**

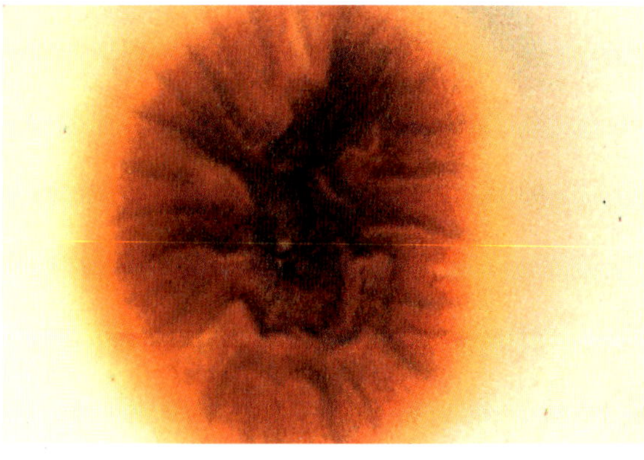

그림 1-11. **SDA에서 7일간(25℃) 배양한 *Paraphyton cookei*(과거 명칭; *Microsporum cookei*)의 집락뒷면**

(4) 비생식 영양 균사(Non reproductive vegetative hyphae)

영양 균사는 아주 명확한 비생식의 특성을 가지는데 이 균사 형태의 특성에 따라 진균의 종(species)을 분류하는 데 중요한 역할을 한다.

① 황실 샹들리에형 균사(favic chandeliers)

균사의 끝 부분이 수사슴의 뿔 모양으로 가지 쳐 있다. 황실 샹들리에는 백선(ring worm)의 원인체인 *Trichophyton schoenleinii*의 진단에 유용하다(그림 1-12).

② 결절형 균사(nodular hyphae)

결절형 균사는 균사가 꼬여 매듭을 형성한 것을 말하며 *Microsporum ferrugineum*이 대표적인 예이다(그림 1-13).

③ 라켓형 균사(raquet hyphae)

라켓형 균사라는 이름은 균사의 형태가 테니스 라켓과 아주 비슷하다는 뜻에서 유래되었다. *Trichophyton ajelloi*가 대표적인 예이다(그림 1-14).

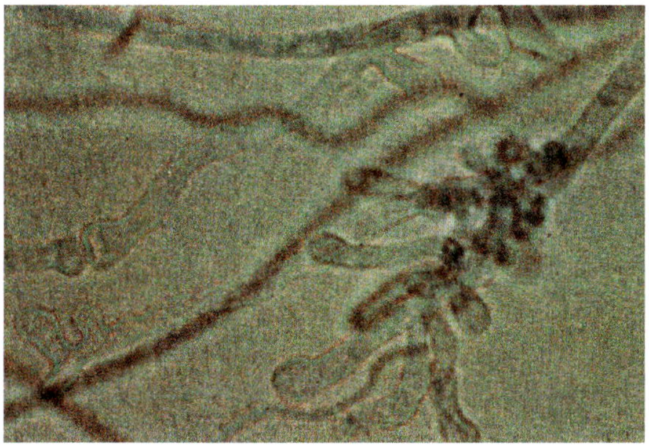

그림 1-12. **황실 샹들리에형 균사(favic chandeliers).** LPCB염색, ×600, *Trichophyton schoenleinii*

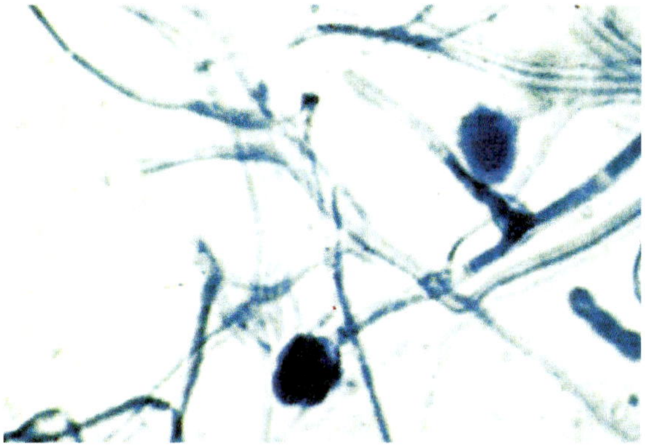

그림 1-13. **결절형 균사(nodular body).** LPCB염색, ×800, *Microsporum ferrugineum*

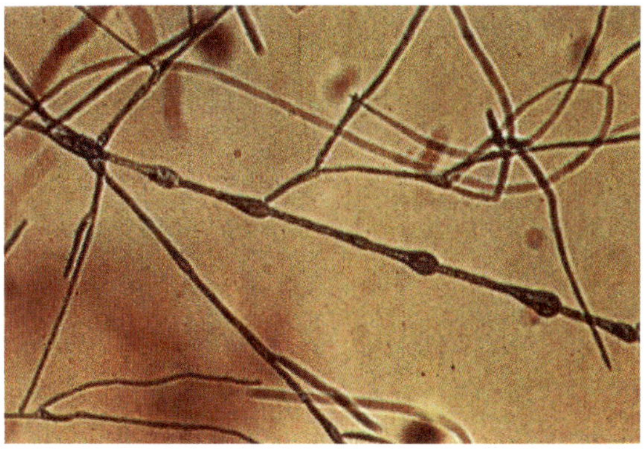

그림 1–14. **라켓형 균사(raquet hyphae).** LPCB염색, ×400, *Trichophyton ajelloi*

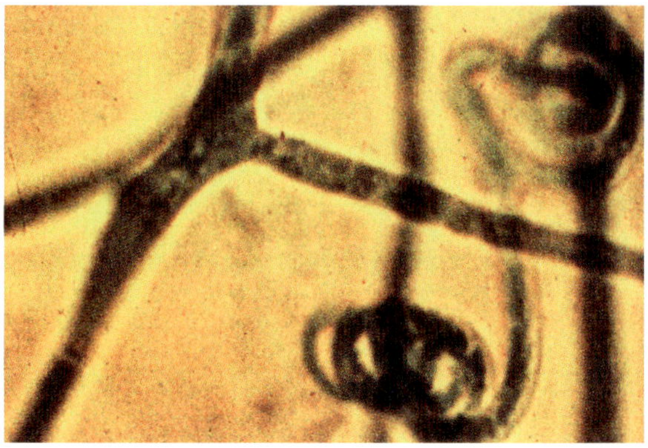

그림 1–15. **나선형 균사(spiral hyphae).** LPCB염색, ×1,600, *Chrysosporium spp*

④ 나선형 균사(spiral hyphae)

나선형 균사는 납작하거나 코르크 마개 뽑이 모양으로 나선형을 나타내며 일반적으로 *Trichophyton* spp.를 오래 배양했을 때 나타난다. *Chrysosporium* spp.가 대표적인 예이다(그림 1–15).

4. 효모(Yeasts)

효모는 구형, 난원형, 레몬형, 모자형, 술병 모양 등의 단세포이며 크기는 2~20 μm로 다양하며 3~4 μm가 일반적이다. *Cryptococcus neoformans*처럼 세포벽 주위에 협막(capsule)를 가지는 것도 있다. 증식은 주로 **출아 또는 분아**(budding)에 의해 딸세포(daughter cell)를 생산하지만 ***Geotrichum*** 같은 일부 균종은 균사형으로 발육을 하기도 한다. ***Candida*** 같은 효모는 배양조건에 의해 연이어 출아한 세포가 연결된 채로 길게 뻗어 균사형으로 보이는 경우가 있어 이것을 **가성균사** 또는 **위균사**(pseudohyphae)라고 부르고 있다(그림 1–16).

5. 버섯(Mushroom)

버섯은 담자균에 해당되며 주로 육안으로 관찰되는 자실체(담자기과)의 외형적 특징을 가지고 있고, 영양체는 잘 발달된 격벽이 있는 균사체로 구성되어 있으며, 엽상체(n)가 원형질 융합을 통하여 2핵성(n+n) 균사를 형성하여 성장하며, 성숙된 포자를 스스로 날려서 이동시키는 것과 곤충이나 벌레, 바람 및 빗물 등에 의해 이동되어 새로운 개체가 만들어진다(그림 1–21 참조).

식물체 분해에 주도적인 역할을 하며 고등식물의 뿌리에 공생하는 것도 있고 식물 병원균으로 작용하기도 하며 독버섯과 같이 사람에 중독증을 일으키는 것도 있다.

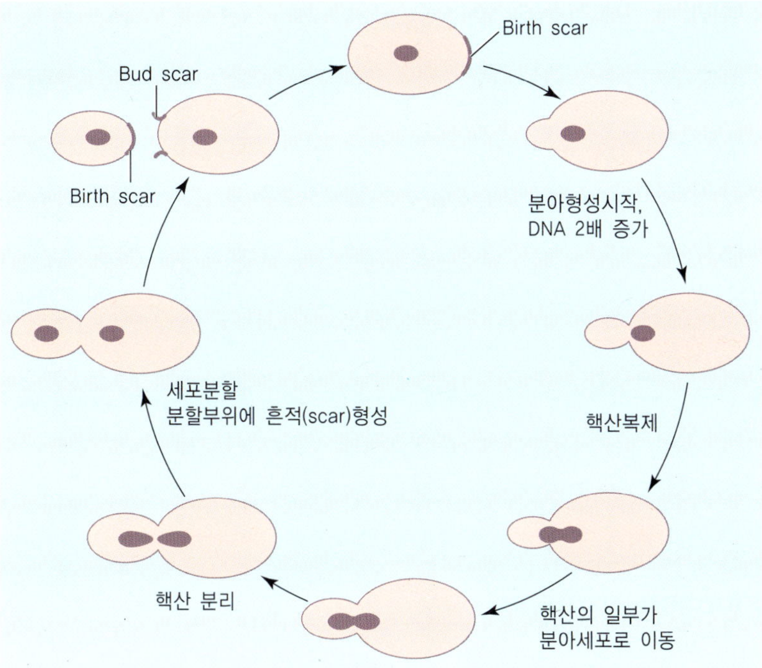

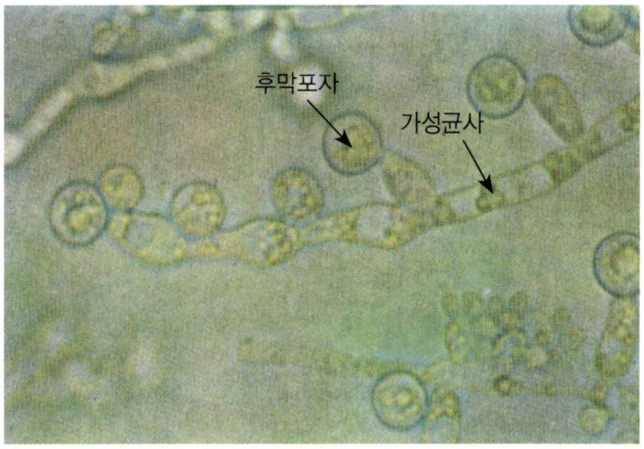

그림 1-16. **A. 분아에 의한 효모의 증식과정. B. *Candida albicans*의 후막포자와 가성균사**(10% KOH, ×400)

또한 버섯의 종류에 따라 항암작용과 면역력증가, 혈압하강, 다이어트 작용, 항산화작용 및 중금속 제거 작용 등을 하는 식용버섯들이 건강·장수식품으로 알려져 있다.

현재 지구상에 14만여 종의 버섯이 생존하고 있는 것으로 알려져 있으나 조사된 것은 그중 10% 정도이며 조사된 것 중 식용 가능한 것이 약 10% 정도 되는 것으로 알려져 있고 우리나라에도 1,500여 종이 보고되어 있으며 그중 식용 가능한 것이 약 350여 종이며 인체에 유해한 독버섯이 90여 종 알려져 있는데 amatoxin과 coprin, monomethyl hydrazine, muscarin 및 psilocybin 등의 성분들에 의해 여러 가지 중독증상이 나타난다. 특히 광대버섯류 중에는 미량 섭취로도 인체에 치명적인 맹독버섯들도 있으므로 주의를 요하며, 의학적으로 중요한 담자균류는 담자포자에서 설명할 것이다.

6. 두 형태 진균(Dimorphic fungi)

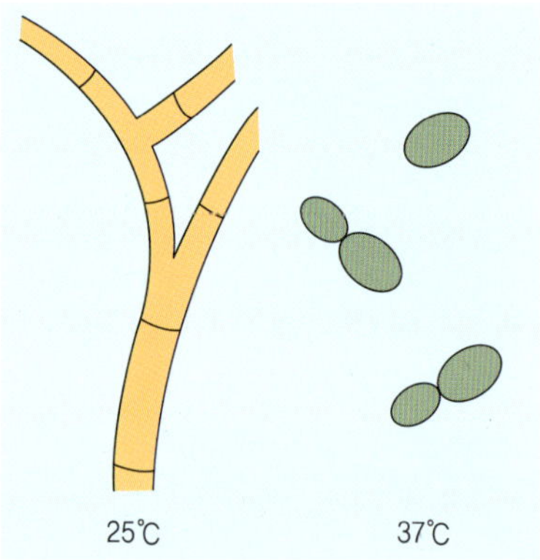

그림 1-17. **두 형태 진균 (dimorphic fungi)**

대부분의 진균은 사상형 진균(molds)의 형태 또는 효모(yeasts)의 형태 중 한 가지를 가진다. 그러나 일부 진균은 실내 온도(25℃)에서는 사상형 진균으로 자라지만(mold phase) 생체 온도(37℃)에서는 효모 형태로 자란다(yeast phase 또는 tissue phase). 이런 성질을 가진 진균을 **두 형태 진균**(dimorphic fungi)이라고 하며, 이런 진균의 진단을 위해서는 한 형태가 다른 형태로 변화되는 과정의 관찰이 초기 진단에 도움이 된다. 대부분의 **두 형태 진균**들은 치명적인 전신성 질환을 일으키며 *Blastomyces, Histoplasma, Coccidioides*가 대표적인 예이다(그림 1-17).

7. 진균의 생식(Reproduction of fungi)

포자는 성적(性的)으로 분화한 세포가 융합, 핵 융합 후 감수분열을 경유하여 생산하는 유성 포자(sexual spore)와 감수분열을 경유하지 않고 생산되는 무성 포자(asexual spore)들이 있다. 두 종류의 포자는 여러 과정을 경유하여 형성되며, 그 생식 방법과 생식 결과 형성된 포자의 형태는 진균 분류의 한 기준이 된다.

1) 유성생식(Sexual reproduction)

유성생식기를 가지는 진균들을 **완전균류**(perfect fungi)라고 한다. 유성생식기를 갖지 않거나 아직 발견되지 않은 진균들은 **불완전균아문**(Subdivision Deuteromycotina, Fungi imperfecti)으로 분류한다. 의학적으로 중요한 진균들은 일반적으로 불완전 진균에 속한다. 진균은 매우 복잡하고 다양한 유성생식 과정을 가진다. 그러나 궁극적으로는 서로 상응하는 **핵의 융합**을 목적으로 하며, 이것은 운동 혹은 비운동성의 배우자, 배우자낭 또는 체세포 간의 접합에 의해 이루어진다. 유성생식 과정은 기본적으로 **원형질 융합, 핵융합** 및 **감수분열**로 이뤄지며 그 생식 결과 형성되는 포자는 다음과 같다.

(1) 난포자(Oospores)

편모균 아문(Subdivision Mastigomycotina)의 난균류(Oomycetes)에서 관찰된다. 조정기(antheridium) 및 조란기(Oogonium)로 분화된 두종의 배우자낭(gametangium)의 접착에 의해 정핵이 이동하여 수정이 행해져 난포자가 형성된다. 인체병원성과 직접 연관성은 없다(그림 1-18).

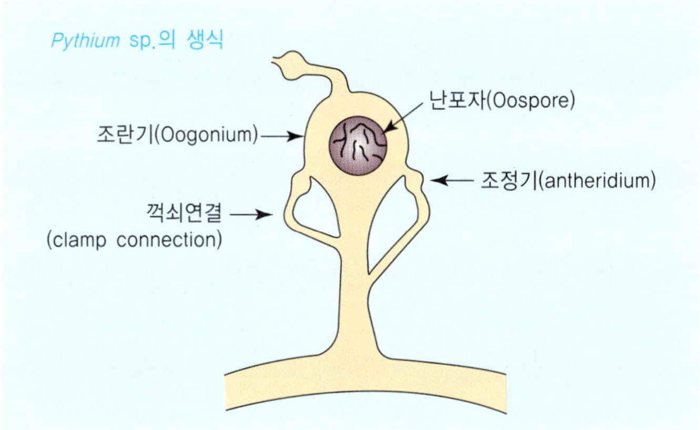

그림 1-18. **난균류(Oomycetes)의 생식방법**

(2) 접합포자(zygospores)

접합균 아문(Subdivision Zygomycotina)의 접합균류(zygomycetes)에서 관찰된다. 근접한 대립된 균사들이 크기와 형태가 같거나, 크기와 형태가 다른 균사상의 **접합기**(zygophore)를 가지고 있어서 이들이 서로 신장하여 선단(先端)이 접착하면, 접착 부위가 부풀어 배우자낭으로 된다. 결국 접착 부위의 세포벽은 융해되어 두 개의 배우자낭이 결합하게 된다. 접합 포자의 형태는 균종에 따라 특징이 있으며 ***Mucor* 속**, ***Rhizopus*** 속 등에서는 갈색 내지 흑색이며 가시 모양 혹은 누상돌기를 가진 두꺼운 세포벽이 있는 접합 포자가 형성된다(그림 1-19).

(3) 자낭포자(ascospores)

자낭균 아문(Subdivision Ascomycotina)의 유성포자이다. 운동성이 없는 배우자(gamete) 혹은 배우자낭(gametangium) 끼리의 접합 결과, 자낭(ascus)을 만들어 그 안에서 포자가 형성되는 것이 특징이다. 배우자의 접합 방법은 여러 가지이며 크기가 같은 형태의 세포 또는 균사가 접합하는 균종으로 부터 암, 수의 성(性)기관이 형성되어 배우자낭이 접합되는 균종까지 있다.

자낭 형성 장치를 에워싸는 특별한 보호 기관을 갖지 않는 균류(반자낭 균류, *Saccharomyces* 등 자낭균 효모가 포함됨)도 있으나 대개는 자낭과(ascocarp)라고 불리는 보호기관을 형성한다(예: *Scedosporidium boydii*).

의학적으로 중요한 진균에서 발견된 **자낭과**(ascocarp)는 완전하게 싸여 있으며 이것을 **폐자낭각**(cleistothecium)이라고 한다. 자낭포자는 크기, 형태, 색 및 표면 구조에 따라 각 균종의 특징이 나타나기 때문에 분류의 기준이 된다(그림 1-20).

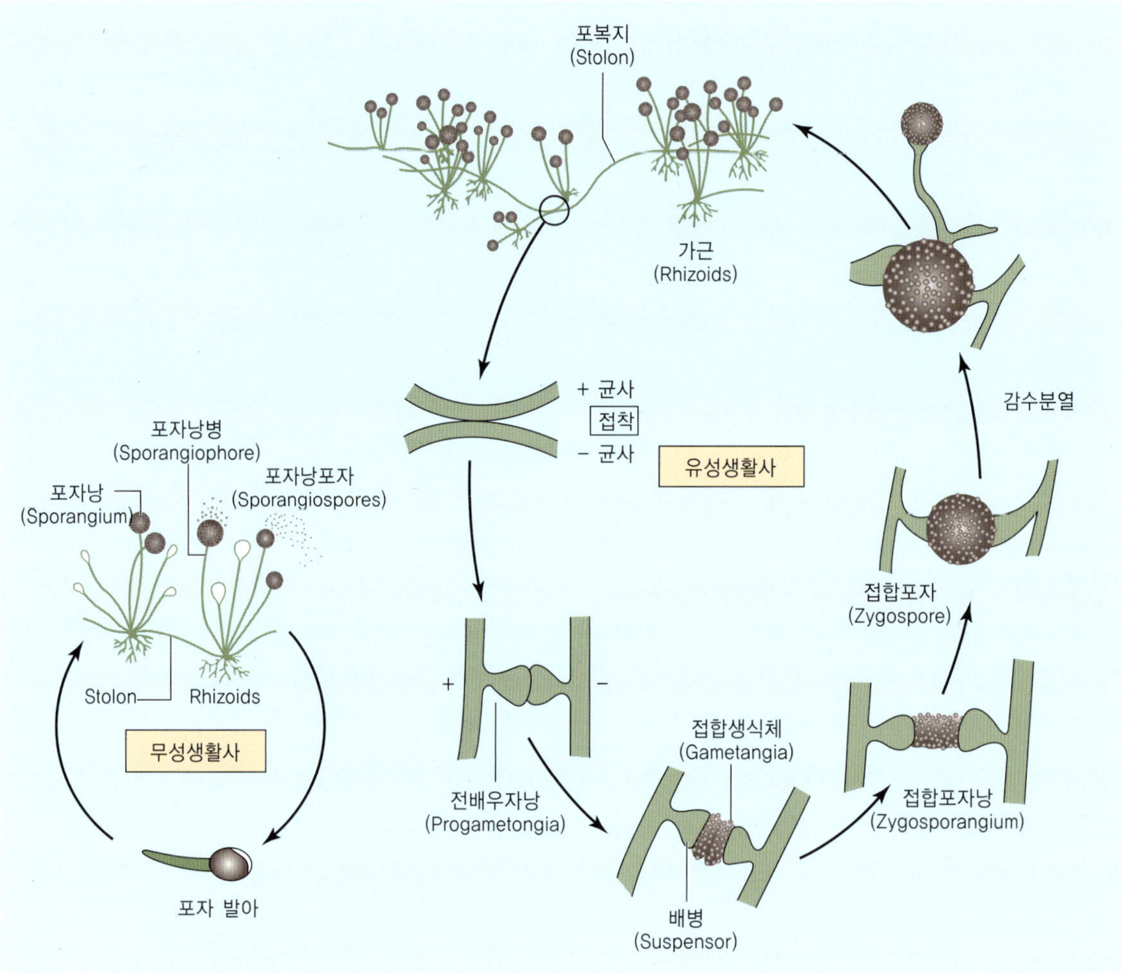

그림 1–19. **대표적인 접합균류인 *Rhizopus* 속의 유성생식과 무성생식기 생활사**

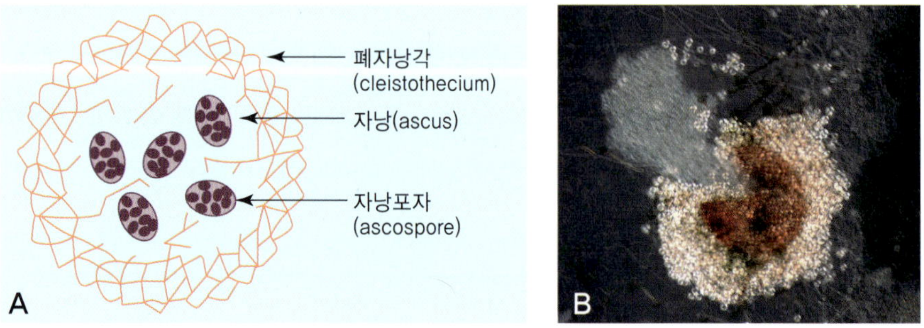

그림 1–20. **A. 자낭균류(ascomycetes)의 자낭형성. B. 유성생식기에 다갈색의 폐자낭각**(cleistothetium)에 있는 자낭포자(ascospores)는 폐자장각이 터지면서 자낭포자가 분출된다.

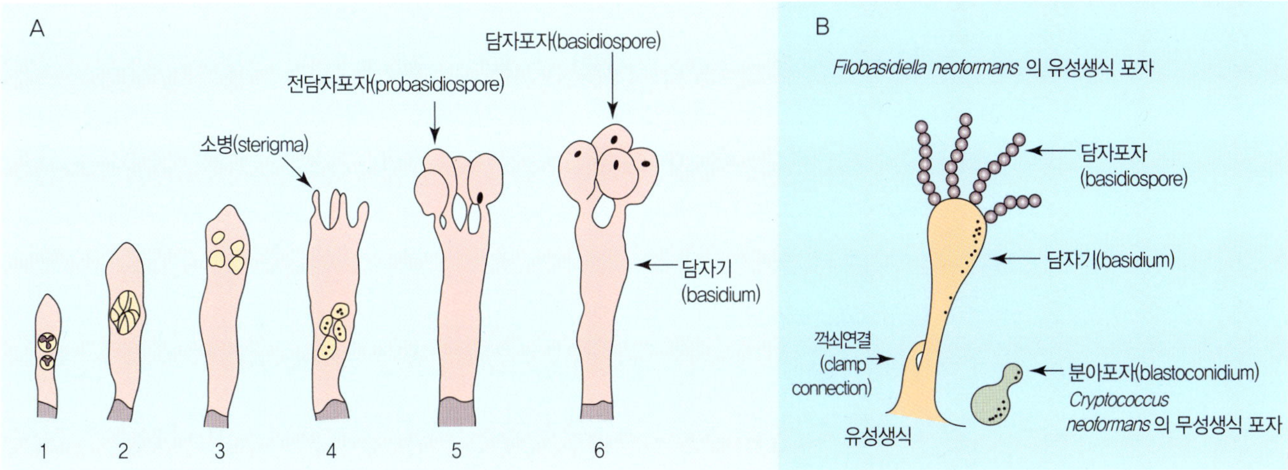

그림 1–21. **A. 담자포자(basidiospore)의 형성과정;** 1. 중상핵(n + n)의 미성숙담자기. 2. 2배체핵(2n)의 담자기. 3. 감수분열로 4개의 단상핵(n)을 가지는 담자기. 4. 소병(sterigma) 형성. 5. 전담자포자로 핵이동. 6. 담자포자를 형성한 성숙한 담자기
B. 담자균류(*F. neoformans*)의 생식방법; 유성생식기에는 담자포자를 형성하지만 무성생식기에는 분아포자를 형성한다. 무성생식기의 학명은 *Cryptococcus neoformans*이다.

(4) 담자포자(basidiospores)

담자균 아문(Subdivision Basidiomycotina)에서 관찰된다. 특별한 생식기관을 형성하지 못하고 단핵의 균사가 접합하여 상대하는 교배형의 2개의 핵을 가지는 2차균사로 된다. 2차균사는 격벽을 끼고 두 개의 세포 사이에 꺽쇠연결(clamp connection)을 형성하여 한쪽의 핵을 이동시킨다. 결국 균사 선단(terminal cell)의 2개의 핵은 융합하고 동시에 균사는 비대하여 담자기(basidium)로 되어 그 내부의 2배체핵(2n)은 감수 분열에 의해 4개의 단상핵(n)이 되어 담자기에 생긴 4개의 소병(sterigma)으로 이동하여 담자포자로 된다(그림 1–21).

버섯 같은 일부 균류들은 담자(basidia)와 담자포자(basidiospores)를 보호하기 위해 담자기과(basidiocarp)를 만든다. 의학 진균학에서 중요한 담자 균류로는 *Cryptococcus neoformans*의 유성세대인 *Filobasidiella neoformans*와 *Rhodotorula*의 유성세대인 *Rhodosporidium*이 있다.

2) 무성생식(Asexual reproduction)

무성생식은 생식 기관, 즉 배우자낭(gametangium)과 생식세포, 즉 배우자(gamete)가 관여하지 않거나 핵융합을 하지 않으며 접합체(zygote)나 감수분열에 의한 포자(meiospore)가 아니다. 무성생식의 가장 단순한 형태로는 효모에서처럼 출아나 사상균 균사의 분열에 의해서 증식한다. 무성포자는 영양체의 일부가 포자 형성 단위로 분화되어 형성되며, 특수한 증식 단위로 활동하는 세포이다. 무성포자는 그 생성 과정에 따라 다음의 몇 종류로 나눌 수 있다. 진균집락의 색은 거의 무성포자의 색에 의해 나타난다.

(1) 포자낭포자(sporangiospore) 또는 내생포자(endospore)

접합균 아문(Subdivision Zygomycotina)에서 보이는 무성포자이다. 영양균사체에서 **포자낭자루**(sporangiophore)가 공중으로 신장하여 그 선단(先端)이 원형 또는 난형 등 진균의 종 또는 속에 따라 특징적으로 커져서 **포자낭**(sporangium)을 형성한다. 포자낭 안에서는 포자낭포자가 형성되어 성숙하면 포자낭벽이 터져 포자가 방출되고 방출된 포자는 발아에 의해 균사를 형성한다(그림 1-22, 1-23, 1-24).

특히 *Coccidioides immitis*는 조직 내에서의 포자낭(낭 내부에 작고 둥근 세포가 꽉 차여 있는 구상체 구조)도 예전에는 포자낭(sporangium)이라고 하였고, 내부에 가득 차 있는 세포는 포자낭포자(sporangiospore)라고 불렀으나 현재는 각각 구상체(spherule) 및 내생포자(endospores)라고 부르고 있다(그림 1-24).

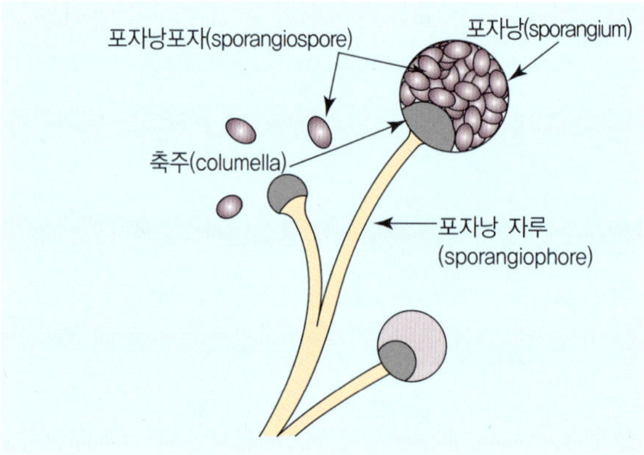

그림 1-22. **포자낭(sporangium)의 형태**

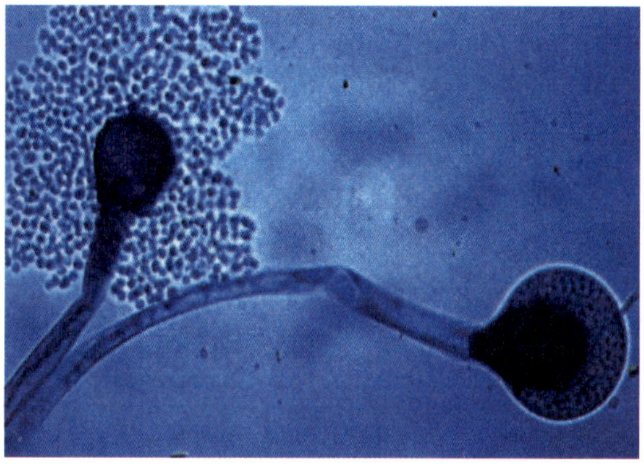

그림 1-23. **포자낭포자(sporangiospores)와 포자낭(spoangia)**. LPCB염색, ×200, *Mucor* spp

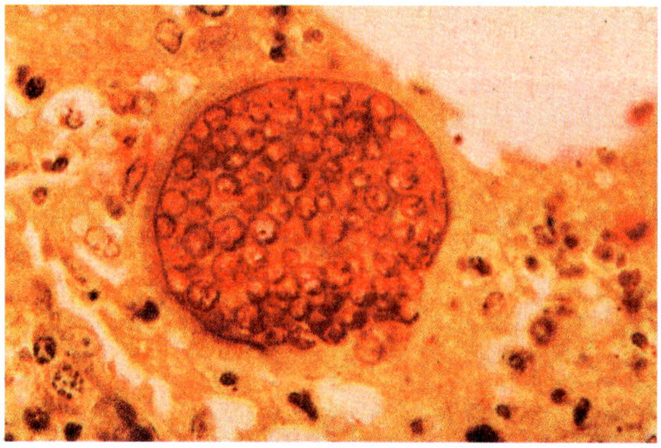

그림 1-24. **구상체(spherule)와 내생포자(endospore)**. Tissue PAS염색, ×550, *Coccideoides immitis*.

(2) 분생자(conidium; 복수: conidia) 또는 외생포자(exospore)

자낭균 아문(Subdivision Ascomycotina)과 일부 담자균아문(Subdivision Basidiomycotina)의 무성세대 및 불완전균 아문(Subdivision Deuteromycotina; Fungi imperfecti)에서 형성되는 포자이다. 분생자는 균사의 세포 또는 균사상에 신생된 세포가 영양생식을 할 때 주어지는 명칭이다. 이것은 세포 내의 원형질이 분할되어 생성되는 포자낭포자와는 근본적으로 구별되며, 균종에 따라 그 수와 형태가 다양하다. 분생자에는 직접 균사에서, 그리고 균사보다 발달된 **분생자자루**(conidiophore) 혹은 분생자자루 위에 생긴 분생자 형성세포에서 생성되는 것과, 균사 자체가 변화하여 분할되어 분생자로 기능하는 것도 있다. 균종에 따라 단세포에서 다세포까지 다양하다. 동일 균주에서 크기가 다른 두 종류의 분생자가 형성되는 경우가 있는데 대부분의 경우 분생자안에 여러 개의 세포로 이루어진 것을 **대분생자**(macroconidium)라고 하며, 단세포로된 작은 분생자를 **소분생자**(microconidium)라고 한다. **대분생자**는 균종에 따라 세포벽이 **두껍거나 얇으며, 끝이 날카롭거나, 평평하기**도 하며, **곤봉 모양**이나 **난원형**을 나타내며 균사의 측면에서 하나씩 또는 덩어리져서 자란다. **소분생자**는 통상 한 개의 분생자로 되었으며 **구형, 난형** 또는 **곤봉형으로** 분생자의 측면에서 한 개씩 또는 덩어리져서 자란다(그림 1-25, 1-26).

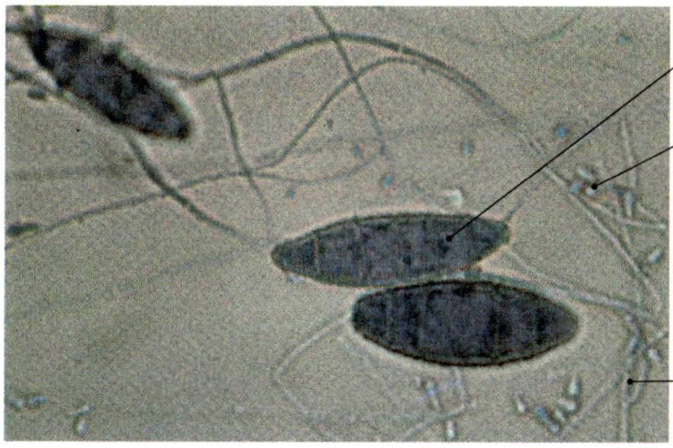

그림 1-25. **대분생자와 소분생자의 형태.** LPCB염색, ×400, *Nannizzia gypsea*(과거명칭; *Microsporum gypseum*)

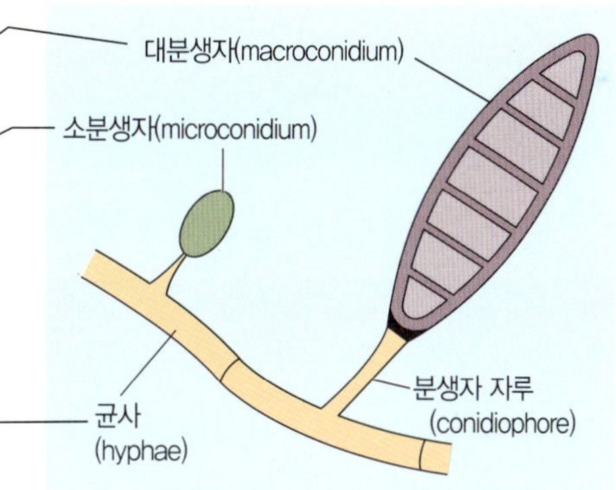

그림 1-26. **대분생자와 소분생자의 형태.**

분생자의 형성 과정은 **엽상체형**(thallic)과 **출아형**(blastic)의 두 종류의 기본형으로 대별된다. 엽상체형은 전체의 균사 세포가 분생자로 전환되는 것으로써 균사의 선단부 혹은 중간 부위의 균사 세포로부터 시작되며 **엽상체 분생자(thallic conidia)** 혹은 **분절포자(arthroconidia)**라고 한다. 엽상체형에서는 균사의 세포벽이 그대로 포자의 세포벽으로 전환되는 것을 **외생 엽상체형 (holothallic)**이라고 한다.

그러나 균사의 세포벽이 포자의 세포벽으로 전환되지 않고 새로운 포자의 세포벽이 균사의 내부에서 합성되는 것을 **내생 엽상체형**(enterothallic)이라고 한다(그림 1-27).

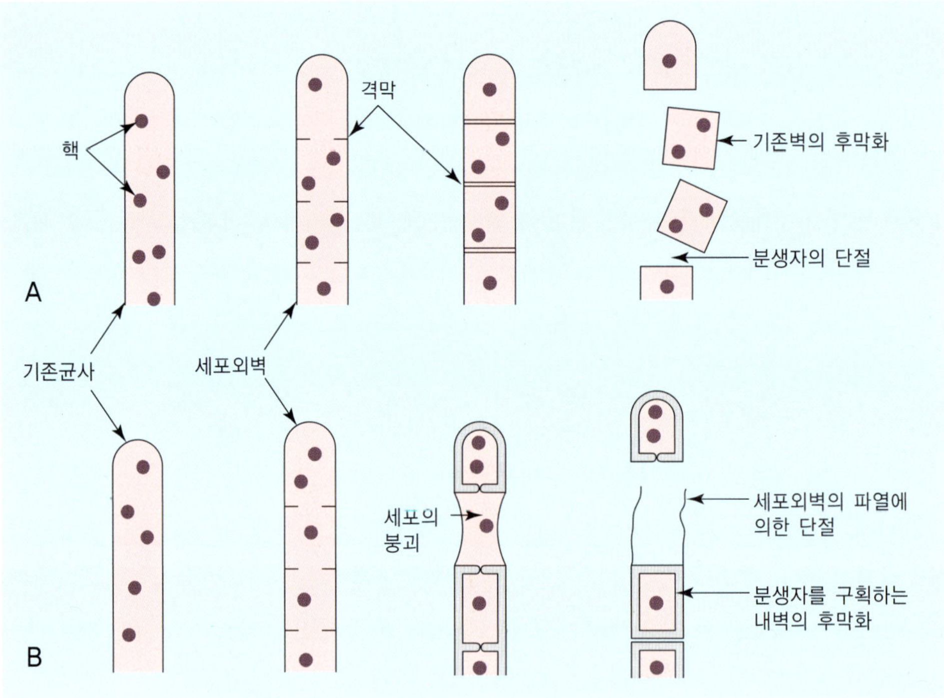

그림 1-27. **외생 엽상체형 분생자(A)와 내생 엽상체형 분생자(B)의 형성과정**

출아형 분생자의 형성은 엽상체형 분생자의 경우와 마찬가지로 분생자 세포벽의 행동 양식에 근거를 두고 나누어져 있다. **외생 출아형**(Holoblastic) 분생자의 형성에서는 분생자 형성 세포벽은 분생자벽의 형성에 포함되며, **내생 출아형**(enteroblastic) 분생자의 형성에서는 분생자 형성 세포벽의 외층은 파열되어 분생자벽의 형성에 포함되지 않는다. 이러한 경우에는 분생자 형성 세포 내벽의 팽창 및 막물질의 첨가에 의해 형성된다(그림 1-28).

분생자의 형태, 색소 형성은 여러 가지이나 분생자 형성 방법에 따라 후막 포자를 포함하여 8 종류로 요약되며 **불완전균류의 분류 기준**이 된다.

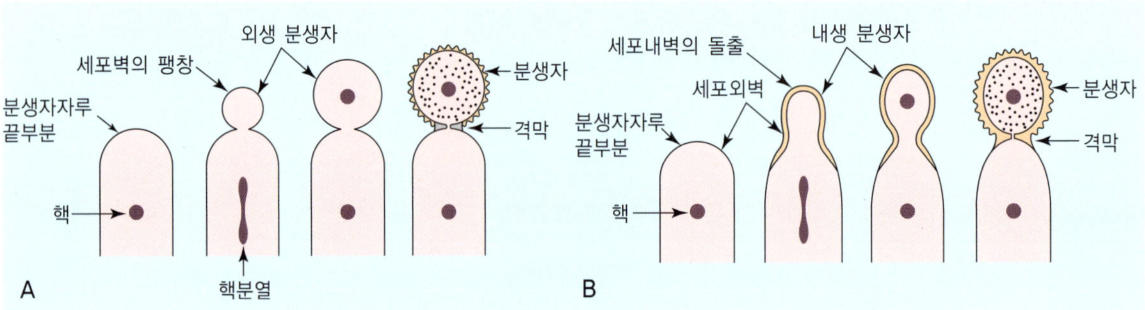

그림 1-28. **외생 출아형 분생자(A)와 내생 출아형 분생자(B)의 형성과정**

① 분아포자 또는 출아형 분생자(blastospore 또는 blastoconidium)

처음에 균사나 분생자자루에서 작은 돌기가 생겨 모세포와의 접착면이 좁고 잘록해지고 커져서 분생자를 이룬다. 형성된 분생자가 계속 출아되어 분생자의 사슬을 형성하는 균종도 있다. 사상균(molds)에서는 *Cladosporium* 속, 효모(yeast)에서는 *Candida* 속이 대표적이다. 일부 효모들은 분아 포자가 신장되어 가성균사(pseudohyphae)를 형성한다. 가성균사는 진성균사(true hyphae)와 구분해야 하며 가성균사는 배열 부분이 잘록해진다(그림 1-29, 1-30).

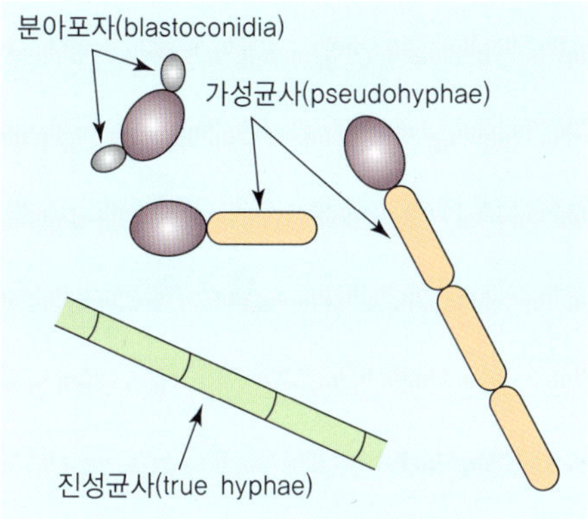

그림 1-29. **분아포자, 가성균사 및 진성균사의 형태.**

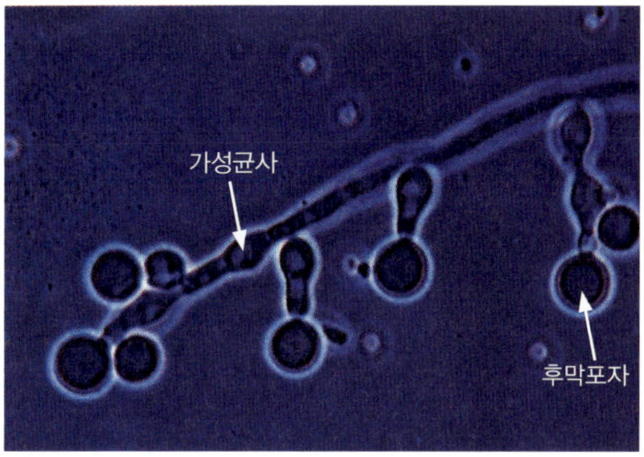

그림 1-30. **Rice agar + Tween 80배지에서 형성된 분아포자,** 후막포자 및 가성균사의 형태. LPCB염색, ×700, *Candida albicans.*

② 심포디오형 분생자(sympodioconidium)

균사, 분생자자루 혹은 sympodula(분생자 형성 세포의 일종)의 작은 돌기(소치 : denticle) 위에 한 개씩 병렬하여 발생하는 분생자이다(그림 1-31).

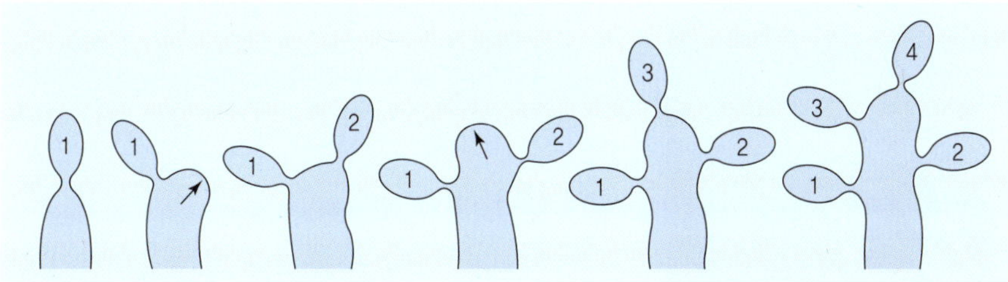

그림 1-31. **심포디오형 분생자(sympodioconidium)의 형성과정.** 분생자의 형성부분이 지그재그로 굴곡되어 자란다.

모세포가 그 끝에서 분생자를 생성할 때마다 작은 돌기(denticle) 바로 아래의 일부가 비대 신장하여 그 첨단에서 새로운 분생자를 발생하므로 모세포의 분생자 형성 부분이 지그재그(zigzeg)로 굴곡되든가(예 : *Fonsecaea, Rhinocladiella*), 분생자자루의 끝 부분이 닭 볏 모양으로 될 수도 있다(예 : *Sporothrix schenckii*) (그림 1-32).

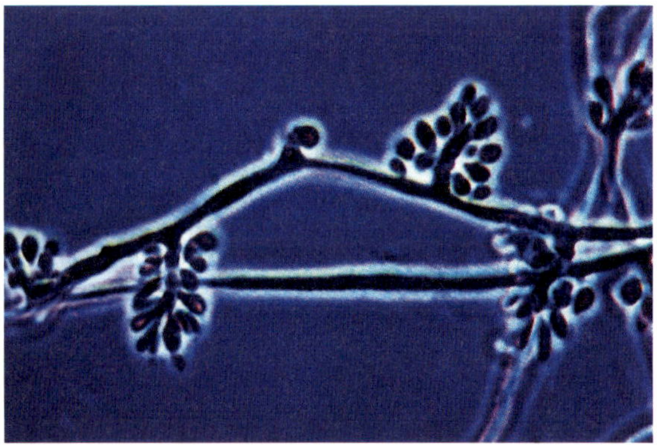

그림 1-32. **심포디오형 분생자.** LPCB염색, ×1,300, Fonsecaea pedrosoi. 균사의 측면이나 말단에서 분지된 곤봉모양의 팽창형 분생자자루의 끝이나 양측을 따라 포자가 형성된다.

③ 환문형 분생자(annelloconidium)

균사, 분생자자루 혹은 annellide(분생자형 세포의 일종)의 일정한 성장점에서 차례차례로 분생자를 생성할 때마다 그 부위가 조금씩 늘어나 앞의 분생자가 떨어진 **흔적이 환상**(ring)으로 남는데, 이것을 **환문형성**(annellation)이라고 한다(그림 1-33).

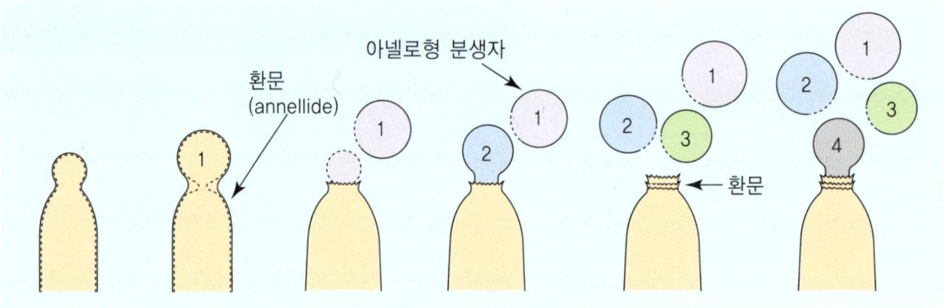

그림 1-33. **환문형 분생자(anelloconidium)의 형성과정.**

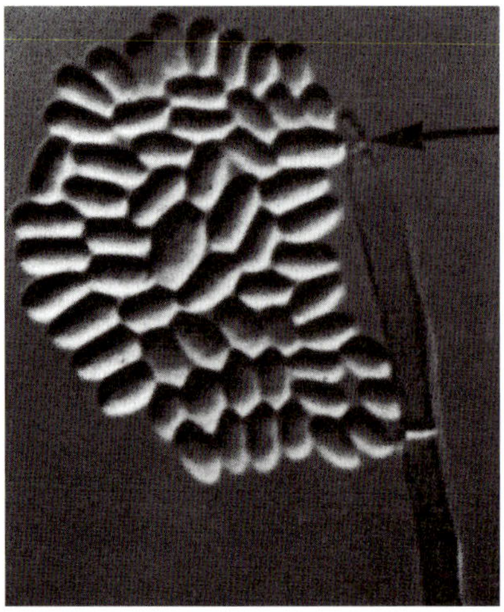

그림 1-34. **환문형 분생자(annelloconidia)와 환문형성**(annellation, 화살표). *Exophiala spinifera.*

차례차례로 생긴 환문형 분생자가 점액에 포함되어 환문(annellide) 선단에 화병의 꽃 모양으로 굳어지는 균종(예: *Exophiala*)과 화병 고리의 사슬 모양으로 이어진 균종이 있다(예: *Scopular*).

후자의 경우 고리의 선단에 있는 분생자가 가장 오래되고 이와 같은 분생자 사슬을 **구기적 분생자 사슬**(basipetal conidial chain)이라고 한다. **환문**(annellide)의 표면은 톱날 모양이며 환문을 받쳐주는 것을 **환문형 분생자자루**(annellophore)라고 하며 여러 가지 형태를 가진다(그림 1-34).

④ 피알로형 분생자(phialoconidium)

경자(phialide)라고 불리는 분생자 형성 세포의 선단 개구부에서 생성되는 분생자이다(그림 1–35, 1–36).

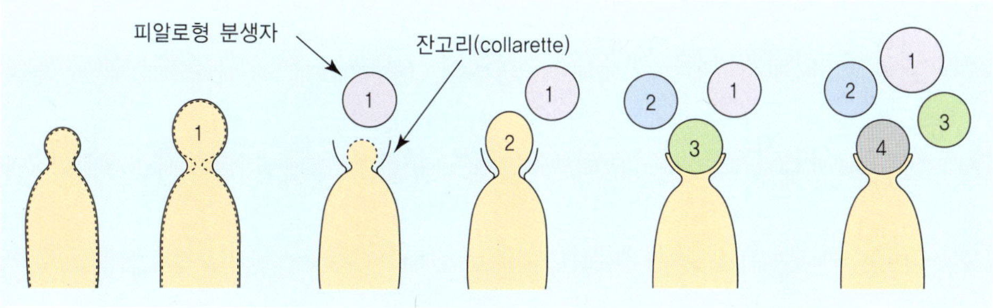

그림 1–35. **피알로형 분생자(phialoconidium)의 형성과정**

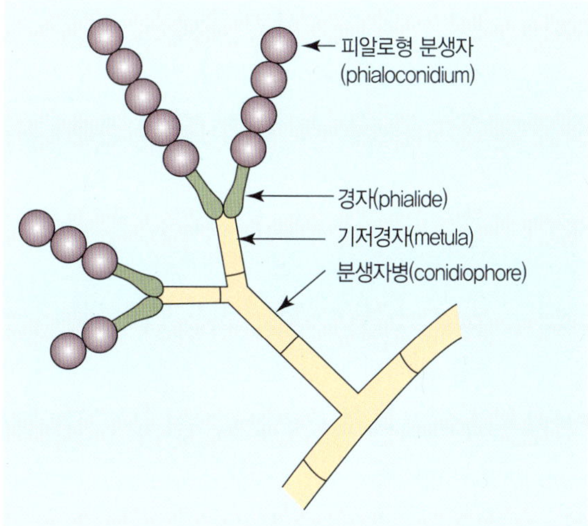

그림 1–36. **사슬을 이룬 피알로형 분생자, 경자 및 분생자자루**

경자(phialide) 개구부에 외세포벽의 일부가 옷깃 모양으로 되어있을 때, 이 부분을 잔고리(collarette)라고 하는 부위가 화병의 꽃 모양으로 굳어진 균종(예 : *Phialophora, Fusarium, Acremonium*)과 구형 분생자가 사슬을 보이는 균종(예 : *Aspergillus, Paecilomyces, Purpureocillium*)이 있다(그림 1–37).

기저경자(metula)는 경자(phialide)를 받쳐준다.

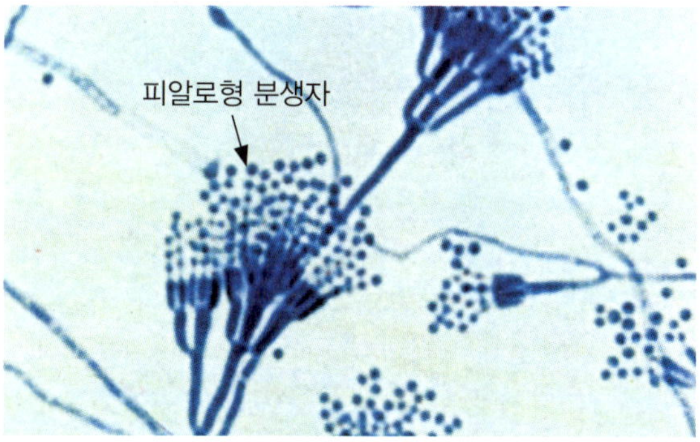

그림 1–37. **사슬을 이룬 피알로형 분생자.** 경자 및 브러시 모양으로 분지된 기저경자(metula). LPCB염색, ×400, *Penicillium* spp.

⑤ 포로형 분생자(poroconidium)

분생자자루 혹은 분생자 형성 세포의 벽에 작은 구멍(pore)이 생겨 그 구멍에서 출아형태로 발생하는 분생자에서 착생하여 다세포성인 것이 많다. 그 예로 *Alternaria, Helminthosporium, Drechslera, Ulocladium* 등이 있다((그림 1–38, 1–39).

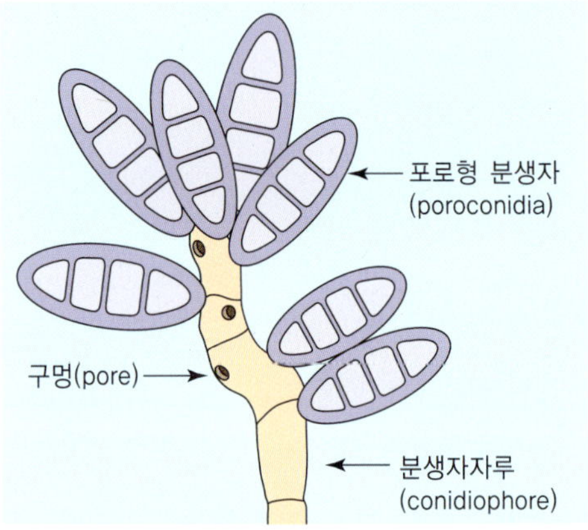

그림 1–38. **포로형 분생자(poroconidia)**, 구멍(pore) 및 분생자자루(conidiogenous cell, condiophore)

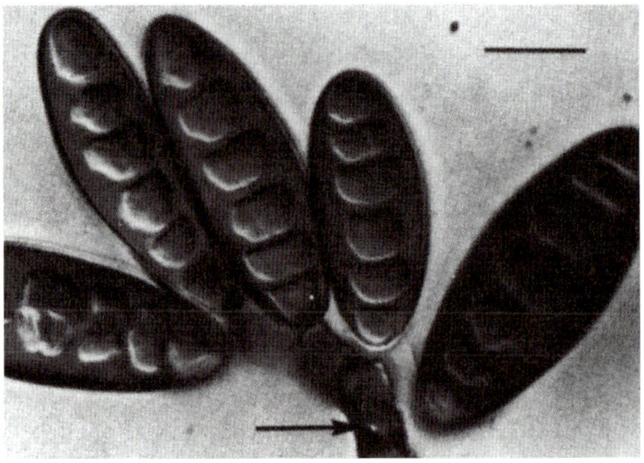

그림 1–39. **방추형의 포로형 분생자(poroconidia)**. 관절모양으로 굴곡된 분생자자루(conidiophore)의 화살표는 구멍(pore)을 나타낸다. 흑선은 10 μm *Drechslera* sp.

⑥ 알레우리오형 분생자(aleurioconidium)

이 분생자는 균사의 선단 혹은 측지가 원형, 막대형, 방추형으로 비대하여 발생한다. 세포 벽은 두껍게 되어 종종 횡격막이 발생한다. 분생자를 유지하고 있는 균사와의 사이에 잘록한 것이 없다. 분생자 바로 아래의 세포가 오래되면 분생자는 떨어져 나간다. *Trichophyton, Microsporum, Epidermophyton, Chrysosporium, Histoplasma, Blastomyces, Paracoccidioides* 등에서 관찰된다 (그림 1–40, 1–41).

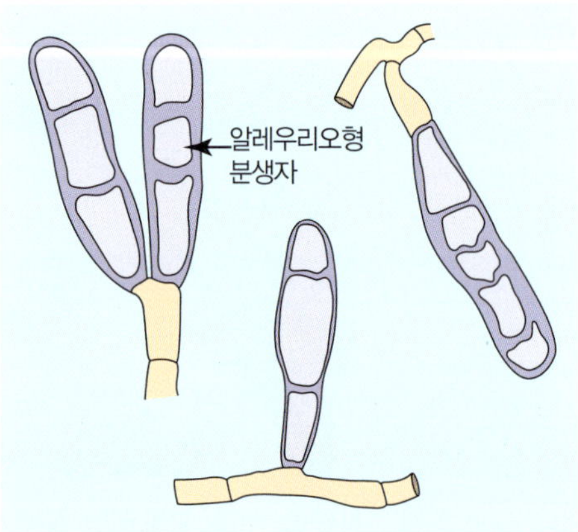

그림 1–40. **알레우리오형 분생자**(aleurioconidium). 분생자자루 또는 균사의 측면에서 분생자가 발생한다.

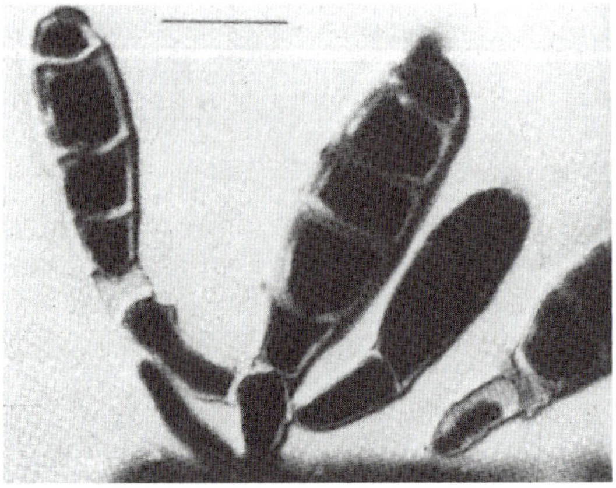

그림 1–41. **구형, 방추형, 방망이형의 분생자가 균사의 측면에 덩어리져 나타난다.** 흑선은 10 μm *Epidermophyton floccosum.*

⑦ 분절포자 또는 분절분생자(arthrospores 또는 arthroconidium)

균사에 다수의 격벽이 생겨, 이 격벽이 분리되어 개개의 세포로 된다. 분절분생자가 인접한 분생자가 분리되던지, 하나 건너씩 분절이 발생하는지에 따라서 동정에 매우 도움이 된다. 예로써 *Coccidioides immitis*는 바둑판 무늬 모양의 포자를 가지는 특징이 있다. *Geotrichum candidum* 도 분절포자를 가진다. 성숙한 분절포자는 두꺼운 세포벽을 형성하며 술통 모양 또는 장방형의 형태를 나타낸다(그림 1-42, 1-43).

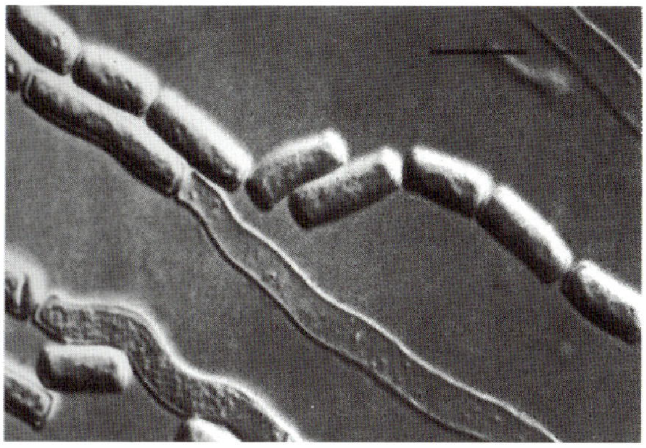

그림 1-42. ***Geotrichum candidum.*** 무색의 분절포자가 사슬을 이루며 장방형, 술통형의 포자모양이 특징이다.

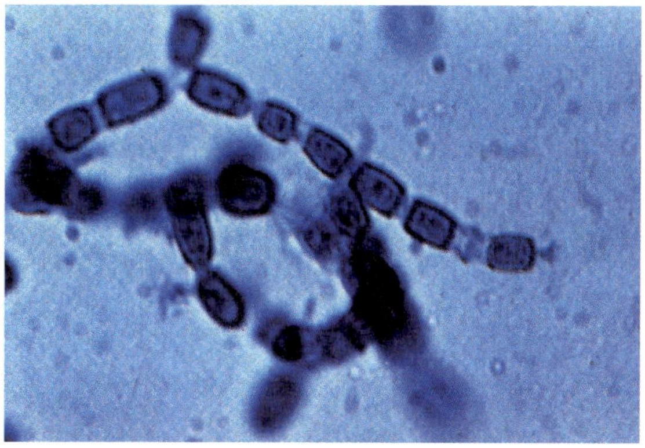

그림 1-43. ***Coccidioides immitis*의 분절포자.** (LPCB 염색, ×800). 바둑판 모양의 포자를 가지는 것이 특징이다. 분절중간에 빈 공간이 있다(↑).

⑧ 후막포자 또는 후막분생자(chlamydospores 또는 chlamydoconidium)

불리한 환경에서 균사의 선단, 측면 혹은 중간에서 세포질이 응집되어 두꺼운 벽으로 둘러싸여 있는 것으로 일종의 내구형이다. 대개의 균에서 공통적으로 보여지며, 특히 *Candida albicans* 가 풍부한 후막포자를 형성하기 때문에 다른 *Candida* 종과 구별된다(그림 1-44).

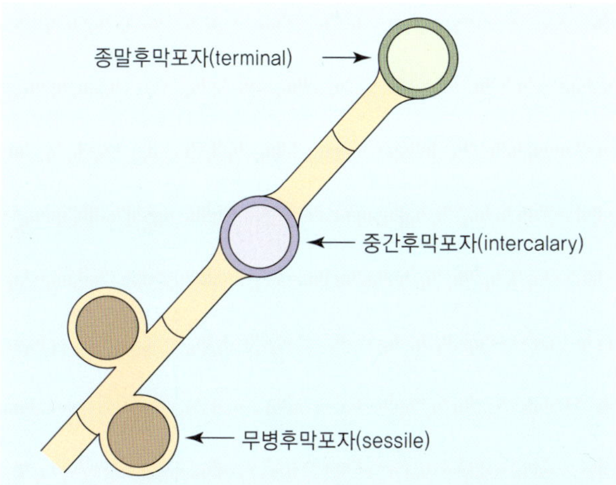

그림 1-44. **균사의 위치에 따른 후막포자의 명칭**

균사의 끝에서 관찰되는 후막포자를 **종말후막포자**(terminal chlamydospore), 균사의 측면에서 관찰되는 것을 **무병후막포자**(sessile chlamydosore), 균사의 중간에 위치하는 것을 **중간후막포자**(intercalary chlamydospores)라고 한다(그림 1–45, 표 1–6).

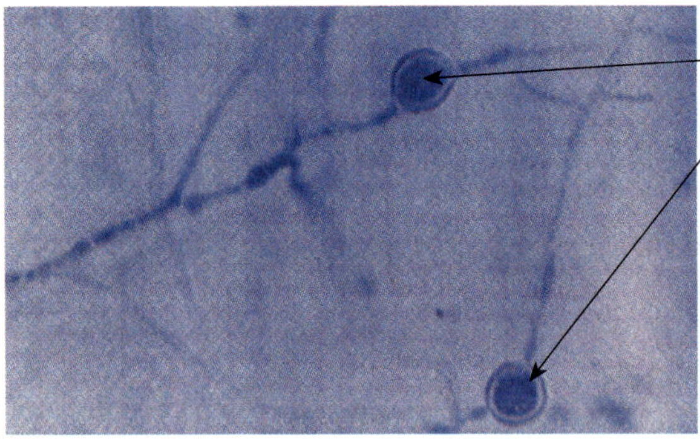

그림 1–45. ***Microsporum audouiniii*** **의 중간후막포자**(intercalary chlamydospore) LPCB염색, ×400.

표 1–6. **포자 형성방법에 따른 진균의 분류**

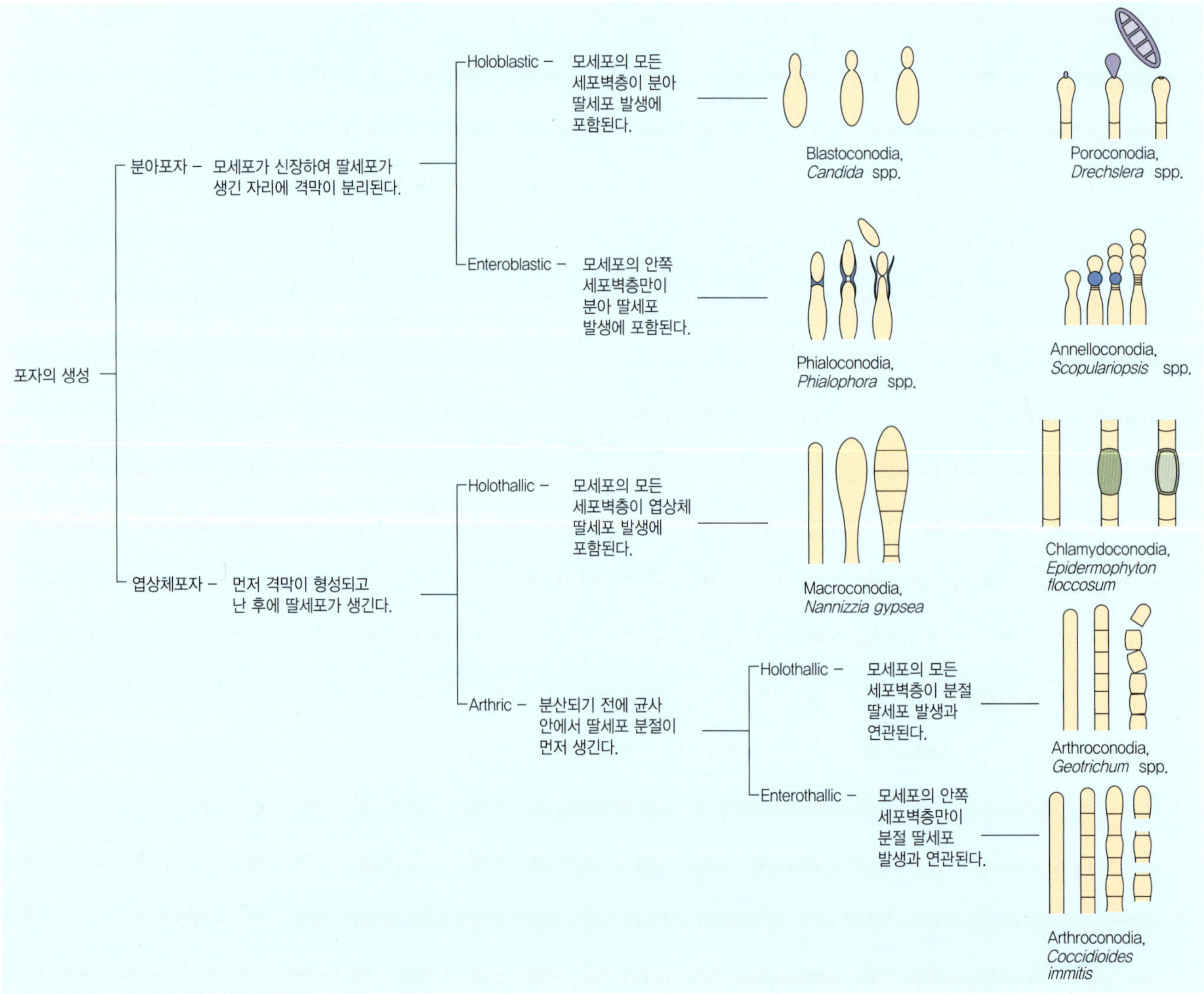

IV 집락의 형태(Colonial morphology)

많은 진균들을 동정하는 데 어떤 특정한 집락의 특성을 갖지 않는다 하더라도, 일부 진균들은 아주 특이한 집락을 가진다. 본장에서는 집락의 특성에 따라 사용되는 용어들에 대해 언급한다.

1. 집락의 구성(Colonial texture)

진균 집락의 구성은 생식 균사 또는 기중 균사의 형태와 균사의 높이에 따라 정의되며, 그 구성에 따른 용어는 집락의 횡단 측면(cross-section)을 관찰함으로써 가장 잘 나타낼 수 있다(그림 1–46).

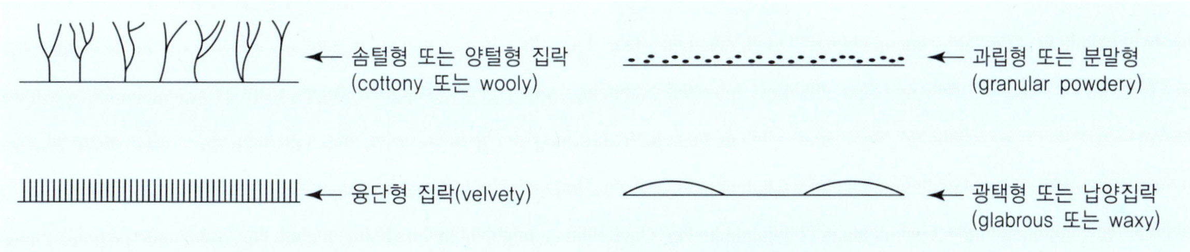

그림 1–46. **진균의 여러 가지 집락(측면관찰)**

1) 솜털 또는 양털형 집락(cottony 또는 wooly type)

솜털 또는 양털 모양의 집락은 매우 높고 조밀한 기중균사(aerial hyphae)를 가진다. 대표적인 예로 *Rhizopus* spp.가 있다(그림 1–47).

2) 융단형 집락(velvety type)

융단형 집락은 융단과 비슷한 낮은 기중균사를 가진다(그림 1–48).

3) 과립형 또는 분말형 집락(granular 또는 powdery type)

과립형 또는 분말형 집락들은 납작하고 빵 부스러기 같은 조밀한 분생자를 생산한다. 과립형 집락은 마치 설탕 과립처럼 거칠게 나타나며 분말형 집락은 밀가루같이 나타난다. 이 두 용어는 가끔 바꿔어 사용되기도 한다. 그 대표적인 예로 *Nannizzia gypsea*(과거명칭; *Microsporum gypseum*)이 있다(그림 1–49).

4) 광택형 또는 밀납형 집락(Glabrous 또는 Waxy type)

광택형 또는 납양 집락들은 기중균사를 형성하지 않기 때문에 윤기있는 활면성 또는 점액성 집락을 나타낸다. 일반적으로 효모(yeasts)에서 광택형 집락이 형성된다.

대표적인 예로 *Candida, Cryptococcus*같은 효모들이 있다(그림 1-50).

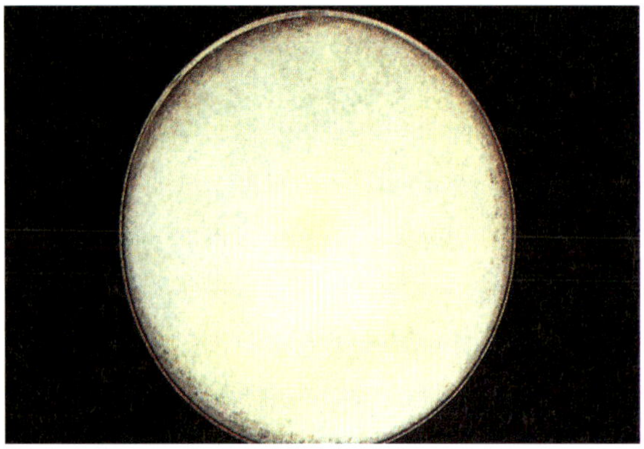

그림 1-47. **솜털형 집락**(Cottony texture). *Rhizopus* spp. SDA 배지에서(25℃) 3일간 배양

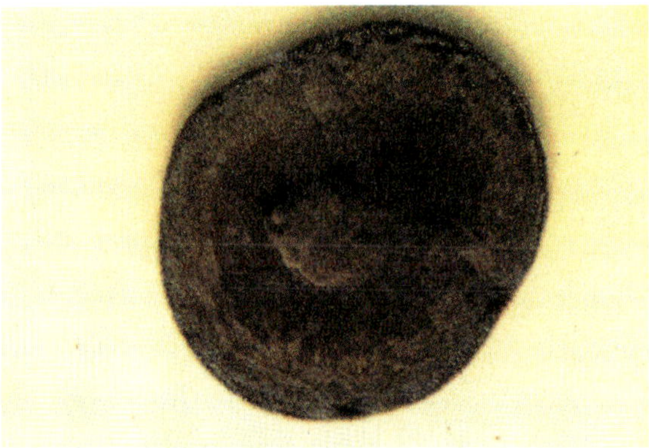

그림 1-48. **융단형 집락**(Velvety texture). *Fonsecaea pedrosoi*, SDA 배지에서(25℃) 16일간 배양

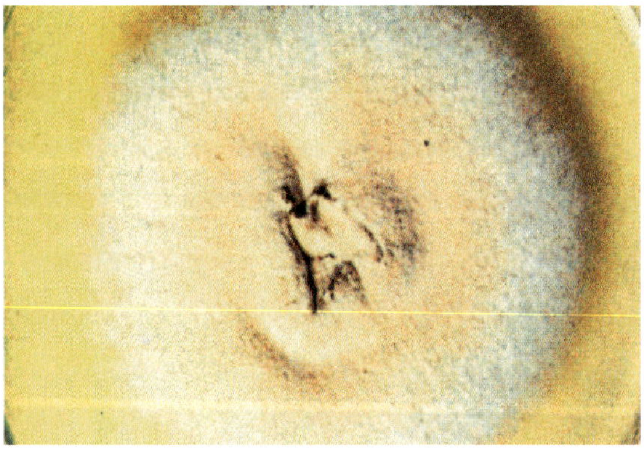

그림 1-49. **분말형 집락**(Powdery texture). *Nannizzia gypsea*(과거명칭; *Microsporum gypseum*), SDA 배지에서(25℃) 7일간 배양

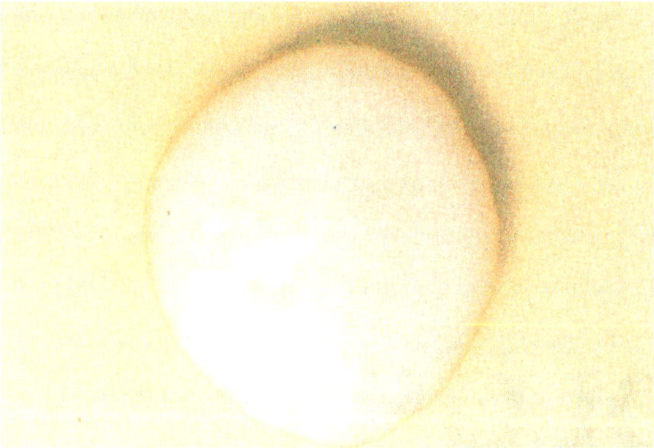

그림 1-50. **광택형 집락**(Glabrous texture). *Cryptococcus neoformans*, SDA 배지에서(25℃) 17일간 배양

2. 집락의 표면 형태(Colonial topography)

집락의 표면 형태는 여러 가지 언덕 모양이나 주름 또는 고랑 같은 집락의 형태를 나타낸다. 이런 형태는 가끔 기중균사에서 발견되기 때문에 집락의 뒷면에서 관찰하는 것이 좋다. 고도(elevation)를 나타내지 않는 집락은 납작한(flat) 집락을 나타낸다(그림 1-51).

1) 주름형 집락(rugose topography)

주름형 집락은 집락의 중앙부로부터 불규칙한 광선 모양의 깊은 고랑을 나타낸다. *Epidermophyton floccosum*이 대표적이다(그림 1-52).

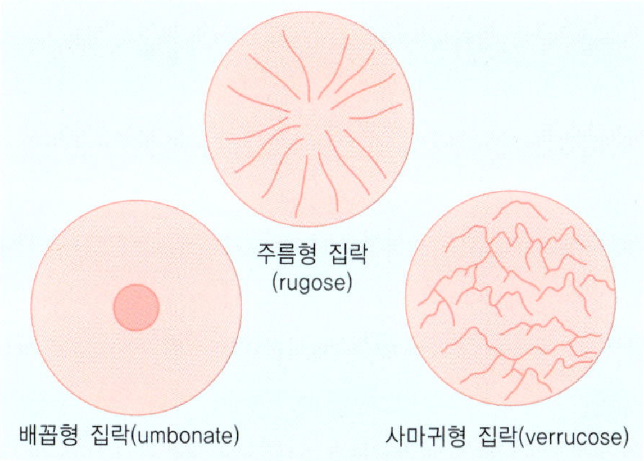

그림 1-51. **집락의 표면 형태**(colonial topography)

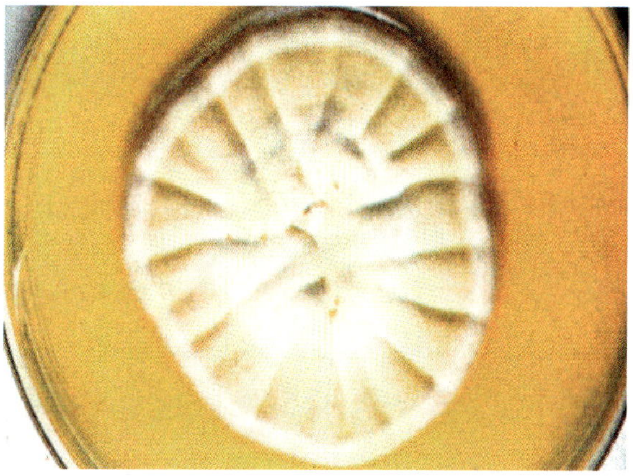

그림 1-52. **주름형 집락**(rugose topography). *Epidermophyton floccosum*, SDA 배지에서(25℃) 14일간 배양

2) 배꼽형 집락(umbonate topography)

배꼽형 집락은 중앙 돌출부가 단추 같은 형태를 나타내며, 중앙부 주변은 광선 모양의 깊은 고랑을 동반한다. *Aspergillus fumigatus*가 대표적이다(그림 1-53).

3) 사마귀형 집락(verrucose topography)

사마귀형 집락은 집락의 표면이 꼬이고 둘둘 말려있는 상태로 나타난다. *Nocardia asteroides*가 대표적이다(그림 1-54).

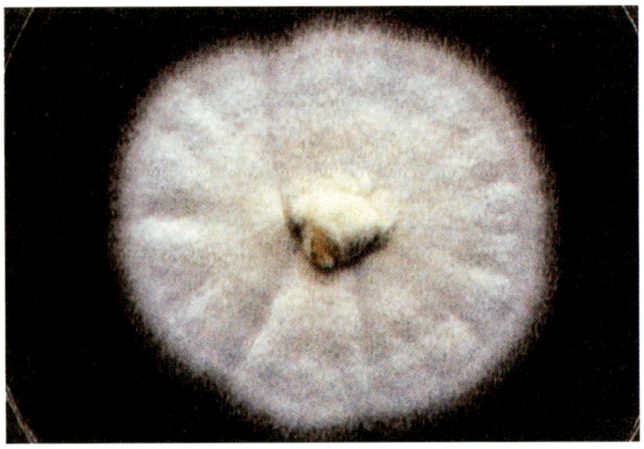

그림 1-53. **배꼽형 집락**(umbonate topography). *Aspergillus fumigatus*, SDA 배지에서(25℃) 5일간 배양

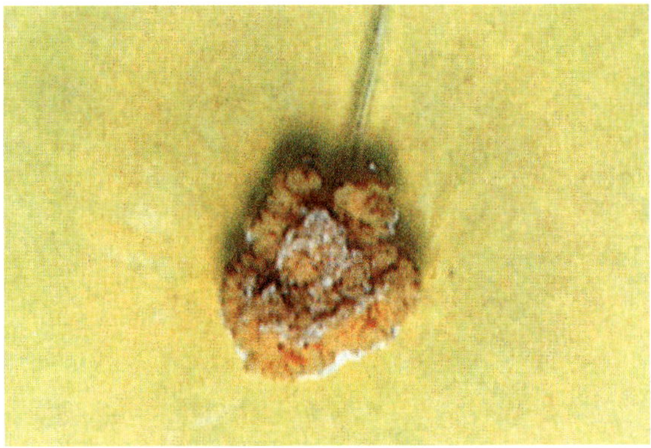

그림 1-54. **사마귀형 집락**(verrucose topography). *Nocardia asteroides*, SDA 배지에서(25℃) 18일간 배양

3. 집락의 색(Colonial color)

집락의 색에 대해서는 균종에 따라 아주 특이한 표현을 사용한다. 예를 들면 갈색(brown)이 나타나면 **다갈색**(beige), **황갈색**(tan), **국방색**(khaki) 또는 **적갈색**(mahogany) 등이 사용된다.

만일 서로 다른 색의 농축된 원(ring)이 존재한다면 그 각각의 색을 표현한다. 이런 두 가지의 특성을 표현하기 위해서는 배지의 앞면과 뒷면을 관찰해야 한다(그림 1-10, 1-11 참조).

2 의학 진균학

Medical Mycology

학습목표

1. 의학적으로 중요한 진균의 분류기준을 설명할 수 있어야 한다.
2. 의학적으로 중요한 진균의 감염기전을 설명할 수 있어야 한다.
3. 의학적으로 중요한 진균의 중요독소와 효소를 설명할 수 있어야 한다.
4. 의학적으로 중요한 진균증 환자의 임상적 특성을 설명을 할 수 있어야 한다.

I 의학 진균학의 중요성

지금까지 알려진 진균의 수는 **약 300,000종**(species)으로 자연계 어디서든지 서식할 수 있는 매우 적응력이 좋은 미생물이다. 이들은 분해자의 기능에서 볼 때 에너지 순환에 중요한 위치에 있으며 자연계에서 **사물기생체**(saprophytes)로써 매우 유용하다. 특히 일부 곰팡이들은 항생물질의 생산, 유기산의 생성, 스테로이드, 알코올성 음료(포도주, 맥주, 막걸리) 생산 및 치즈 생산, 콩 발효식품(된장, 고추장, 간장) 생산 등 산업적으로 이용되고 있으며, **200종 이하의 소수 진균만이 사람에 대한 1차 병원체로 존재**한다. 2012년 네이처 잡지의 보고에 의하면 지난 20년 동안 세계적으로 진균 감염이 세균 감염과 바이러스 감염을 합친 것보다 동·식물과 생태계에 더 큰 위협이 되고 있다고 보고한 바 있다(그림 2–1). 사람에 대한 진균의 감염은 생명력이 없는 물질이 존재하는 자연으로부터 우연한 기회에 발생하는 것으로 여겨진다. 이들은 **사람**과 **동물** 사이에서 **기생 순환성**이며, **독립체로 유지**될 수 있는 능력을 갖고 있으며 사람과 사람 사이에 접촉성으로는 잘 전염되지 않는다. 즉 진균 감염은 **공기 중의 포자를 흡입**하거나 **외상을 통해** 우연히 숙주에 침입한다. 사람은 대개 **두 형태 진균**(dimorphic fungi)을 제외한 일반적인 **진균 감염에 대해 저항성**을 가지고 있다. 또한 숙주의 면역 체계의 이상은 정상적으로 비병원성으로 여겨지던 진균에 의해 감염이 유발될 수 있다. 이런 감염은 질병으로 신체가 허약한 환자, 즉 **당뇨병** 혹은 **코티코스테로이드**(corticosteroid)나 **항대사 억제제**(antimetabolite) 투여 결과로 생기는 **면역기능 저하 환자**(immunocompromised patients)들에게서 일어난다. 이런 영향을 미치는 다른 요인으로는 장기간 **정맥내 삽입법, 위장관의 외과적인** 처치, 그리고 **장기간의 항생제 투여** 등이 있다. 최근에는 **AIDS 환자**를 포함한 면역 기능 저하 환자들에게서 사물기생진균(saprophytic fungi)의 감염이 증가하고 있어 의학적으로 중요한 관심이 되고 있다. **임상 진균학**은 임상 미생물 검사실에서 일상적으로 다루어져야 할 중요한 분야로 잘 인식되어 있다. **기회 감염**(opportunistic infection) 진균증 환자의 수가 면역이 약화된 환자의 수에 비례하여 증가하고 있기 때문에 정상적으로 **무균적인 검체**(척수액, 혈액, 체액)에서 분리된 진균이 병원성 진균에 포함되어 있지 않다 하더라도 37℃에서 그 진균이 **배양된다**면 **병원성 진균**일 수 있다는 가능성을 항상 의심하여야 한다. 왜냐 하면 사람에게 **감염성이 있는 대부분의 병원성 진균은 37℃에서 생장능**이 있기 때문이다. 이런 사실 이전에 병원성 진균의 병독성과 관련된 특징이나 병독성 인자를 확인하는데는 많은 어려움이 있다. **진균의 동정**은 **형태학적 중요성**과 **특정 구조**와 **조건**을 잘 파악해야 하기 때문에 자칫 동정에 실패할 수 있다.

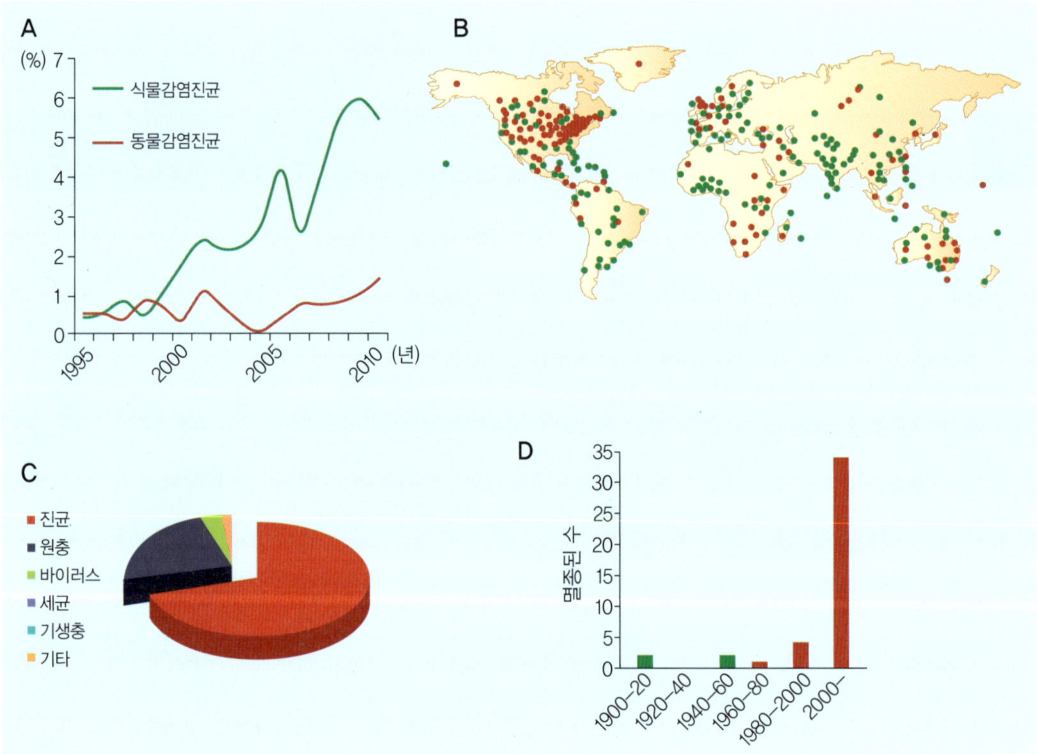

그림 2-1. **동물과 식물에 진균감염관 관련된 각종 참고 지표**

A. 동물감염진균과 식물감염진균의 증가 추세
B. 진균감염의 세계 지리적 분포
C. 진균에 의한 감염은 원충, 바이러스, 세균, 기생충의 감염보다 더 높게 나타난다.
D. 진균감염으로 멸종된 동물과 식물의 증가

그러나 진균의 기본적 구조와 동정의 원리를 배우는 데 시간과 노력을 아끼지 않는다면, 상당히 많이 의학적으로 중요한 진균들을 동정하고 인식할 수 있을 것이다(표 2-1).

표 2-1. **임상검체에서 자주 검출되는 진균류***

혈액	뇌척수액	비뇨생식기계	소화기계	피부
Candida albicans *Candida tropicalis* *Candida parapsilosis* *Cryptococcus neoformans* *Histoplasma capsulatum* *Candida lusitaniae* *Pichia kudriavzevii* *Saccharomyces* species *Kluyveromyces marxianus* *Candida zeylanoides* *Trichosporon beigelii* *Coccidioides immitis* *Meyerozyma guilliermondii*	*Cryptococcus neoformans* *Candida albicans* *Candida parapsilsis* *Candida tropicalis* *Coccidioides immitis* *Histoplasma capsulatum*	*Candida albicans* *Nakaseomyces glabratus* *Candida tropicalis* *Candida parapsilosis* *Penicillium* species *Pichia kudriavzevii* *Cryptococcus neoformans* *Saccharomyces* species *Histoplasma capsulatum* *Cladosporium* species *Aspergillus* species *Trichosporon beigelii* *Alternaria* species	*Yeast, not Cryptococcus* *Penicillium* species *Aspergillus* species *Aspergillus fumigatus* *Cladosporium* species *Alternaria* species *Aspergillus niger* *Geotrichum candidum* *Fusarium* species *Aspergillus versicolor* *Aspergillus flavus* *Acremonium* species *Scopulariopsis* species *Beauveria* species	*Trichophyton rubrum* *Trichophyton mentagrophytes* *Alternaria* species *Candida albicans* *Penicillium* species *Scopulariopsis* species *Epidermophyton floccosum* *Candida parapsilosis* *Aspergillus* species *Acremonium* species *Aspergillus versicolor* *Cladosporium* species *Fusarium* species *Trichosporon beigelii* *Phialophora* species

last updated in 2023

II 의학적으로 중요한 진균

인체 병원성 진균증(human mycoses)과 다양한 병원 진균들의 신체 특정 부위나 조직에 감염 정도에 따라서 **표재성** 또는 **피부 진균증**(superficial 또는 cutaneous mycoses), **피하 진균증**(subcutaneous mycoses), **기회감염 진균증**(opportunistic mycoses) 및 **전신성** 또는 **심부감염 진균증**(systemic 또는 deep seated mycoses)으로 분류한다(그림 2-2, 표 2-2).

1. 표재성 또는 피부 진균증(Superficial 또는 Cutaneous mycoses)

표재성 또는 **피부 진균증**은 피부, 모발, 각질(손톱, 발톱)만을 감염시키는 진균에 의해 발생되는 진균증이다. 피부사상균의 3개 속(***Microsporum, Trichophyton, Epidermophyton***)이 여기에 속하는데 이들이 발육하는 데는 피부의 가장 외층에 있는 **keratin 단백질을 절대적으로 필요**로

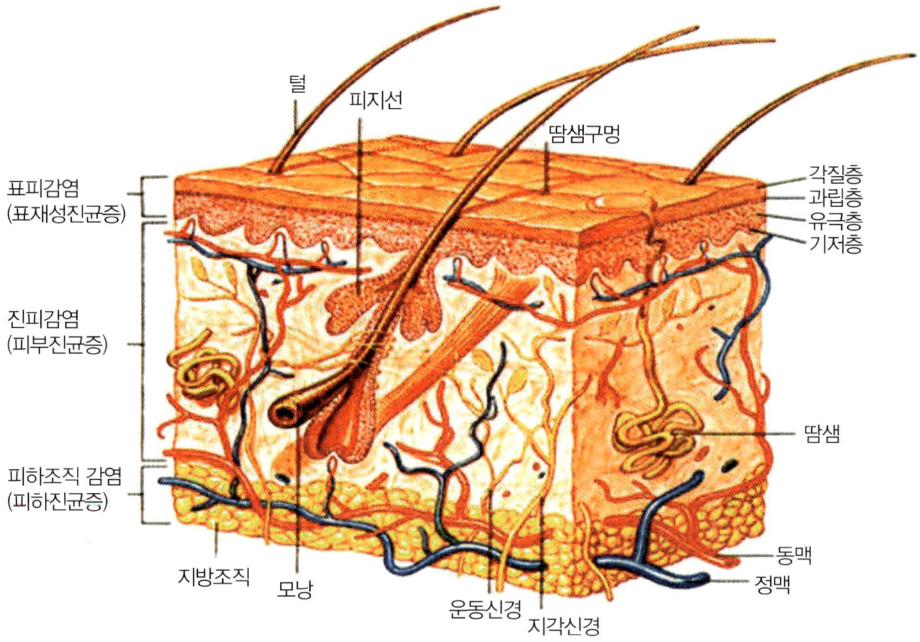

전신성 진균증 : 혈류, 심부조직,각종장기, 뼈 감염
기회 감염진균증 : 표재성 진균증, 피부진균증, 피하진균증, 전신성 진균증

그림 2-2. **의학적으로 중요한 진균의 감염부위**

한다. 이러한 진균들은 윤선(ring worm)으로서, 두부 백선, 서혜부 백선 및 무좀(athlet's foot), 손톱, 발톱 등 전형적인 피부 감염을 일으킨다. 어루러기(tinea versicolor)의 원인균인 ***Malassezia furfur***는 성장을 위해 지방산(fatty acids)을 필수적으로 요구하는 **호지질성 효모**(lipophilic yeast)이기 때문에 불결한 위생 상태에서 생활하는 사람들의 지방이 풍부한 피지선 부위에서 피부 발진을 일으킨다. 특히 부모로부터 지질이 풍부한 체액을 물려받은 생후 1개월 이내의 신생아에서 *M. furfur*의 감염이 보고되고 있다. **초자양 진균류**(hyaline fungi)와 **흑색 진균류**(dematiaceous fungi)들은 각막 결막염(cornea keratitis) 흑색 또는 백색사모증(piedra) 손톱, 발톱(onychomycosis) 등의 감염을 일으킬 수 있다(제3장 참조).

2. 전신성 진균증 또는 심부 진균증(Systemic mycoses 또는 deep-seated mycoses)

전신성 진균증 또는 **심부 진균증**(systemic mycoses 또는 deep-seated mycoses)이라는 용어는 본질적으로 매우 높은 독성을 나타내고 조직과 기관들에 깊이 침입하며, 신체 전체에 넓게 퍼질 수 있는 능력을 가지는 병원성 진균들에 의해 유발되는 진균 감염(fungal infection)의 한 그룹으로 언

표 2-2. 인체병원성 부위에 따른 진균증의 분류

표재 및 피부진균증	피하진균증	심부진균증 또는 전신성 진균증	기회감염진균증
흑색사모증 *Piedraia hortae* 흑색윤선 *Phaeoannelomyces wernickii* 어루러기 *Malassezia furfur* 피부진균증 *Microsporum* species *Trichophyton* species *Epidermophyton floccosum* 진균성 각막염 *Fusarium* species *Aspergillus* species *Candida* species 손톱, 발톱(조, 갑)진균증 *Candida* species *Aspergilus* species *Trichosporon beigelii* *Geotrichum candidum* 서혜부백선 *Trichophyton* species *Epidermophyton floccosum*	마두라진균증(maduromycosis) (Mycetoma) *Acremonium* species *Exophiala jeanselmei* *Scedosporium boydii* (*Pseudallescheria boydii*) *Nocardia* species 색소모세포진균증 (chromoblastomycosis) *Cladosporium carrioni* *Fonsecaea* species *Phialophora* species 갈색사상균증 (phaeohyphomycosis) (cutaneous) *Alternaria* species *Cladosporum* species *Xylohypha emmonsii* *Exophiala* species *Phiaophora* species *Wangiella dermatitidis* 스포로트리쿰증(sporotrichosis) *Sporothrix schenckii*	북미분아균증(blastomycosis) *Blastomyces dermatitidis* 콕시디오이데스진균증 (coccidioidomycosis) *Coccidioides immitis* 크립토콕쿠스증(cryptococcosis) *Cryptococcus neoformans* 히스토플라스마증 (histoplasmosis) *Histoplasma capsulatum* 파라콕시디오이데스진균증 (paracoccidioidomycosis) (South American blastomycosis) *Paracoccioides brasiliensis* 스포로트리쿰증(드물다) *Sporothrix schenckii*	아스페르길루스증(aspergillusis) *Aspergillus fumigatus* *Aspergillus flavus* *Aspergillus niger* *Aspergillus terreus* 칸디다증(candidiasis) *Candida albicans* *Candida* species 지오트리쿰증(geotrichosis) *Geotrichum candidum* 갈색사상균증(phaeohyphomycosis) *Alternaria* species *Curvularia* species *Drechslera/Curvularia* species *Exophiala* species *Wangiella* species 초자양진균증 (hyalohyphomycosis)(드물다) *Acremonium* species *Fusarium* species *Purpureocillium* species *Penicillium* species *Scedosporium* species (*Pseudallescheria* species) 접합균증(Zygomycosis) *Rhizopus* species *Mucor* species *Cunninghamella* species

급되어 왔다. 전신성 진균증을 일으키는 진균 중에서 *Cryptococcus neoformans*를 제외한 다른 진균들은 **두 형태 진균**(dimorphic fungi)이라는 것이 공통된 형태적 특징이다. 즉 그들은 **실온**(room temperaure)에서 **사상균**(molds) 형태로 존재하지만 35~37℃(body temperature)에서는 **효모**(yeast)형으로 존재한다. **사상균형**은 **인체감염형**이므로 사람과 동물이 이런 진균들의 포자(분생자)나 **균사 분절을 주입**하거나 **흡입**에 의해 **감염**된다. **효모형**은 조직과 기관에 존재할 때 병원성을 일으키는 침습형으로 존재한다. *Aspergillus* spp.와 Zygomycetes 등의 사상형 진균들은 감염성과 침습성을 모두 갖추고 있다(제5장 참조).

3. 기회감염 진균증(Opportunistic mycoses)

기회감염 진균증(opportunistic mycoses)이라는 용어는 본질적으로 독성이 한정된 진균이지만, **몸이 쇠약해지**거나 **면역이 억제되**거나 혈관내 혹은 인공심장장치 및 유치 카테터 장치를 한 환자나, **장기적으로 광범위 항생제를 투여**하는 환자에게서 국소적 또는 전신적으로 퍼지는 파종성 진균증의 원인이 될 수 있는 진균에 의해 발생되는 감염증을 나타내는 용어로 사용되고 있다. ***Aspergillus*** spp., ***Candida*** spp. 및 Zygomycetes 등은 분류적으로 **기회감염 진균**(opportunistic fungi)의 3개 그룹으로 분류되어 왔다. 그러나 최근에 **전신성 진균증**을 일으키는 진균 중에는 오염 진균으로 분류되었던 신속 발육 진균인 **초자양 진균**(hyaline fungi)과 **흑색 진균**(dematiaceous fungi)의 여러 종(species)이 포함되어 있다. **흑색사상균증(phaeohyphomycosis)**이라는 용어는 황색이나 흑색, 갈색의 균사체(mycelium)를 생산하는 진균들에 의해 전신성 진균증이나 피하 진균증을 일으키는 것을 의미한다. **초자양진균증(hyalohyphomycosis)**라는 용어는 무색투명한 초자양 균사를 생산하는 여러 진균의 종(fungi species)에 의해 발생되는 진균 감염증을 의미한다(제7장 참조).

III 진균 감염증(human mycoses)

1. 진균 병원성의 특성(pathogenic characteristics of fungi)

감염이란 미생물이 숙주의 생체 내에 침입하여 조직 내에서 증식하고 숙주와 미생물학적 상호 관계를 가지게 되며, 그 결과 숙주는 어떤 종류의 병적 상태가 되는 것을 말한다. 일반적으로 **진균**은 세균에 비해 **병원성**이 약하고, 전신성 진균증의 대부분은 **생체 방어기구에 장애가 있는 숙주**, 즉 **면역이 약화된 환자**에 감염된다. 생체의 비특이적 면역 특히 백혈구의 탐식 및 살균성과 더불어 T-lymphocyte 의존성의 세포성 면역이 방어 기구의 중요한 역할을 하고 있다. 그러므로 진균증 발증 기전의 해명은 주로 숙주 측 요인에 관한 연구가 많이 이루어지고 있다. 한편 진균 감염도 역시 숙주와 기생체로서의 관계가 성립되어 기생체의 병원 인자도 연관 관계가 있을 것으로 생각된다.

진균의 병원성은 진균이 1차적으로 정착하는 조직의 장소에 따라 특징을 나타낸다. 예를 들어 **표재성 감염**을 일으키는 진균은 피부의 외층, 모발의 상피층(cuticle)에서만 발육하는 경향을 보이며 아주 드물게 면역 반응을 일으킨다. 그 **피부 사상균들의 감염**은 **표피**, **모발** 및 **손톱, 발톱** 등 **각질화된 부위에 한정**된다. 그러나 균주에 따라서 큰 침습성을 나타내며 염증 반응을 일으키는 경우도 있다. **피하 진균증**을 나타내는 진균들은 일반적으로 낮은 감염력을 가진다. 이들은 주로 **외상의 상처를 통해 감염**된다. 전신성 감염을 일으키는 진균들은 대부분 호흡기계를 통해 감염되며 감염 진균이 **숙주 내에서 생존할 수 있는 능력, 숙주의 면역 상태, 감염된 진균의 수**에 따라 **질병이 성립**된다.

2. 진균증의 발병 기전(mechanisms of mycoses)

진균 감염증의 발증 과정을 진균 측 요인을 중심으로 검토하면 다음과 같은 가설을 생각할 수 있다. **병원성 진균**이 숙주에 기생할 때에는 먼저 피부나 점막의 표층부에 소수의 **분생자** 혹은 **분아포자**의 **발아**와 **부착의 개시**가 일어난다. 기생체가 숙주 세포에 부착이 가능한지의 여부는 감염 성립과정에서 최초의 단계이므로 매우 중요한 요인이 된다. 진균이 피부나 점막에 부착 후 침입, **증식**하는데, 그로 인해서 산성 환경이 초래되어 **단백질분해효소(proteinase)** 혹은 **인지질 가수분해 효소(phospholipase)**의 생성이 유도되고 **활성화**된다. 그 결과 효소 작용에 의해 각질 세포막이 용해되고, 상피 세포 혹은 피하 세포는 손상을 입고 진균의 기계적 침습력과 협조하여 조직 내에 침입, 증식을 가능케 한다. 진균은 그 침입 장소의 pH 변화에 적응하고, 숙주의 효소와 교체되어 작용한다. 이와 같은 분해 효소는 영양원이 적은 환경에서도 불용성 단백질을 분해하여 질소원을 제공하고 활발하게 진균의 증식을 초래한다. 침입, 증식한 진균은 **백혈구나 대식세포**(macrophage) 등의 탐식세포의 공격에 대해 물리적으로 **저항성을 나타내는** 동시에 여러 가지 **독소나 효소를 생산**한다. 진균독소는 숙주의 탐식세포계 또는 림프구(lymphocyte)에 작용하여 그 기능을 억제한다. 그 결과 숙주는 **면역학적 방어 기구의 기능 부전**에 빠지며 또한 진균의 증식에 의한 **세포내 독성**이 나타나고, 중증의 **진균 감염증**으로 진전되는 것으로 여겨진다.

3. 진균의 집락화(Colonization in human body)

앞에서 언급했듯이 사람은 언제나 진균에 감염될 수 있는 환경에 노출되어 있다. 일반적으로 사람은 진균에 대해 높은 수준의 선천적 면역을 갖고 있으며 감염의 증상은 대체적으로 가볍거나 **자기 제한적**(self-limiting)이다. 사실 피부와 점막의 표면에는 진균의 1차적인 **감염을 막기 위한 장벽**이 있다. 단단한 피부는 피부 감염을 방어할 수 있는 효과적인 구조이며 **피부의 지방산에 의한 낮은 pH, lysozyme, 정상 균무리**의 존재 등은 진균 감염을 억제한다. 또한 호흡기 계통의 **점막**은 호흡기를 통한 진균 감염을 억제하는 중요한 기구이다. 피부 감염은 각질층, 모발, 피부의 외층에 오랫동안 진균이 접촉했을 경우 질병이 발생하지만 다른 부위로 옮기지 않는다. 또한 진균의 피하 감염은 대개 토양 중의 진균들이 피부 상처를 통하여 일차적으로 국소 감염이 일어나며 림프계를 따라 다른 기관으로 퍼진다. 이들은 **세포 매개성 면역**과 관계되어 있으며 이 면역반응이 억제되면 불현성 감염이 재활성화되어 현증으로 나타나고 **진균 항원**을 피내에 주사하면 **지연형 과민 반응**을 나타낸다. 피내 반응 양성을 나타내면 항원에 노출된 것임을 의미하지만 현재 감염 상태에 있다는 것을 나타내는 것은 아니다. 전신성 감염은 대개 토양 중에 존재하는 진균들이 호흡기를 통해 흡입된 뒤, 전신으로 전파되어 질병을 일으키며 육아종을 형성한다. 인체는 진균 감염에 대하여 효과적으로 방어할 수 있는 기구들을 가지고 있지만 **X-선 조사, 스테로이드제 치료, 당뇨병, 결핵** 등 **만성 소모성 질환, 광범위 항생제의 사용** 등 **신체의 방어기전이 저하**되거나 결핍된 경우에 진균증의 발생이 증가한다.

4. 숙주의 방어 기구에 저항하는 진균인자

1) 두 형태 형성(Dimorphism)

대부분의 진균들의 영양형은 발육 환경에 관계없이 항상 동일한 발육 형태를 보인다. 병원성 진균 중에는 배양 조건(기생성과 부생성, 온도, pH, 산소 또는 이산화탄소 분압 등) 또는 영양 조건(탄소원, 아미노산, 미네랄 등)에 의해서 한 가지 영양 상태에서 또 다른 한 가지의 영양 형태로 변환한다. 이것을 **두 형태 형성**(dimorphism)이라고 한다. 이와 같은 두 형태를 보이는 진균에는 *Histoplasma capsulatum, Blastomyces dermatitidis, Paracoccidioides brasiliensis, Sporothrix schenckii, Coccidioides immitis* 등의 균종이 알려져 있다. 이들의 **효모형**(yeast phase)은 **사상형**(mold phase)에 비해서 생체 내에서 **발육이 더욱 용이**하고 더욱이 **다형핵 백혈구**(PMNs)나 대식세포(macrophage) 등의 **탐식 세포 내에서 증식**하여 **강한 병원성**을 나타낸다. *C. albicans*는 탐식 세포 내에서 발아관(germ tube)을 신장하여 저항성을 나타내어 병원성을 규정하는 진균 측 발증 요인의 하나로 인식되고 있다.

2) 세포표층물질(협막)

진균에서 분비되어 세포벽 주위에 부착된 **협막** 또는 **협막양 물질**은 숙주 **탐식세포**의 **식작용**이나 **살균 작용**에 **저항**하여 균을 보호하는 동시에 숙주 세포에의 부착에 관여하는 중요한 역할을 맡는다. *Cryptococcus neoformans*가 두꺼운 산성점액다당체(mucopolysaccharides)로 된 협막을 가지고 있는 것으로 잘 알려져 있다. 이 균의 협막 생성능은 페놀 옥시다제(phenol oxidase) 생산능과 관련되며, 그 생산능을 상실하면 균의 독력이 현저히 저하되는 것으로 알려졌다. 그 밖의 일부진균들은 감염조직 내에서 세포벽 주위에 산성점액 다당체가 존재하는 것으로 알려졌다.

3) 세포벽

진균은 **키틴을 주성분**으로 하는 두꺼운 세포벽으로 덮여 있으며 **탐식작용**이나 **혈액** 및 **조직액** 속에 함유되는 **살균 물질**로부터 **균체를 보호**하고 있다. 세포벽의 구성 성분의 양적 차이는 진균 독력의 강, 약과 관련되어 있다. *B. dermatitidis*의 세포벽에 함유된 키틴, 단백질, 총 지방 함량이나 *P. brasiliensis*의 2-1,3-glucan양, *C. immitis*의 지방량 등이 그 대표적인 예이다.

4) 기타

진균의 크기는 표적장기(target organs)에 도달하기 위한 필요한 요인이 된다. 진균이 발육 가능한 온도 범위도 역시 동물의 생체 내에서 증식하고 병원성을 발휘하기 위한 필수 조건이다.

5. 진균독소증(Mycotoxicoses)

진균은 수많은 알칼로이드(alkaloids)와 많은 독소들을 생산할 수 있는 성질을 가지고 있으며, 대사적으로 매우 활발한 기능을 가진 미생물이다. 진균에 의해 생성되는 진균 독소증들은 우발적으로 나타나며 독성진균이나 이들이 생성한 대사산물의 섭취에 의한 것이 대부분이다.

진균에 의해서 생성되는 독성물질들은 고분자 물질로써 미량으로도 숙주에 대해 강한 독성과 항원성을 가지며 이런 진균들이 병인론적 의의를 가지고 있는 것으로 생각된다. 한편 항원성이 없는 저분자의 2차 대사산물들은 **진균독소(mycotoxin)**이라고 하여 곰팡이 **식중독의 원인**으로 식품 위생상 매우 중요하다. 고분자 독성 물질의 존재는 진균 감염의 병리 조직학적 소견에서 예측되고 그 연구는 1950년대부터 1970년대 전반기에 걸쳐 비교적 활발히 이루어졌으며, **진균에 독소가 존재**하는 것이 알려졌다(표 2–3, 2–4).

표 2-3. **진균독소를 생성하는 진균의 분류**

진균독소의 종류	속(genera)	대표적인 종(species)
Fumigatoxin Aflatoxin	*Aspergillus* 〃	*A. fumigatus,* *A. flavus,* *A. parasiticus,*
Citrinin	*Penicillium*	*P. puberulum* *P. citrinin,* *P. expansum*
Ergot alkaloid	*Aspergillus* *Balansia* *Claviceps* *Epichloë* *Neotyphodium*	*A. fumigatus,* *C. purpurea*
Fumonisim	*Fusarium*	*F. verticillioides* (*F. moniliforme*), *F. proliferatum*
Ochratoxin	*Aspergillus,* *Penicillium*	*A. ochraceus,* *P. verrucosum*
Patulin	*Aspergillus,* *Byssochlamys,* *Penicillium*	*A. clavatus,* *B. fulva,* *B. nivea* *P. griseofulvum* *P. expansum*
Trichothecene	*Stachybotrys*	*S. chartarum*
Zearalenone	*Fusarium*	*F. crrokwellense,* *F. culmorum,* *F. graminearum,* *F. sumitectum*

1) Ergot alkaloids

*Claviceps purpurea*에 의해 곡물에서 생성되는 ergot alkaloids의 약리적 특성은 역사적으로 잘 알려져 있다. 유행 지역에서 생산된 호밀로 만든 빵과 다른 오염된 곡물에서 생성된 독소에 의해 진균 독소증이 발생된다. **주된 증상**은 **피부나 조직 감염**에 의한 **염증, 괴사**가 일어나고 **조직 괴저**(gangrene)까지 발생한다. 약리학적으로 **ergot alkaloids**는 **alpha-adrenergic blockade**를 생성하는 것으로 알려졌는데 이 물질은 **epinephrin**과 **5-hydroxytryptamine**의 **반응을 저해**한다. 이것은 **말초혈관을 수축하며** 혈액의 흐름을 제한하고 치료하지 않으면 결국 **혈류의 괴사와 괴저**를

일으킨다. 그러나 ergot alkaloid의 다른 특징은 **평활근**(smooth muscle)을 **직접 자극**하여 그 작용이 광범위하게 나타난다. 그래서 이것을 **자궁 근육수축**을 촉진시켜 분만과 유즙 분비를 돕는데 이용하는 oxytocin인자로 사용해 왔다. 또한 중추 신경계의 시상 하부와 교감 신경계를 자극하는 등, 의학 분야의 발전에 좋은 재료로도 이용되고 있다.

표 2-4. 진균류가 생산하는 독성물질

분류	독소 성분	독소 작용
C. albicans	세포질 추출물	치사 작용
		용혈 작용, 발열 작용
		육아종 형성, 혈소판 감소
	다당체 단백질 복합체	치사 작용, 피부 괴사
	당 단백질	치사
		알레르기 유발
	당 단백질(mannan protein)	치사 작용, 보체 활성화
	단백질(canditoxin)	치사, 세포독
	다당체(glucan)	육아종 형성
A. fumigatus	세포질 추출물	치사 작용, 용혈 작용
	당 단백질(ASP-hemolysin)	용혈, 치사, 피부 괴사 작용
	다당체 단백질 복합체	치사, 괴사, 용혈 작용
	지방 다당체 단백질 복합체	치사, 괴사, 용혈 작용
	지방-다당체	육아종 형성
	단백질(fumigatoxin)	치사 작용
Rhizopus nigricans	배양 여액	용혈 작용
Rhizopus arrhizus	〃	
Kerationmyces ajelloi	배양 여액	용혈 작용
Trichophyton terreste	〃	
Nannizzia gypsea (과거명칭; *Microsporum gypseum*)	〃	
Histoplasma capsulatum	세포질 추출물	용혈 작용
Blastomyces dermatitidis	〃	
Cryptococcus neoformans	〃	
Blastomyces dermatitidis	세포질 추출물	치사 활성
Aspergillus flavus	세포질 추출물	용혈성, 세포독, 보체 소비
Aspergillus niger	〃	
Aspergillus flavus	다당 단백질 복합체	신장 독성
Rhizopus nigricans	당 단백질	치사, 피부 궤양 형성
Amanita phalloides	당 단백질(Phallolysin)	세포독
Mortierella wolfii	지방 단백질	신장 독성
Volvariella volvacea	단백질(Volvatoxin)	심장 독성
Flammuline velutipes	단백질(Flammutoxin)	심장 독성

2) Aflatoxin

Aflatoxin은 진균이 생산하는 **독소(mycotoxin) 중에서 가장 대표**적인 것으로 알려졌으며 이 독소로 인해 1960년대 초 영국에서 “Turkey X”라는 질병의 발생으로 10만 마리 이상의 칠면조가 죽어 칠면조 산업에 커다란 충격을 주었고, 또 많은 오리와 송아지가 이 독소에 오염된 브라질산 땅콩을 먹고 떼죽음을 당한 일도 있었다. 이 치명적인 독소는 ***Aspergillus flavus***가 생성하는 것으로 이 균종의 이름을 따서 **aflatoxin**이란 이름이 붙게 되었다. 이 중에서도 aflatoxin B_1의 경우 사람과 동물에 간암을 유발하거나 인체의 세포면역체계를 약화시켜 B형 간염바이러스(HBV)의 보유율을 높이게 되어 간암 발생을 증가시킬 수 있다.

3) *Candida albicans*가 생산하는 독소

***C. albicans*의 급성 치사 활성물질**은 최초로 세포질 추출물에서 확인되었다. 그 후 **다당체-단백질 복합체**와 **당단백질**(glycoprotein)이 분리되었다. 이것들은 실험 동물에 대해 강한 **치사작용, 발열작용, 피부 괴사작용** 및 **육아종**(granuloma) 형성을 유발하는 활성을 보이지만, 이들의 항원성은 매우 약하고 정량적 독소 항독소 반응을 나타내지 않으며, 포르말린(formalin) 처리에 의해 변이독소(toxoid)화되지 않는다. 당단백의 일종인 **mannanprotein**은 마우스를 치사시키고 균체 추출 mannan과 공통 항원이 인식되고 mannan 자체에도 치사 작용이 있기 때문에 이 당단백질의 독소 치사 활성은 mannan 부분에 존재하고, 단백질 부분은 독성 발현에 상승적으로 작용하고 면역학적으로 완전 항원의 성질을 갖고 있다. 한편 **분자량 75 kDa인 단백 독소 canditoxin**은 마우스의 치사활성을 가지며, 높은 항원성을 가지기 때문에 항독소에 의해 독작용이 중화된다. 이 독소는 실험 동물의 감염을 촉진시키고 신장 병소 내에서 독소 생성이 증명되고 있다.

4) *Aspergillus fumigatus*가 생산하는 독소

동물에 치사 작용, 괴사 작용 및 용혈 작용을 보이는 *A. fumigatus*가 생산하는 고분자 독성 물질이 세포질 추출물에서 **다당-단백질 복합체**(polysaccharide-protein complex)와 **지질-다당-단백질 복합체**(lipopolysaccharide protein complex)가 분리된다. 이들의 생물 활성 중에서 치사 활성만을 가진 단백질 성분의 독소를 분리하여 **Fumigatoxin**이라고 한다. 이 독소는 분자량 150 kDa이며 항원성이 있고 포르말린(formalin)으로 변이독소(toxoid)화 하며 감염 촉진 효과를 나타낸다. *A. fumigatus*의 세포벽에서 분리된 ASP-hemolysin은 분자량 30 kDa 0.8% 이하의 당질을 함유한 이열성 단백질 독소이고 항원성을 가지고 있다. 이 독소의 생물학적 활성은 용혈 작용, 치사 작용 및 피부 괴사 작용을 가짐과 동시에 사람의 백혈구, 대식세포(macrophage) 및 섬유아 세포에 대해도 세포독성을 보이는 것으로 알려졌다. 그리고 생체 조직에 증식한 균사 주변 부위에서 이 독소가 생산된 것을 간접 효소 항체법으로 확인한 적이 있어 fumigatoxin과 마찬가지로 조직내 침입, 증식을 촉진하는 인자의 하나로 생각되고 있다. Gliotoxin은 mycotoxin의 일종으로 저분자 독성 물질이지만 사람의 폐질환 병소에서 생성되고 대식 세포(macrophage)의 탐식 작용과 T-림프구 의존형의 면역 응답을 저해함으로써 *A. fumigatus* 측의 발병 요인의 한 가지로 중요한 의미를 가지는 것으로 알려졌다(그림 2-3).

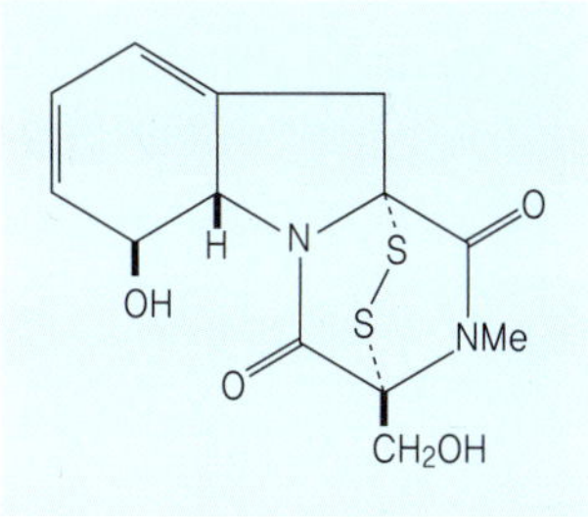

그림 2-3. **Gliotoxin의 구조식**

5) 기타 진균이 생산하는 독성 물질

병원 진균에 있어 동물에 독성을 보이는 것으로 알려진 것들은 표 2-3에 표시하였다. 접합균류인 *Rhizopus arrhizus* 및 여러 종류의 피부 사상균의 배양 여과액에 나타나는 용혈 활성 및 두 형태 진균인 *Histoplasma capsulatum, Blastomyces dermatitidis*의 균체 추출물의 용혈 활성과 치사활성도 및 *A. flavus, A. niger*의 용혈 작용과 세포독소 등은 사람에 감염을 일으키는 과정과 관련 있는 것으로 생각된다. 기타 진균독소증을 일으키는 것 중에는 독버섯류(*Amanita* spp., *Omphalotus* spp., *Ggyromite* spp., *Inocybe* spp., *Paneolus* spp.) 등과 사상진균류(*Aspergillus* spp., *Penicillum* spp., *Fusarium* spp., *Cladosporum claviceps*) 등에 의해 생성된 독소에 의해 치명적이 되거나 악성 종양을 나타내기도 한다.

6. 진균의 효소(Enzymes of fungi)

진균의 감염에 깊이 관여하는 **진균 측 요인**의 하나로써 효소 특히 단백질 분해 효소인 **proteinase**가 관심의 대상이 되고 있다. 병원성 진균이 생산하는 단백질 분해 효소의 존재에 관해 오래 전부터 연구되어 왔고, 최근에는 단백 화학 기술의 발달로 진균 효소의 규명에 많은 진보를 가져오게 되었다. 감염에 관여한다고 생각되는 효소 중에서 효소 화학적 성상이 지금까지 명확하게 밝혀진 것은 표 2-5와 표 2-6에 표시되었다. 단백질을 기질로 하는 가수 분해 효소 proteinase는 펩티드 사슬(peptide chain)의 말단에서부터 절단하는 peptidase와는 달라서 펩티드 사슬의 중간에서부터 절단한다. 통상 **활성 작용에 따라** serine proteinase, carboxyl proteinase, metallo proteinase, cysteine proteinase 등의 4종류로 분류되고 있다.

1) *Candida* 속이 생산하는 효소

*C. albicans*를 비롯한 *Candida* 속 효모는 몇 종류의 단백질 분해 효소(proteinase)를 생산하는 것으로 알려졌다. 이 중에서 산성 단백질 분해 효소인 carboxyl proteinase는 일반적으로 *Candida albicans* producing proteinase(CAPP 또는 CAP)라고 부른다. 이 효소는 교원질(collagen)을 분해하는 collagenase와 케라틴을 분해하는 keratinase와 같은 기능을 가진 효소로 밝혀졌으며, 면역학적으로 동일한 물질로 판명되었다. CAPP는 피부칸디다증에서의 **병인적 기전은 첫째,**

단단한 각질 세포막을 용해하여 진균이 각질 세포 내에 침입하는 것을 가능케 한다. **둘째**, 질소원이 적은 환경에서 불용성 단백질을 분해하여 진균의 증식을 위한 질소원을 제공한다. **셋째**, CAPP가 작용할 수 없는 pH 환경에서도 진균은 pH를 자동 조절하여 CAPP에 유리한 pH로 변화하게 한다. 한편 심재성 칸디다증(systemic candidosis)에서 CAPP의 생산량과 병원성이 상관관계가 있어 CAPP는 진균의 조직 침습도와 비례하며, 구강내 칸디다증(oral candidosis)과 질 칸디다증(vaginal candidosis)에도 CAPP가 관여하는 것으로 알려졌다. ***C. albicans***는 CAPP 외에 serine proteinase를 생산한다. *C. tropicalis*와 *C. parapsilosis*도 산성 단백질 분해 효소를 생산하지만, 화학 구조 및 유전자 레벨에서 CAPP와는 전혀 다른 효소로 알려졌다. *C. albicans*의 발병 요인으로 알려진 효소는 단백질 분해 효소 외에 인산분해효소(phosphatase), 인지질분해효소(phospholipase) 및 혈장응고효소(coagulase) 등이 있다. 인지질분해효소(phospholipase)에는 배양여액에서 생산되는 phospholipase A와 phospholipase B 및 lysophospholipase의 3종류가 알려졌으며 진균의 숙주 세포의 부착성과 깊은 관계가 있는 것으로 추측되고 있다(표 2-5).

표 2-5. ***Candida* 속이 생산하는 병원성과 관련된 효소**

진균명	효소의 종류	분자량(kDa)	최적 pH	효소작용
C. albicans	Acid phosphatase	125~130	3.6~4.5	
C. albicans	Alkaline phosphatase	91	8.8~9.2	
C. albicans	Carboxyl proteinase	40	3.2	
C. albicans	〃	45	2.5~3.9	aspartyl proteinase
C. albicans	〃	42	4.0	keratinolytic
C. albicans	〃	46	3.5~4.0	collagenolytic
C. albicans	〃	41.5	4.5	collagenolytic
C. parapsilosis	〃	33	4.3	keratinolytic
C. tropicalis	〃	40±7	8.5~9.0	valyl proteinase
C. albicans	Serine proteinase	30	6.0~7.5	
C. albicans	Phospholipase A		5.5	
C. albicans	Phospholipase B		4.0	
C. albicans	Lysophospholipase			

2) 기타 병원성 진균이 생산하는 효소

병원성 진균 중에서 전신 진균증(systemic mycoses)의 원인균으로는 *A. fumigatus, A. flavus, Coccidioides immitis* 및 ***Cryptococcus***와 피부 사상균인 *Trichophyton mentagrophytes, Trichophyton rubrum, Microsporum canis* 및 *Nannizzia gypsea*(과거명칭; *Microsporum gypseum*) 등은 균체 밖으로 단백질 분해효소를 생산하는 것으로 알려져 있다. *A. fumigatus* 및 *C. immitis*가 생산하는 **단백질 분해 효소**는 탄력소(elastin)를 비롯하여 각종 단백질을 충분히 분해하여 **폐에서 진균의 증식을 용이**하게 하는 역할을 한다. 한편 **백선균**이 생산하는 **단백질분해효소**는 처음에는 케라틴 단백질을 분해하기 때문에 kelatinase라고 불렸지만, 기질 특이성이 낮고 여러 종류의 불용성 단백질을 분해하기 때문에 현재는 단순히 **단백질분해효소**(proteinase)로 통합시켜 사용하고 있다. 이들 **백선균**이 생산하는 proteinase 역시 중성에서 알칼리성의 최적 pH를 가지며, 백선균이 피부에 기생하는 경우에 **각질을 용해**하여 **진균의 침입을 용이**하게 하고 가용성의 영양원을 제공하여, 생체 내에서 진균이 증식할 수 있도록 도와준다. Proteinase 이외의 효소에서 병원성 인자로 알려진 것은 *Cryptococcus neoformans*가 생산하는 **페놀 옥시다제**(phenol oxidase)가 있다. 이 효소는 세포막 결합성이고 도파(dopa)나 에피네프린(epinephrine) 등의 **디페놀(diphenol)의 산화를 촉매**하는 작용을 가진다. *Cryptococcus neoformans*의 페놀 옥시다제(phenol oxidase) 결손 돌연변이 균주는 병원성이 현저히 저하되는 것으로 알려졌다(표 2-6).

표 2-6. ***Candida* 속 이외의 병원성 진균이 생산하는 효소**

진균명	효소의 종류	분자량(kDa)	최적 pH	효소작용
A. fumigatus	serine proteinase	32		caseinolytic elastinolytic
A. flavus	metallo proteinase	65.28		collagenolytic elastinolytic
C. neoformans	phenoloxidase			iron-containing diphenol oxidation
	protease			caseinolytic
C. immitis	metallo peoteinase	25	7.0 9.0	elastinolytic azocollytic
S. schenckii	serine proteinase	36.5	6.0	collagenolytic
〃	carboxyl proteinase	39	3.5	collagenolytic
T. mentagrophytes	proteinase	48	7.0	keratinolytic
〃	serine proteinase	34.3	9.5~9.8	caseinolytic
〃	proteinase	38	4.5	collagenolytic
T. rubrum	serine proteinase	44	8.0	keratinolytic elastinolytic azocollytic
〃	serine proteinase	34.7	9.0	keratinolytic
M. canis	proteinase	45	7.5	keratinolytic
Nannizzia gypsea	cysteine proteinase	18	7.8	keratinolytic

7. 진균성 과민반응(Mycotic hypersensitivity)

진균의 포자수 계산(fungal spore count)은 **공기 오염의 정도를 측정**하는 하나의 지표로 이용되고 있다. 이것은 진균의 포자가 자연계에 널리 분포되어 있고 환경오염에 적합한 지표를 제공하며 의학적으로도 매우 중요하다. 사람은 공기 중의 포자나 진균 분절의 흡입에 의한 감염에 항상 노출되어 있다. 이들 진균은 면역 작용을 자극하나 그 정도는 개인의 면역 상태에 따라 다르다. 감작된 림프구 또는 면역 글로불린 생산의 결과 과민(hypersensitive) 상태로 유도된다. **과민성 폐렴의 임상적 증상에 비염, 기관지 천식, 폐포염** 등이 포함되며 유전적으로 **과민한 사람(atopy성 환자)**에게 다양한 질병을 일으킨다. 진균성 알레르기의 주된 증상은 호흡곤란과 천식이다. *Aspergillus*는 짙은 점액 내에서 증식하며 기도가 막히고 천식 증세가 나타나며, **열과 기침**이 생기고 심한 경우, 주위 조직에 침윤이 생긴 것을 방사선 촬영을 통해 관찰할 수 있고 말초 혈액에서 **호산구(eosinophil)가 증가**한다. 이러한 발작이 반복되면 기관지 점막의 파괴로 기관지 확장증이 생기고 세균의 중복 감염이 생긴다. 알레르기 원인의 제거는 치료에 도움이 된다.

8. 진균 감염환자의 임상적 특징

칸디다증(candidiasis)을 제외한 대부분의 진균 감염은 균사 조각이나 공기 중에 있는 포자의 흡입에 의해 폐에서 시작한다. 외상, 정맥 주사 그리고 혈관 장착기들(vascular access devices) 및 유치 카테터의 사용이 점차 증가하는 추세로 다양한 병원성 진균이 조직이나 혈류 속으로 혼입되도록 직접적인 경로를 제공할 수도 있다. 1차적인 폐의 감염은 자연적으로 해결되거나 중증의 질병으로 진척될 수도 있다. **진행성 질병의 경우** 감염 진균은 감염 1차 부위에서 번식할 수도 있고 멀리 떨어진 기관들에서 임파계나 혈류를 따라 전이가 발생할 수도 있다. 신체 내의 전파는 대식세포(phagocytic cell)를 통하여 효모의 형태로 운반되거나, 균사(hyphae)의 혈관 침입에 의한 **혈전증**(thrombosis), **출혈성 괴사**(hemorrhagic necrosis), **진균성 색전증**(mycotic embolia) 등을 일으킨다. 또한 1차 진균 질환은 병원성 세균들에게 체내 침입 경로를 제공할 수도 있으며, 계속해서 현재의 증상들을 더욱 혼돈하게 하면서 국소적 감염이나 패혈증을 일으킨다. **전신성으로 파종된 진균 감염**은 **결핵, 브루셀라증, 매독, sarcoidosis** 혹은 널리 전이된 **악성종양**(carcinomatosis)같은 다른 감염병들로 혼돈될 수도 있다. 따라서 피부와 점막에 대해 주의 깊은 관찰이 요구된다. 왜냐하면 조직의 진균 감염은 종종 피부 점막의 손상을 나타낼 수 있기 때문이다. **장관**(intestine), **후두**(larynx), **인두**(pharynx), **생식기계**(genital system) 및 **혀**(tongue)에서의 **궤양은 만성적인 전신성 히스토플라스마진균증의 합병증**으로 간주한다. **분아진균증**에 걸린 환자의 **50% 정도**가 피부 **사마귀** 또는 **농포 외상**을 가지고 있다. AIDS 환자들에게서 피부에 콕시디오이데스감염증을 나타낸 경우가 보고된 바 있으며, 정강이에서 생기는 **붉은 종기** 등도 전신성 진균 감염증의 주요 증상이다.

검사실 실험 결과가 비특이적 염증성 반응을 나타낼 수도 있다. **적혈구 침강속도(ESR)가 증가**할 수도 있고 **IgA의 역가가 높을 수**도 있으며, **중성 백혈구**(neutrophil)**의 수**가 감소되고 **단핵구가 증가**할 수도 있다(monocytosis). 또한 진균증의 진단에는 **방사선 촬영**이 도움이 된다. 면역이 심하게 저하된 환자들은 일반적인 증상들과 검사실 소견 및 방사선 사진 등의 비정상적인 결과만으로는 진단이 어려울 경우가 있다. 이때는 조직의 진균 감염의 진단을 위해 **생검**(biopsy)을 실시하는데, 특히 피하조직을 포함한 파종성 전신감염 진단에 중요한 역할을 한다. 의사는 진균 오염 가능성이 높은 토양, 먼지, 새의 배설물 혹은 진균 감염에 특정 지역으로 알려진, **유행지역**(endemic area)에 과거나 최근의 여행 혹은 연관성 있는 환자의 병력을 유도해 내는 것도 진단에 많은 도움이 된다. 특히 히스토플라스마진균증과 콕시디오이데스감염증은 유행 지역을 여행한 여러 달 후, 심지어는 몇 년 후에 AIDS 환자에서 나타날 수 있다. 진균감염에 대해 비정상적인 증상이나 증후는 사실상 AIDS의 진단에 대한 초기의 실마리가 될 수도 있다. 백혈병과 다른 혈액학적 **악성 종양** 환자들 또한 **화학 요법제의 장기 투여**, **기관 이식 수술자들**, **만성 신장 기능부전**으로 혈액 투석을 받는 환자들, **당뇨병**과 같은 **만성적 대사작용이상 질환**을 가진 환자들에게서 **진균 감염에 대한 높은 위험성**이 증가하고 있다. 따라서 지금까지 인지되지 않았거나 엄격하게 오염균으로 생각되었던 다양한 진균들이 병원균으로 출현해 왔고 이들 중 많은 종(species)들이 일상적으로 사용되는 항진균제에 저항력이 있다. 이런 이유 때문에 임상적으로 중요하다고 생각되는 진균은 적어도 **속**(genus) **수준까지 분리**가 행해져야 한다.

3 표재성, 피부 진균증
(Superficial and Cutaneous Mycoses)

학습목표

1. 표재성 피부진균증을 정의할 수 있어야 한다.
2. 표재성진균증을 일으키는 진균들의 형태적 특성을 설명할 수 있어야 한다.
3. 피부진균증을 일으키는 진균들의 형태적 특성과 배양특성을 설명할 수 있어야 한다.

I 개요

표재성 진균과 피부 진균은 한 그룹으로 취급되는데 사실상 이들은 모두 피부, 모발 및 조, 갑 부위 등 신체 외부의 감염을 일으킨다. **표재성 진균증**은 **비침투성**이고 기본적으로 증상이 없으며, 피부나 **모발의 케라틴**(keratin)이 함유된 가장 외부에 감염되는 반면, **피부 진균증**은 좀 더 깊은 **피부층에 감염**되고 **조직 파괴**와 증상이 나타난다. 본래 피부 진균증은 *Candida* 속이나 피부 사상균인 *Microsporum* spp., *Epidermophyton* spp., 및 *Trichophyton* spp.에 의해 발생된다.

백선(tinea) 또는 윤선(ring worm)이라는 용어는 피부사상균들에 의해 발생한 질병을 의미한다. 전신성 병원성을 일으키는 *Coccidioides immitis*는 아주 드물지만 신체의 다른 부위는 침투하지 않고 피부가 벗겨지는 피부 감염을 일으키기도 한다. 더불어 전신성 진균증을 일으키는 진균들은 파종성 질병으로 진행되어 2차 피부 감염을 일으키며, 2차 감염은 1차 감염과 예후와 치료가 전혀 다르기 때문에 잘 감별해야 한다. 피부 사상균의 동정에 대해서는 본 장에서 언급하고 전신성 진균증과 효모(yeast)에 대해서는 5장과 6장에서 별도로 다루어진다.

II 표재성 진균류(Superficial organisms)

표재성 진균은 본래 열대성 기후에서 발견되었고 흔하지는 않지만 지금은 전세계적으로 분포되어 있다. 피부 찰과(scraping)와 모발을 뽑아서 검체를 선택한다. 검체 채취에 대한 자세한 내용은 실습편 제1장에 소개되어 있다(표 3–1).

표 3–1. **피부 사상균을 제외한 표재성 감염 진균 및 방선균 특성**

균명 및 질병	동의어	조직표본 특성	배양특성	현미경적 특성
Malassezia furfur 어루러기 (pityriasis versicolor)	*Pityrosporum orbiculare* *Microsporon furfur* *Malassezia macfadyeni* *M. tropica*	피부 조직 표본에서 작은 균사 주위에 3~8 μm의 원형포자가 덩어리져 있음. 드물게 분아함	지방이 함유된 배지에서 작고, 크림색 내지백색의 효모양 집락	분아세포, 꽃병모양 세포와 짧은 균사
Piedraia hortai (Brumpt) 흑색사모증 (black piedra)	*Pleurococcus beigelii* *Trichosporon guayo* *Piedraia sarmentoi* *P. venezuelensis* *P. surinamensis* *P. javanica*	모발에 흑색결절과 분지된 격막균사, 연쇄를 이룬 분절포자. 2~8개의 방추형 자낭포자를 가진 자낭이 다수 존재한다.	중앙부가 융기 또는 납작한 구형의 녹색 내지 흑색집락. 가끔 평활한 집락	흑색의 두꺼운 세포벽의 균사. 격막균사와 다수의 후막포자. 감염된 모발에 자낭과 자낭포자 발견.
Trichosporon beigelii 백색사모증 (white piedra)	*Pleurococcus beigelii* *Trichosporon ovoides* *T. giganteum* *T. cerebriforme* *T. humakuaguensis* *Piedraia colombiana* *T. minor* *T. granulosum*	엷은 녹색의 균사체가 모발 외부에 존재. 균사는 난형세포와 수직을 이룬다. 가끔 분아세포, 자낭은 없으며, Gram 양성알균이 균사와 함께 발견된다.	신속발육. 처음에는 얇은 크림색 또는 백색. 배양 후기에는 흑색의 주름 잡힌 집락	분절포자, 분아세포 발견
Corynebacterium tenuis 겨드랑이 황모충증 (trichomycosis axillaris)	*Nocardia tenuis,* *Discomyces tenuis,* *Cohnistreptothrixtenuis,* *Actinomyces tenuis*	모발 결절, 1 μm 이하의 짧은 막대균체가 젤라틴 물질로 싸여 있다. 알균은 적색 내지 흑색으로 질병에 따라 다양하다.	Brain heart infusion agar에서 배양이 어렵다.	세균 등이 자라면 백색 집락

1. *Hortaea werneckii*

1) 배양 특성

Sabouraud dextrose agar에서 실온 배양하면 흑색이며 효모양 집락으로 서서히 자란다. 배양 후기에는 짧은 연흑색–회색의 균사체로 덮인다(그림 3–1). 동의어로는 *Cladosporium werneckii; Exophiala werneckii; Phaeoannellomyces werneckii* 라고도 불린다.

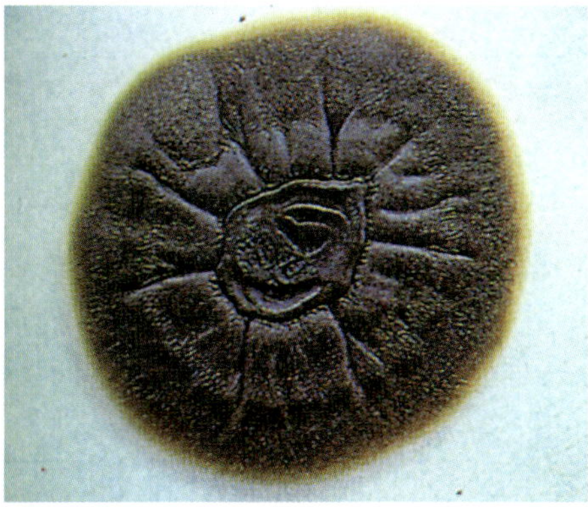

그림 3–1. **SDA 배지에서 39일간(25℃) 배양된 *Hortaea werneckii*의 집락앞면.** 배양초기에는 습윤하고 효모와 비슷한 집락을 나타내지만, 계속 배양하면 회색 또는 흑색의 양털형 집락으로 변한다.

2) 현미경적 소견

흑색의 효모양이며(그림 3–2) 1~2개의 분아세포를 가진다. 오래된 사상균은 균사를 만들고 그 균사를 따라서 1~2개의 흑색 분아세포들이 덩어리를 이룬다. 이것들은 *Candida* 속과 유사하며, 균사를 따라서 작은 덩어리를 이루는 것은 오염 진균인 *Aureobasidium*과 유사하다. 오래된 집락은 덩어리진 annellides를 형성하거나 1~2개의 세포로 된 흑색 annelloconidia가 사슬을 이룬다. *Hortaea werneckii*는 형태학적으로 피하진균증의 원인체인 *Exophiala jeanselmei* 또는 *Wangiella dermatitidis*와 혼돈하기 쉽다.

3) 병원성

*Hortaea werneckii*는 흑색 백선(tinea nigra)을 일으키며 초기에는 비두부성(nonscaly)으로 손바닥에 갈색 내지 흑색의 반점을 형성하며 아주 드물게 두부백(윤)선(tinea capitis), 족부 백선(tinea pedis) 및 완선(tinea cruris) 등을 일으킨다(그림 3–3).

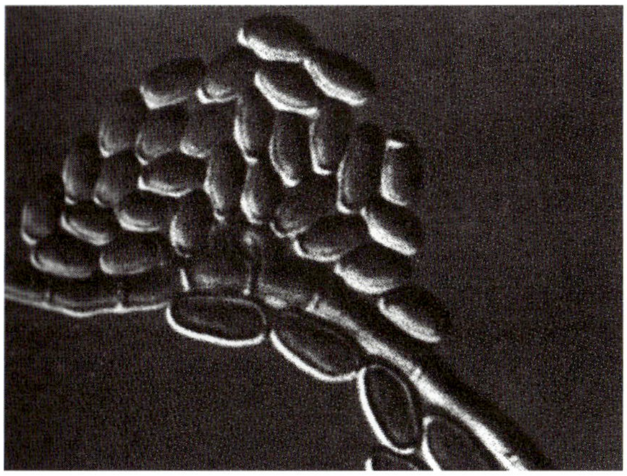

그림 3–2. ***Hortaea werneckii.* 균사를 따라 흑색의 효모양 포자들이 덩어리를 이룬다.** 흑선은 10 μm

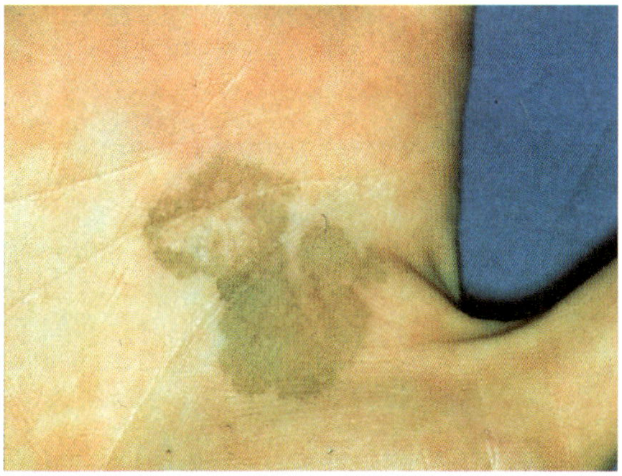

그림 3–3. ***Hortaea werneckii*에 의해 감염된 흑선** (tinea nigra)의 환부

2. *Malassezia furfur* (*Pityrosporum ovale, Pityrosporum orbiculare*)

1) 배양 특성

*M. furfur*는 무지방의 보통 우무배지에서는 자라지 않기 때문에 검체를 배지에 접종 후, 배지 위에 멸균된 olive oil을 얇게 덮고 37℃에서 1~2주간 배양하면 백색, 크림색의 효모양집락을 형성한다. 진단은 주로 피부 찰과물을 Parker's ink와 potassium hydroxide (KOH) 용액을 1:1 희석한 용액으로 습윤표본을 만들어 관찰한다.

2) 현미경적 소견

피부 찰과물을 potassium hydroxide (KOH) 습윤표본 또는 Parker's ink로 염색했을 때 *M. furfur*는 두껍고 3~7 μm의 원형 또는 난형 세포가 덩어리져 보이고, 균사는 짧고 각이진 모양을 나타내 마치 스파게티와 고기덩어리(meat ball) 같은 형태를 가진다(그림 3–4, 3–5).

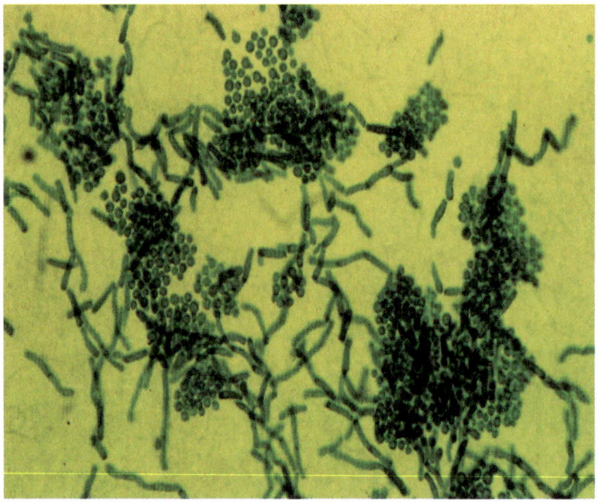

그림 3–4. ***M. furfur***. 환부에서 채취한 검체에서 균사와 효모양세포를 볼 수 있다(Parker's ink+KOH 염색, ×400).

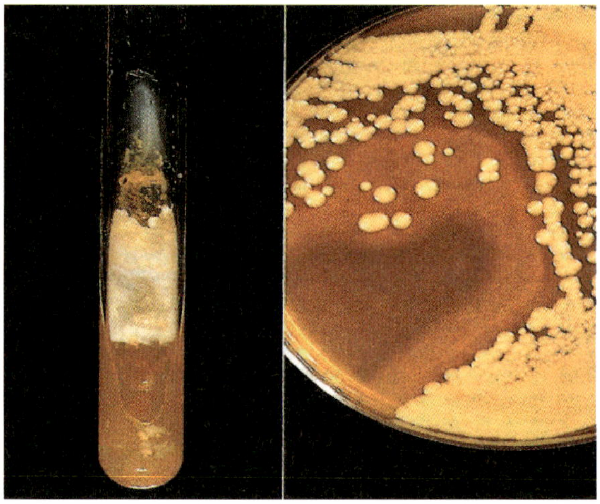

그림 3–5. **좌; Potato dextrose agar에 yeast extract와 peptone을 첨가한 배지에서 *M. furfur*의 사면집락(37℃, 7일간 올리브기름 중층). 우; 평판배지집락**(37℃, 7일간 배양)

3) 병원성

*M. furfur*는 어루러기(pityriasis versicolor)를 일으키며, 적갈색, 갈색, 백색 등 여러 가지 색의 두부 반점이 생기며 피부에는 무증상의 감염을 일으키는 것이 특징이다. 그 반점은 Wood's lamp를 비추면 형광을 띤다. *Malassezia*에 의한 부비강 감염이 보고된 바 있다(그림 3–11).

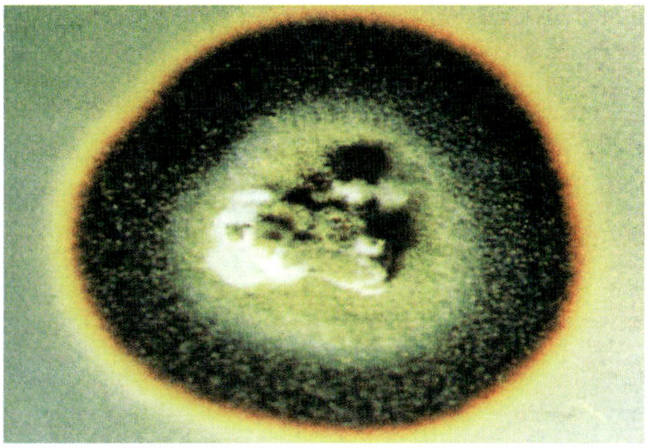

그림 3-6. ***Piedraia hortae*의 집락표면.** 매끄럽거나 조밀하며 흑색이나 흑갈색으로 나타난다.

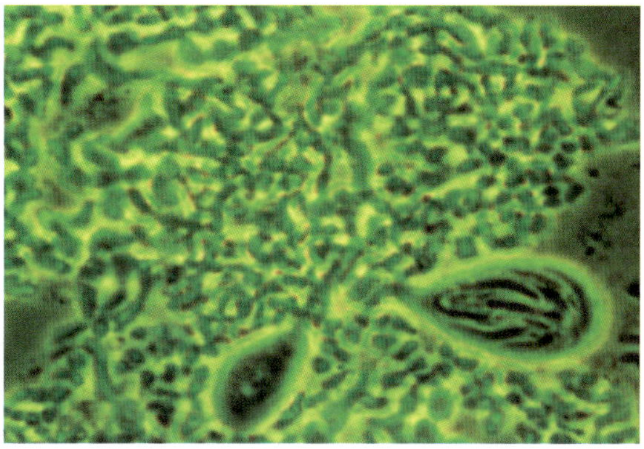

그림 3-7. ***Piedraia hortae*의 습윤표본.** 자낭포자를 함유하고 있는 자낭과 결절을 습윤표본에서 관찰할 수 있다.

3. *Piedraia hortae*

1) 배양 특성

Sabouraud dextrose agar에서 실온 배양하며 조밀하고, 녹색 내지 흑색으로 융기되고 매끈한 집락을 서서히 형성한다(그림 3-6).

2) 현미경적 소견

*Piedraia hortae*는 흑색이고 두꺼운 벽의 균사가 부풀어 오른다. 자낭에는 자낭 포자가 들어 있다(그림 3-7).

3) 병원성

*Piedraia hortae*는 머리카락 외부에 단단하고 흑색의 매듭을 형성하는 흑색 사모증(black piedra)을 일으킨다(그림 3-12, 3-13).

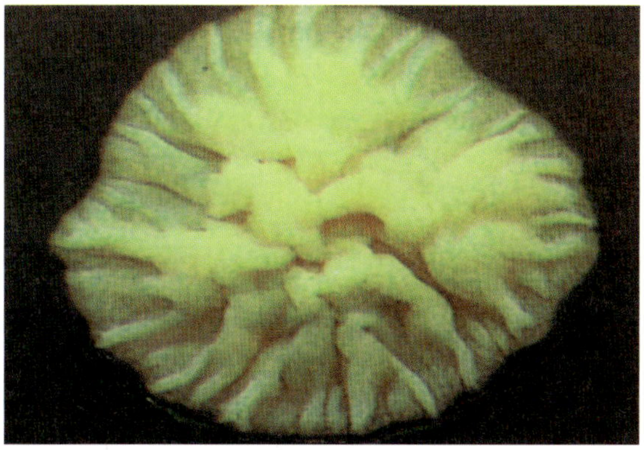

그림 3-8. **SDA 배지에서 10일간(25℃) 배양한 *T. beigelii*의 집락.** 효모양이며 연황색을 나타낸다. 계속 배양하면 집락표면이 주름지고, 중심부는 융기되며 황색으로 변한다.

4. *Trichosporon beigelii*

1) 배양 특성

Sabouraud dextrose agar에서 실온 배양하면 5일 후에 크림색, 주름 잡힌 매끈한 집락을 형성한다(그림 3-8).

2) 현미경적 소견

Corn meal-Tween 80 agar에서 초자양 균사에 분아 포자와 분절 포자가 관찰된다. 이 균을 동정하기 위해 생화학적 검사가 이용된다(6장 참조, 그림 3-9, 3-10).

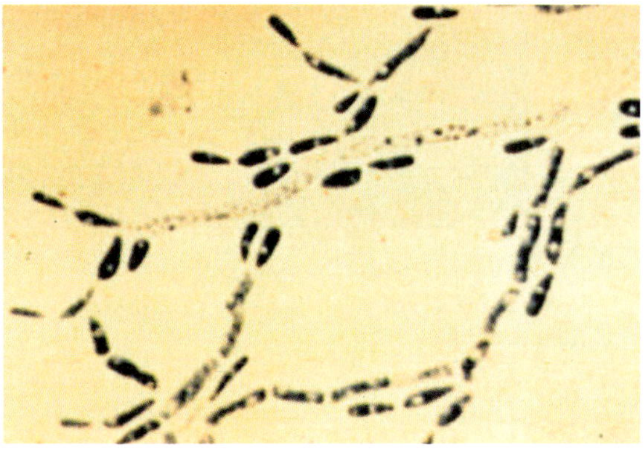

그림 3-9. ***T. beigelii*의 현미경적 형태.** 투명하고 격벽이 있는 균사가 타원형이나 직사각형의 분절포자(arthrospore)로 변형된다(LPCB 염색, ×300).

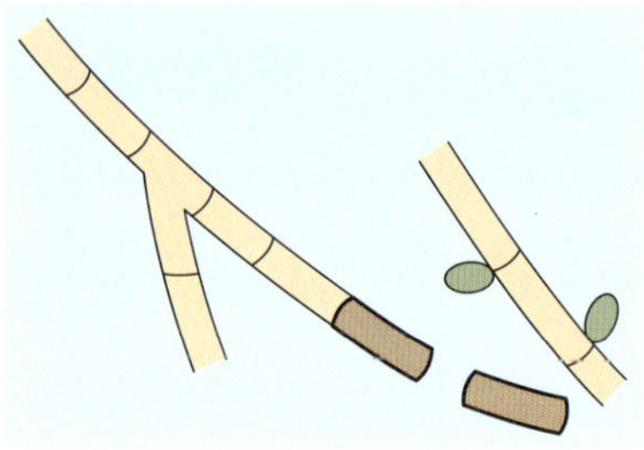

그림 3-10. ***Trichosporon beigelii*의 분절포자**

3) 병원성

*T. beigelii*는 백색 사모증(white piedra)을 형성하며 수염과 콧수염 외부에 밝은 갈색의 부드러운 결절을 형성한다. 이런 결절은 흑색 사모증보다 덜 단단하다(그림 3-14).

III 표재성 진균 감염증(superficial mycoses)

1. 어루러기(pityriasis versicolor)

어루러기는 *Malassezia furfur*에 의해 부드러운 피부에 감염을 일으키는 질병으로 **청년층에 가장 많고** 어린이와 노인에서도 가끔 발생하며 **세계적으로 분포**된다. 이 진균은 피부정상균이지만 **땀, 불결한 피부** 또는 **피부가 접촉**하는 부위에서 감염되기 쉽다. 흉부, 등, 팔, 어깨, 서혜부, 목 및 얼굴 등에 갈색 또는 적색 반점과 무색의 머리 반점이 동반하는 경우가 있다. 이 질병의 황갈색 머리 반점은 **홍피증**(erythroderma)과 유사하지만 이보다 더 **황갈색** 내지 **적색**을 나타내고 광범위하게 퍼지며, Wood's lamp를 비추면 **황갈색의 형광**을 나타낸다. 그 색은 환부에 따라 잡색 또는 변색되어 다양하게 나타난다. 여름철에 환부는 피부색보다 더욱 엷게 나타나는 경우가 있는데, 그것은 그 진균이 태양 광선에 영향을 받지 않기 때문이다. 부드럽고 주름진 딱지는 나무

대패밥과 비슷하며 통증과 출혈 없이 제거할 수 있다. 환자는 약간의 가려움증을 느끼고 드물게 발진하여 여드름 모양의 농포를 나타내기도 한다. 이 질병은 일반적으로 증상이 없으며 주로 화장(make up)과 관련되어 있다.

진단은 머리 반점의 찰과물을 10% KOH 표본 또는 PAS 염색을 실시한다. 두꺼운 세포벽의 분아된 원형세포 및 짧은 균사가 보인다. 통상적인 배양은 필요 없다. 치료에 특별한 항진균제는 없고 20% sodium thiosulfate 용액이나, 2.5% selenium sulfide 샴푸 등이 효과적이다(그림 3-11).

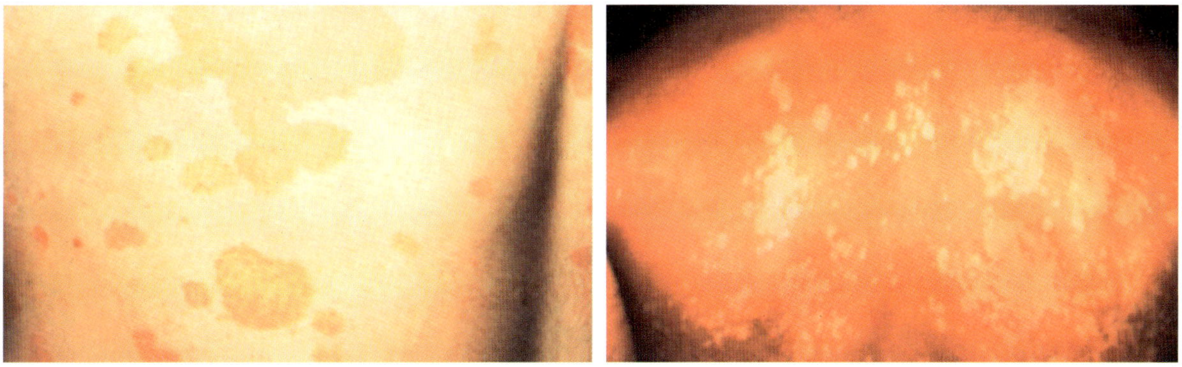

그림 3-11. **피부에 감염된 어루러기.** 피부의 색이 변한 것을 볼 수 있다. *M. furfur*가 원인균이다. wood's lamp를 비췄을 때 황갈색의 형광을 나타낸다.

2. 흑색 사모증(Black piedra)

흑색 사모증은 주로 *Piedraia hortae*에 의해 발생되며 **남아프리카, 자바** 및 **남부 베트남 지역**에서 주로 발견된다. 이 피부 진균증은 두부 모발에 감염되어 결절을 형성한다. 이 균은 원래 토양 기생균으로 전 연령층에 분포하고 감염방식은 알려지지 않았다. 주된 **감염인자**는 **열, 습도**가 **높은 토양** 등에서 감염된다. 모발 주위에 암갈색을 띠며, 그 결절은 불안정하지 않고 머리는 모래같이 느껴지고, 머리를 빗으면 금속성 휘파람 소리를 낸다(그림 3-12, 3-13).

3. 백색 사모증(White piedra)

백색 사모증은 *Trichosporon beigelii*에 의해서 턱수염, 겨드랑이 털 및 음모에 감염을 일으킨다. 온대 지역에 주로 분포한다. 흑색 사모증과 마찬가지로 전파 경로는 밝혀지지 않았다. *T. beigelii*는 소화기 정상 균무리이며 열, 습도 및 불결한 환경에서 감염되기 쉽다. 백색 사모증에 감염된 모발은 엷은 황갈색 결절을 나타낸다. 흑색 사모증 및 백색 사모증의 치료는 모발을 잘라냄으로써 치료된다(그림 3-14).

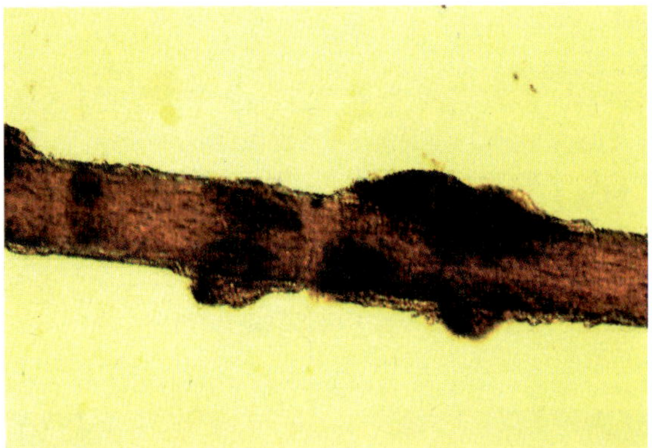

그림 3-12. ***Piedraia hortae*에 감염된 모발**(Black piedra)

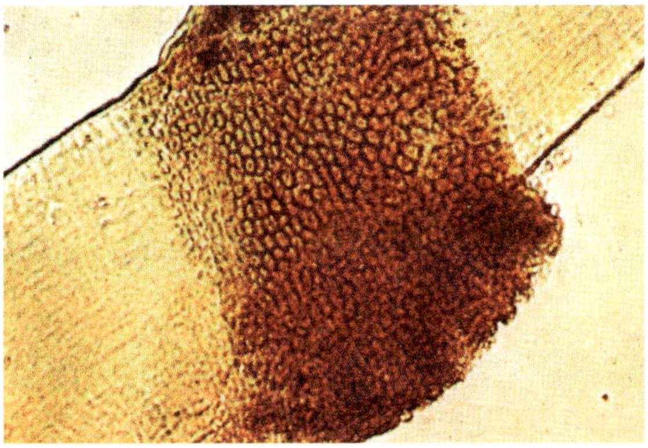

그림 3-13. ***Piedraia hortae*의 감염으로 모발에 발생한 흑색사모증(black piedra)의 결절**

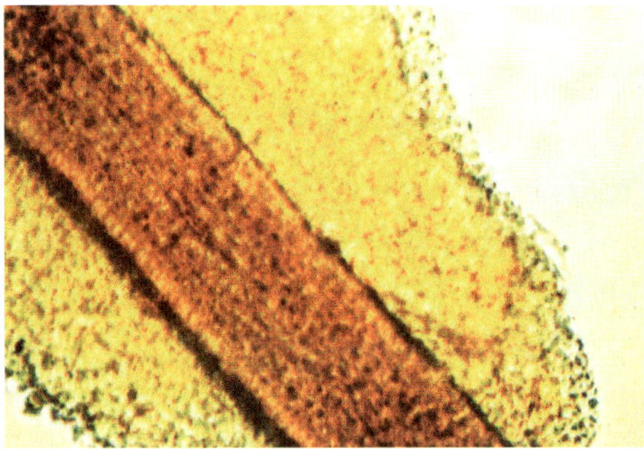

그림 3-14. ***T. beigelii*에 감염된 모발에 발생한 백색사모증(white piedra)의 결절(×400)**

IV 피부 진균증(Cutaneous mycoses)의 분류와 진단

1. 개요

통상적으로 백선(tinea)이라고 하는 **피부진균증**(dermatophytosis)은 **피부사상균**(dermatophytes)으로 총칭되는 분류학적으로 근연관계의 케라틴(각질) 친화성 사상균인 *Trichophyton* spp.(백선균속), *Microsporum* spp.(소포자균속) 및 *Epidermophyton* spp.(표피균속)이 **피부각질층, 모발, 손톱, 발톱**에 감염결과 발생되는 국소 감염으로 정의할 수 있다. 백선은 진균감염증 중에서 가장 발생률이 높고, 이환율 또한 전 인구의 10% 이상이 될 것으로 추정된다. 백선의 증상은 특수한 병형을 제외하면 비교적 약하게 나타나지만 각질화된 조직 내에 침입한 **피부사상균**은 **생체 방어기구의 작용에 쉽게 처리되지 않을 뿐**만 아니라, **항진균제에** 대한 치료에도 **저항**하여 **난치성**이 되거나 재발되는 경우도 흔히 발생한다. 또한 **피부사상균**은 **사람에서 사람** 또는 **동**

물로, **동물에서 동물** 또는 **사람**에게 전파되기 때문에 쉽게 재감염이 발생할 수 있다. 따라서 백선 원인균의 진단과 치료는 매우 중요하게 취급된다(표 3–2).

표 3–2. **기생부위에 따른 피부사상균의 분류**

인체 기생성(anthropophilic)	동물 기생성(zoophilic)	토양 기생성(geophilic)
Epidermophyton floccosum		
Trichophyton rubrum	*T. mentagrophytes*	
T. mentagrophytes	*var.mentagrophytes*	
var.interdigitale	*T. verrucosum*	
T. tonsurans	*T. equinnum*	
T. soudanense	*T. simii*	
T. violacum		
T. schoenleinii		
T. concentricom		
T. megninii		
T. gourvilii	*M. canis*	
T. yaoundei	*Nannizzia persicolor*(과거명칭;	
Microsporum audouinii	*Microsporum persicolor*)	
M. rivaliere	*M. equinum*	*Nannizzia gypsea*
M. ferrugineum	*Nannizzia nana*(과거명칭;	(과거명칭; *Microsporum gypseum*)
	Microsporum nanum)	*Nannizzia fulva*
	Lophophyton gallinae(과거명칭;	(과거명칭; *Microsporum fulvum*)
	Microsporum gallinae)	

2. 피부 진균증의 일반적 감별 특성

1) 백선(ring worm)의 위치에 따른 분류

피부 사상균은 신체의 감염 부위에 따라 임상 진단의 기초를 둔다. 따라서 백선이 신체의 어느 부위에 생겼느냐에 따라 진균 감염의 예비 진단에 도움이 된다(표 3–3). *Microsporum* 속은 **피부**와 **모발**의 외부를 침투하며, *Epidermophyton* 속은 **피부**와 **각질**(손톱, 발톱)에 침투하며, *Trichophyton mentagrophytes, Trichophyton rubrum, Trichophyton verrucosum*은 **피부, 각질** 및 **외부**에 침투하며, *Trichophyton tonsurans, Trichophyton schoenleinii, Trichophyton violaceum*은 **모발**의 **내부**에 침투하여 병변을 일으킨다.

표 3-3. **인체백선을 일으키는 피부사상균**

백선(tinea) 명칭	다른 명칭	원인균
Tinea capitis	두부 백선 (ring worm of the scalp)	*Microsporum* species *Trichophyton*(*Trichophyton concentricum* 제외) 드물게 *Exophiala werneckii*
Tinea corporis	체부 백선 (ring worm of the body)	*Microsporum audouinii, Microsporum canis,* *Nannizzia gypsea*(과거명칭; *Microsporum gypseum*) *Trichophyton mentagrophytes, Trichophyton rubrum,* *Trichophyton verrucosum, Trichophyton violaceum* 드물게 *Trichophyton tonsurans, Trichophyton schoenleinii*
Tinea barbae	안면부 백선 (ring worm of the beard, barber's itch)	*Microsporum canis* *Trichophyton mentagrophytes, Trichophyton rubrum,* *Trichophyton verrucosum, Trichophyton violaceum*
Tinea cruris	서혜부 백선 (ring worm of the groin, jock itch)	*Epidermophyton floccosum* *Trichophyton mentagrophytes, Trichophyton rubrum* *Candida albicans* 드물게 *Hortaea werneckii*
Tinea pedis	족부 백선 (ring worm of the foot, athlete's foot)	*Epidermophyton floccosum* *Trichophyton mentagrophytes, Trichophyton rubrum* *Candida albicans* 드물게 *Trichophyton tonsurans, Trichophyton violaceum,* *Hortaea werneckii*
Tinea unguium	손, 발톱 백선 (ring worm of the nail, onychomycosis)	*Epidermophyton floccosum* *Trichophyton mentagrophytes, Trichophyton rubrum* *Candida albicans* 드물게 *Trichophyton tonsurans, Trichophyton violaceum,* *Trichophyton schoenleinii, Microsporum canis,* *Hortaea werneckii*

2) 모발의 형광성

진균은 감염된 모발에서 pteridine이라는 대사산물을 만드는데, 이것은 Wood's lamp 366 nm를 비추면 밝은 녹황색 형광색소를 띤다(그림 3-15).

형광물질을 생성하는 진균에는 *M. canis, M. audouinii, M. distortum* 및 *M. ferrugineum* 등이 있다. **형광색소 관찰**은 모발의 진균감염을 잠정적으로 진단 또는 배양을 위하여 감염되지 않은 모발로부터 감염된 모발을 선별하는 데 도움이 된다. 만일 감염된 모발에서 형광반응 음성을 나타내면 위에 표기한 형광물질을 생성하는 진균에 감염되지 않았다는 것을 의미한다(표 3-4, 그림 3-28, 3-29, 3-30).

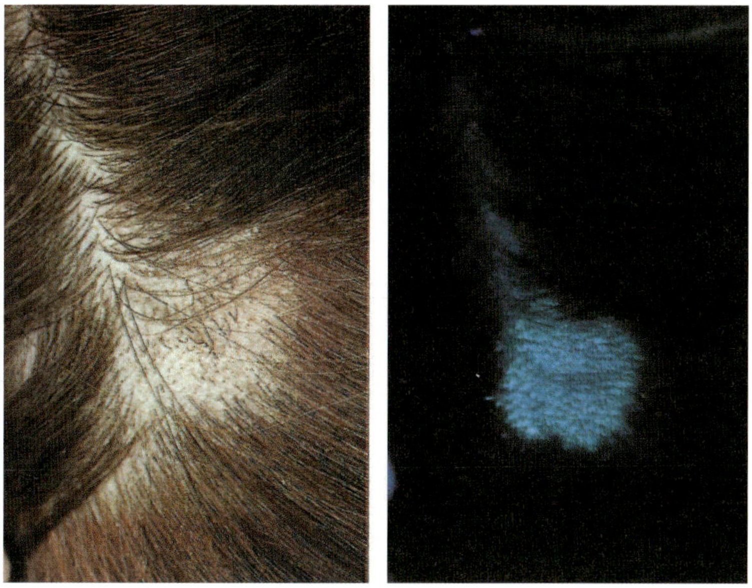

그림 3-15. ***Microsporum* spp.의 감염에 의하여 발생한 두부 백선**(tina capitis). Wood's lamp 에서 감염된 모발에서 형광이 발하는 것을 볼 수 있다.

표 3-4. **백선균의 모발감염 특징**

균종	모발 침투 방법	Wood's light	감염원
Microsporum canis	모외균(ectothrix)	+	고양이, 개
M. audouinii	모외균(ectothrix)	+	사람
M. rivalieri	모외균(ectothrix)	+	사람
Trichophyton tonsurans	모내균(endothrix)	−	사람
T. violacceum	모내균(endothrix)	−	사람
T. soudanense	모내균(endothrix)	−	사람
T. schoenleinii	황선(favic), 모내균(endothrix)	+	사람
T. verrucosum	모외균(ectothrix)	−	소

3) 피부사상균의 현미경적 특징

피부 사상균의 배양전 특징적인 형태관찰은 균종의 감별 동정에 중요한 지표가 된다. 일반적으로 진균의 **현미경적 형태의 최대특징**은 **무성포자**, 특히 **분생자의 크기, 형태, 표면상태, 착생, 배열 양식** 등에 따라 다르게 나타난다. 피부사상균에서도 마찬가지로 균사의 특수한 구조의 관찰이 중요하다. 이렇게 현미경을 통한 진균의 형태학적 특징을 관찰하기 위해서는 분리배양 배지에 발육한 집락의 일부를 슬라이드글라스 위에 놓고 검경한다. 그러나 상세한 관찰을 위해서는 슬라이드 배양법이 추천되고 있다.

Trichophyton속의 피부사상균은 **격막균사**와 **연필모양의 대분생자** 및 **구형, 난형, 곤봉형**의 **소분생자**를 가진다. 소분생자에 비하여 대분생자는 소수밖에 관찰되지 않지만 폭 4~15 μm, 길이 8~15 μm 정도로 크며, 분생자는 2~12개의 세포가 격벽으로 분리되어 있다.

*Trichophyton*속의 균종들이 대분생자보다 **소분생자를 풍부하게 생성**하는 데 비하여 ***Microsporum***속 균종에서는 방추형 **대분생자의 생성이 더욱 우세**하고, ***Epidermophyton***속의 유일한 균종인 *E. floccosum*은 **대분생자만 생성하는 특징**이 있다. 따라서 피부사상균속인 *Trichophyton, Microsporum, Epidermophyton*의 형태학적 특징의 감별에서 대분생자의 형태와 소분생자 유무의 관찰은 균종 동정에 가장 유력한 지표가 된다(표 3–5).

표 3–5. **피부사상균의 현미경적 특성**

구분	*Microsporum* spp.	*Epidermophyton* spp.	*Trichophyton* spp.
대분생자			
수량	많다	많다	드물다
세포벽	거칠다	매끄럽다.	매끄럽다.
형태	타원형/방추형	곤봉형	연필모양
세포벽두께	두껍거나 얇다	얇다	얇다
분생자안의 세포수	3~7개	2~4개	3~8개
	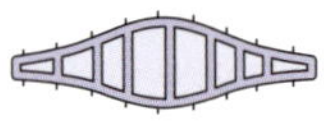	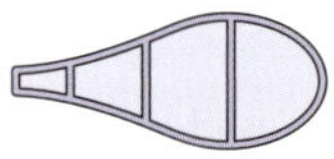	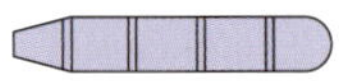
소분생자			
수량	적다	없다	많거나 적다
형태	곤봉형	–	구형, 난형, 곤봉형
배열	한 개씩	–	한 개 혹은 포도송이 같이 덩어리짐
	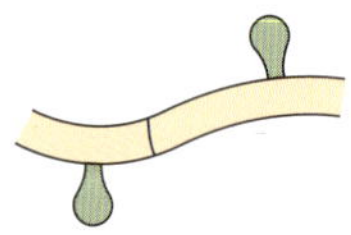		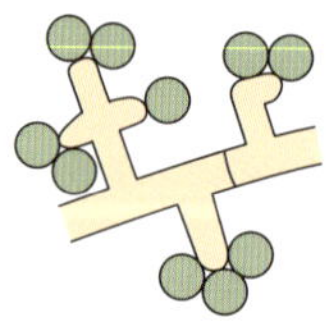
감염부위	피부, 모발	피부, 각질(손, 발톱)	피부, 모발, 각질

4) 피부사상균의 분리배양과 집락의 특징

백선 진단을 위해서는 피부사상균이 병변에 존재하는 것을 직접검경을 통해 관찰이 가능하지만 정확한 원인 균종을 동정하려면 분리배양을 통해서 순배양(거대배양)할 필요가 있다. 통상적으로 SDA 배지를 사용하지만 세균과 오염진균의 발육을 억제하기 위해 chloramphenicol 및 cycloheximide를 첨가한 선택배지를 사용하기도 한다(실습편 표 9–5 참조).

① **사면배지의 표면** 2~3곳에 환부에서 채취한 검체를 접종한 후 **25℃와 37℃**에 배양한다.

② 진균이 발육하면 **집락의 육안 관찰**을 통해 동정에 유용한 정보를 얻을 수 있다. 집락의 관찰을 위해 사면배지에 발육한 균을 그대로 이용하거나, 평판배지에 장기간 동안 배양하여 거대집락을 관찰하면 보다 상세하게 관찰할 수 있다. **집락의 앞면**과 **뒷면**에서는 **발육 속도, 집락 형태, 색소, 주름** 등을 기록한다(그림 1-10, 1-11). 분리균주가 전형적인 특징을 지닌 집락은 쉽게 추정동정이 가능하지만, 비 전형적인 집락을 나타내는 균주가 있으므로 **집락의 관찰**과 **현미경적 소견을 종합**해 진단하는 것이 바람직하다.

③ **배양음성**은 **최소한 1개월 배양 후**에 판정한다. 직접 검경에서 진균요소가 발견되어도 분리배양에서 생존능력을 상실한 진균은 발육되지 않는다. 이와 반대로 생존능력을 지닌 진균이 병소 내에 존재하여도 검체 채취가 부적절할 때에는 직접 검경이나 배양에서 음성이 나올 수 있으므로 유의해야 한다.

5) 발육 속도

발육 속도는 피부사상균의 대체적인 분류에 도움이 된다. 사람에게 감염을 일으키는 진균으로는 *Epidermophyton floccosum, Microsporum canis, Nannizzia gypsea*(과거명칭; *Microsporum gypseum*) 및 *Trichophyton mentagrophytes* 등으로 성숙한 집락이 형성되는 데는 6~10일이 걸려 **중간 속도 발육균**으로 분류되며, *Microsporum audouinii, Trichophyton rubrum, Trichophyton schoenleinii, T. tonsurans, T. verrucosum* 및 *T. violaceum* 등은 성숙한 집락을 형성하는 데 11~21일이 걸려 **지연 발육균**으로 분류된다. *M. audouinii*를 제외한 모든 *Microsporum* 속은 **중간 속도 발육균**인 반면 *T. mentagrophytes*를 제외한 모든 *Trichophyton* 속은 **지연 발육균**이다.

6) 피부사상균의 생화학적 검출 동정법

대부분 진균의 검출 및 동정은 분리배양된 발육집락의 육안적 관찰과 슬라이드 배양의 검경에 의해서 형태학적 특징의 관찰을 통해 이루어진다. 그러나 전형적인 형태를 보이지 않는 균주가 적지 않기 때문에 진균의 생화학적 특징을 검사하는 시험법이 보조적 방법으로 병용되고 있다.

주된 검사로는

① **영양요구성 시험**

② **요소분해(urease) 시험**

③ **색소생성 시험**

④ **모발 천공시험**

표 3-6. 피부사상균의 중요 감별점

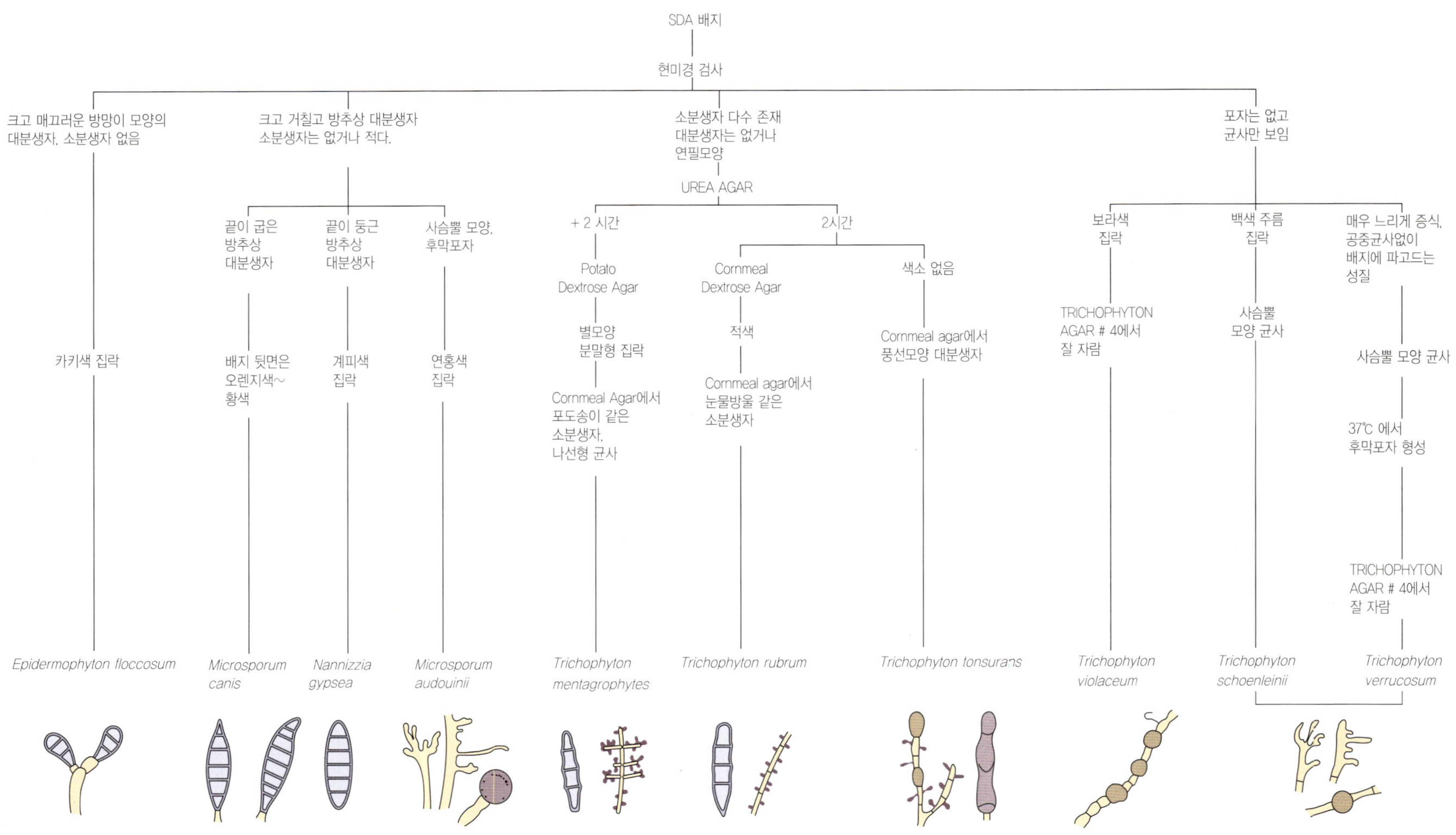

3. 인체 병원성 피부사상균

피부사상균의 인체에 대한 병원성 및 특성에 대해서 아래에 기술되어 있다. 많은 피부사상균들 중 적은 균종만이 사람에 감염을 일으키며, 대부분의 많은 피부 사상균들은 기회감염 진균으로 존재하기 때문에 병원성 진균과 감별되어야 한다. 중요 감별점 및 특징은 표 3–6 및 표 3–7에 표기되었다.

표 3–7. 임상에서 분리되는 피부사상균의 주요 특징

피부사상균 (유성세대 이름)	증식 기간	집락 특징	현미경적 특징	BCPMSG 배지, pH (7~10일)	Urea test (7일)	모발 천공 시험	기타
Epidermophyton floccosum	적당히 빠름	평평한, 처음엔 작은 과립형의 집락을 나타내다 서서히 분말형으로 변성; 엷은 갈색의 올리브 브라운; 배지뒷면은 옅은 황색	많은 대분생자, 끝이 넓고 둥근 곤봉형, 보통 6개보다 적은 수의 세포; 소분생자 없음; 초기 분리 시 많은 후막포자 관찰	알칼리성	양성	음성	피부와 손톱 드물게 모발에 침투; 소분생자 없음
Microsporum spp. *M. audounii*	적당히 빠름	벨벳형의 평평하고 얇은 집락, 뒷면은 옅은 살구색에서 갈색을 띰	드물게, 변형된 대분생자 관찰, 중앙부 수축, 극소량의 과립; 물방울모양의 소분생자와 분절포자형성; 빗살모양의 분지, 종종 끝이 짧고 뾰족한 후막포자 관찰	pH 변화 없거나 알칼리성	음성	음성	빈약한 증식, polished rice 배지에서 갈색 색소; 보통 환자에게서 최근엔 아프리카에서 발견됨; 대체로 어린이들에게 감염 을 일으킴
M. canis (*Arthroderma otae*)	신속	벨벳형의 평평하고 얇은 집락, 옅은 황색, 뒷면도 거의 옅은 황색	두꺼운 벽의 끝이 굽고 뾰족한 대분생자; 물방울모양의 소분생자	pH 변화 없음; 종종 많은 양의 대분생자	양성	양성	잘 증식, polished rice 배지에서 노란색소를 띰; 보통 고양이와 개로부터 감염됨; *M. canis* "distortum"은 괴상하게 삐뚤어진 대분생자를 형성; "*M. equinum*"은 말에서 분리되며 작고, 적은 양의 대분생자 형성
Paraphyton cookei	적당히 빠름	과립형에서 벨벳형; 뒷면은 와인 빛 적색	세포를 구획하는 두꺼운 벽을 가진 거친 대분생자; 물방울모양의 소분생자	pH 변화 없음	양성	양성	대개는 비병원성; 잘 알려져 있지 않음

표 3-7. **임상에서 분리되는 피부사상균의 주요 특징(계속)**

피부사상균 (유성세대 이름)	증식 기간	집락 특징	현미경적 특징	BCPMSG 배지, pH (7~10일)	Urea test (7일)	모발 천공 시험	기타
M. ferrugineum	느림	평평하고, 작은 벨벳의 왁스형 집락; 표면과 뒷면은 색이 바랜 옅은 황색	분생자 없음, 격막존재하의 거칠고 곧은 "대나무" 격막균사	pH 변화 없음	음성	음성	Lowenstein-Jensen 배지에서 황색 집락; 지리적으로 아프리카, 아시아, 동유럽으로 한정됨
Lophophyton gallinae	적당히 빠름	평평한 벨벳형; 표면은 핑크색을 띠는 옅은 흰색; 뒷면은 적색, 배지에 적색 색소가 퍼짐	매끄럽고 약간 거친 대분생자, 끝으로 갈수록 세포가 두꺼워지고 굽은형, 때때로 거침; 물방울모양의 소분생자	no data	음성	음성	닭으로부터 감염, 유성생식 표현형은 *A. grubyi*라고 함
Nannizzia gypsea	신속	과립형, 옅은 갈색 또는 밝은 황갈색 또는 장밋빛 담황색; 뒷면은 보통 옅은 갈색	많은 대분생자, 얇은 벽, 거침, 6개 이상의 격벽; 물방울모양의 소분생자, 주로 분지형의 균사 형성	pH 변화 없음	양성	양성	보통 흙을 통해 감염
Nannizzia nana	적당히 빠름	분말형, 옅은 갈색; 뒷면은 종종 불그스름한 갈색	거친 대분생자, 보통 1~3개의 긴 세포, 타원형	no data	양성	양성	보통 돼지로부터 감염; 현재는 드묾
Nannizzia persicolor	신속	분말형, 옅은 갈색; 뒷면은 옅은 황색, 때때로 담홍색	대분생자, Sabouraud 우무에서 매끄러운 벽 형성하나 보통 3~5%의 NaCl이 첨가된 Sabouraud 배지에서는 거친 벽을 형성함; 꽃자루모양의 소분생자	pH 변화 없음	양성	양성	대부분 37℃의 배지 내에서 잘 자라지 못함, sugar-free 배지에서 뒷면은 와인레드색을 띰(예로 glucose-free Sabouraud agar); 주로 흙을 통해 감염
M. praecox	신속	분말형, 옅은 갈색, 뒷면은 황색	*Nannizzia gypsea*과 같음	pH 변화 없음	양성	음성	드묾
M. racemosum (*A. racemosum*)	신속	분말형, 옅은 갈색, 뒷면은 적색	*Nannizzia gypsea*과 같은 대분생자; 소분생자는 주로 포도송이 같은 분지형을 이룸	pH 변화 없음	양성	양성	드묾
M. vanbreuseghemii (*A. grubyi*)	신속	분말형, 연분홍 또는 담황색; 뒷면은 옅은 황색	대분생자는 거칠며 벽이 두껍고 원통형, 종종 8개 이상의 세포로 구성, 세포구획을 가짐	no data	양성	양성	드묾
Trichophyton spp. *T. ajelloi* (*A. uncinatum*)	적당히 빠름	분말형, 배지상에서 오렌지-갈색을 띰; 뒷면은 옅은 갈색 또는 자줏빛의 흑색	대분생자는 매끄럽고, 두꺼운 벽을 가지며 원통형, 종종 7개 이상의 긴세포로 구성, 세포구획을 가짐	no data	양성	양성	사람에게 비병원성

BCPMSG Agar; BCP(brom cresol purple) Milk Solids Glucose Agar

표 3-7. **임상에서 분리되는 피부사상균의 주요 특징(계속)**

피부사상균 (유성세대 이름)	증식 기간	집락 특징	현미경적 특징	BCPMSG 배지, pH (7~10일)	Urea test (7일)	모발 천공 시험	기타
T. concentricum	느림	주름진 갈색집락, 과립 또는 벨벳형 집락	분생자 없음	no data	양성 또는 음성	음성	아시아인, 오스트레일리아/말레이시아인 또는 중앙, 남아메리카인에게서 뚜렷한 와상백선이 토착성으로 나타남
T. equinum	적당	크림색 표면의 평평한 벨벳형 집락 뒷면은 황색에서 적갈색	대분생자는 드묾, 원통형에서 곤봉형이며 매끄러움; 작은 꽃자루형의 많은 소분생자	알칼리성	양성	보통 음성 가끔 양성	말에게서 감염; 독립영양을 요구하는 오스트레일리아와 뉴질랜드를 제외하고는 니코틴산을 필요로 함
T. ernacei (*A. benhamiae*)	신속	과립형에서 벨벳형, 황색-크림색 또는 담황색의 표면, 황색의 뒷면	대분생자는 드묾, 매끄러운 곤봉형; 소분생자는 거의 구형이며 많음, 주로 빽빽하게 다발을 이룸	알칼리성	음성 (유럽 뉴질랜드형); 양성 (아프리카형)	양성	고슴도치로부터 감염 또는 환자가 사용한 물건으로부터 감염; 주로 야생고슴도치 서식지나 애완고슴도치의 주인에게 제한적임
T. megninii	적당	흰색의 솜털형, 가끔 표면에 담홍색의 색소; 뒷면은 적색에서 적갈색	대분생자는 드물며 연필모양; 물방울모양의 소분생자	알칼리성	양성 또는 약한 양성	음성	포르투갈과 그 가까운 지역의 풍토병; 히스티딘요구성; *T. rubrum*의 아형으로 여겨짐
T. mentagrophytes (동물기생성)	신속	과립형에서 분말형 황색-크림색에서 담황색 표면, 뒷면은 옅은 적색-갈색	대분생자는 드묾, 매끄러운 곤봉모양; 소분생자는 거의 구형이며 많음, 주로 밀집되어 있음	알칼리성 (드물게 약함)	양성	양성	보통 설치류나 토끼로부터 감염. 대분생자는 SGA + 3–5% NaCl에서 배양 시 관찰용이
T. mentagrophytes (인체기생성)	신속	분말형에서 솜털형, 황색-크림색에서 담황색 또는 흰색의 표면, 뒷면은 옅은 적색-갈색	대분생자는 드묾, 매끈한 곤봉모양; 소분생자는 거의 구형 또는 물방울 모양으로 많은 양 존재, 구형일때는 빽빽하게 밀집을 이룸, 물방울모양일 때는 드물게 분지된 균사 관찰	알칼리성	양성	양성	대분생자는 SGA + 3 – 5% NaCl에서 배양 시 관찰용이

표 3-7. 임상에서 분리되는 피부사상균의 주요 특징(계속)

피부사상균 (유성세대 이름)	증식 기간	집락 특징	현미경적 특징	BCPMSG 배지, pH (7~10일)	Urea test (7일)	모발 천공 시험	기타
T. mentagrophytes (인체기생성)	신속	분말형에서 솜털형, 황색-크림색에서 담황색 또는 흰색의 표면, 뒷면은 옅은 적색-갈색	대분생자는 드묾, 매끈한 곤봉모양; 소분생자는 거의 구형 또는 물방울 모양으로 많은 양 존재, 구형일때는 빽빽하게 밀집을 이룸, 물방울모양일때는 드물게 분지된 균사 관찰	알칼리성	양성	양성	대분생자는 SGA + 3 - 5% NaCl에서 배양 시 관찰용이
T. mentagrophytes (결절성 변이형)	적당히 느림	솜털형, 크림색에서 흰색표면 종종 황색의 가장자리, 뒷면은 강렬한 황색	대분생자는 거의 없음, 소분생자는 보통 물방울 모양, 때때로 구형, 황색의 "결절체(nodular bodies)"와 황색의 과립이 기중균사체에서 관찰됨	알칼리성	양성	양성	보통 형태가 많이 다르지만, 사람친화성인 *T. interdigitale*과 유전학적으로 구분하기 어려움
T. rubrum (*cosmopolitan variant*)	적당히 느림	솜털형에서 벨벳형, 흰색에서 붉은 빛의 표면, 뒷면은 와인레드색을 띠나 상이하게 황색을 나타내기도 함; 세균에 오염되면 적색	대분생자는 드물게 관찰, 연필모양; 소분생자는 물방울 모양으로 많거나, 소수 또는 존재하지 않음; 측면에서 균사가 관찰되기도 함.	pH변화 없음 (14일 이후 알칼리성)	음성 (드물게 약함)	음성	드물게 갈색 색소 나타냄
T. rubrum (*Afro-asiatic variant*)	적당히 느림	분말형에서 벨벳형, 크림색에서 진한 적색 뒷면은 와인레드	많은 대분생자, 곤봉형, 가끔 "쥐꼬리(rat-tail)" 처럼 보여짐; 물방울 모양의 소분생자; 초기 분리 시 많은 후막포자 관찰	pH변화 없음 (14일 이후 알칼리성)	양성	음성	보통 형태가 많이 다르지만, 전형적인 *T. rubrum*과 유전학적으로 구분하기 어려움
T. schoenleinii	느림	복잡함, 약간 벨벳형을 띄며 희끄무레한 색	분생자 관찰되지 않음; 최근 "황실상들리에" 형 관찰되고 있음	알칼리성	다양함	음성	아주 드물게 "황선" 환부에서 분리됨. 현재는 중앙아시아, 아프리카의 시골 외에서는 발견되지 않음
T. simii (*A. simii*)	신속	과립형에서 분말형, 황색-크림색에서 담황색 표면, 뒷면은 옅은 적갈색	많은 대분생자, 종종 후막포자 관찰; 물방울 모양의 소분생자	알칼리성	양성	야성	인도와 아프리카 풍토성; 동물기생성 *T. mentagtuphytes*와 비슷하나 대분생자의 수와 모양으로 구별가능

표 3-7. 임상에서 분리되는 피부사상균의 주요 특징(계속)

피부사상균 (유성세대 이름)	증식 기간	집락 특징	현미경적 특징	BCPMSG 배지, pH (7~10일)	Urea test (7일)	모발 천공 시험	기타
T. soudanense	적당히 느림	평평하고, 밝은 황색에서 와인레드 집락, 방사형, 별모양의 가장자리; 드물게 솜털형; 뒷면은 황색에서 와인레드색	대분생자 없음, 물방울 모양의 소분생자는 드물거나 없음; 방사상의 줄지은 균사	알칼리성 투명대 생김	보통 음성 가끔 양성	음성	사하라사막 이남의 아프리카 풍토성이나 유럽과 아메리카와 같이 전 세계 일부 지역에 퍼지고 있음. L-J 배지에서 어두운 집락 형성; growth factor test 배지에서 배양이 되기도, 안 되기도 함
T. terrestre complex (*A. lenticulare*, *A. quadrifidum*, *A. insingulare*)	적당히 느림	분말형의 흰색에서 크림색 또는 핑크빛을 띠는 표면; 뒷면은 옅은 황색에서 적색	수 많은 대분생자, 주로 곤봉형, 일련의 소분생자	알칼리성	양성	양성	37℃ 배양에서 자라지 않음; 비병원성
T. tonsurans	적당히 느림	분말형에서 벨벳형, 흰색에서 황색 또는 적갈색 표면; 뒷면은 갈색, 적갈색 또는 황색, 드물게 옅음	대분생자는 드묾, 작은 연필 또는 곤봉형; 많은 소분생자, 종종 "성냥개비(matchstick)" 모양을 함; "ballon forms"와 "filiform branches"형도 보임	알칼리성 때때로 약함	양성	보통 음성 가끔 양성	thiamine에 의해 자극됨
T. vanbreuseghemii (*A. gertleri*)	적당히 느림	담황색 집락, 흐린 가죽빛; 뒷면은 흰색 또는 옅은 황색	많은 대분생자, 세포의 길이가 고르지 않음, 단일세포로 떨어지는 경향; 네모난 모양의 작은 소분생자	no data	양성	양성	토양기생성; 임상실험실에서 극히 드물게 나타남
T. verrucosum	느림	회선상, 벨벳형, 흰색 또는 갈색 집락	대분생자는 드묾, "쥐꼬리(rat-tail)" 모양; 둥글고 물방울 모양의 소분생자; milk solids 배지 37℃ 배양 시 대칭성 후막포자 연쇄로 나타남	투명대와 함께 알칼리성 (약할 경우도 있음)	음성	음성	보통 소로부터 감염; 37℃에서 잘 증식
T. violaceum	느림	반들반들한, 매끈하거나 회선상 집락; 적자색, 가끔 흰색; 동아프리카인에서 분리된 것은 깨끗한 흰색 나타냄	대분생자는 드묾; 물방울모양의 소분생자, 주로 thiamine 배지 또는 sporulation 배지에서 형성; milk solids 배지 37℃ 배양 시 비대칭성 후막포자 연쇄로 나타남	pH 변화 없거나 투명대와 함께 약한 알칼리성	양성 또는 약한 반응	음성	북아프리카와 중동지역 풍토성이나 유럽, 아메리카, 남아프리카와 같이 전 세계 일부지역에 퍼지고 있음

1) *Epidermophyton* 속

(1) ***Epidermophyton floccosum***

① 배양 특성

Sabouraud dextrose agar에서 실온 배양하면 벨벳 모양으로 흰색 내지 카키색 집락을 형성하며 집락 뒷면은 황갈색으로 주름이 잡힌다(그림 3-16). 당 함량이 적은 배지에 배양했을 때 대분생자 형성이 촉진된다.

② 현미경적 소견

다수의 곤봉 모양의 매끈하고, 얇은 벽으로 된 대분생자 안에는 2~4개의 세포가 들어 있다. 대분생자는 한 개씩 또는 덩어리져 보인다. 소분생자는 없고, 라켓형 균사, 나선형 균사, 결절형 균사 및 후막포자가 존재한다(그림 3-17).

③ 병원성

여름캠프 등 단체생활에서 유행성 족부백선(tinea pedis), 서혜부백선(tinea cruris), 조·갑 백선(tinea unguium) 등을 일으킨다.

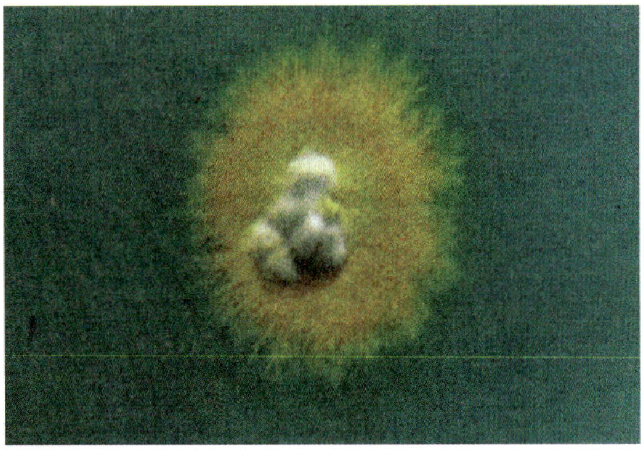

그림 3-16. ***E. floccosum*의 집락앞면.** 배양초기에는 백색의 솜털모양이지만 융단 또는 분말형으로 되어 평편하거나 방사상으로 주름이 생기며 황록색으로 변한다.

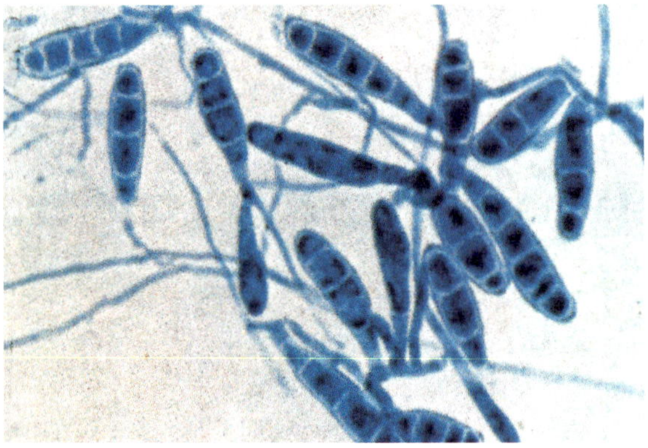

그림 3-17. ***E. floccosum*의 대분생자.** 배양초기에 많이 형성되며 2~3개의 방실로 분절되어 있다.(LPCB 염색, ×800).

2) *Microsporum* 속

(1) *Microsporum canis*

① 배양 특성

Sabouraud dextrose agar에서 실온 배양하면 1주 내에 백색, 양털 모양의 집락으로 중앙부는 담황색 내지 갈색을 띠며, 가장자리는 밝은 황색을 띤다. 배지 뒷면은 밝은 황색 내지 오렌지색이다(그림 3–18, 3–19).

② 현미경적 소견

거칠고, 두꺼운 벽의 방추상 대분생자를 많이 형성하며, 그 안에는 6~15개의 세포가 들어 있고 끝이 구부러진 것이 특징이다. 곤봉 모양의 소분생자는 소수 관찰되며, 균사를 따라 한 개씩 존재한다(그림 3–20). 라켓형 균사, 결절형 균사 및 후막포자가 관찰될 때도 있다.

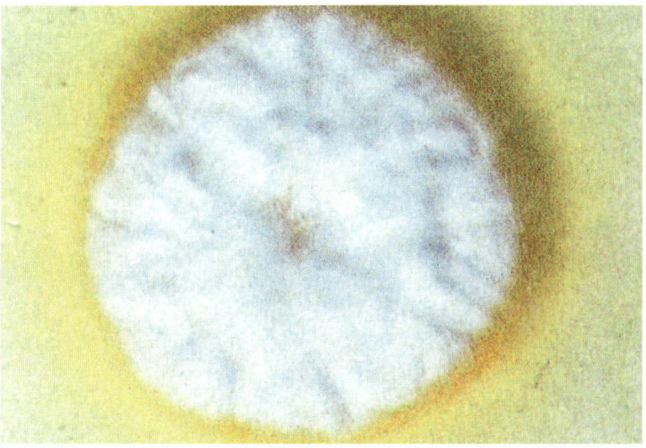

그림 3–18. **SDA 배지에서 7일간(25℃) 배양된 *M. canis*의 집락앞면.** 솜털형이며 중심부는 백색, 가장자리는 담황색이다.

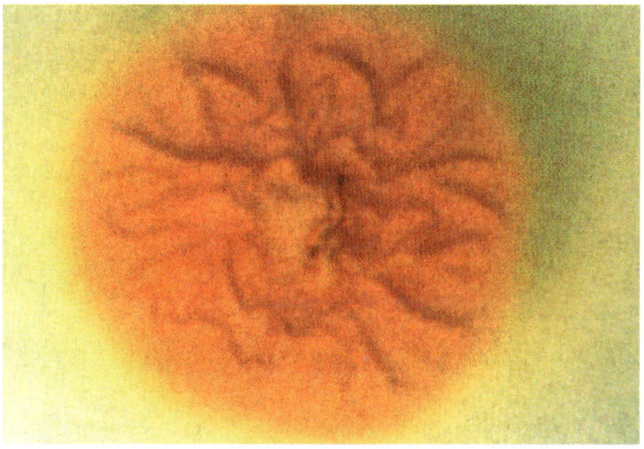

그림 3–19. **SDA 배지에서 7일간(25℃) 배양된 *M. canis*의 집락뒷면.** 배양 초기에는 노란색이나 오래되면 담황색으로 나타난다.

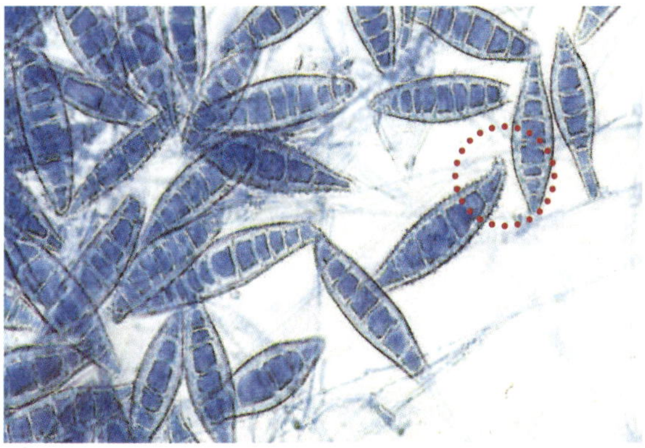

그림 3–20. ***M. canis*의 대분생자.** 방추형으로 세포벽은 두껍다(점선). 6~15개의 세포로 분절되어 있고 양단은 약간 굽어 있다(LPCB염색, ×800).

③ 감별점

감염된 모발을 Emmon's 배지, modified corn meal 배지에 배양하면 대분생자 형성이 촉진된다.

④ 병원성

주로 감염된 개나 고양이와 접촉하여 체부 백선(tinea corporis)과 모발감염을 일으킨다(그림 3-47).

(2) ***Nannizzia gypsea*(과거명칭; *Microsporum gypseum*)**

① 배양 특성

Sabouraud dextrose agar에서 1주일간 실온 배양하면 분말형으로 담황색 내지 적갈색 집락을 나타내며 집락 뒷면은 황갈색이다(그림 3-21).

② 현미경적 소견

대분생자가 다수 존재하며 표면은 거칠고, 얇은 벽을 가졌으며 4~6개의 세포를 가진 엽상체이다. 곤봉 모양의 소분생자가 균사를 따라 한 개씩 존재한다(그림 3-22).

③ 병원성

두부 백선(tinea capitis)과 체부 백선(tinea corporis)를 일으킨다.

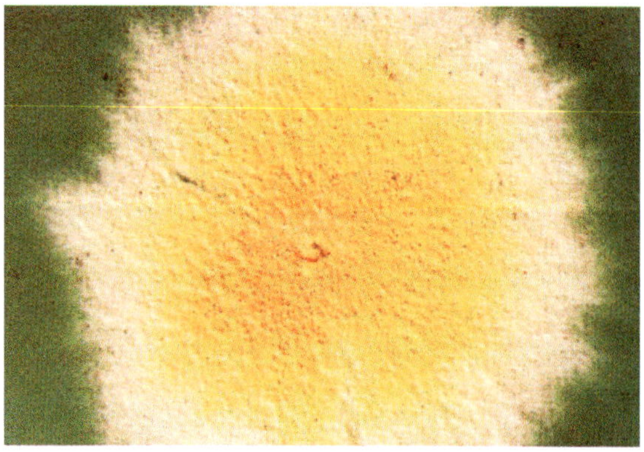

그림 3-21. ***Nannizzia gypsea*(과거명칭; *Microsporum gypseum*)의 집락앞면.** 평편하며 과립상이다. 담황색으로 나타난다.

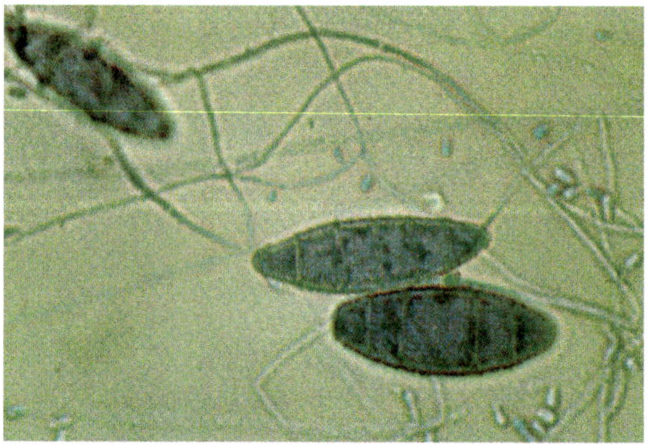

그림 3-22. ***Nannizzia gypsea*(과거명칭; *Microsporum gypseum*)의 대분생자.** 타원형 또는 방추형으로 5개의 방실로 분절되어 있다.

(3) *Microsporum audouinii*

① 배양 특성

Sabouraud dextrose agar에서 실온 배양하면, 연한 황갈색의 벨벳 모양으로 서서히 자란다. 집락 뒷면은 분홍색이다(그림 3-23, 3-24). Potato dextrose agar에 배양하면 분홍색이 더 잘 나타난다. 시간이 지나면서 집락 뒷면의 색은 오렌지-갈색으로 바뀌기 때문에 배양 1~2주 후 분홍색이 나타날 동안에 관찰해야 한다.

② 현미경적 소견

적은 수의 대분생자는 불규칙한 형태를 나타내며, 두껍고 거친 벽으로 되어있었고 2~9개의 세포를 가지고 있다. 적은 수의 소분생자는 곤봉 모양으로 균사를 따라 한 개씩 존재한다. 라켓 모양, 매듭 모양의 균사가 균사 끝에 존재하며 주로 뾰족한 소낭이 존재하는데 후막 포자와 혼돈하기 쉽다(그림 3-25).

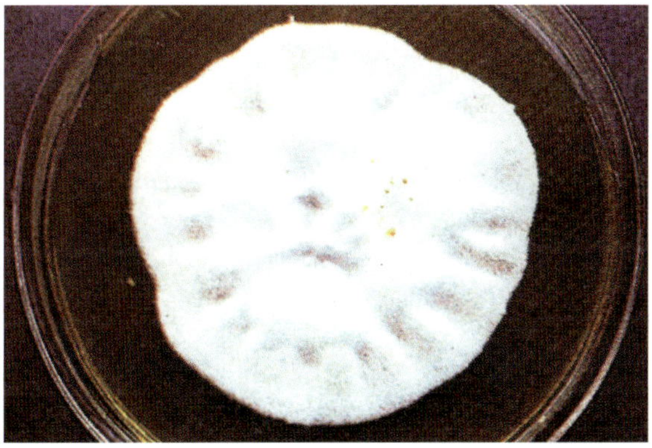

그림 3-23. **SDA 배지에서 39일간(25℃) 배양된 *M. audouinii*의 집락앞면.** 편평하며 회색이나 연갈색을 나타낸다.

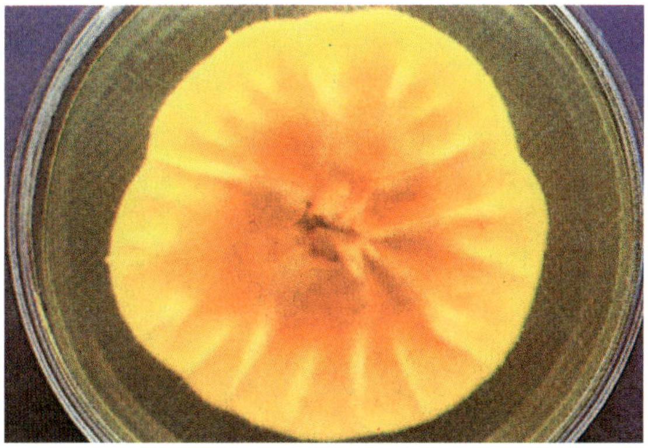

그림 3-24. **SDA 배지에서 39일간(25℃) 배양된 *M. audouinii*의 집락뒷면.** 적갈색을 나타낸다.

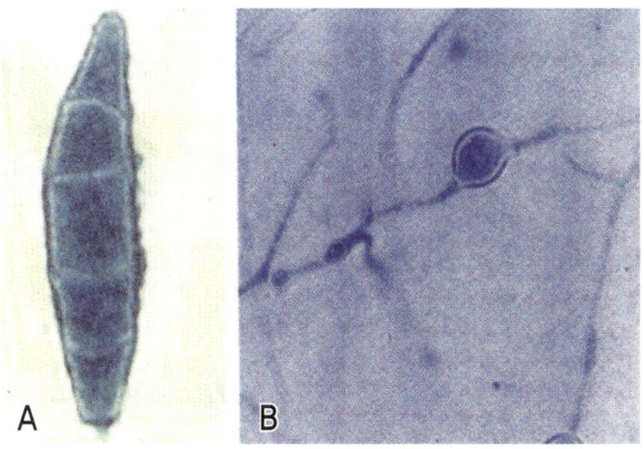

그림 3-25. ***M. audouinii*의 현미경적 형태.** A. 대생분자 : 방추형으로 두꺼운 벽을 가졌다. 수개의 방실로 분절되어 있다. B. 후막포자 : 두꺼운 벽으로 되어 있으며 균사의 중간이나 말단에 생성된다(LPCB염색, ×400).

③ 감별점

감염된 모발은 멸균된 rice grain medium에서 약하게 자라기 때문에 다른 *Microsporum*속으로부터 *M. audouinii*를 분리하는 데 도움이 된다. 다른 *Microsporum* 속은 rice grain medium에서 잘 자라며 슬라이드 배양 배지에 효모 추출액을 첨가하면 대분생자 형성이 촉진된다(그림 3–26).

④ 병원성

*M.audouinii*는 체부 백선(tinea corporis)과 어린이에게 두부 백선(tinea capitis)을 일으킨다. 균종(mycetoma)을 일으킨 예도 보고되고 있다(그림 3–27).

Rice grain test

1. 배지 제조

Rice grain ······ 8.0 gm

Distilled water ······ 25.0 mL

1) 위 성분을 잘 혼합하여 작은 나사 마개병에 넣는다.
2) 15 lbs 121℃에서 15분간 고압 멸균한 후 식힌다.

2. 실험 방법

1) 진균 조각 2~3개를 rice grain media 표면에 조심스럽게 접종한다.
2) 실온에서 8~10일간 발육을 관찰한다. *Microsporum audouinii*는 이 배지에서 빈약하게 자라고 반면에 다른 *Microsporum*종은 잘 발육한다.

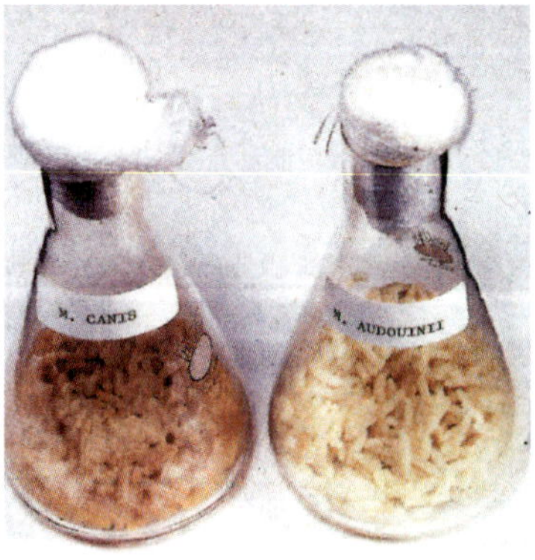

그림 3–26. **Rice grain 배지에서의 발육성상.** growth–*M. canis* no growth–*M. audouinii*

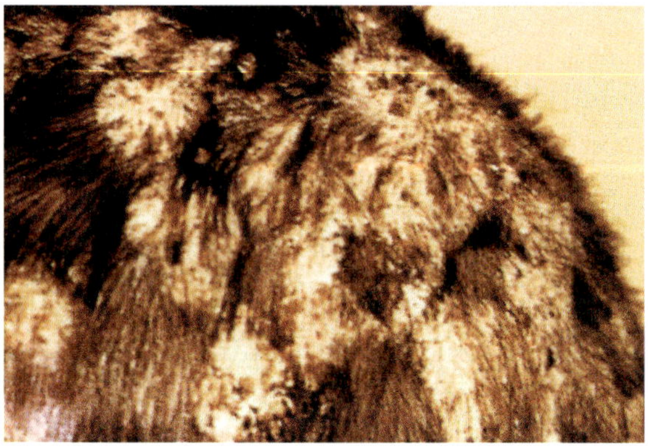

그림 3–27. ***M.audouinii*에 감염되어 두피에 발생한 두부 백선(tinia capitis)**

3) *Trichophyton* 속

여기서는 *Trichophyton* 속을 모발 침투방식에 따라 **모외 사상균**(ectothrix invasion)과 **모내 사상균**(endothrix invasion)으로 나눈다. 모외 사상균에는 *T. mentagrophytes, T. rubrum, T. verrucosum* 등이 있으며 모내 사상균에는 *T. schoenleinii, T. tonsurans, T. violaceum* 등이 있다. *Trichophyton* 속은 또한 피부와 손톱, 발톱 부위에도 침투한다(그림 3-28, 3-29, 3-30, 표 3-4).

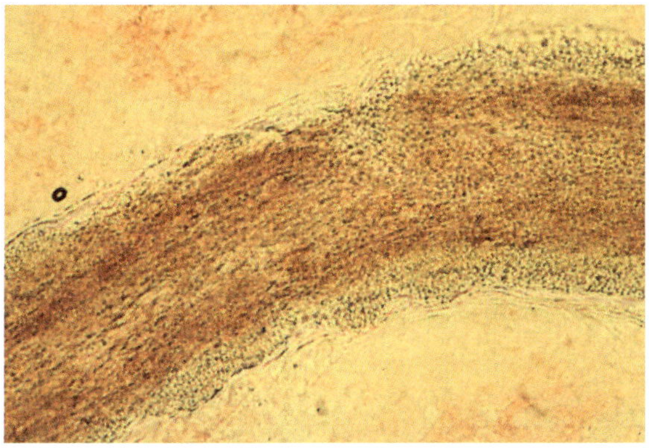

그림 3-28. ***T. mentagrophytes*에 감염된 모발.** 포자형성은 모외성(ectothrix)으로, 분절포자(arthroconidia)가 모발의 외부에서 형성된다.

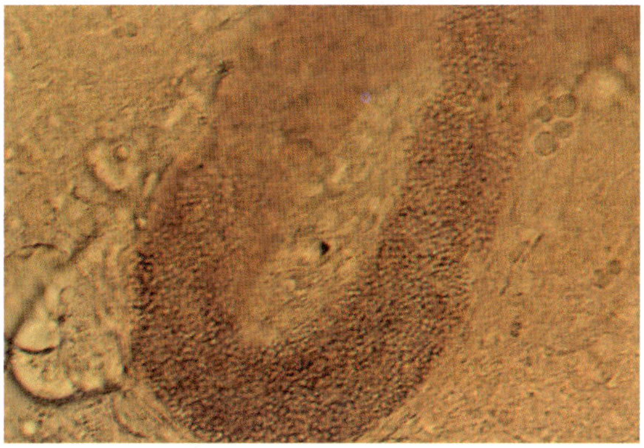

그림 3-29. ***T. tonsurons*에 감염된 모발.** 포자형성은 모내성(endothrix)으로, 모발의 내부에서 분절포자(arthroconidia)가 형성된다.

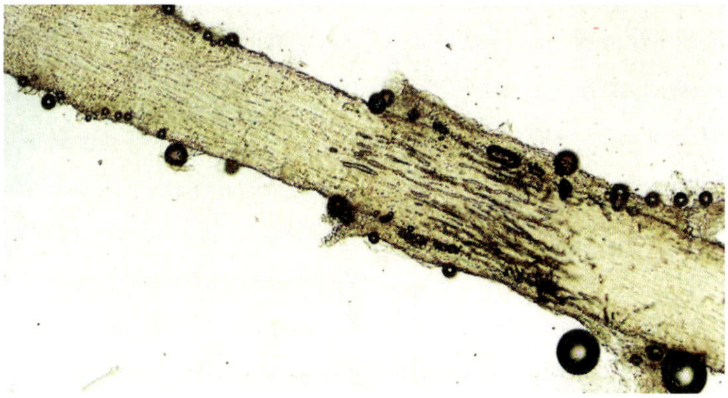

그림 3-30. **모발의 황선(favus)감염.** 10% KOH 표본을 제작하여 관찰하면 균사와 모발 사이에 기공(air space)이 관찰된다.

(1) *Trichophyton mentagrophytes*

① 배양 특성

Sabouraud dextrose agar에서 7~10일간 실온 배양하면 두 종류의 집락 형태를 나타낸다. 솜털형 집락은 백색이고 배지 뒷면은 무색 내지 황색이다(그림 3–31). 과립형 집락은 담황색 내지 적갈색이며 배지 뒷면은 갈색, 적색 또는 황색을 띤다(그림 3–32). 적색 균주는 *Trichophyton rubrum*과 혼돈하기 쉽다.

② 현미경적 소견

과립형 균주는 주로 다수의 연필 모양의 매끈하고, 얇은 세포벽 5~8개의 세포를 가진 대분생자가 있다. 솜털형 균주의 대분생자에 대해서는 알려진 것이 드물다. 다수 또는 소수의 원형 소분생자는 포도송이처럼 덩어리져 보인다. 소분생자는 균사를 따라 곤봉 모양 또는 눈물방울처럼 보인다. 라켓형 균사, 나선형 균사, 결절형 및 후막 포자가 존재하기도 한다(그림 3–33).

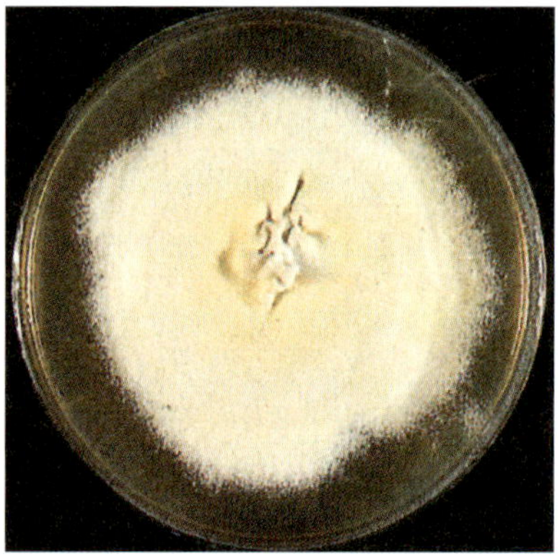

그림 3–31. **SDA 배지에서 20일간 (25℃) 배양된 *T. mentagrophytes*의 솜털형 균주의 집락앞면**

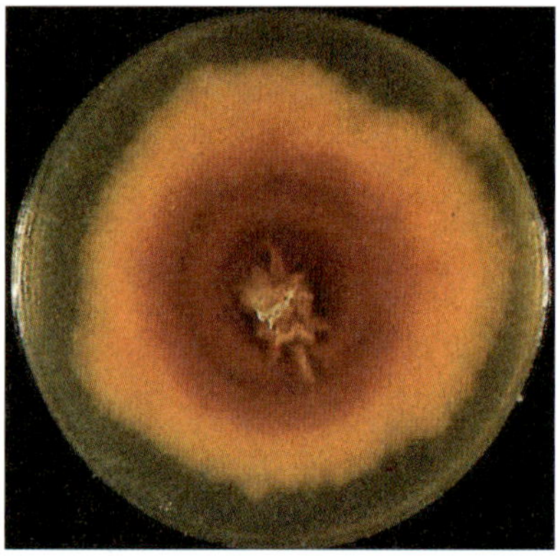

그림 3–32. **SDA 배지에서 10일간 (25℃) 배양된 *T. mentagrophytes*의 과립형 균주의 집락앞면**

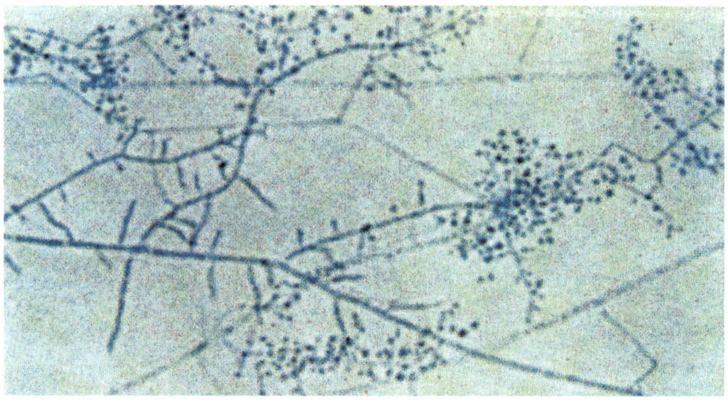

그림 3–33. ***T. mentagrophytes*의 현미경적 형태.** 작은 구형의 소분생자가 포도송이처럼 보인다. 곤봉 모양의 대분생자는 드물다. *T. rubrum*과 구별이 어렵다(LPCB 염색, ×350).

③ 감별점

적색 색소를 내는 *T. mentagrophytes*는 potato dextrose agar 또는 corn meal agar에서 적색 색소를 내지 않으며 Christensen's urea agar에서 2~4일 후에 양성반응을 나타내 *T. rubrum*과 구별된다(그림 3–34).

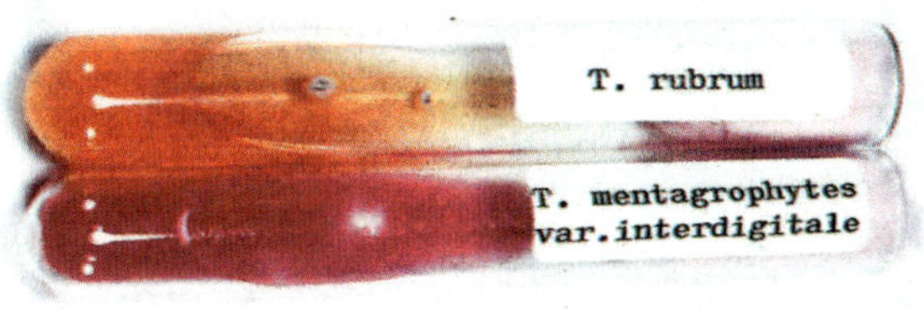

그림 3–34. **Urease test.** *T. rubrum*은 음성(위). *T. mentagrophytes*는 양성(아래)

④ 병원성

염증성 족부 백선, 체부 백선, 조·갑 백선, 안면부 백선 및 두부 백선을 일으키며, 이 중 가장 많이 발생하는 것은 족부 백선(athlete's foot)이다(그림 3–50).

시험관내 모발 천공 시험(In vitro hair perforation test)

1. 배지 제조

10% yeast extract 여과 멸균 ········ 0.1 ml

멸균 증류수 ········ 25.0 ml

hair spray 또는 염색하지 않은 건강한 사람의 모발 1 cm 길이 5~7조각

1) 멸균된 배양 접시에 yeast extract와 증류수를 잘 혼합한다.
2) 모발 몇 조각을 넣는다.

2. 실험 방법

1) 실험할 진균이 들어있는 배양 접시에 모발을 접종한다.
2) 배양 접시의 뚜껑을 덮고 실온에서 4주간 동안 배양한다.
3) 주기적으로 모발 한 조각을 slide glass 위에 놓고 lactophenol cotton blue 한 방울을 놓고 coverslip을 올린 다음 모발의 90°각도로 천공 여부를 현미경으로 관찰한다.
4) *Trichophyton mentagrophytes*를 포함한 다른 진균들은 모발을 천공한다.
따라서 *T. rubrum*과 *T. mentagrophytes*를 구분하는 데 특징적인 검사는 아니며 urease 시험 및 색소 생성능 등을 병행하여 검사해야 한다.

(2) ***Trichophyton rubrum***

① 배양 특성

Sabouraud dextrose agar에서 2주간 실온 배양하면 과립형 또는 솜털 모양의 백색 집락을 형성하며, 가장자리는 분홍색이고, 집락 뒷면은 진한 적색을 나타낸다. Potato dextrose agar 또는

corn meal agar에서 색소가 가장 잘 나타난다. urease시험은 1주일 내에 음성 또는 약양성을 나타내며, 고압 멸균된 모발은 천공되지 않는다. Heart infusion tryptose agar에서 대분생자 형성이 촉진된다(그림 3–35, 3–36).

② 현미경적 소견

대분생자는 다수 또는 소수 존재하며 매끄러운 벽, 연필 모양이며 3~8개의 세포가 들어있다. 곤봉 모양으로 된 다수의 소분생자는 균사를 따라 1개씩 다수 존재한다. 후막포자, 라켓형 균사 및 결절형이 함께 관찰되기도 한다(그림 3–37, 3–38).

③ 병원성

체부 백선, 조·갑 백선, 서혜부 백선 및 족부 백선을 일으킨다.

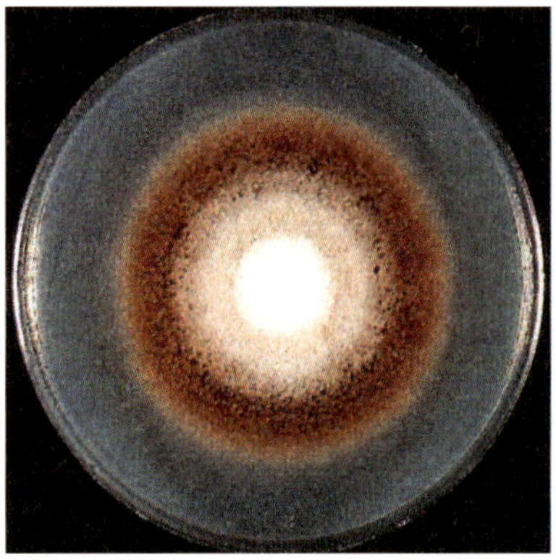

그림 3–35. **Potato dextrose agar에서 16일간(25℃) 배양된 *T. rubrum*의 집락앞면.** 방사형 주름이 있으며 크림색이나 분홍색, 연갈색으로 나타난다.

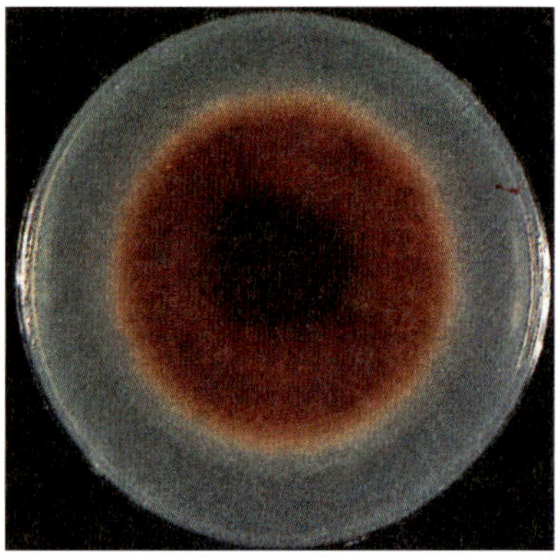

그림 3–36. **Potato dextrose agar에 16일간(25℃) 배양된 *T. rubrum*의 집락뒷면.** 갈색 또는 붉은 포도주색을 나타낸다.

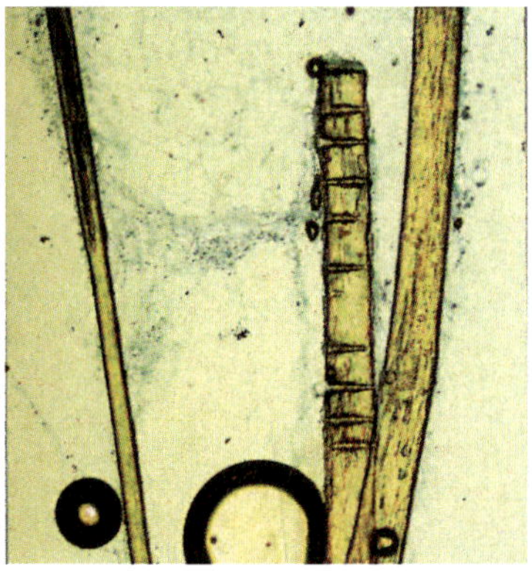

그림 3–37. **모발 천공시험.** *T. mentagrophytes*는 양성 *T. rubrum*은 음성

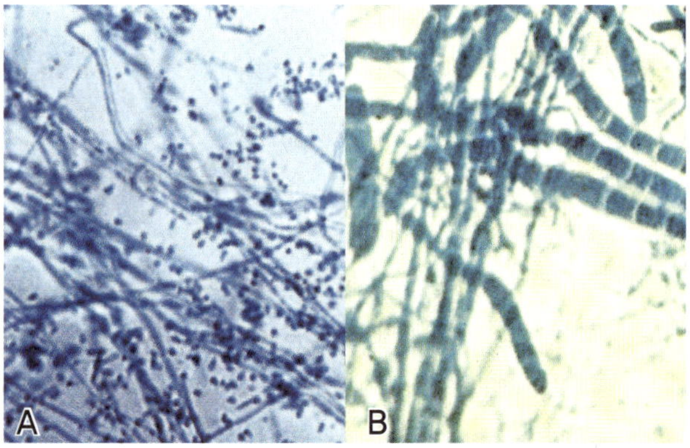

그림 3–38. ***T. rubrum*의 현미경적 형태(LPCB 염색).** A. 소분생자(×200) B. 대분생자(×400)

(3) *Trichophyton tonsurans*

① 배양 특성

Sabouraud dextrose agar에서 1~2주간 실온 배양하면 3가지 형태의 집락을 형성한다. 회백색인 집락의 뒷면은 마호가니색, 과립형 백색 집락의 뒷면은 무색, 과립형 황색 집락의 뒷면은 황색이다(그림 3-39). Thiamine이 함유된 배지에서 가장 잘 자란다.

② 현미경적 소견

매끄러운 벽, 곤봉 모양으로 된 소수의 대분생자와 다양한 형태의 큰 소분생자가 다수 존재한다. 후막포자와 라켓형 균사가 함께 관찰되기도 한다(그림 3-40).

③ 병원성

두부 백선에 검은 반점이 나타난다. 아주 드물게 체부 백선, 족부 백선 및 조·갑 백선을 일으킨다.

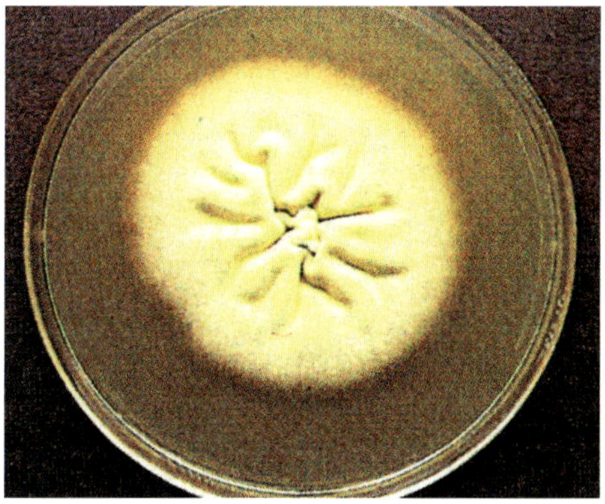

그림 3-39. **SDA 배지에서 28일간(25℃) 배양된 *T. tonsurans*의 집락앞면.** 양가죽, 융단형 또는 분말형이다. 중심부는 융기되어 있으며, 주름이 있다. 백색 또는 연황색, 갈색, 자색 등 여러 가지 색을 나타낸다.

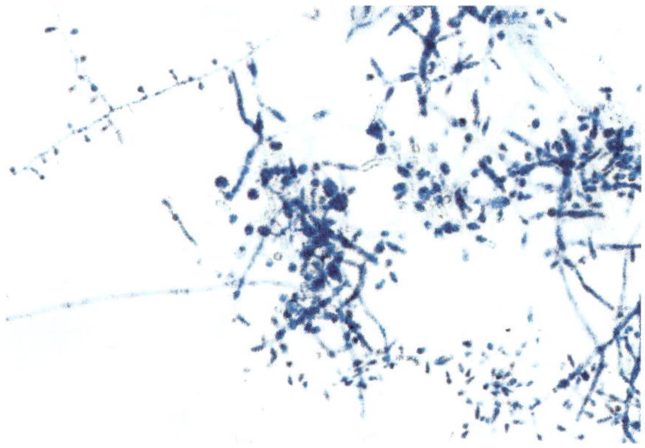

그림 3-40. ***T. tonsurans*의 분생자.** 균주와 배양기간에 따라 다르다. 보통 타원형이나 곤봉모양이다.

(4) *Trichophyton violaceum*

① 배양 특성

Sabouraud dextrose agar에서 2~3주간 실온 배양하면 납양의 융기된 자색집락, 집락 뒷면은 연한 자색을 나타낸다(그림 3-41). 계대 배양하면 자색은 없어진다. Sabouraud dextrose agar에 trypticase와 thiamine을 첨가하면 더욱 잘 자란다.

② 현미경적 소견

대분생자는 없고 후막 포자와 부풀은 균사만이 관찰된다. Thiamine이 함유된 배지에서 소수의 소분생자를 생성한다(그림 3–42).

③ 병원성

두부 백선, 체부 백선을 일으키고 드물게 조·갑 백선과 심부 감염을 일으킨다.

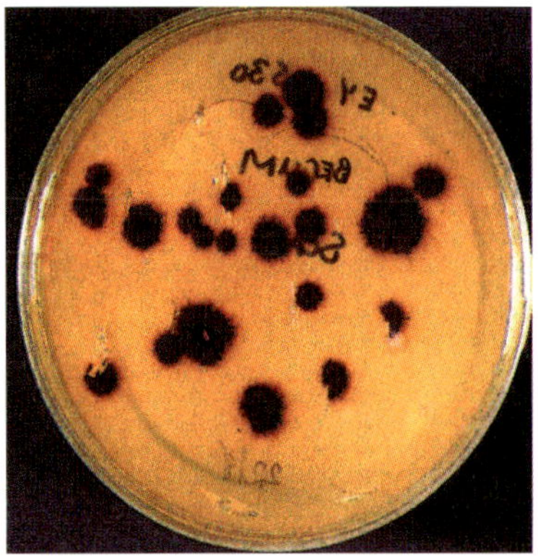

그림 3–41. **SDA 배지에서 28일간(25℃) 배양된 *T. violaceum*의 집락앞면.** 매끄러운 wax형 집락. 배양초기에는 크림색이지만 분홍색이나 진한 자색으로 변한다.

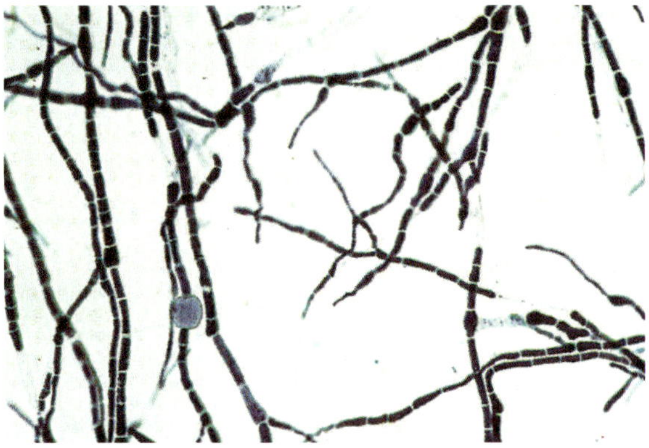

그림 3–42. ***T. violaceum*의 현미경적 형태.** 포자는 거의 없으며 가지처럼 뒤엉킨 균사(tangled hyphae)가 보인다.

(5) ***Ttrichophyton schoenleinii***

① 배양 특성

Sabouraud dextrose agar에서 2주간 실온 배양하면 초자양이고 융기된 집락이 황색 내지 담황색을 나타내고 집락 뒷면은 황색 내지 오렌지색을 띤다(그림 3–43).

② 현미경적 소견

보통 조건에서는 대분생자가 없고 황실 샹들리에(favic chandeliers)형 균사가 많이 관찰되기도 하며, 후막포자와 팽대한 균사가 함께 관찰될 수 있다. 소분생자는 rice grains medium에서 형성된다(그림 3–44).

③ 병원성

두부 백선과 드물게 체부 백선 및 조·갑 백선을 일으킨다.

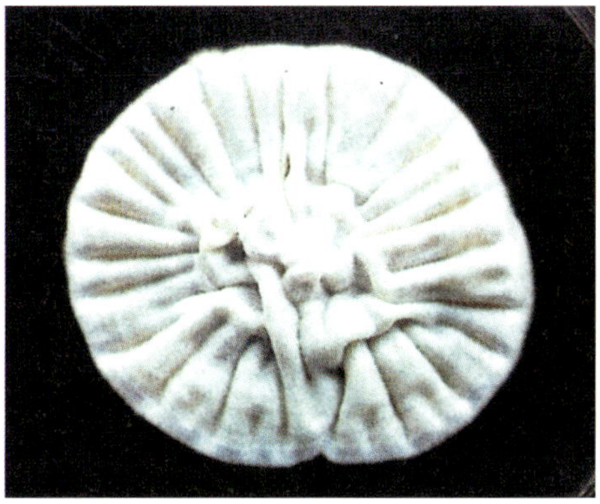

그림 3-43. **SDA 배지에서 39일간(25℃) 배양된 *T. schoenleinii*의 집락앞면.** 불규칙하게 융기되고 주름져 있다. 매끄럽고 wax형이다. 황백색 또는 갈색을 나타낸다.

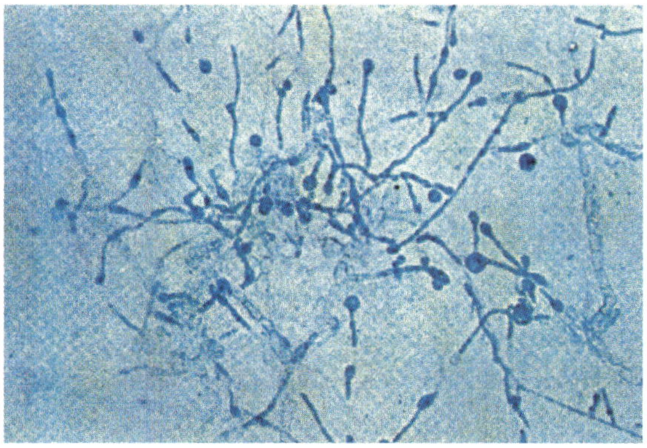

그림 3-44. ***T. schoenleinii*의 현미경적 형태.** 샹들리에형 분생자를 형성한다(LPCB 염색, ×231).

(6) *Trichophyton verrucosum*

① 배양 특성

Sabouraud dextrose agar에서 실온 배양하면 잘 자라지 않고 효모 추출액이 함유된 sabouraud dextrose agar 또는 thiamine이 함유된 heart infusion tryptose agar에서 더 빠르게 자란다. 이런 배지에 37℃에서 2~3주간 배양하면 백색 내지 밝은 황색 집락이 융기되어 보이고 납양(waxy)이다. 집락 뒷면은 황색이다(그림 3-45).

② 현미경적 소견

Plain sabouraud agar에서 후막 포자만이 연쇄를 이루어 나타나고, thiamine이 함유된 증균 배지에서는 3~5개의 세포가 들어있는 쥐꼬리 모양의 대분생자가 드물게 나타나고, 곤봉 모양의 소분생자가 균사를 따라 소수 관찰된다(그림 3-46).

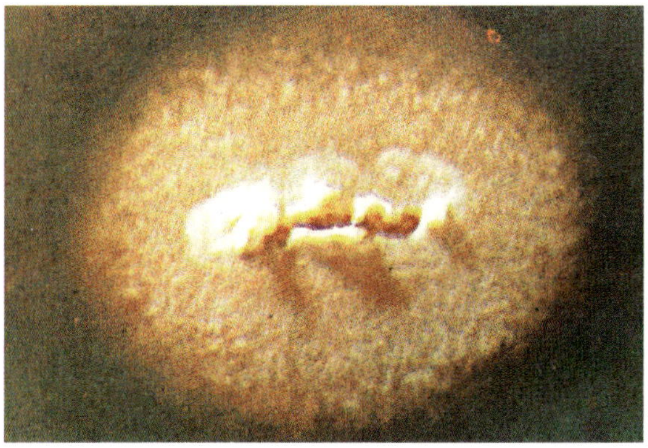

그림 3-45. **SDA 배지에서 28일간(37℃) 배양된 *T. verrucosum*의 집락앞면.** 매끄럽고, 주름이 있으며 중심부는 융기되어 있다. 회백색을 나타낸다.

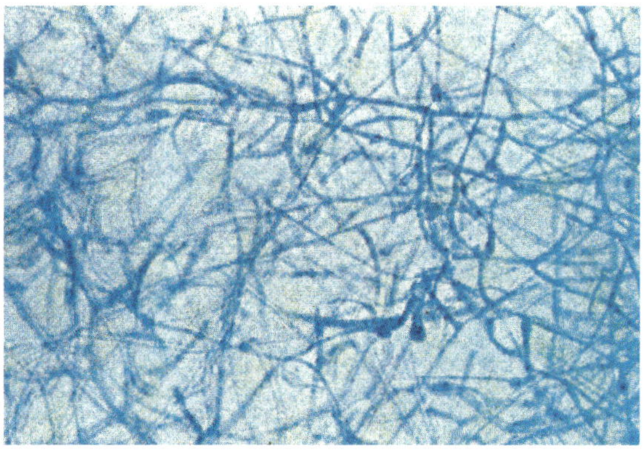

그림 3-46. ***T. verrucosum*의 현미경적 형태.** 분생자는 거의 없고 뒤엉킨 균사(tangled hyphae)는 사슴뿔(antlers)을 닮았다.

③ 병원성

두부 백선, 체부 백선, 턱수염 백선 등을 일으키며 두부 백선은 감염된 소에서 전염된다.

V 피부 진균증(Cutaneous mycoses)

1. 체부 백선(Tinea corporis)

체부 백선(tinea corporis 또는 tinea glabrosa)은 **피부 윤선**(tinea circinata)으로도 알려졌으며 *Microsporum* 속, *Trichophyton* 속 및 *Epidermophyton floccosum* 등의 피부사상균에 의해 **몸체의 무모부**(nonhairy skin)에 피부 진균증을 일으킨다. *Microsporum* 속의 감염은 주로 어린이에 많고 드물게 감수성 있는 어른에게 감염되며, 통상적으로 병변의 중심부에 낙설상을 나타내지만 그 부위는 깨끗하고 그것을 둘러싸고 있는 가장자리는 소포진을 포함하는 융기된 **적색의 진행성 경계**를 가진 윤선(ring worm)이 생긴다. 피부사상균은 **사멸된 각화 조직**(keratinized tissue) 내에서도 발육한다. 진균의 대사 산물은 말피기층을 통하여 확산되어 홍반, 수포 형성 및 소양증을 일으킨다. 항체 활성의 역할은 분명하지 않다. 균사가 노화하여 분절포자화되면 이들을 함유하는 세포들이 퍼지게 된다. 이것은 **윤선**(ring worm) 병변의 중심부가 부분적으로 치유되고 있음을 의미한다. 활발한 균사의 발육은 비감염 각질층인 윤선의 가장자리까지 침투한다. 발육이 계속적으로 진행되면 두꺼운 손바닥, 발바닥 표면의 신생 각질층까지 퍼지는데, 이것은 그런 부위에 지속성 감염이 있음을 의미한다(그림 3-47, 3-48).

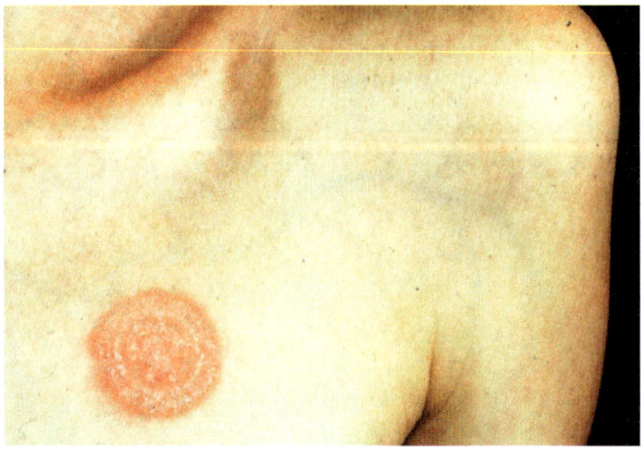

그림 3-47. **피부 윤선**(Tinea circinata). 환부의 중심으로부터 원을 그리며 점차 외부로 확산된다.

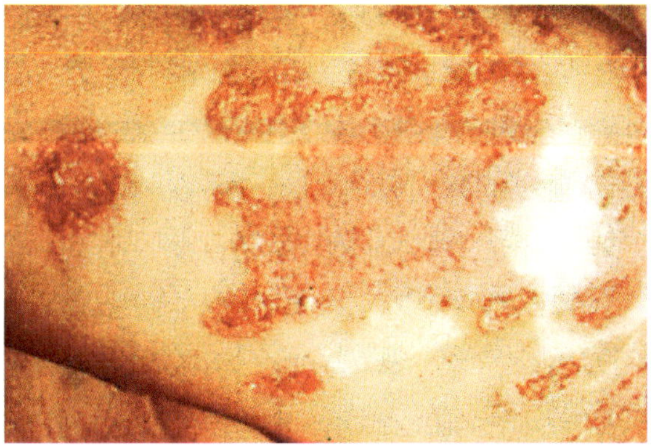

그림 3-48. ***T. verrucosum*의 감염으로 피부에 생긴 체부 백선**(Tinea corporis)

Griseofulvin으로 2~4주간 치료하며 재발 예방을 위해 28~30일간 지속적으로 투여한다. 감염 부위가 적을 때는 3% sulfur salicylic acid 연고를 사용하든지, 1% tolnaftate를 사용하며, miconazole, clotrimazole, econazole 및 ketoconazole 등도 같은 효과를 나타낸다. *T. rubrum* 감염 시 griseofulvin으로 일주일이면 호전되지만 계속하여 28~30일간 투여한다.

2. 안면부 백선, 백선성 모창(Tinea barbae)

안면부 소양증(barber's itch)이라고도 하며 안면부와 목의 수염 부분에 피부 사상균이 감염된 것으로 미국의 소 사육 지역에서 많이 발생한다. 주된 감염 원인체는 *T. mentagrophytes*와 *T. verrucosum*이며 *T. rubrum, M. cannis* 및 *T. violaceum* 등은 드물게 발견된다. 턱 부근에 독창(kerion)이라고 하는 심한 급성 염증을 일으키며, 제한적으로 모낭염 또는 모낭주위 감염을 일으키기도 한다. 두부 백선과 유사한 증상을 보이며, *M. canis* 에 감염된 수염은 부서지기 쉬운 부석부석한 상태가 되어 자외선 램프(Wood's lamp)를 비추면 형광색을 띤다. 치료 방법은 수염을 면도하거나 잘라낸 후 따뜻한 습포를 하고, griseofulvin을 6~8주간 복용한다(그림 3-49).

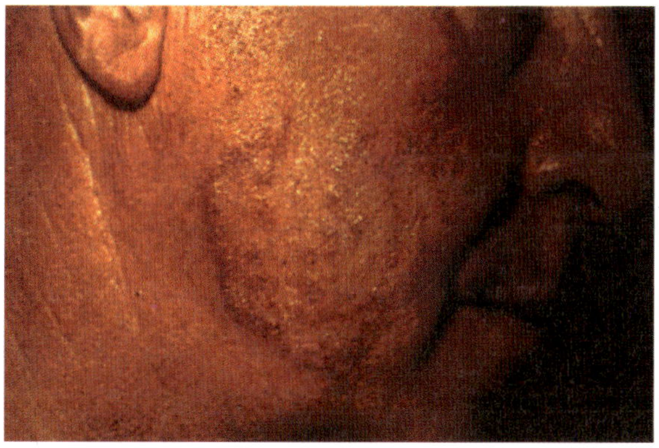

그림 3-49. **백선성 모창(Tinea barbae).** barber's itch(안면부 백선)이라고도 하며 주로 *T. mentagrophytes, T. verrucosum*에 의해 감염된다.

3. 두부 백선(Tinea capitis)

두부 백선은 *Microsporum*균속 및 *Trichophyton*균속에 의해 감염 균종의 종류에 따라 다양하게 나타난다. 지금까지 *M. audouinii*에 의한 두부 백선이 가장 많고, 초등학교 남학생이 감수성이 높으며 사춘기에 자연 치유되는 것이 보통이다. 치유되지 않은 백선균 감염증은 성인이 되어도 계속되는 경우가 있다. 감염은 두피에서 시작하여 피부 사상균은 아래쪽으로 발육하여 **모낭의 각질벽**(ketatinized wall)을 침범하여 발육하면서, 계속 자라 나오는 **모간을 침범**해 **모발이 파**

괴되고, **흑색 반점성 윤선**이 나타난다. *Microsporum* 속은 모발 주위를 둘러싼 제방 모양으로 발육하는 **모외균**(ectothrix)의 성질을 갖는 반면, *Trichophyton*균속은 발육 양상이 다양하며 일부는 모간에 침입하는 **모내균**(endothrix)의 특성을 나타낸다. 어떤 균종에 의한 감염은 모발이 두피 바로 위에서 부러져서 탈모된 부위에 원형의 부스러기를 남긴다. 발적, 부종, 낙설 및 수포 형성을 볼 수 있으며, 일부 환자에서는 **독창**(kerion)이라고 하는 심한 염증이 일어나 화농성 감염증과 유사한 경우도 있다.

두부 백선은 임상 증상에 따라 형광형, 비형광형 및 황선(favus) 등으로 나눈다. *Microsporum* 균속에 의해 발생되는 형광형일 경우 ultramicronized griseofulvin 250 mg으로 치료하고, micronized griseofulvin 500 mg 또는 regular griseofulvin 1 g씩을 매일 복용하여 한 달간 치료한다. 비형광형은 약 6주간 치료한다. 두피가 감염되었을 때는 모발을 뽑거나 깎는다. 자주 머리를 감고 miconazole cream 등을 사용한다.

4. 족부 백선, 무좀, 건포상 백선(Tinea pedis 또는 Athlete's foot)

피부사상균 감염증 중 **가장 많이** 발견된다. 주로 **집단생활**을 하는 군인, 학생들에서 높은 감염률을 나타내며 **덥고 습도가 높은 지역**의 성인 남성들에 주로 감염된다. *T. mentagrophytes*에 의한 감염 빈도가 가장 높으며 동물에서도 간혹 발견되지만 사람에게 매개되는지는 확실하지 않다. 처음에는 발가락 사이가 가렵고 작은 수포가 생겼다가 터지면서 진물이 나오고 피부가 연화되어 피부가 벗겨진다. 염증성으로 진전되면 손, 허벅지 및 겨드랑이 등으로 번지며, 세균에 의한 2차 감염이 일어나면 임파관염이나 임파절염이 생긴다. *T. rubrum* 감염은 약제에 내성을 나타내고 수포성으로 한정된 만성 증상을 나타낸다. 발바닥에 감염되면 홍반과 비후된 피부 및 가루 모양의 낙설을 나타낸다. *E. floccosum*감염은 주로 서혜부에 감염을 일으키지만 드물게 발가락 사이가 갈라지고 발바닥에 수포를 일으킨다. 족부 백선은 가끔 발톱 백선을 동반한다(그림 3-50).

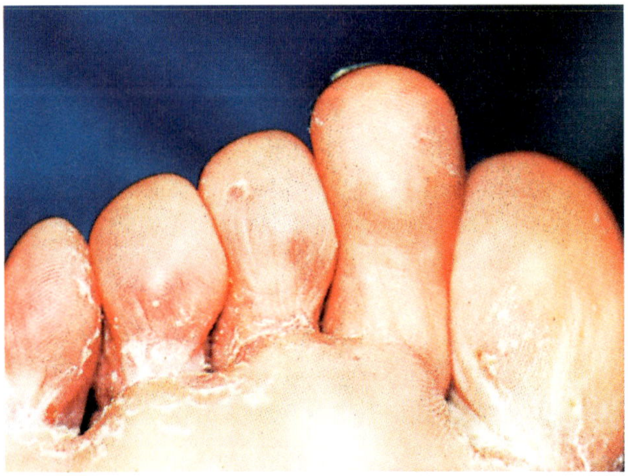

그림 3-50. **족부 백선(Tinea pedis)**. athlete's foot이라고도 하며 주로 *T. mentagrophytes*에 의해 감염된다.

발톱 백선 및 *Candida*와 혼합 감염이 안 된 족부 백선은 tolnaftate, miconazole 및 whitfield's 연고 및 griseofulvin 투약으로 치료할 수 있다. 만일 혼합 감염이면 분리해서 치료해야 하며, 심한 경우에는 micronized griseofulvin을 6~8주간 투약한다.

5. 손톱, 발톱 백선(Tinea unguium)

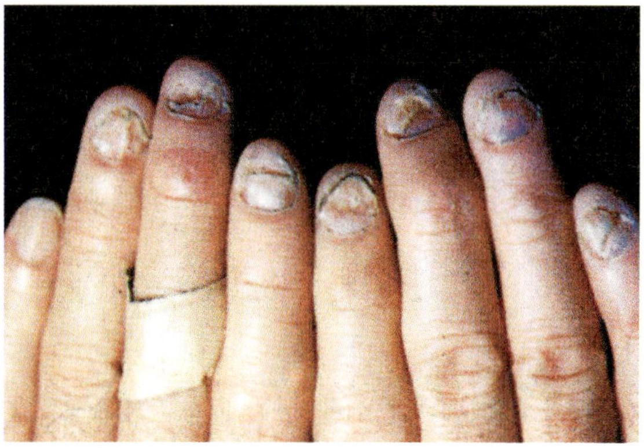

그림 3-51. **조·갑 백선(Tinea unguium).** *T. mentagrophytes, T. rubrum, E. floccosum*에 의해 주로 감염된다.

손톱, 발톱 백선은 각질부의 윤선(ring worm)으로 주로 *T. mentagrophytes, T. rubrum* 및 *E. floccosum*에 의해 발생되며 드물게 다른 균속에 의해서 발생되기도 한다. 각질(nail)부 감염은 피부사상균이 아닌 각질부 진균증(onychomycosis)의 원인균인 *Candida*균속이나 *Scopulariopsis*균속에 의해서도 일어난다. 남성보다 주로 40~50대 여성에서 많이 발생한다. 감염이 진행되면 탈색되어 유백색 또는 황색이 되고 비후되어 부서지기 쉬운 상태가 된다. 발톱과 발에 감염된 후 치료하지 않으면 손으로 감염된다. 대부분 항진균제는 손톱이나 발톱을 잘 침투할 수 없기 때문에 치료에 어려움이 많다(그림 3-51).

손톱에 감염된 경우는 micronized griseofulvin으로 최소 6~18개월간 치료해야 하며 발톱에 감염된 경우 8~12개월에서 감염 양상에 따라 18개월간 치료한다. 필요에 따라 환부를 제거하는 경우도 있다.

6. 서혜부 백선(Tinea cruris)

서혜부 백선은 세계적으로 분포하며 서혜부, 회음부 및 항문 주위와 음낭 주위에 가려움증이 동반된 진균 감염증이 발생하는 것이다. 유럽에서는 *E. floccosum*이 자주 발견되고 미국에서는 *T. mentagrophytes, T. rubrum* 및 *E. floccosum*이 주로 발견된다. 감염 경로는 감염된 의복이나 족부 백선 및 체부 백선 등에 의해 전파되는 것으로 알려지고 있다. *E. floccosum*에 의한 감염은 피부에 갈색 경계가 뚜렷하고 작은 수포를 형성하며 가벼운 가려움증을 나타낸다. *T. mentagrophytes*와 *T. rubrum* 감염은 환부가 홍반 및 비후되며 다른 부위로 확산된다. 국소 치료가 가능하며 tolnaftate, thiabendazole, miconazole 및 imidazole이 효과적이며, griseofulvin을 약 30일간 투여한다(그림 3-52).

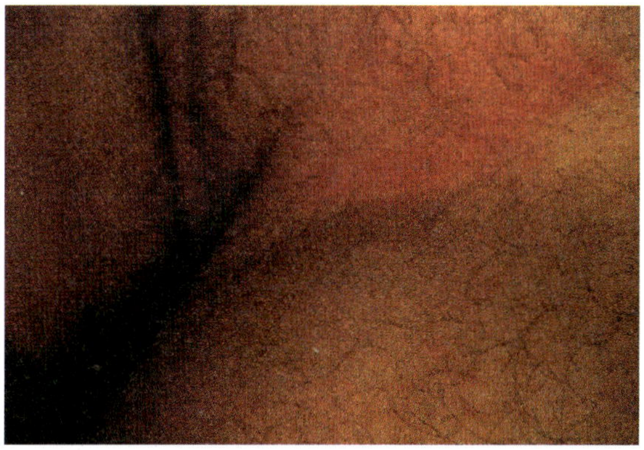

그림 3-52. **서혜부 백선(Tinea cruris).** *T. mentagrophytes, T. rubrum, E. floccosum*에 의해 주로 감염된다.

7. 피부 사상균 피진(Dermatophytids)

피부 진균증에 감염된 환자가 진균 균체 성분 또는 대사 산물에 과민증이 생겨 피부 사상균 피진(dermatophytids)이라는 알레르기 증상이 나타나는데, 주로 손가락과 손에 수포 또는 발진이 생기며 전신에 퍼지기도 한다. 이와 같은 발진을 "Ids"라고도 불리며 자연적으로 염증이 발생하기도 하고 과잉 치료의 결과로 염증이 발생하기도 한다. *Trichophyton* 피부 반응 시험에서 양성 반응이 나타난다. 가끔 피부사상균 피진과 *T. mentagrophytes* 감염이 동반되는 경우가 있으며 소양증과 수포를 형성해 접촉성 피부염과 혼돈할 수도 있다. 일차 감염 원인을 제거하면 "Ids" 발진은 없어진다(표 3-8, 3-9).

표 3-8. **백선치료에 추천되는 Griseofulvin*의 양**

감염부위	Griseofulvin 투여량	투약기간
두부 백선(Tinea capitis)		
a. Fluorescent type	0.5~1.0 g/day	4주
M. audouinii, M. canis,		
M. ferrugineum		
b. Nonfluorescent type	15~25 mg/kg/day	6중
체부 백선(Tinea corporis)	1.0 g/day	30일
서혜부 백선(Tinea cruris)	0.5~1.0 g/day	30일
턱수염 백선(Tinea barbae)	1.0 g/day	8~10주
족부 백선(Tinea pedis)		
a. onychomycosis외	1.0 g/day	6~8주
b. onychomycosis +	1.5~2.0 g/day	8~12월
조 · 갑 백선(Tinea unguium +)		
a. Fingers	1.5~2.0 g/day	4~6월
b. Toes	1.5~2.0 g/day	8~18월

표 3-9. 인체병원성 피부사상균의 동정

Ⅰ. SDA슬라이드배양에서 macroconidia 특성관찰			
A. 거친 세포벽(rough wall)을 가진 세포			
1. 세포수가 많고 세포벽이 얇다.	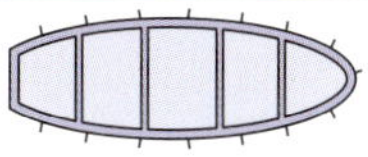	*Nannizzia gypsea* (과거명칭; *Microsporum gypseum*)	Macroconidia는 4~6개의 세포 가짐 분말형 집락, 담황색, 뒷면 황갈색 Microconidia 2~3개 곤봉모양
2. 두꺼운 세포벽 a. 방추형 세포수 많다.	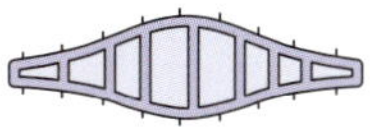	*Microsporum canis*	Macroconidia는 6~15개의 세포 가짐 집락, 뒷면 진황색 Microconidia 2~3개 곤봉모양
b. 퇴화된 형태 세포수 적다.	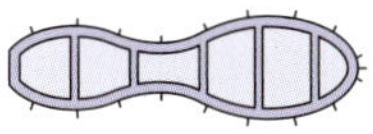	*Microsporum audouinii*	Macroconidia는 2~9개의 세포 가짐 집락, 뒷면 등색 주로 terminal point vesicles를 가짐
B. 평활한 세포벽(smooth wall)을 가진 세포			
1. 세포수가 많고 곤봉모양	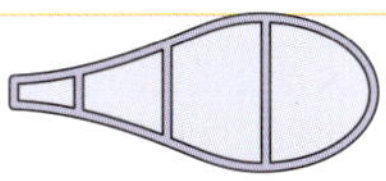	*Epidermophyton floccosum*	Macroconidia는 2~4개의 세포 가짐 집락, 군청색, 황색 Microconidia 없음
2. 연필모양 세포수는 적거나 많다. a.	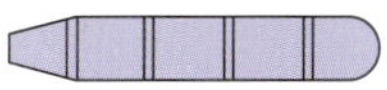	*Trichophyton mentagrophytes*	Macroconidia는 5~8개의 세포 가짐 Microconidia 많다, 원형, 균사를 따라 한 개 또는 포도송이처럼 덩어리져 나타남 Urease 양성 2~6일, Patato dextrose agar에서 적색 없음
b.	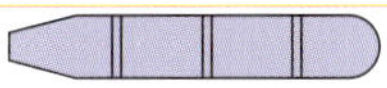	*Trichophyton rubrum*	Macroconidia는 3~8개의 세포 가짐 Microconidia 많다, 곤봉형 Patato dextrose agar에서 적색, Urease 음성(7일)
3. Aborted, rare	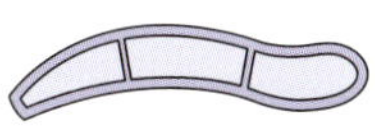	*Trichophyton tonsurans*	Microconidia 많다, 형태 크고 다양, Thiamine 함유배지에서 잘 자란다.

표 3-9. **인체병원성 피부사상균의 동정(계속)**

II. SDA 슬라이드 배양에서 microconidia 특성 관찰			기타 특성
A. <u>세포수가 많다.</u>			
1. 포도송이 같은 덩어리, 원형 또는 난형세포	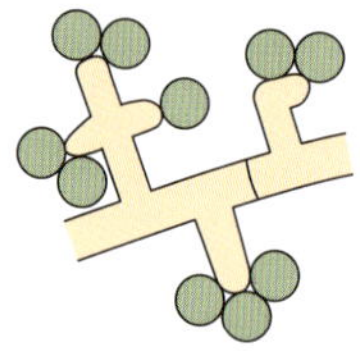	*Trichophyton mentagrophytes*	균사를 따라 한 개씩 또는 덩어리져 나타난다. 세포수는 적거나 많다(5~8개). 연필모양, 매끄러운 세포벽의 macroconidia, urease 양성 2~4일, Patato dextrose agar에서 적색 없음. 모발천공시험 양성
2. 균사를 따라 한 개씩 형성			
a. 단일형태			
1.	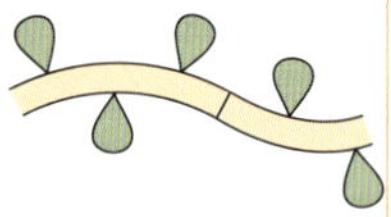	*Trichophyton mentagrophytes*	Microconidia는 난원형으로 포도송이 같은 덩어리 Macroconidia는 smooth한 세포벽 연필모양, 5~8개, 드물게 또는 많은 수 세포 존재 Patato dextrose agar에서 적색 없음. Urease 양성(2~4일)을 나타낸다.
2.	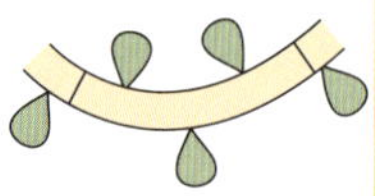	*Trichophyton rubrum*	Macroconidia는 연필모양 Smooth한 세포벽 3~8개, 드물게 또는 많은 수 세포 존재 Patato dextrose agar에서 적색 Urease 음성(7일), 모발천공시험 음성
b. 형태가 크고 일정치 않다.	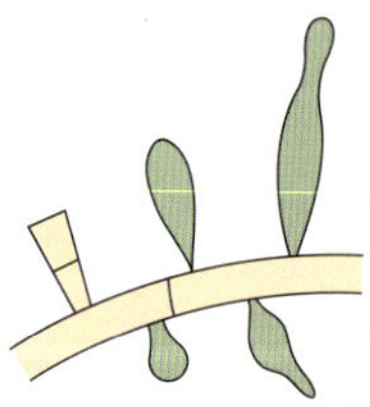	*Trichophyton tonsurans*	Macroconidia는 세포수가 드물고, 형태 일정치 않고 smooth한 세포벽 배지에 thiamine을 첨가하면 더 잘 자란다.
B. <u>Microconidia수가 적고 곤봉모양</u>			
1. 집락 적갈색, 뒷면은 황갈색	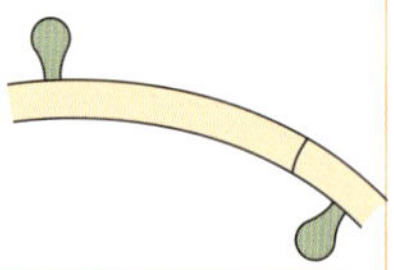	*Nannizzia gypsea* (과거명칭; *Microsporum gypseum*)	많은 수의 rough하고 얇은 세포벽을 가진 타원형의 macroconidia로 4~6개의 세포를 갖고 있음
2. 백색집락, 가장자리 황색, 뒷면 밝은 황색	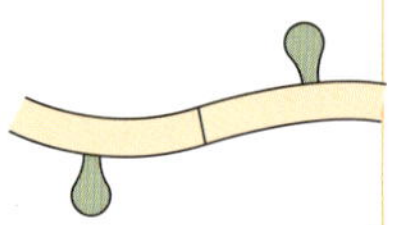	*Microsporum canis*	수많은 거칠고, 두꺼운 세포벽, 방추형의 macroconidia에 6~15개의 세포 함유

표 3-9. **인체병원성 피부사상균의 동정**

C. Microconidia는 드물고 곤봉모양	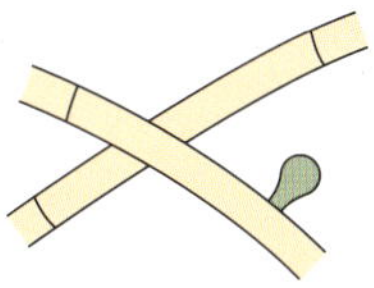	*Microsporum audouinii*	집락은 엷은 황갈색, 뒷면 등색 (salmon), Macroconidia 수는 드물고, 거칠고 두꺼운 세포벽 Polished rice grain에서 약하게 발육
Ⅲ. SDA slide 배양에서 macroconidia와 microconidia 형태 관찰			**기타 특성**
A. Terminal pointed vesicles Macroconidia는 yeast extract-midia에서 잘 자란다.	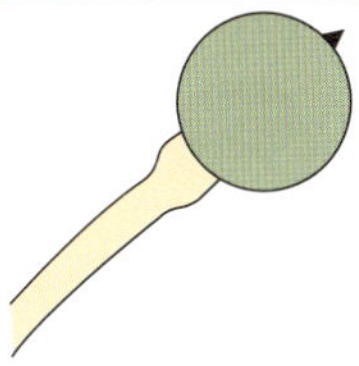		집락은 밝은 황갈색, 뒷면은 등색 Macroconidia의 수는 적고 거칠고 두꺼운 세포벽을 가짐 Microconidia는 곤봉모양으로 균사를 따라 한 개씩 존재 보통 라켓형 또는 결절형 균사 발견
B. 사슬을 이룬 chlamydoconidia			
1. 집락 자색, 뒷면 엷은 자주색	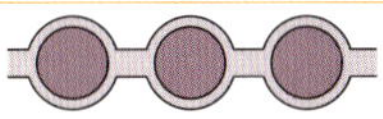		Macroconidia는 없고, microconidia는 thiamine이 함유된 배지에서 잘 자람
2. 집락은 백색 내지 밝은 황색 뒷면 무색 또는 황색 (발육에 inositol 요구)	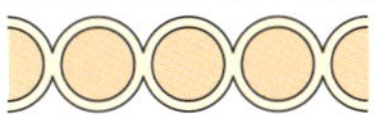		Thiamine이 함유된 배지에서 smooth-walled rat-tail macroconidia와 곤봉형 microconidia 37℃에서 잘 자람
C. 샹드리에형 균사	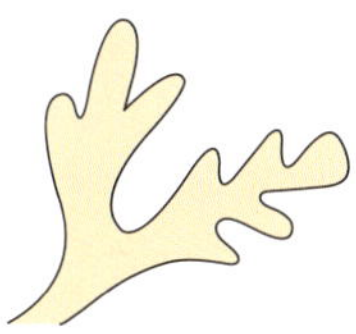		집락은 황색, 담황색, 뒷면 무색 또는 오렌지색. Macroconidia는 없고, microconidia는 chlamydoconidia와 끝이 부푼 균사. 발육에 thiamine을 요구하지 않음

4 피하진균증
(Subcutaneous Mycoses)

학습목표

1. 피부 진균증의 정의를 설명할 수 있어야 한다.
2. 흑색 사상균을 정의하고 균종의 특성을 설명할 수 있어야 한다.
3. 초자양 사상균을 정의하고 균종의 특성을 설명할 수 있어야 한다.
4. 진균양 세균을 정의하고 균종의 특성을 설명할 수 있어야 한다.

I 개요

피하 진균증을 일으키는 진균은 주로 토양에 기생하며, 오염된 식물이나 가시 등에 의해 피하 조직이나 임파절 주변에 **국소적으로 감염**되며, 드물게 **파종성 감염**을 일으킨다. 피하 감염부위는 **만성 감염증**이 되며 치료되지 않고 단단하고, 덩어리지고, **딱딱한 껍질**과 **궤양 부위**에서 **진물이 흐르는 특징**이 있다. 특히 열대지역에서 사는 원주민들은 맨발로 다니는 습성이 있으므로, 날카로운 가시에 접촉할 가능성이 많기 때문에 발에서 자주 발생된다. 피하 진균증은 주로 열대지역에서 발생하지만, 전세계적으로 발견된다.

본 장에서는 고등진균과 **진균양 세균**(funguslike bacteria)에 대해 언급한다. 진균양 세균은 일차 감염이 피하 진균증이 아닌 다른 증상을 나타낸다. **진균양 세균(방선균, Actinomycetes)**이 일으키는 비피하 진균증을 언급할 장(chapter)이 적당하지 않기 때문에 본 장에 포함시켰다. **피하 감염**을 일으키는 진균은 자연계 어디에나 분포되어 있으며, 배양에서 분리된 것은 특별한 특징이 없다. 조직에 침투한 진균은 **KOH 용액 표본**과 **조직 병리학적 표본**으로 결정해야 한다. 검체는 증상이 가장 심한 환부에서 채취해야 하며 그 환부는 대개 0.5~2.0 mm로 작고, **여러 가지 색의 과립** 또는 **검은 반점**을 나타내고 **고름**이 흐른다. 반점과 과립의 색은 감염을 일으키는 진균에 따라 달라진다. 조직표본염색이나 potassium hydroxide-dimethyl sulfoxide(KOH-DMSO) 표본을 만들어 관찰하면 크로모블라스토마이코시스(색소효모균증, chromoblastomycosis)에서 생긴 검은 반점은 암갈색이며, **단단한 구조물**(sclerotic body)은 두꺼운 벽으로 된 **한 개** 내지 **여러**

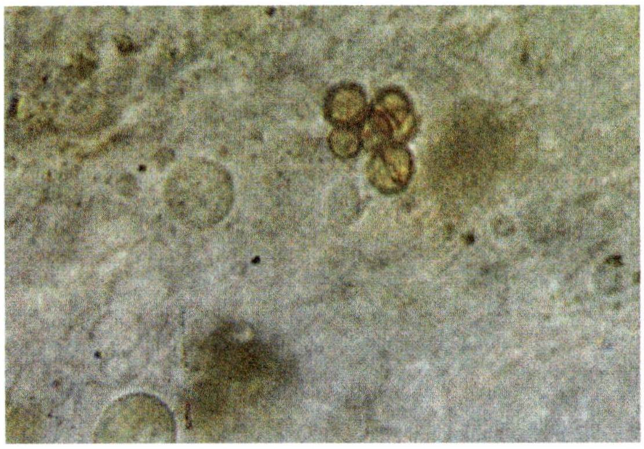

그림 4-1. **색소효모균증 환자의 고름이나 조직에서 특징적으로 생성되는** Sclerotic bodies(×500).

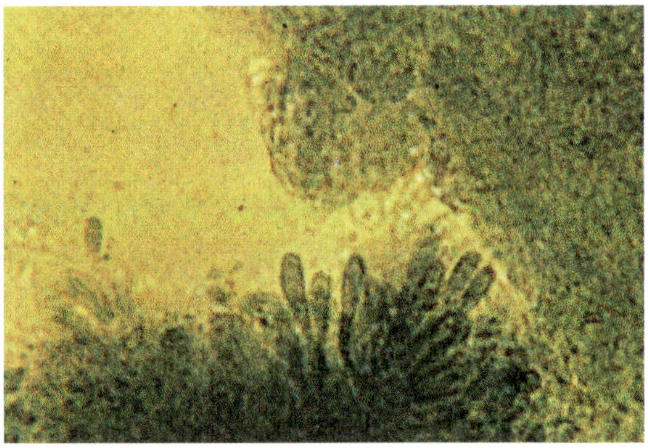

그림 4-2. **방선균(*Actinomyces* spp.)의 현미경적 형태.** 곤봉모양의 유황과립이 보인다.

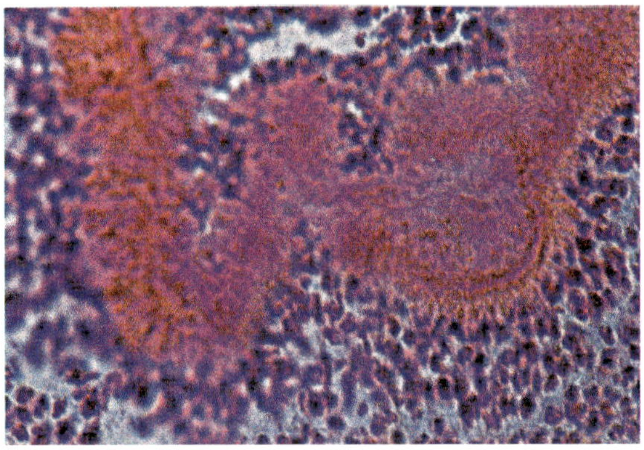

그림 4-3. **조직 내에 감염된 *Actinomyces* spp.의 과립**

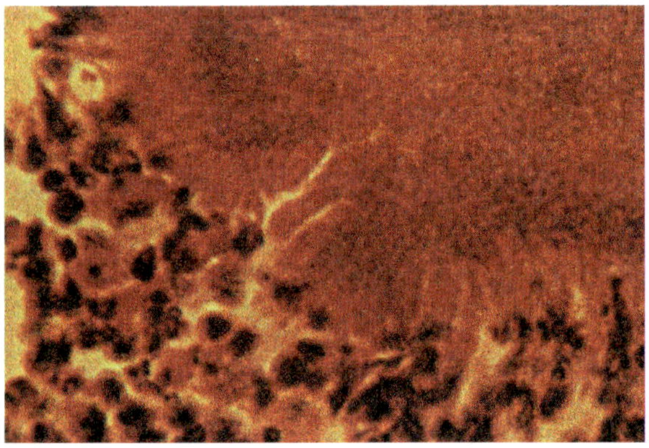

그림 4-4. **조직 내에 감염된 *Actinomyces* spp.의 곤봉형 과립(HE염색, ×1,000)**

개의 세포가 교차벽을 형성한다(그림 4-1).

균종(mycetoma)의 과립은 두 가지 형태를 나타내는데 그 하나는 고등진균이 원인이 된 **진균성 균종(eumycotic mycetoma)**으로서 2~5 μm 넓이의 색소가 있는 균사를 갖고 있으며, 다른 하나는 진균양 세균이 원인이 된 **방선균성 균종(actinomycotic mycetoma)**으로서 중앙부가 괴사되고 가장자리가 명확하며, 너비가 1 μm이고 분지를 이루는 균사로 엉켜 있으며, 젤라틴성 껍질로 둘러싸여 있다(그림 4-2, 4-3, 4-4).

그 껍질은 과립 가장자리에서 곤봉모양의 균사로 형성되었다. 반점(dots)과 과립은 흑색진균증(phaeohyphomycosis)이나 스포로트리쿰증(sporotrichosis)에서는 관찰되지 않고 노카르디아증(nocardiosis)에서만 드물게 관찰된다. 검체를 접종하기 전에 오염물을 제거하기 위해 멸균 생리식염수로 여러 번 수세한 다음, 항생제가 함유된 배지와 함유되지 않은 Sabouraud dextrose agar에 접종한다. *Nocardia asteroides*는 간혹 Sabouraud dextrose agar에서 억제되기 때문에 plain brain heart infusion agar에도 접종한다. 만일 의사가 ***Actinomyces***를 의심한다면 **plain brain heart infusion** 배지를 무산소성 조건을 유지하거나 **thioglycollate broth**에 접종한다. **Sabouraud dextrose agar**는 **30℃** 또는 실온에 배양하고, brain heart infusion agar 또는 **thioglycollate broth**는 **37℃**에 배양한다.

피하 진균증을 일으키는 진균들은 **흑색 사상균, 초자양 진균** 및 **진균양 세균**이다. **흑색 사상균**은 배양 후 3~4주면 집락이 형성되지만, **초자양 진균**은 보다 빠르게 자란다. **진균양 세균**은 *Mycobacterium* 속과 유사한 건조하고, 매끈한 카키색 집락을 형성하며 배양 속도는 균종에 따라 다양하다. 사상 진균의 동정은 현미경적 형태에 크게 의존하며 진균양 세균의 분류는 생리학적 검사를 병행한다(표 4-1).

표 4-1. 기회감염 피하진균증의 특성

질환 및 원인균	증 상	분 포	배양 특성	현미경적 특성
균종(Maduromycosis) *N. brasiliensis* *Actinomadura madurae,* *Pseudalle scheria* spp, *Phialophora* spp, *Madurella* spp.	농양에 의해 발이 붓고 형태가 일그러짐. 골격이 파괴되고 불구가 되는 경우가 있으며, 세균이 감염되지 않으면 통증이 없다. 과립의 크기, 형태 등은 진균의 종에 따라 다양하다.	열대지역의 어린이에 자주 발병되며 전세계적으로 분포하며 토양 속의 유기물질을 분해한다.	*N. brasiliensis*의 집락은 *N. asteroides*와 유사하며 *A. madurae*는 왁스양, 주름 잡힌 집락이 백색 내지 적색을 나타냄 *Scedosporium boydii*는 신속하게 자라 1~2일만에 집락을 형성한다. 처음에는 솜털 모양의 백색이며, 후기에는 담황색을 띤다.	*N. brasiliensis*의 균사는 막대균모양이고 부분적으로 항산성을 띤다. *A. madurae* 균사는 절편을 형성하지 않고 항산성도 아니다. *P. boydii*는 균사의 끝에 난형의 분생자를 가진다.
스포로트리쿰증(sporotrichosis) *Sporothrix schenckii*	손 또는 팔 안쪽의 상처에서 피하결절을 일으키며, 만성 감염이 되면 임파절 계통에서 배농된다. 노출된 표피에서 환부를 형성하며 드물게 전신성 감염 및 폐 Sporotrichosis를 일으킨다.	전 연령층의 남녀에 세계적으로 분포한다. 토양, 식물, 나무 등에 존재	집락은 빠르게 형성되며, 처음에는 크림-백색이며, 후기에는 갈색 또는 흑색이며 표면은 주름 잡히고 거칠다. 37℃에서 효모집락은 습윤하고 크림색이다.	분지된 격막균사, 2~5 ㎛의 구형 또는 서양배형의 소분생자가 분지된 옆에 덩어리져 있다. 오래된 배양에서는 큰 구형 후막포자 형성 37℃에서 3~10 ㎛의 난형 또는 방추상의 분아세포를 가진다.
색소효모균증 (chromoblastomycosis) *Fonsecaea pedrosoi*	만성적이며, 육아종, 사마귀 모양을 나타내며 때로는 궤양을 나타낸다. 손, 발, 머리의 피부 또는 피하조직에 거의 한정적으로 발생하며 아주 드물게 중추신경에 감염되면 치명적이다.	세계적으로 분포하며 목재를 취급하는 사람들에게 감염되며 나무, 토양 및 썩은 식물에 존재	서서히 자라며 상층부는 원형이며 배꼽모양이 된다. 후에는 불규칙하게 된다. 은색의 벨벳 모양의 균사로 덮이고 시간이 지나면서 연녹색으로 된다.	분지된 격막균사가 암갈색. 길이가 3~6 ㎛인 난형 분생자를 가진다.
Fonsecaea compacta			매우 서서히 자라며 연녹색 내지 흑색을 띤다. 융기되고 불규칙적이며 아주 부드러운 균사가 시간이 지나면서 거칠게 된다.	분지된 격막균사가 갈색 2~3 ㎛의 분생자가 분지된 사슬을 이룬다.
Phialophora verrucosa			서서히 자라며 융기되고, 습윤하며 갈색 내지 흑색을 띤다. 시간이 지나면서 깊은 주름이 잡히고 가장자리는 납작하게 되고 흑색으로 된다.	분지된 격막균사가 갈색 플라스크모양의 분생자병 1~4 ㎛의 얇은 세포벽의 난형 분생자를 가진다.
리노스포리듐증(rhinosporidiosis) *Rhinosporidium seeberi*	육아종 및 큰종양, 폴립 또는 사마귀 등이 눈 또는 코에 생기며 드물게 항문, 음경, 질, 인후두에 생김	전 세계적으로 분포하며 특히 인도에 많다. 담수에서 종사하는 20~40대에 감염이 많다.		KOH 또는 조직염색 표본에서 포자낭은 350 ㎛이상이며 7~9 ㎛의 포자를 가진다.

II 흑색 사상균(Dematiaceous molds)

흑색 사상균(Dematiaceous molds)에 속하는 진균들은 무염색표본에서 흑색 내지 갈색의 균사와 포자를 나타내며 Sabouraud dextrose agar에서 **어린 집락**은 **흑색 효모형**을 나타내다가, **배양 후기**에는 **짧은 벨벳 모양**의 기중균사와 포자를 형성한다. Potato dextrose agar 또는 corn meal agar에 슬라이드 배양하면 포자 형성이 아주 잘 된다. 흑색 사상균은 분생 포자의 형태에 따라 3가지 그룹으로 나뉜다.

1. 분지된 분생자병에 타원형의 분생포자가 긴 사슬을 이룬 진균

a. *Cladosporium carrionii* b. *Cladosporium trichoides*

2. 분생포자의 형태가 일정하지 않은 진균

a. *Fonsecaea compacta* b. *Fonsecaea pedrosoi*

3. 분생포자가 구형(ball)을 이루는 진균

a. *Phialophora verrucosa* b. *Exophiala jeanselmei*

c. *Wangiella dermatitidis*

이들 진균의 분류에는 **질병의 특성, sclerotic body** 또는 **과립의 존재** 또는 **형태 관찰**이 매우 중요하다(표 4–2).

표 4–2. 질병과 관련된 Black dot와 과립색의 특성

Dot/과립색 및 균종	Chromoblastomycosis (Black dots)	Eumycotis Mycetoma (Granules)	Actinomycotic Mycetoma(Granules)	Actinomycosis (Granules)
갈색 내지 흑색의 Sclerotic bodies:				
Fonsecaea pedrosoi	+			
Fonsecaea compacta	+			
Phialophora verrucosa	+			
Cladosporium carrionii	+			
기타:				
Exophiala jeanselmei		+		
백색 내지 황색:				
Scedosporium apiospermum		+		
Acremonium falciforme		+		
Nocardia asteroides			+	
Nocardia brasiliensis			+	
Nocardia caviae			+	
Nocardia madurae			+	
Streptomyces somaliensis			+	
Actinomyces israelii			+	+
Actinomyces bovis			+	+
Arachnia propionica			+	+
적색 내지 분홍색:				
Nocardia pelletieri			+	

1. 분지된 분생자병에 타원형의 분생포자가 사슬을 이루는 진균

1) *Cladosporium carrionii*

(1) 배양 특성

Sabouraud dextrose agar에서 실온 배양했을 때 서서히 자라고 흑색의 벨벳 모양의 균사체를 형성하여 흑색 집락을 나타낸다(그림 4–5).

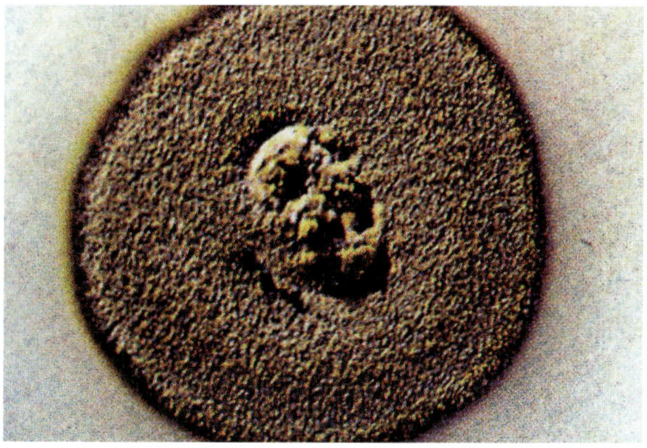

그림 4–5. Potato dextrose **우무배지에서 25일간 배양한 *C. carrionii*의 집락앞면.** 어둡고 차분한 녹색이며 가장자리는 흑색으로 나타난다.

(2) 현미경적 소견

균사는 흑색이고 길고 짧은 분생자자루는 반복하여 분지된 분아포자(직경 4.8~5.2 μm)의 짧은 사슬을 받쳐준다. 일부 배지에서는 분생자 덩어리를 형성하여 *Phialophora*속과 유사한 형태를 보인다(그림 4–6, 4–7).

(3) 기타 소견

*C. carrionii*는 42℃에서 자라지 않고 신경 조직에 침투하지 않는다. *C. trichoides*와 형태적으로 매우 유사하기 때문에 발육 속도, 분아포자의 크기, 발육 온도 및 감염 부위 등을 감별점으로 한다. *C. carrionii*는 젤라틴을 가수 분해하지 않는다.

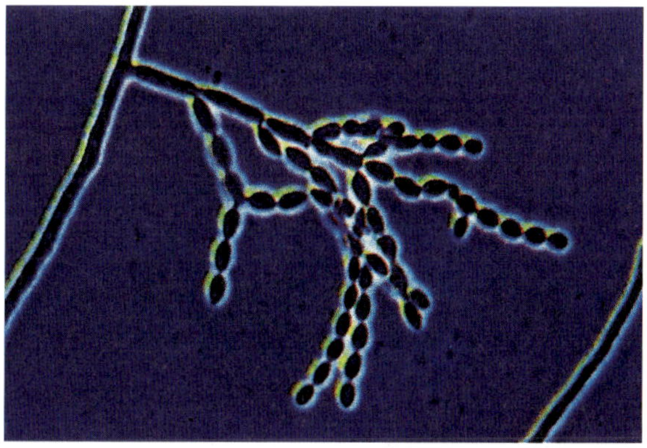

그림 4–6. ***C. carrionii*의 포자형태로서** Cladosporium **형이다**(LPCB 염색, ×700)

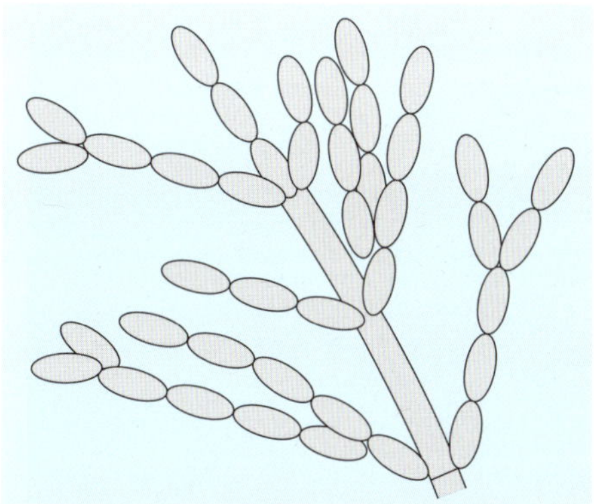

그림 4–7. ***Cladosporium carrionii***

(4) 병원성

*C. carrionii*는 색소 분아진균증(chromoblastomycosis)을 일으킨다.

2) *Cladosporium trichoides*

(1) 배양 특성

Sabouraud dextrose agar에서 실온 배양하면 중간 속도로 자라며 검고, 조밀한 집락을 형성한다. 집락 뒷면은 흑색이다(그림 4–8).

(2) 현미경적 소견

균사는 흑색이고, 길고 짧은 분생자자루가 성글게 분지된 분아포자(직경 7.3~7.6 μm)의 긴 사슬을 받쳐준다(그림 4–9, 4–10).

(3) 기타 소견

42℃에서 자라며, 동물 실험에서 신경조직에 침투하는 경향이 있고 젤라틴을 가수 분해하지 않는다.

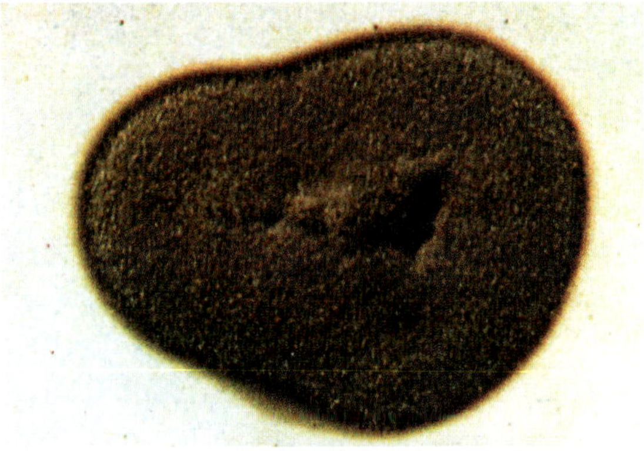

그림 4–8. Potato dextrose **우무배지에서 11일간 배양된 *C. trichoides*의 집락앞면.** 융단형이며 중심부가 불규칙하게 주름져 있다. 흑회색을 나타낸다.

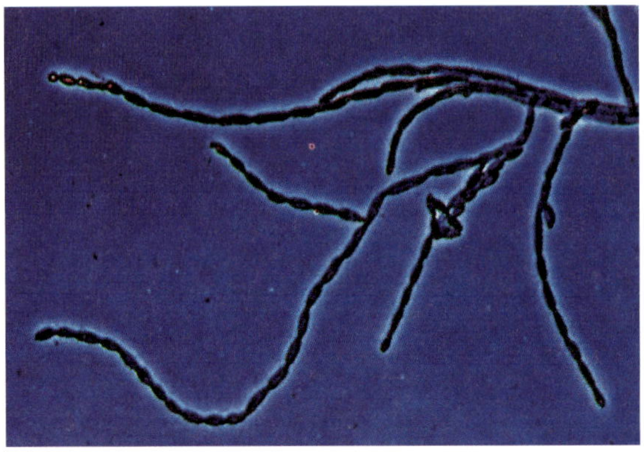

그림 4–9. ***C. trichoides*의 분생자.** 나뭇가지처럼 길고 굴곡되어 있다.

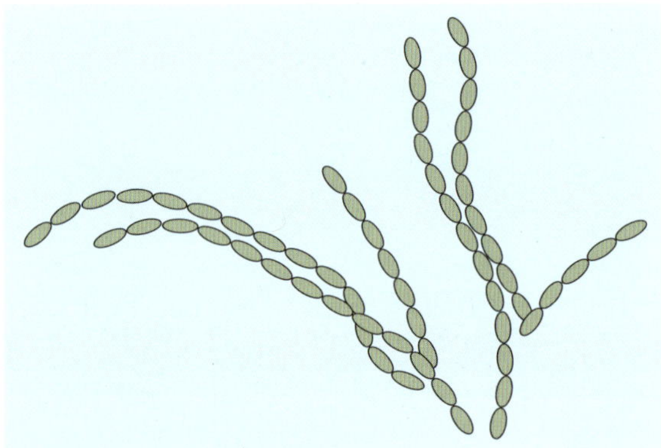

그림 4–10. ***Cladosporium trichoides***

(4) 병원성

*C. trichoides*는 피하 및 전신성 흑색 진균증(phaeohyphomycosis)을 일으킨다.

2. 분생포자의 형태가 일정하지 않은 진균

1) *Fonsecaea compacta*

(1) 배양 특성

Sabouraud dextrose agar에서 실온 배양하면 아주 느리게 발육하며, 낮고 흑색의 벨벳 모양의 균사를 형성하여 작고 검은 집락을 나타낸다(그림 4-11).

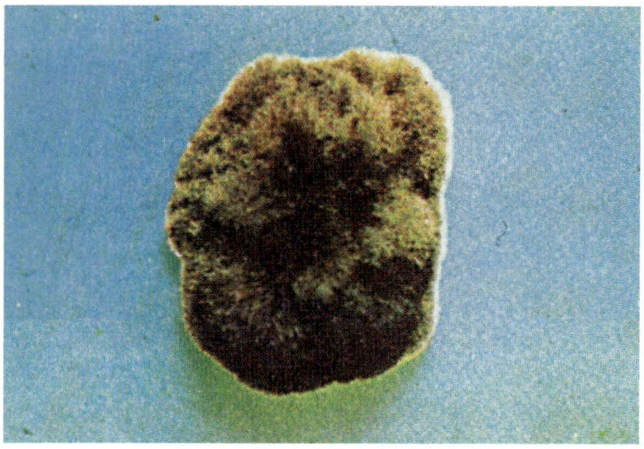

그림 4-11. ***F. compacta*의 집락앞면.** 융단형으로 융기되어 있으며 olive-black 색을 나타낸다.

(2) 현미경적 소견

균사는 흑색이며 분생자자루의 끝에 있는 기저경자가 1~4개의 경자를 받쳐주고 이것은 다시 1~4개의 분아포자를 받쳐 준다(그림 4-12 A). *F. compacta*가 조밀한 분아포자를 형성하는 반면, *F. pedrosoi*는 아주 느슨하게 구성된 분아포자를 가지는 점이 다르다(그림 4-12 B). 한 개의 분아포자가 형성되면 분생자자루의 반대편에 다른 분아포자가 형성된다(그림 4-12 C). *Rhinocladiella* 속과 유사하다. 플라스크 모양의 분생자자루 위에 **피알로분장자구**(phialoconidia ball)를 형성하며 *Phialophora* 균속과 유사하다(그림 4-12 D, 4-13).

(3) 병원성

*F. compacta*는 색소 분아진균증(chromoblastomycosis)을 일으킨다.

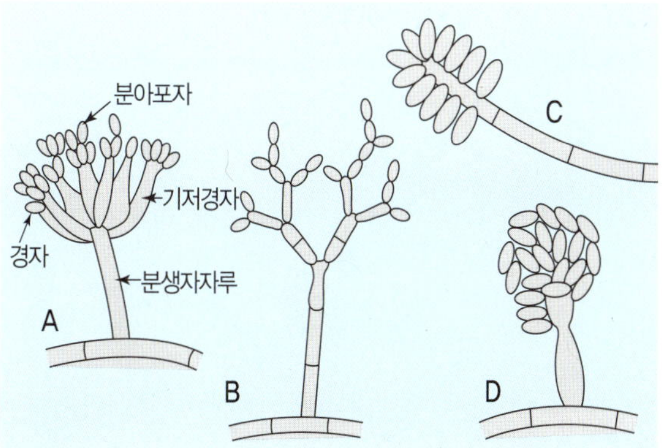

그림 4-12. ***Fonsecaea compacta***

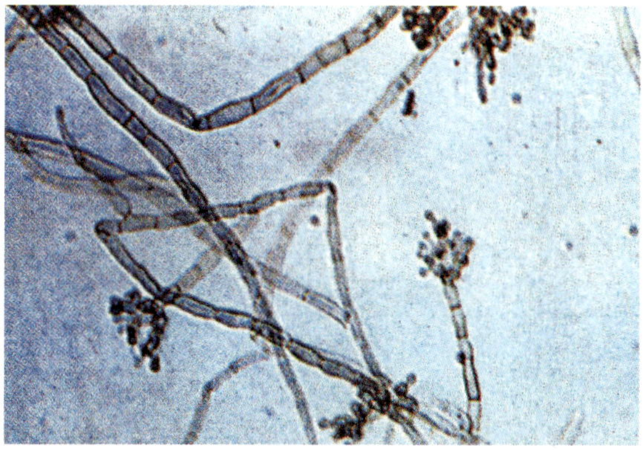

그림 4-13. ***F. compacta*의 분생자자루.** 포자형성 방식은 대부분 Cladosporium형이다.

2) *Fonsecaea pedrosoi*

(1) 배양 특성

Sabouraud dextrose agar에서 실온 배양하면 서서히 발육하며 낮고 흑색의 기중균사를 형성하여 흑색 집락을 나타낸다(그림 4–14).

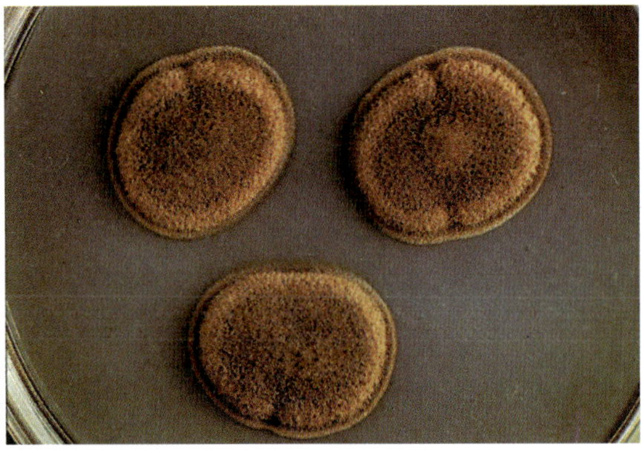

그림 4–14. ***F. pedrosoi*의 집락앞면.** 융단형 또는 솜털형으로 중심부가 융기되고 주름져 있다. 흑자색을 나타낸다.

(2) 현미경적 소견

균사는 흑색이며 분생자자루의 끝에 있는 기저경자는 1~4개의 경자를 받쳐주고, 다시 이것은 1~4개의 분아포자를 받쳐준다(그림 4–15 A). *F. compacta*가 조밀하게 분아포자를 형성하는 것에 비해, 느슨하게 분아포자를 형성하는 것이 차이점이다. 그 외 세 종류의 다른 형들은 잘 관찰되지 않으며, *F. compacta*와 유사한 형태를 갖는다(그림 4–16).

(3) 병원성

*F. pedrosoi*는 색소 분아진균증(chromoblastomycosis)과 아주 드물게 전신성 색소 진균증(phaeohyphomycosis)을 일으킨다.

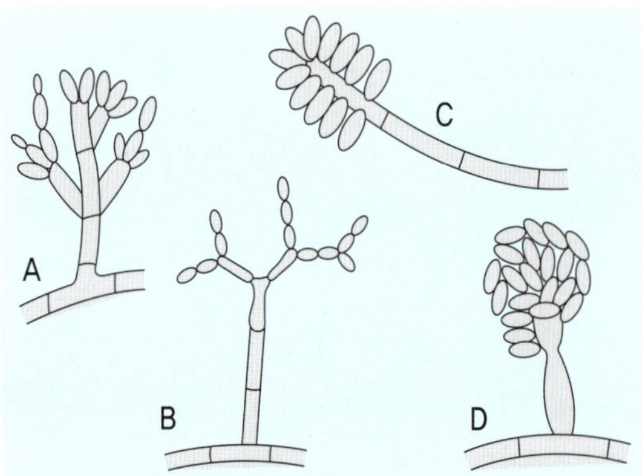

그림 4–15. ***Fonsecaea pedrosoi***

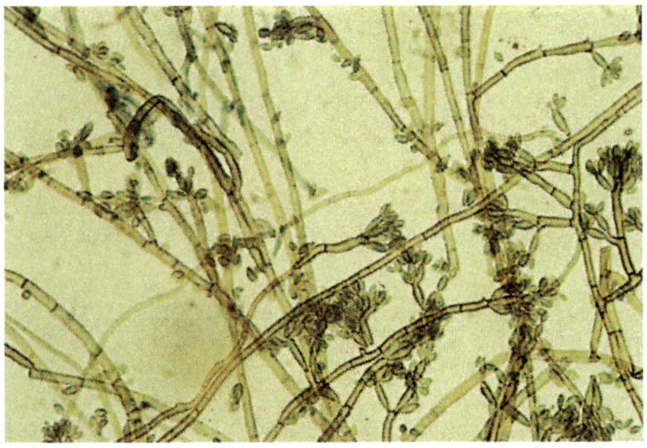

그림 4–16. ***F. pedrosoi*의 포자형성 방식**은 cladosporium형, acrotheca형, phialophora형 모두 볼 수 있다.

3. 분생포자가 구형(ball)을 이루는 진균

1) *Phialophora verrucosa*

(1) 배양 특성

Sabouraud dextrose agar에서 실온 배양하면, 서서히 자라며 납작한 흑색 균사를 형성하여 흑색 집락을 나타낸다(그림 4-17).

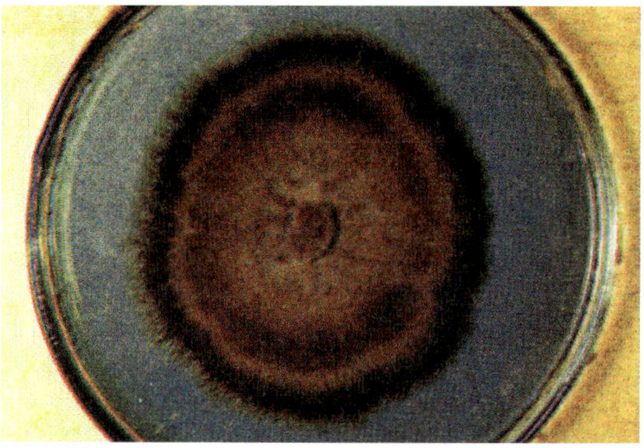

그림 4-17. **SDA 배지에서 20일간(25℃) 배양된 *P. verrucosa*의 집락앞면.** 배양초기에는 반구형(dome) 모양으로 주름이 생기지만 점점 편평해진다. 녹갈색을 나타낸다.

(2) 현미경적 소견

균사는 흑색이며 플라스크 모양의 경자(phialides)와 컵 모양의 잔고리(collarette)에 난원형의 피알로 분생자(phialoconidia)가 덩어리를 이룬다. 경자(phialides)는 분생자자루의 끝에 생기며 균사의 측면에 생기지는 않는다(그림 4-18, 4-19).

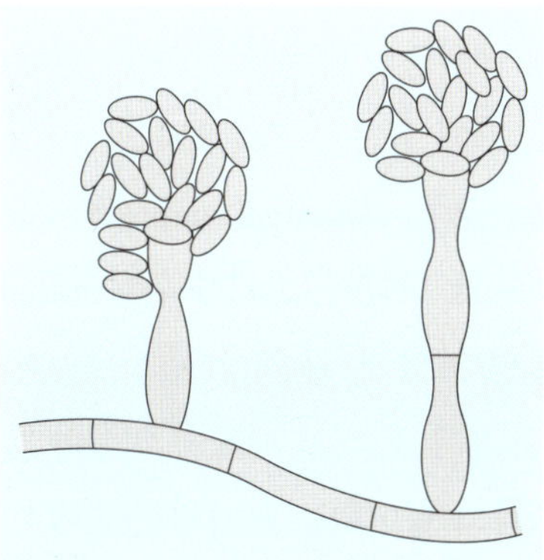

그림 4-18. ***Phialophora verrucosa***

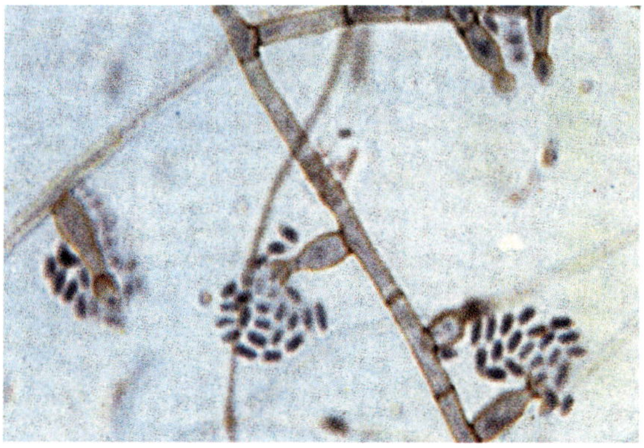

그림 4-19. ***P. verrucosa*의 포자형성 방식**은 대부분 피알로 분생자(phialophora)형이다. 성숙된 phialaid는 꽃병이나 타원형이며, 분생자도 타원형이다.

(3) 병원성

*P. verrucosa*는 색소 분아진균증(chromoblastomycosis), 피하 흑색진균증(phaeohyphomycosis) 및 진균성 각막염(mycotic keratitis)을 일으킨다.

2) *Exophiala(Phialophora) jeanselmei*

(1) 배양 특성

Sabouraud dextrose agar에서 실온 배양하면, 흑색 효모를 형성하고 서서히 벨벳 모양의 흑색 균사를 형성한다(그림 4-20).

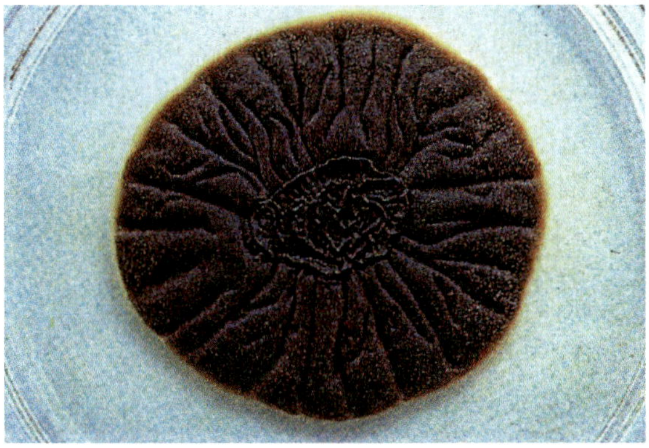

그림 4-20. **SDA에서 39일간(25℃) 배양한 *E. jeanselmei*의 집락앞면.** 융단형이며 흑갈색, 흑녹색을 나타낸다.

(2) 현미경적 소견

처음에는 흑색의 분아 세포만 관찰된다(그림 4-21 A). 점차 성숙하면서 환문형 분생자자루(annellophores) 위에 환문(annellides)를 형성하고 그 끝에 난원형의 환문형 분아포자(anelloconidia)가 덩어리져 있다(그림 4-21 B, 그림 1-33 참조). 그때 환문형 분아포자는 균사(stalk) 옆에 떨어져 내리는 경향이 있다. 이 형태는 마치 *Wangiella* 균속, *Phialophora* 균속과 아주 유사하다. *Wangiella*의 포자 형성 세포는 *Exophiala*와 같이 관으로 되었다. 그러나 환문(annellide)은 존재하지 않는다. *Phialophora*의 포자 형성 세포는 꽃병 모양의 경자(phialide)를 가진다. *Exophiala*의 환문 고리(annellide ring)를 정확히 관찰하기는 매우 어렵기 때문에 위상차 현미경이나 주사 전자현미경으로 관찰하면 쉽게 구별된다. 분생포자의 덩어리는 균사의 측면에서 짧은 소치돌기(denticle)를 형성하지 않는다(그림 4-21 C, 4-22).

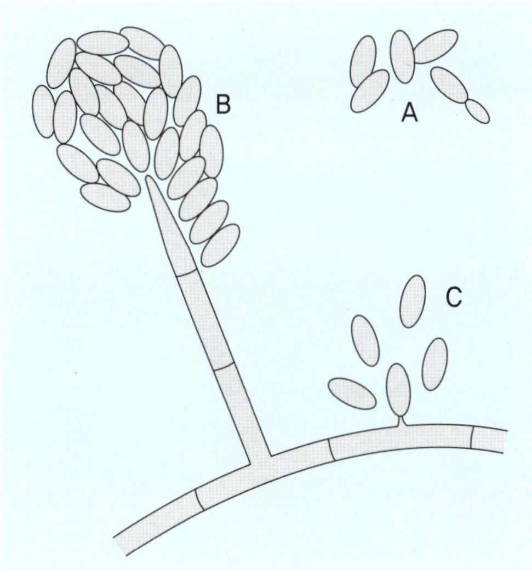

그림 4–21. ***Exophiala jeanselmei***

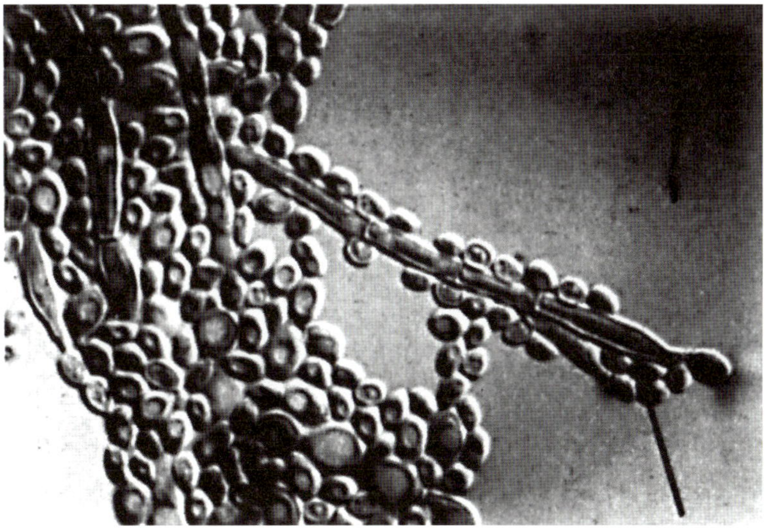

그림 4–22. ***E. jeanselmei*의 현미경적 형태.** 효모처럼 발아된 포자를 볼 수 있다. 균사는 격벽이 있으며 annellide는 관모양 또는 플라스크 모양이다(화살표).

(3) 병원성

*E. jeanselmei*는 진균종(mycetoma) 피하 및 전신성 색소진균증 및 진균성 각막염을 일으킨다.

3) *Exophiala dermatitidis (Wangiella dermatitidis)*

(1) 배양 특성

Sabouraud dextrose agar에서 실온 배양하면 배양 초기에 흑색의 광택성이고, 효모형 집락을 형성하고 시간이 지나면서 가장자리가 벨벳 모양의 흑색 균사를 형성한다.

(2) 현미경적 특성

어린 세포는 흑색의 분아 효모형이 관찰되며(그림 4–23 A), 성숙하면 잔고리(collarette)가 없는 관 모양의 경자(phialides)를 형성하며 환문(annellide)이 없이 분생포자 공(ball)모양을 형성한다. 분아포자는 경자(phialides) 옆에 떨어지는 경향이 있으며(그림 4–23 B), 분아포자 덩어리는 균사의 옆에 짧은 소치돌기(denticle)를 형성하지 않는다(그림 4–23 C). 효모형 분아포자가 많이 형성된다(그림 4–24).

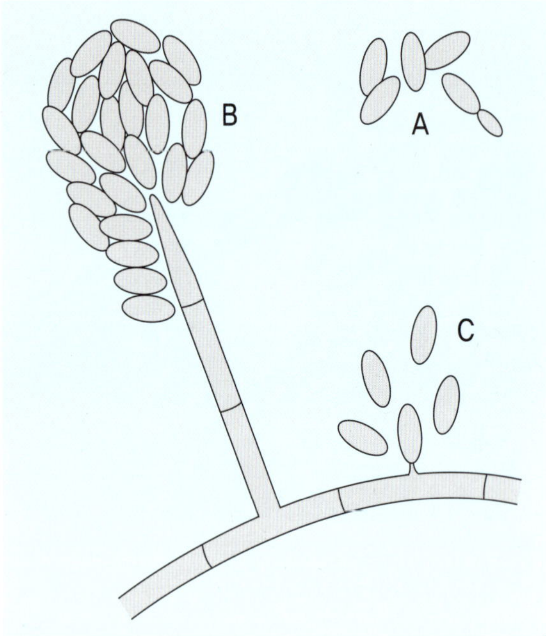

그림 4-23. ***Exophiala dermatitidis (Wangiella dermatitidis)***

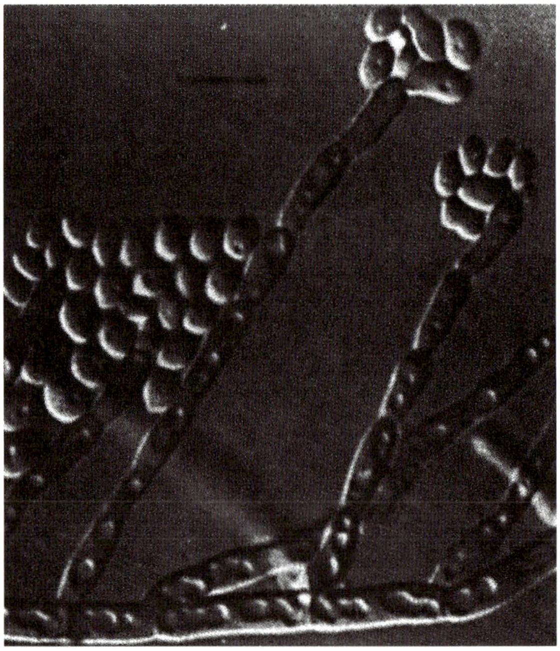

그림 4-24. ***Exophiala dermatitidis (Wangiella dermatitidis)***의 경자에는 잔고리(collorette)가 없다. 분생자는 효모형으로 균사를 따라 덩어리져 생긴다.

(3) 기타 소견

*Exophiala dermatitidis (Wangiella dermatitidis)*는 형태적으로 *E. jeanselmei*와 유사하기 때문에 감별을 요한다. *Exophiala dermatitidis*는 효모형 포자를 더 많이 생성하며 42℃에서 자라고 질산 환원능 시험에서 음성반응을 나타내 *E. jeanselmei*와 구별된다(표 4-3).

표 4-3. **분생포자구(ball) 형성 진균의 분류**

균 종	Casein	Tyrosine	NO_3 환원	최고 발육 온도
Phialophora verrucosa	+	–	+	42℃
Exophiala jeanselmei	–	+	+	38℃
Exophiala dermatitidis	–	+	–	42℃

(4) 병원성

*Exophiala dermatitidis*는 흑색진균증을 일으킨다.

III 초자양 사상균(Hyaline molds)

아래에 소개하는 **초자양 진균**이란 흑색집락과 분생자를 형성한다 하더라도, 그 균사와 분생자는 lactophenol cotton blue 염색 표본에서 청색으로 염색되는 진균을 말하며, 일부 초자양 진균은 **피하 진균증**을 일으키기 때문에 아래에 이런 진균들에 대해 소개한다.

1. *Scedosporium apiospermum*

(1) 배양 특성

Sabouraud dextrose agar에서 실온 배양하면 중간 속도로 자라며 어린 집락은 백색의 솜털 같은 집락이며, 점차 회색집락으로 바뀌고 집락 뒷면은 회색이다(그림 4–25).

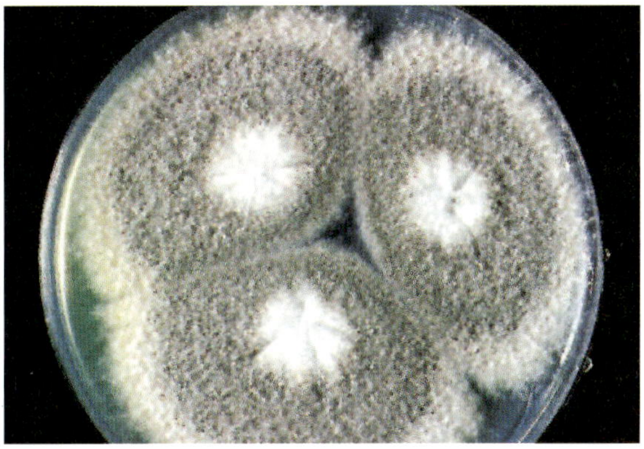

그림 4–25. **SDA 배지에서 8일간(25℃) 배양된 *Scedosporium apiospermum*의 집락.** 초기에는 백색이며 점차 회색집락으로 변한다.

(2) 현미경적 소견

무성생식에서 난원형의 환문형 분생포자(annelloconidia)는 크고 한 개씩 또는 작은 덩어리를 지어 길거나 짧은 환문 분생자자루(annellophores)의 끝에 존재한다. 환문형 분생자자루는 균사의 측면이나 끝에 있다(그림 4–26, 4–27). 이 균의 무성생식의 형태는 기회감염진균인 *Chrysosporium* 균속과 두 형태 진균인 *Blastomyces dermatitidis*의 효모형 진균과 비슷하다. *Scedosporium* 균속의 감별점은 37℃에서 효모형 진균으로 전환되지 않고, 그들이 일으키는 병원성에 따라 구별된다.

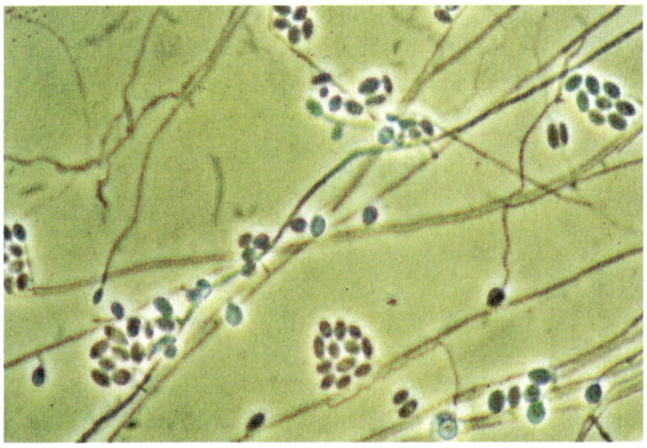

그림 4–26. ***S. apiospermum*의 분생자**는 한 개씩 또는 여러 개가 작은 덩어리를 이룬다.

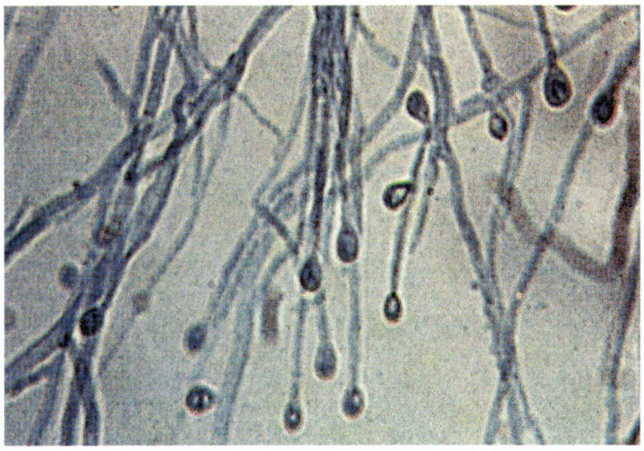

그림 4–27. ***Scedosporium boydii*의 무성생식포자 형태**(LPCB 염색, ×400)

*S. apiospermum*의 유성세대인 *Scedosporium boydii*의 유성포자는 간혹 potato dextrose agar와 corn meal agar에서 관찰된다. 직경이 50~200μm의 큰 갈색의 폐자낭각(cleistothecia)이 깨질 때 연한 갈색의 8개의 자낭이 퍼지며 자낭안에는 난원형의 자낭포자가 들어있다(그림 4-28, 4-29).

(3) 병원성

*S. apiospermum*은 미국에서 균종(mycetoma)을 가장 잘 일으키는 것으로 알려졌다. 또한 폐질환, 부비동염, 진균구(fungus ball), 진균성 각막염, 전립선염, 만성 외이도염, 진균성 수막염 및 전신성 감염을 일으킨다.

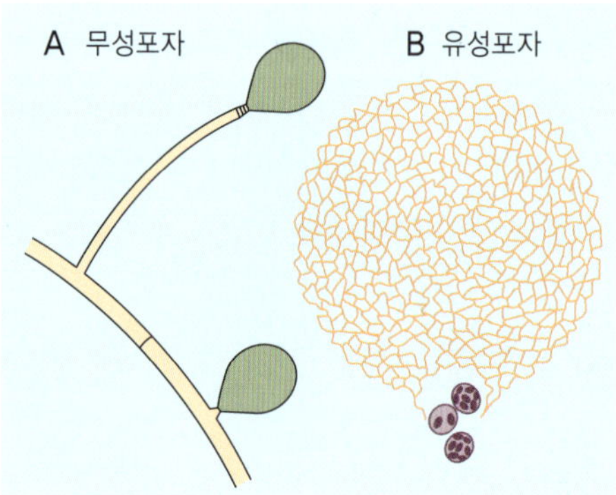

그림 4-28. A. ***Scedosporium apiospermum*의 무성포자**, B. ***Scedosporium boydii*의 유성포자.**

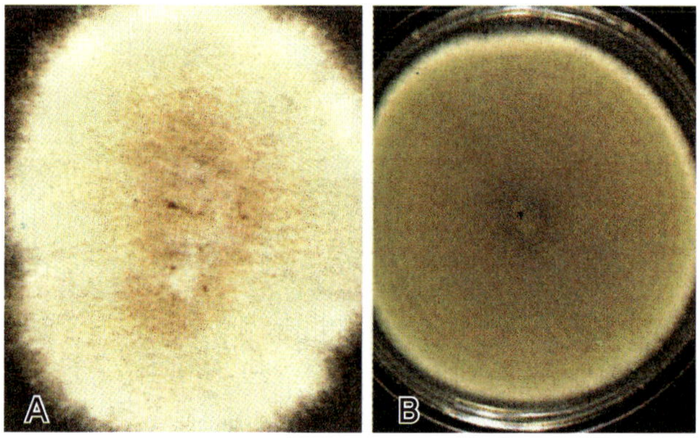

그림 4-29. A. ***Scedosporium boydii*의 집락앞면.** 배양초기에는 백색의 솜털형으로 나타나지만, 회색 또는 갈색으로 변한다. B. ***Scedosporium boydii*의 집락뒷면.** 백색으로 나타났다가 회색 또는 흑색으로 변한다.

2. *Sporothrix schenckii*

(1) 배양 특성

Sabouraud dextrose agar에서 실온 배양하면 이 두 형태 진균은 주름지고, 가죽 같은 크림색의 집락을 형성하며, 배양 후기에는 흑색으로 변한다. 그 흑색은 potato dextrose agar와 corn meal agar에서 더 잘 나타난다. *Sporothrix*의 사상균형 집락은 *Acremonium* 균속의 광택형 집락과 유사하다. 그러나 *Acremonium* 균속은 오래 배양하여도 흑색으로 변하지 않는다. 효모형 집락은 37℃에서 부드럽고 백색 내지 크림색이다. Sabouraud dextrose agar에서 10% 혈액이 함유된 brain heart infusion agar에 계대 배양하고 5% CO_2 배양기에서 37℃ 3~5일간 배양하면 사상형 진균이 효모형 진균으로 전환된다(그림 4-30, 4-31).

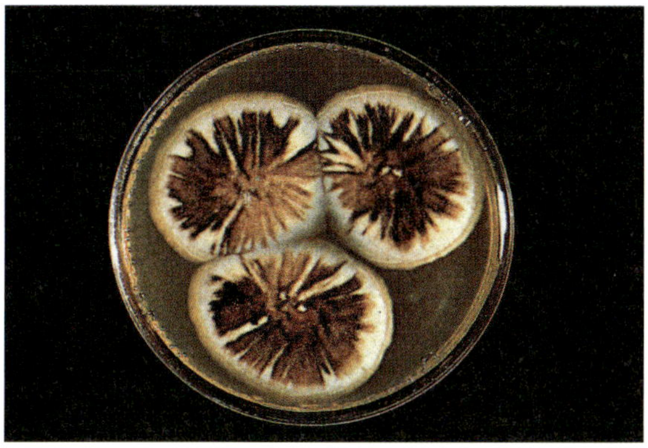

그림 4-30. **SDA 배지에서 23일간(25℃) 배양된 *S. schenckii*의 집락앞면.** 습윤하며 방사형으로 주름이 잡힌다. 크림색 또는 흑색 등이 나타난다.

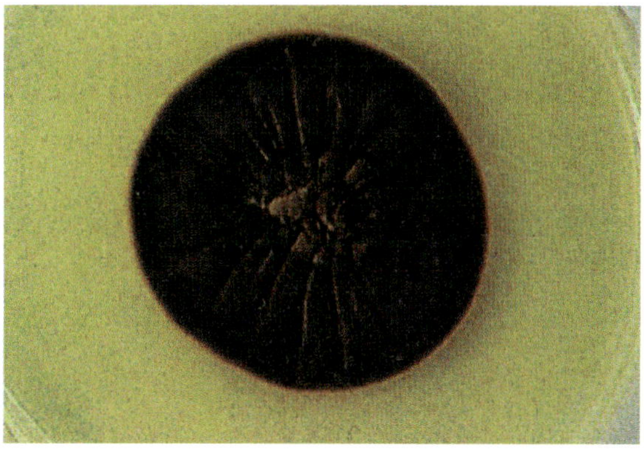

그림 4-31. **Potato dextrose 우무배지에서 19일간(25℃) 배양된 *S. schenckii*의 집락표면.** SDA보다 흑색이 더 잘 나타난다.

(2) 현미경적 소견

실온에서 사상형 진균은 작은 난원형 초자양 분생포자 또는 섬세한 효모형 분생포자가 균사를 따라 한 개씩 또는 daisy head, 국화꽃모양의 배열로, 분지되지 않은 분생자자루의 끝에 부착되어 있다. 그 분생포자는 아주 작고, 머리털 같은 형태로써 유침렌즈로 관찰해야 한다(그림 4-32). *S. schenckii*의 효모형 진균은 작고, 엽상이며 담배와 비슷하게 생긴 분아세포를 나타내기 때문에 여기서는 Cigar body로 표현했다(그림 4-33). 일부 균사는 그 진균이 시험관에서 효모형 진균으로 전환될 때 Cigar body와 함께 관찰된다(그림 4-34, 4-35).

(3) 병원성

*S. schenckii*는 스포로트리쿰증을 일으키며, 드물게 진균성 각막염을 일으킨다.

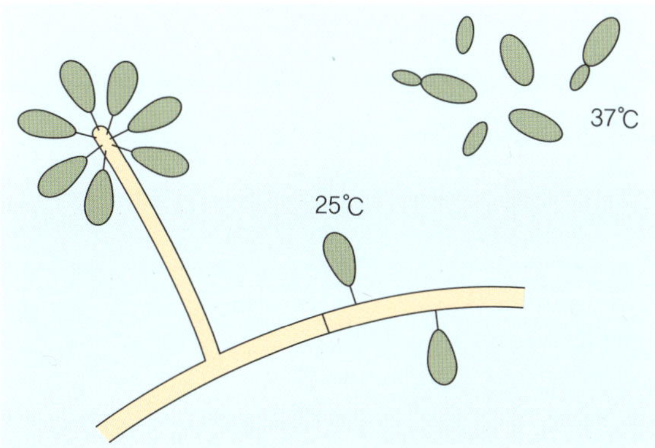

그림 4-32. ***Sporothrix schenckii*의 효모형과 사상형**

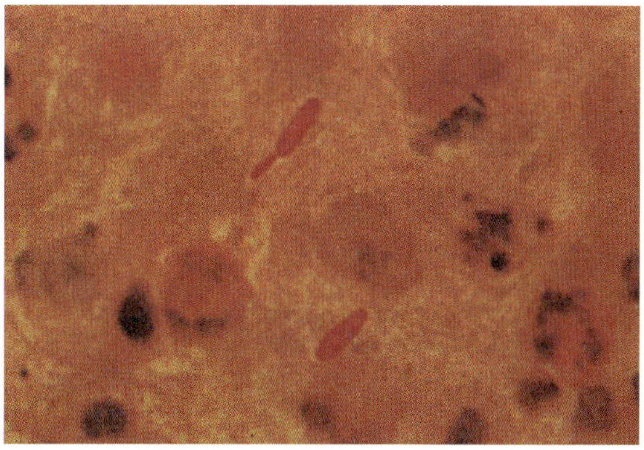

그림 4-33. **천자액에서 *S. schenckii*의 효모형**(PAS염색, ×1,000)

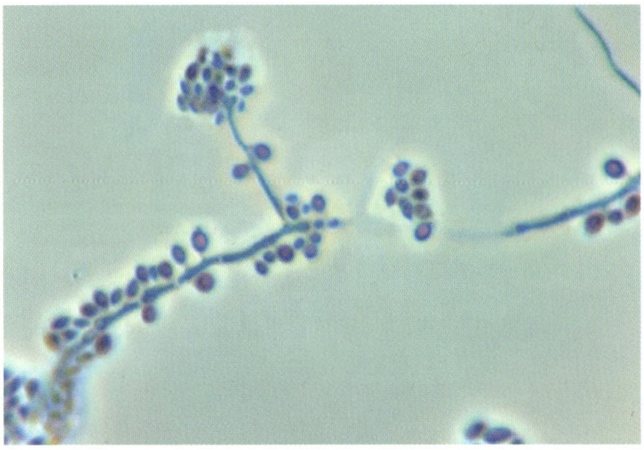

그림 4-34. ***S. schenckii*의 사상균형 형태.** 균사는 격막이 있고 서로 꼬여 있다. 약간 굽은 분생자병은 길이가 여러 가지이며 말단에 구형 또는 타원형의 소분생자가 국화꽃모양으로 생성된다.

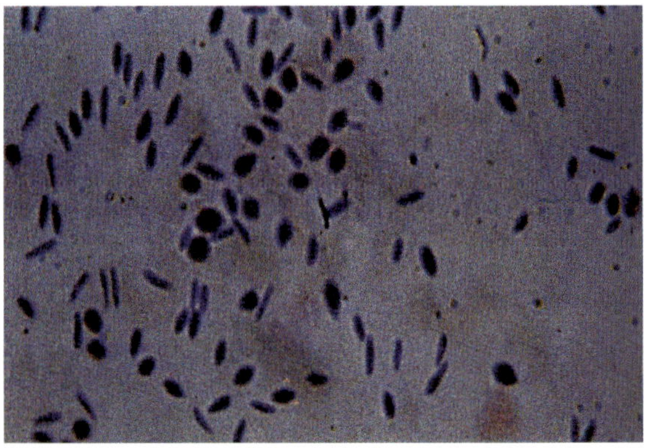

그림 4-35. ***S. schenckii*의 효모형 세포**(그람염색, ×1000) "Cigar shaped" 1~3×4~10 μm

IV 진균양 세균(Funguslike Bacteria)

진균양 세균은 진균에 분류되지 않고 세균의 Subdivision Schizomycotina, Actinomycetales 목에 분류되는 미생물이다(표 1-3). Actinomycetes라는 용어는 Mycobacteriaceae를 제외한 모든 Actinomycetales 목을 표시하기 위해 사용되어 왔다. 집락의 특성과 현미경적 소견으로는 직경이 1μm의 균사를 갖고 있어 전형적인 세균의 형태를 가진다. 그러나 그 미생물들은 분생포자를 형성하며, 분지되고, 진균과 같은 질병을 일으키기 때문에 진균양 세균이라 한다. 방선균류(Actinomycetes)에는 *Nocardia* 균속, *Streptomyces* 균속 및 *Actinomyces* 균속 등이 있다(표 4-4).

표 4-4. *Actinomyces. Nocardia*와 Fungi의 감별점

성 상	*Actinomyces*	*Nocardia*	Fungi
구조			
핵막	−	−	+
미토콘드리아	−	−	+
Chitin	−	−	+
생식	+	+	−
이분열	−	−	+
출아	−	−	+
포자형성			
항생물질 억제			
Penicillin	+	−	−
Sulfonamides	−	+	−
Antifungal	−	−	+
염색성			
Gram stain	+	+	+
Acid-fast stain	−	+	−
O_2 요구성			
Aerobic	−	+	+
Anaerobic	+	−	−
Epidemiology			
내인성 감염	+	−	+
외인성 감염	−	+	+

1. 산소성 방선균류(Aerobic actinomycetes)

1) *Nocardia* 균속

Nocardia 균속은 부분적으로 **항산성**을 나타낸다. 7H10과 7H11 배지에서 **항산성**의 특성이 더 잘 나타나지만 Sabouraud dextrose agar, brain heart infusion agar 및 혈액한천배지에서 배양하면 항산성이 없어진다. *Nocardia* 균속은 결핵균 배양방법과 같이 집균한 후, 결핵균 배지에 배양하면 빠르게 자란다. *Nocardia* 균속의 집락은 분필처럼 부서지기 쉽고 **사마귀 모양**으로 **백색** 내지 **오렌지색**, 분홍색 내지 **적색**을 나타내기 때문에 *Mycobacterim*속과 혼돈하지 않도록 주의한다(그림 4-36, 4-37). *Nocardia* 균속의 집락을 해부 현미경으로 관찰하면 짧은 기중 균사가

발견되고, 비가 온 후의 진흙 같은 냄새가 나는 특징이 있다. 현미경으로 관찰하면 분지된 균사가 분절되어 세균형을 이룬다. 오래 배양하면 *N. brasiliensis*를 제외한 *Nocardia* 균속은 작은 분생포자를 형성한다.

N. asteroides, N. brasiliensis 및 *N. caviae*는 노카르디아증을 일으키고 아주 드물게 actinomycotic mycetoma를 일으킨다. 조직 과립은 1차 감염에서는 관찰되지 않지만, 2차 감염에서 관찰된다. *Nocardia(Actinomadura) madura*와 *Nocardia(Actinomadura) dassonvillei*는 궤양 부위, 육아종부위 특히 폐 검체로부터 분리되며, 과립은 없는 것으로 보고되었다(그림 4-38, 4-39).

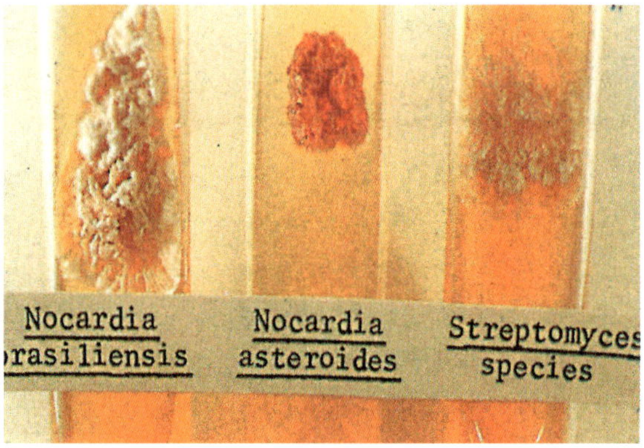

그림 4-36. ***N. brasiliensis, N. asteroides, Streptomyces* spp.를 SDA배지에서 21일간(25℃) 배양한 집락**

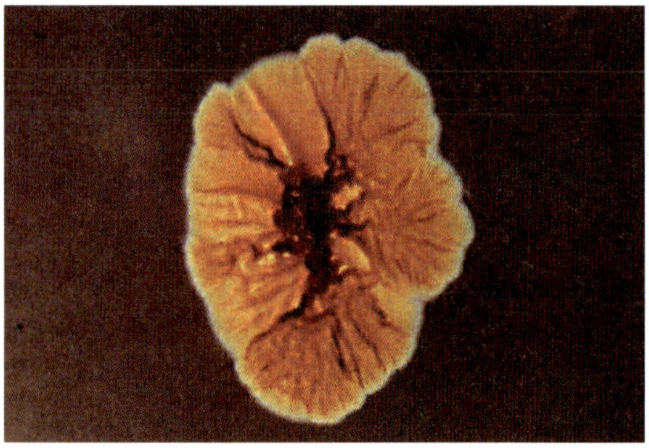

그림 4-37. **SDA 배지에서 21일간(25℃) 배양한 *N. asteroides*의 집락.** 매끄럽고(glabrous) khaki색이며 균종에 따라 백색, 오렌지색으로 나타난다. 주름져 있다.

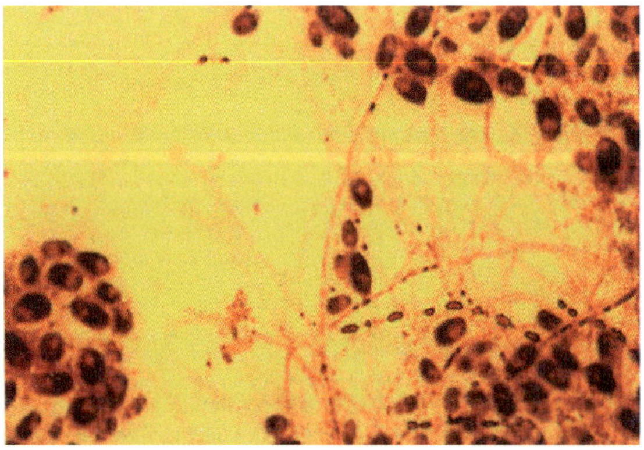

그림 4-38. **Modified kinyoun carbolfuchsin acid fast 염색한 *Nocordia* spp.** 부분적으로 항산성으로 염색되어 나타난다(×1,000).

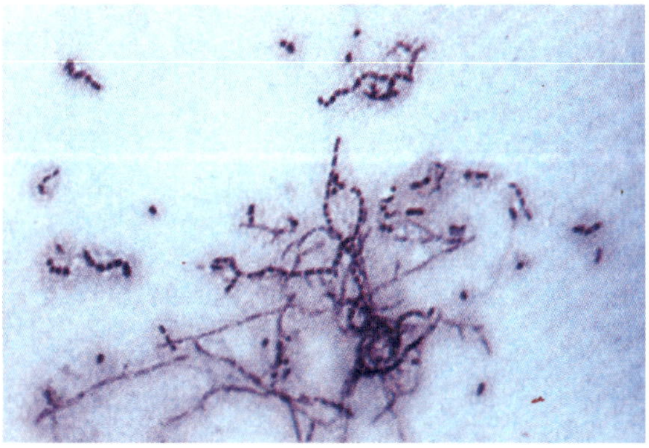

그림 4-39. **Crystal violet으로 염색된 *Nocardia* spp.** 나뭇가지처럼 분지되고 분절된 균사의 모습을 볼 수 있다.

2) *Streptomyces* 균속

Streptomyces 균속은 비항산성으로 결핵균 배양배지를 포함한 대부분의 일차 분리 배지에서 빠르게 자란다. 그러나 cycloheximide와 chloramphenicol이 함유된 배지를 사용해서는 안 된다. 집락의 형태는 흙냄새를 제외하고는 *Nocardia* 집락과 유사하며 짧은 기중 균사가 발견된다. 현미경 관찰 시 분지된 균사가 쉽게 분절되지 않으며 시간이 지나면서 분생포자가 생긴다. *S. somaliensis*는 백색 내지 황색 과립을 가지는 actinomycotic mycetoma를 일으킨다. *S. griseus*는 가끔 피하 농양과 균종(mycetoma)을 일으키고, 대부분의 *Streptomyces* 균속은 비병원성 오염균이다. *Nocardia*와 *Streptomyces*는 배양 성상과 현미경적 소견이 비슷하기 때문에 필수적으로 생리적 검사를 해야 한다(그림 4–40, 4–41).

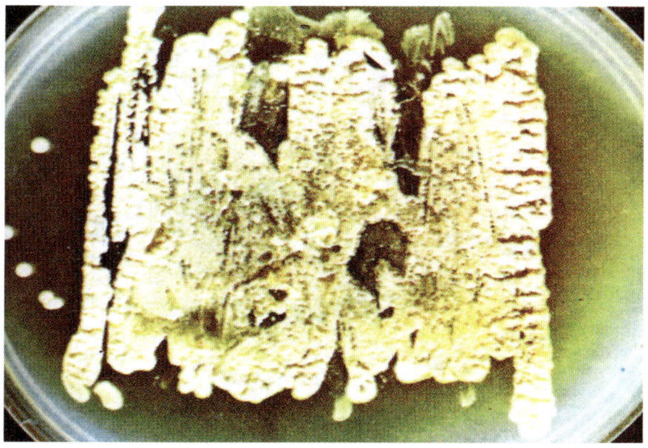

그림 4–40. **SDA 배지에서 건조하고 가죽 같은 *Streptomyces* spp.의 집락.** 배지에 납작하게 붙어서 발육한다.

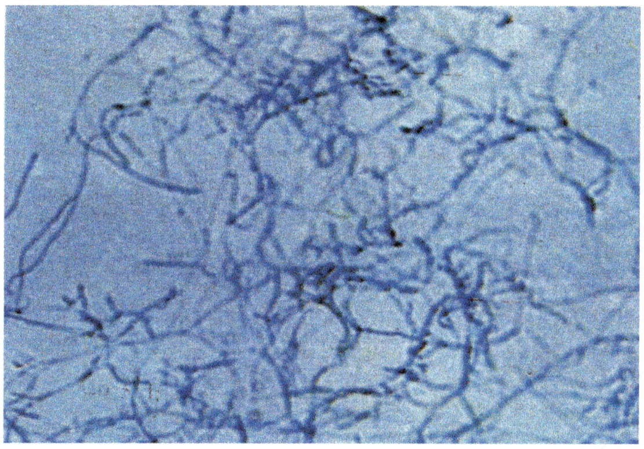

그림 4–41. ***Streptomyces* spp.의 현미경적 형태.** 분지된 균사가 빠르게 퍼져가는 것이 특징이다(LPCB 염색, ×427).

3) 호기성 Actinomycetes의 진단

Casein, Tyrosine, Xanthine, Urease 시험과 Tap water agar에서의 현미경적 소견을 종합하여 진단한다. 또한 ***N. asteroides*는 45℃에서** 자라지만 ***N. brasiliensis*는 자라지 않는다.** 앞의 검사로 동정이 어려우면 starch 가수분해, gelatin 가수분해, 탄수화물 동화 작용, DAP chromatography 및 lipid chromatography를 추가로 실시한다(표 4–5, 그림 4–42).

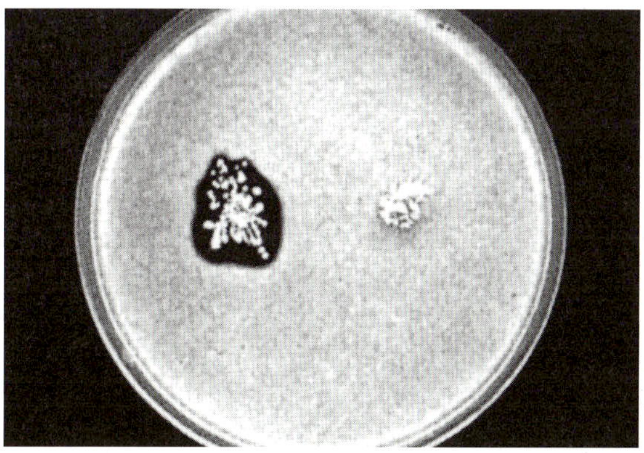

그림 4–42. ***Casein* 가수분해시험.** 양성은 집락주위가 투명하다.

표 4-5. 산소성 진균양 세균의 일부특성*

균 종	분생자	기중균사	항산성	Casein 가수분해	Tyrosine 가수분해	Xanthine 가수분해	Urease	배지에서의 형태
Nocardia : asteroides	32%+	100%+	61%+	0%+	1%+	0%+	96%+	광범위한 나뭇가지모양, 두꺼운 기중 균사
N. brasiliensis	0	100	78	93	99	0	99	〃
N. caviae	26	100	65	2	14	100	95	〃
N. madurae	15	45	0	98	91	0	0	분지의 범위가 다양, 기중 균사 빈약
N. pelletierii	0	24	0	100	100	0	0	〃
N. dassonvillei	67	91	0	98	100	100	39	주로 광범위한 분지, 풍부한 기중 균사
Streptomyces: somaliensis	14	54	0	100	100	0	0	광범위한 분지모양, 풍부한 기중 균사
S. griseus	91	96	0	100	100	97	92	〃
Streptomyces spp. (오염균)			0	+	+	±	±	
Mycobacterium: fortuitum (비교를 위해 사용)	−	−	+	−	−	−	+	중간 정도의 짧은 분지, 기중 균사 없음
Rhodococcus	+	−	+	−	±	−	±	최소의 분지, diphtheroid 같이 기중 균사 없음

Mishra et al(1980). Morphology on tap water agar and *Rhodococcus* characterization courtesy of Joseph L. Staneck, Ph.D and Geoffrey A. Land, Ph.D.(personal communications).

Casein, Tyrosine 및 Xanthine 가수분해

1. 배지 제조

1) Casein agar

A 용액

Skim milk ························ 10.0 gm

Distilled water ························ 100.0 mL

우유를 물에 용해한 후 10 mL씩 시험관에 분주하고 15 lbs 121℃에서 15분간 고압 멸균한다.

B 용액

Agar ························ 2.0 gm

Distilled water ························ 100.0 mL

한천을 물에 용해시키고 10 mL씩 시험관에 분주하고 15 lbs 121℃에서 15분간 고압 멸균한다.

A 용액과 B 용액을 각각 시험관에 혼합하여 배양 접시에 분주하고 굳힌다.

2) Xanthine과 Tyrosine agar

Nutrient agar ························ 23 gm

Distilled water ………………………………………… 1,000 mL
Xanthine ………………………………………… 4 gm
또는
Tyrosine ………………………………………… 5 gm

탈이온수 500ml에 Nutrient agar, Xanthine 또는 Tyrosine 결정을 혼합한 후 나머지 탈이온수 500 mL를 가한다.

pH 7.0으로 조정하고 15 lbs 121℃에서 15분간 멸균한다.

50℃ 정도로 식힌 다음 casein agar 위에 분주한다.

이 단계는 결정이 침전되는 것을 방지하고 평판에 고르게 퍼지게 하기 위함이다.

2. 실험 방법

1) 실험 균주를 배지의 5 mm 지역에 접종한다.
   같은 배지 위에 양성과 음성 대조균을 반드시 함께 접종해야 한다.
2) 실온에 4주간 배양한다.
   집락 주변이 투명하면 가수 분해 양성, 아무런 변화가 없으면 가수 분해 음성이다.

* 배지는 상품화된 것이 있다(Remel).

* 분리 배지는 진균양 세균을 억제하는 항생 물질인 cycloheximide 또는 chloramphenicol이 함유되지 않은 배지를 사용해야 한다. *N. asteroides*의 일부 균종은 Sabouraud dextrose agar에서 억제된다. 산소성 Actinomycetes는 **분생포자 형성과 집락색을 증진**시키기 위해 **Czapek-Dox agar**에 배양할 수 있다. *Mycobacterium fortuitum*과 *Nocardia asteroides*는 아래와 같은 실험으로 분리할 수 있다(표 4–6).

표 4–6. ***Nocardia*와 *Mycobacterium*의 감별점**

특성	*N. asteroides*	*M. fortuitum*
항산성	+	+
집락형성	다양	다양
45℃ 배양	G	NG
Catalase	+	+
Casein 분해	–	–
Tyrosine	–	–
Xanthine	–	–
Gelatine	–	–
INH 저항성	+	+
세포벽 당성분	arabinose-galactose	arabinose-galactose
세포벽 DAP	meso	meso

Urease 시험

1. 배지 제조

Urea agar base(BBL, Difco) .... 29 gm
Distilled water .... 100 mL
Agar .... 15 gm
Distilled water .... 900 mL

1) Urea agar base를 증류수 100 mL를 녹인 후 여과 멸균한다.
2) Agar를 증류수 900 mL에 녹인 후 15 lbs, 121℃ 15분간 멸균한다.
3) Agar를 50℃로 식힌 후 urea agar base를 잘 혼합한 후 무균적으로 시험관에 분주한다.
4) 밑동이 약 3 cm 되도록 사면시킨 후 냉장고에 보관

2. 실험 방법

1) 배지에 실온이 된후 사면에 5 mm 넓이로 접종한다. 이때 양성, 음성 대조 균주를 동시에 사용한다.
2) 4주 동안 실온에서 배양한다.
3) pink-purple색이면 양성이고 색의 변화가 없으면 음성이다.

* 이 실험은 효모, 산소성 방선균 및 일부 Trichophyton 종을 감별하는 데 사용한다.

Tap water agar 실험

1. 배지 제조

Agar .... 15 gm
Tap water .... 1,000 mL

1) 물 1 L에 우무 15 gm을 넣고 녹인 다음 15 lbs 121℃에서 15분간 고압 멸균한다.
2) 50℃로 식힌 후 배양 접시에 분주한다.

2. 실험 방법

1) 평판 배지 위에 순수 분리 균주를 접종한다.
2) 35℃ 배양기에서 24~72시간 또는 실온에서 1주일까지 배양한다.
3) 배지의 뒷면을 현미경 저배율로 관찰한다.
4) 결과 : 배지 속에 있는 filaments(영양균사)는 미세하고 섬세하게 나타나며 기중 균사는 굵고 검게 나타난다.

2. *Mycobacterium*

Runyoun's group IV에 속하는 신속 발육 *Mycobacterium*은 진균양 세균에 속하지 않지만 산소성 방선균류와 혼돈하기 쉽다. *Mycobacterium* 균속은 방선균류로부터 분리하기 위하여 몇 가지 감별 특성을 알아둘 필요가 있다. *Mycobacterium* 균속은 산소성이고, 결핵균 배지에서 잘 자라고, 때로는 진균 배지에서도 자란다. Tap water agar에서 집락은 부서지기 쉽거나 매끈하고, 베이지색 내지 황색-오렌지색을 띠며, 기중 균사를 생성하지 않는다. 흙냄새는 나지 않고 3%

HCl alcohol로 3분간 탈색한 후에도 항산성을 유지한다. 현미경적 소견은 짧은 막대균으로 드물게 분리되며 분생포자는 생성되지 않는다. *Mycobacterium*균속의 균종을 분류하기 위해 여러 가지 생화학적 검사를 실시한다. *Mycobacterium* 속은 진균종(mycetoma)을 일으키지 않는다.

3. 무산소성 방선균류(Anaerobic actinomycetes)

무산소성 방선균류는 **무산소성**이며 통성 무산소성이거나 미산소성이다. 비항산성으로 배양 7~10일만에 집락을 형성한다. Brain heart infusion agar에 접종하고 95% N_2, 5% CO_2 조건에서 37℃에 배양하면 작고 납작하거나 중앙부가 톱니 모양을 나타내고, **어금니 모양**(molar tooth)의 **흰색 집락**을 나타낸다(그림 4-43). Thioglycollate broth에 배양하면 배지 하층에 빵 부스러기 모양으로 퍼져 자란다. 현미경적 소견은 길거나 짧게 분지된 막대균과 diphtheroid 같은 막대균이 발견된다. 임상 검체를 그람 염색하면 **그람양성 막대균** 또는 분절로 인해 **둥근막대균 모양**을 나타내기도 하고 디프테로이드(diphtheroid)로 오인할 수 있다(그림 4-44). 분생 포자는 생성하지 않는다. *A. israelli*와 *A. naeslundii*는 침샘과 편도음와에서 정상적으로 분리되기 때문에 폐 방선균증이 의심되면 객담을 검체로 사용할 수 없고, 폐 생검(pulmonary biopsy), 폐 천자(pulmonary needle aspiration) 또는 늑막액 등을 무균적으로 채취하여 검사 한다. 방선균증을 일으키는 균종은 *A. israelli, A. bovis, A. naeslundii, A. meyeri, A. viscosus, Arachnia propionica* 및 *Bifidobacterium adolescentis* (*Actinomyces eriksonii*) 등이 있다. 이런 세균들은 진균양 세균과 유사한 과립을 형성한다. ***A. israelli***와 ***A. bovis***는 유황과립(sulfur granule)이 함유된 부비동염과 방선균성 균종(actinomycotic mycetoma)을 일으킨다. 무산소성 배지에 세균을 접종한 48시간

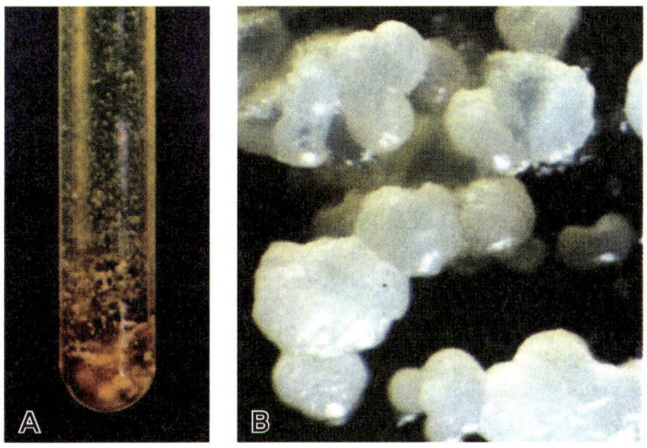

그림 4-43. A. **Thioglycollate 배지에 배양된 Actinomyces spp.** 아래층에 과립이 보인다. B. BHI 우무배지에서 8~10일간 무산소성 배양한 *Actinomyces* spp.의 어금니모양의 집락(×28)

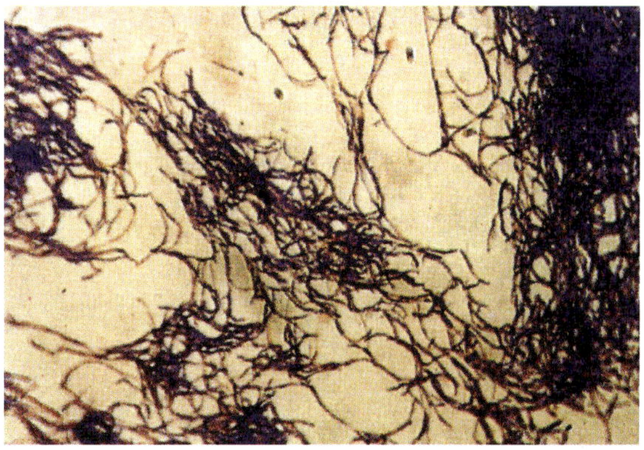

그림 4-44. ***A. israelii*의 현미경적 형태.** 나뭇가지처럼 분지된 균사를 관찰할 수 있다(그람 염색, ×600).

후 해부 현미경으로 관찰하고, 다시 7~10일 후 집락의 형태를 관찰한다. 그람 염색을 하고 3개의 brain heart infusion 사면 배지에 접종한 후 한 개는 산소성으로 37℃에서 24~48시간 배양하고, 나머지는 무산소성으로 배양한 후 집락이 잘 형성되었을 때 각각의 시험관을 비교한다(표 4-7).

가장 잘 자란 배지에 3% H_2O_2를 몇 방울 떨어뜨려 catalase 시험을 한다. 무산소성으로 배양된 것은 H_2O_2를 떨어뜨리기 전에 최소한 30분간 슬라이드에 방치 후 검사한다. 거품이 있으면 양성이고, 거품이 없으면 음성이다. **무산소성** Diphtheroid, ***Propionibacterium*** 균속은 catalase 양성이고, **무산소성 방선균류는 catalase 음성**이다. 여기서 자란 미생물을 최종 동정을 위해 진

표 4-7. 무산소성 Actinomyetes의 동정 특징

특징	*A. israelii*	*A. bovis*	*A. naeslundii*	*B. adolescentis*	*A. propionica*
산소성 배양	1+ 4+	2+ 4+	2+ 5% CO_2에서 가장 잘자람 4+	0 4+	1-2+ 4+
BHI agar에서 48시간	거미줄 모양, 중앙부 조밀, 가장자리 갈라짐.	Circular, granular 내지 smooth; 가장자리 원형, 중앙부 약간 융기	*A. israetii*와 유사 (거미줄 같은 중앙부)	중앙은 조밀하고 납작한 과립형	*A. israelii*와 유사
BHI agar(무산소성)에서 7~10일	Raised, rough; lobular; a molar tooth 형태	Flat 내지 convex; 유백색의 매끄러운 가장자리	*A. israelii* 또는 *A. bovis*와 유사	*A. bovis*와 유사 혼히 부채꼴의 가장자리	*A. bovis* smooth, flat
Thioglycollate broth, 37℃	혼탁없이 빵부스러기 모양	침사 혼탁	Rough colonies 또는 확산발육, 어떤 것은 혼탁발육	활면성 집락, 확산발육	확산 또는 혼탁발육
현미경적 형태 (모두 그람양성)	분지형, diphtheroid형	주로 diphtheroid형 분지형은 드물다.	분지형, diphtheroid 형		분지형, diphtheroid형 긴 분지형은 배양이 오래된 것에서 발견
Catalase	0	0	0	0	0
Nitrate reduction	80%+	0	90%+	0	+
Starch hydrolysis	0 또는 ±	4+	0 또는 ±	4+	0
Mannitol fermentation	V	0	0	A	±
Mannose fermentation	A	0 또는 ±	A	A	A
기타 실험 결과					
Gelatin hydrolysis	0 또는 ±	0	0	0	0
Glucose fermentation	A	A	A	A	A
Xylose fermentation	80% A	0V	0	A	0
Raffinose fermentation	V	0	80% A	A	A

Larone(1976) and Beneke and Rogers(1980).

A = Acid

V = Variable + = 음성 *B. adolescentis* = *Bifidobacterium adolescentis*

0 = 음성 ± = 약양성 *A. propionica* = *Arachnia propionica*

균 전문검사기관에 보내든지 nitrate 환원시험, starch 가수분해시험 및 mannitol과 mannose 발효시험을 시행한다. 그 외에 필요에 따라 젤라틴 액화시험, litmus milk 시험, indole 시험, 추가 당분해 시험 및 gas liquid chromatography를 실시한다.

질산 환원능 검사(Nitrate reduction test for Actinomyces)

1. 배지 제조(Nitrate medium)

Heart infusion broth(Digco) ······ 25 gm
Yeast extract ······ 5 gm
Casitone(Difco) ······ 4 gm
Potassium nitrate ······ 1 gm
Distilled water ······ 1,000 mL

위 성분을 잘 혼합한 후 pH 7.0으로 조정하고 시험관에 3 mL씩 분주한 후 솜마개를 하고 15 lbs 121℃에서 15분간 고압 멸균한다. 식은 후 냉장고에 보관한다.

2. 시약 제조

1) Sulfonilic acid 용액(Yeast rapid Nitrate tast와 같다.)

Glacial acetic acid ······ 100 mL
Sulfonilic acid ······ 2.8 gm
Distilled water ······ 250 mL

2) a-Naphthylamine 용액

D-methyl-a-naphthylamine ······ 1.75 gm
Glacial acetic acid ······ 100 mL
Distilled water ······ 250 mL

3. 실험 방법

1) 배지를 실온이 되게 한 후 순수 분리된 균주를 배지에 접종한 다음 37℃에서 배양한다.
2) 5일마다 배양액을 깨끗한 시험관에 조금씩 옮겨 sulfonilic acid 용액과 a-naphthylamine 용액을 각각 2방울씩 가한 후 혼합한다.
3) 결과 : 양성은 적색으로 된다. 만일 적색이 나타나지 않으면 아연 분말(zinc powder)을 가하여 적색이 되면 음성이다. 아연은 남아 있는 nitrate를 nitrite로 환원시키는 성질이 있다. 만일 아연을 가한 후에도 무색이 되면 nitrate가 ammonia 또는 다른 물질로의 환원이 된 것을 의미한다. 이때도 질산 환원능 시험 양성으로 판정한다.
4) 만일 질산 환원능 시험 음성이면 나머지 배지를 재배양시키고 2주일 동안 5일 간격으로 실험한다.

참고 : 혐기성 Actinomyces 배양을 위해 Pyrogallol-carbonate로 밀봉하여 배양한다. 솜마개에 pyrogallol 용액(100 gm pyrogallic acid/150 mL D.W)과 10% Sod. carbonate용액 5방울을 떨어뜨린 다음 시험관을 막아주면 밀봉되어 혐기성 상태가 된다.

전분 가수 분해 시험(Starch hydrolysis test)

1. 배지 제조

Heart infusion broth(Difco) ········ 25 gm
Yeast extract ········ 5 gm
Casitone(Difco) ········ 4 gm
Soluble starch ········ 5 gm
Agar ········ 5 gm
Distilled water ········ 1,000 mL

1) 위 성분을 잘 혼합한 후 pH 7.0으로 조정한다.
2) 시험관에 8 mL씩 분주한 후 15 lbs 121℃에서 15분간 고압 멸균한다.
3) 사면으로 만든다.

2. 실험 방법

1) 배지의 사면에 균을 접종하고 pyrogarollol-carbonate로 밀봉한 후 37℃ 배양기에서 배양한다.
2) 5~10일 후 Gram's iodine 용액을 가한다.
3) 결과
양성 : 집락 주변이 투명하면 전분이 가수분해된 것을 의미한다.
음성 : 집락 주변이 청색이 되면 전분이 가수분해되지 않음을 의미한다.

당 발효 시험(Fermentation test for anaerobic Actinomycetes)

1. 배지 제조

Heart infusion broth(Difco) ········ 25 gm
Yeast extrace ········ 5 gm
Casitone(Difco) ········ 4 gm
Bromcresol purple 0.04% ········ 15 mL
Distilled water ········ 1,000 mL

당 : Mannitol 또는 mannose 0.05 mg/mL을 여과 멸균한다.
1) 당을 제외한 위 성분을 잘 혼합한 후 pH를 7.0으로 조정한다.
2) 시험관에 9 mL씩 분주하고 15 lbs 121℃에서 15분간 멸균한다.
3) 무균적으로 각 시험관에 mannitol 또는 mannose 1 mL를 가하고 냉장고에 보관한다.

2. 실험 방법

1) 배지를 실온이 되게 한 후 균주를 접종한다.
2) Pyrogallol-carbonate로 밀봉한다.
3) 37℃에서 한 달간 관찰한다.
4) 결과
양성 : 황색(yellow)
음성 : 자주색(purple)

V 피하 진균증(Subcutaneous mycoses)

1. 방선균증(Actinomycosis)

다른 피하 진균증과 달리 방선균증은 내인성이며 무산소성 구강 정상 균무리들이 주원인이 된다. **발치** 등으로 구강 점막이 손상되었을 때, **구강 무산소성 균무리**들이 얼굴과 목 부근에 감염되어 붓고, 단단한 종양을 형성하여 배농되는 방선균증을 일으킨다(그림 4–45).

만일 **진균양 세균**이 폐천자에서 검출되면 그 세균들은 **기침, 발열, 화농성 혈담** 및 **폐공동의 농양**에서 **유황과립**을 동반하는 폐 또는 흉곽 방선균증을 일으킨다. 또한 폐 방선균증은 결핵을 동반하는 경우가 많다. 만일 *Actinomyces*가 소화기에 침범하면 **충수염** 또는 **악성 종양**과 같은 복부 증상을 나타낸다. 자궁내 장치와 관련된 방광 방선균증이 보고되고 있다. 방선균증이 일어나는 부위는 턱, 폐, 소화기, 피부, 신장, 생식기계, 간, 난소, 골격, 관절 및 중추 신경계 등 다양하며 전신성 감염을 일으킨다. **농양**에는 **황색 유황과립**과 **Gram 양성의 분지된 균사** 덩어리가 함께 발견된다. 그 질병을 초기에 발견하고 치료하면 예후가 좋다. 불행하게도 의사들은 방선균증에 대해 소홀하며 많은 검사실에서도 일상적인 진균 배양에서 **무산소성 배양**을 하지 않고 있다. 방선균증을 일으키는 세균은 *A. israelli, A. bovis, A. naeslundii, A. meyeri, A. viscosus, Bifidobacterium adolescentis* (*ceriksonii*)와 *Arachnia propionica* 등이 있다(그림 4–46).

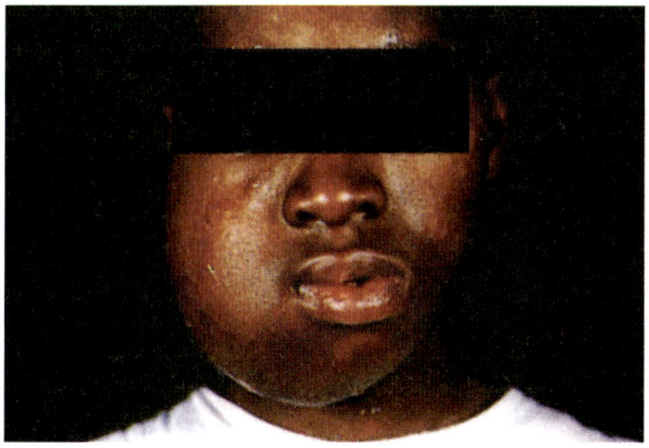

그림 4–45. **방선균증, *Actinomyces israelii*에 의해 감염된 lumpy jaw**

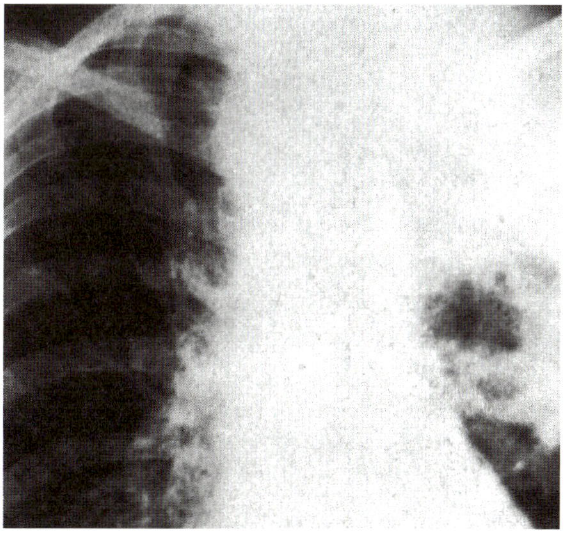

그림 4–46. ***A. israelii*의 감염으로 발생한 폐 방선균증의 X-ray 사진**

2. 색소효모진균증(Chromoblastomycosis)

색소효모진균증은 손, 발, 얼굴, 귀, 목, 가슴, 어깨 및 엉덩이의 하부에 한정되어 발생한다. 오염된 식물이나 가시 등에 찔리면 처음에는 윤선 같은 환부가 나타나고, 아주 천천히 단단하고 건조하고 융기된다. **꽃양배추**와 같은 많은 덩어리들이 형성된다. 주로 그 발진은 건조하며 괴사되어 있고 깊은 환부에서 검은 반점이 발견된다. 새로운 발진은 임파절 배농으로 번지며, 때로는 림프절을 차단해서 상피증(elephantiasis)을 일으키지만 골격에 침투하지는 않는다. 환부는 가렵지만 통증은 없고, 치료하지 않으면 세균의 2차 감염이 일어난다. 색소 분아진균증을 일으키는 진균은 모두 **흑색 진균(dematiaceous fungi)**에 속하는 *Fonsecaea pedrosoi, Fonsecaea compacta, Phialophora verrucosa, Cladosporium carrionii, Rhinocladiella aquaspersa* 및 *Cladophialophora ajelloi* 등이다(그림 4–47).

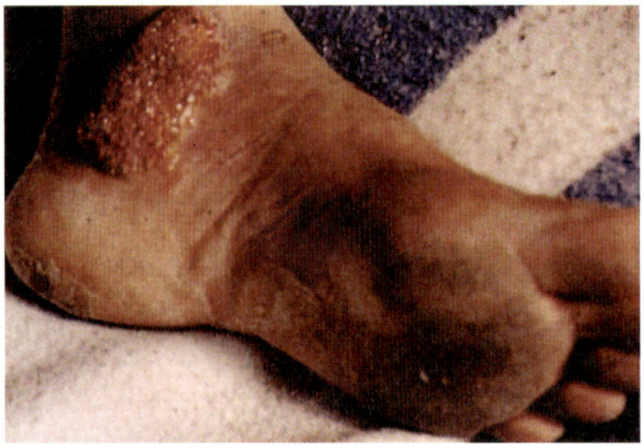

그림 4–47. **흑색 진균(dematiaceous fungi)에 의해 형성된 족부 색소효모진균증**

3. 균종(Mycetoma)

진균종은 찰과상이나 오염된 물질에 찔렸을 때 발생하며 주로 발에 제한되어 있고, 드물게 손과 엉덩이 감염도 보고된다. 백색, 황색, 적색 또는 흑색 과립이 함유된 기름 같은 체액을 분비하는 결절이 서서히 진행하여 다리 전체에 확산된다. 진균성 균종(eumycotic mycetoma)은 고등 진균에 의해 발생되며 환부를 만졌을 때 통증이 적고, 골격을 파괴한다. 반면 방선균성 균종(actinomycotic mycetoma)은 진균양 세균에 의해 발생되며 환부는 옥수수 같고, 여드름의 발진 모양으로 많은 삼출액과 함께 골격 통증을 동반한다. 극단적으로 크게 번져서 흉한 모습이 된다. 다리 전체에 감염되는 데에는 10~15년이 걸린다. 사람에 **진균성 균종을** 일으키는 균종은 *Scedosporium apiospermum, Acremonium falciforme, Acremonium recifei, Exophiala jeanselmei, Madurella mycetomatis* 및 *Trematosphaeria grisea* 등이 있다. **방선균성 균종**을 일으키는 균종은 *Nocardia asteroides, N. brasiliensis, N. caviae, N. madurae, N. pelletierii, Streptomyces somaliensis, Actinomyces israelii* 및 *Actinomyces bovis* 등이 있다(그림 4–48).

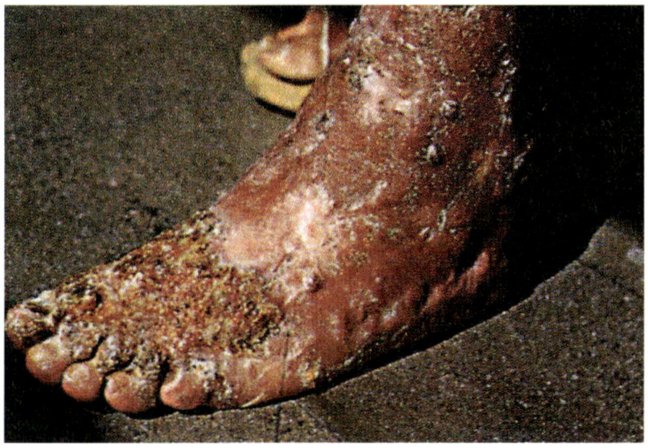

그림 4-48. **방선균(Actinomycetes) 및 피하 진균(subcutaneous fungi)**에 의해 기인된 발 균종(foot mycetoma)

4. 노카르디아증(Nocardiasis)

노카르디아증은 피하 방선균증 중 **가장 발생 빈도가 높**으며 특히 **암환자** 또는 **코르티코스테로이드 치료 환자**에서 많이 발생한다. 호흡을 통해 세균을 **흡입**하면 초기에는 **결핵**이나 **세균성 폐렴**과 유사한 **폐 감염**을 일으킨다. **화농성 가래**에서 **항산성의 분지된 균체**가 발견된다. 이 질병은 초기에 뇌와 피부를 포함한 피하 농양을 주로 일으키고, 간혹 늑막과 심장에 감염을 일으킨다. 통상적으로 과립은 관찰되지 않는다. 노카르디아증은 임상증상이 **결핵과 유사**하고 **항산성**이며 **치사율**이 높기 때문에 의사들은 항상 유념해야 한다. 노카르디아증을 일으키는 균종은 *N. asteroides, N. caviae* 및 드물게 *N. brasiliensis* 등이다. *Nocardia*에 감염된 조직 표본의 염색은 Gomori methenamine silver 염색, Brawn and Brenn 염색이 효과적이며 Hematoxylin & Eosin 염색이나 Periodic AcidSchiff(PAS) 염색 및 Gridley 염색으로는 염색되지 않는다. 가래를 도말하여 Gram 염색 및 modified Kinyoun 염색이 유용하다.

5. 흑색진균증(Phaeohyphomycosis)

흑색진균증은 피하 진균증에서부터 심부장기감염에 이르기까지 광범위한 흑색 진균 감염을 나타낸다. 과거에 흑색진균증은 색소효모진균증의 특별한 증상의 하나로 혼돈하여 생각되어 왔다. 현재 **흑색진균증**은 **sclerotic body** 또는 과립이 조직에 존재하지 않고 대신 조직에서 **흑색의 효모양 세포, 위균사양 진균 절편, 균사** 또는 **이들의 복합체**가 존재하기 때문에 새로운 질병으로 분리되었다. McGinnis(1983)는 흑색진균증을 분류하는 4가지 안을 제안했다.

① **표재성** : 흑색 사모증, 흑색 백선이 포함된다.

② **피부성 또는 각막성** : 피부 진균증, 진균성 각막염, 흑색 진균(dematiaceous fungi)에 의한 조·갑 진균증

③ **피하성** : 외상성 이식에 의한 국소 염증, 주된 병원체는 *E. jeanselmei, W. dermatitidis*이다.

④ **전신성** : 초기에는 진균의 흡입에 의해 폐감염이 생기고 다른 장기로 파급되며, 뇌에도 간혹 발생한다. 주된 병원체는 *C. trichoides*이다.

6. 스포로트리쿰증(Sporotrichosis)

스포로트리쿰증은 주로 **장미가시, 건초** 및 **나무 그루터기** 같은 오염된 물질에 찔림으로써 감염된다. 단단하고, 흑색의 피하괴사 환부가 많으며, 임파절을 따라 전파된다. 폐 스포로트리쿰증은 더욱 자주 관찰되며 결핵, 콕시디오이데스진균증, 히스토플라스마증 및 사르코이드증(sarcoidosis)과 구별되어야 한다. 어떤 증상에도 과립이 존재하지 않으며, 드물게 파종성 스포로트리쿰증이 발생된다. 분아 효모세포를 Cigar body라고 하는데, 이것은 직접 현미경 표본에서 간혹 관찰된다. 실온에서 배양했을 때 균사와 분생포자가 관찰되며 주된 원인체인 *Sporothrix schenckii*를 동정하기 위해서는 실험실에서 사상균형 진균이 효모형 진균으로 전환하는지를 관찰한다(그림 4–49, 4–50).

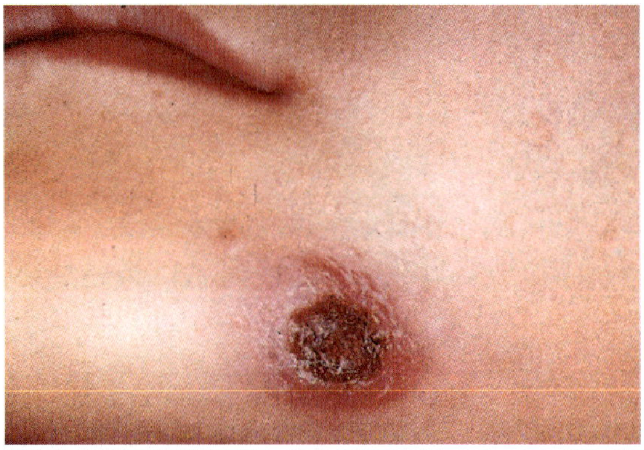

그림 4–49. ***S. schenckii*의 피하감염으로 안면에 생긴 sporotrichosis**

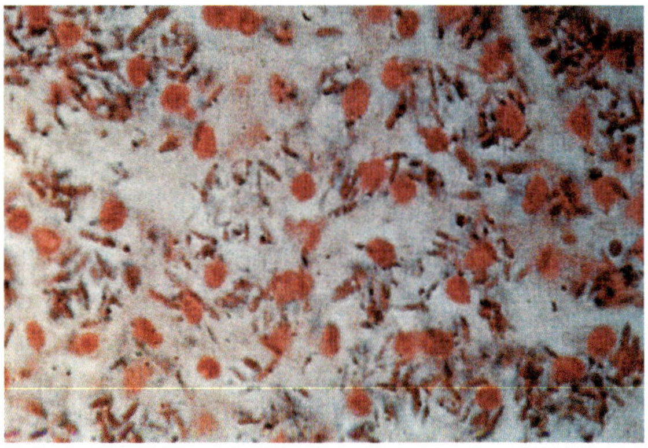

그림 4–50. ***S. schenckii*에 감염된 조직(PAS 염색, ×800)**

5 전신성 진균증

Systemic mycoses

학습목표

1. 의학적으로 중요한 진균의 분류기준을 설명할 수 있어야 한다.
2. 의학적으로 중요한 진균의 감염기전을 설명할 수 있어야 한다.
3. 의학적으로 중요한 진균의 중요독소와 효소를 설명할 수 있어야 한다.
4. 의학적으로 중요한 진균증 환자의 임상적 특성을 설명할 수 있어야 한다.

I 개요

최근에 교통기관의 발달과 경제적인 발전으로 해외여행자들이 많아지고 물자의 수입, 특히 농산물이나 가축의 수입에 의해 국내에서는 발견되지 않았던 병원성이 강한 미생물이 함께 도입되는 경향이 있어, 이것들을 취급하는 사람 및 그 주변사람들의 안전성이 중요한 문제가 되고 있다(그림 5–1).

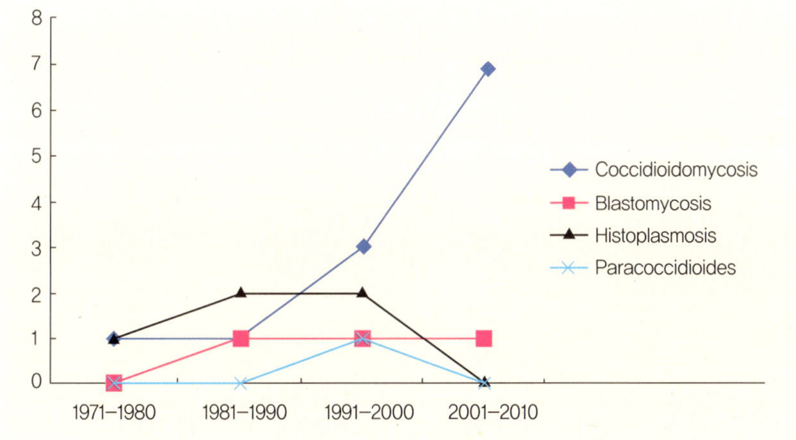

그림 5–1. **전신성 진균증의 국내 case report 보고 및 문헌조사 결과**
점차 증가하고 있는 추세이다.

본 장에서는 분류학적으로 **전신성 진균증**을 일으키는 ***Blastomyces dermatitidis, Paracoccidioides brasiliensis, Histoplasma capsulatum, Coccidioides immitis*** 및 ***Talaromyces* (*Penicillium*) *marneffei***에 대해 서술한다. 이런 진균들은 전신성 감염 없이 피부 증상을 일으킨다는 것을 기억해야 한다. 또한 많은 기회감염 진균들은 전신쇠약환자나 면역이 억제된 환자 같은 특별한 조건에서 전신성 감염을 일으킨다.

위에 서술한 5개의 진균들은 모두 **효모형**과 **사상균형**을 가지는 **두 형태 진균**이기 때문에 직접 습윤 표본을 제작해 관찰해야 한다. 특히 *Coccidioides*는 서서히 자라기 때문에 직접 표본에서 효모형 진균을 관찰함으로써 신속한 예비 진단이 용이하게 된다. 이런 효모형을 관찰하기 위해서는 가래는 염색하지 않고 습윤 표본을 만든다. 조직 표본인 PAS, GMS 및 H&E 염색을 하면 관찰이 더욱 용이하다. ***Blastomyces***는 **두꺼운 벽으로 된 분아 효모형으로, 모세포와 딸세포의 결합 부위가 넓은 기저부위로** 되어있다. ***Coccidiodies***의 **구상체**(spherule)는 배지에서 잘 자라지 않기 때문에, 동물 실험을 하지 않고 대부분의 임상 실험실에서 사용하는 직접표본과 조직표본을 관찰한다(그림 5–2).

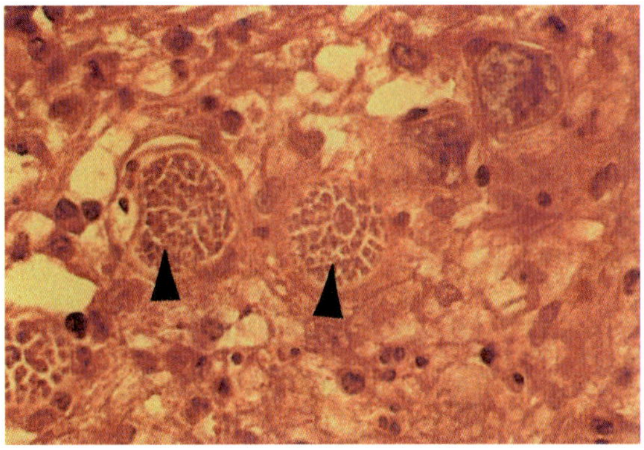

그림 5–2. ***Coccidioides immitis*의 조직내 구상체** (spherules) (H&E 염색, ×450)

Histoplasmosis에서 감염된 혈액이나 골수 표본을 wrigt stain하면 **모세포와 딸세포 사이가 좁은** *Histoplasma capsulatum*의 **가성협막 효모**(pseudoencapsulated yeast)가 관찰될 것이다. 그 효모형 진균들은 세망내피계 세포(monocytes and neutrophils)의 세포질 안에서 발견된다. 여러 조직 표본의 염색은 wright 염색과 같은 형태를 나타낸다(그림 5–3). ***Paracoccidioides***는 **큰 모세포의 둘레에 여러 개의 딸세포가 윤상체**로 되어 있다(그림 5–4). 전신성 감

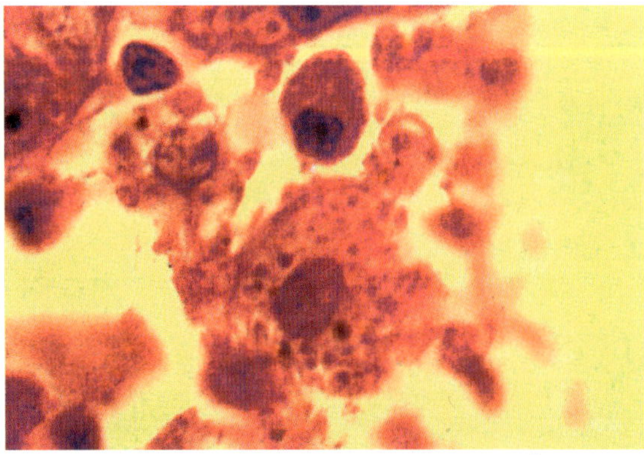

그림 5–3. **비장(spleen)의 대식세포에 탐식된 *Histoplasma capsulatum*의 효모형(중앙)** (H&E 염색, ×1,000)

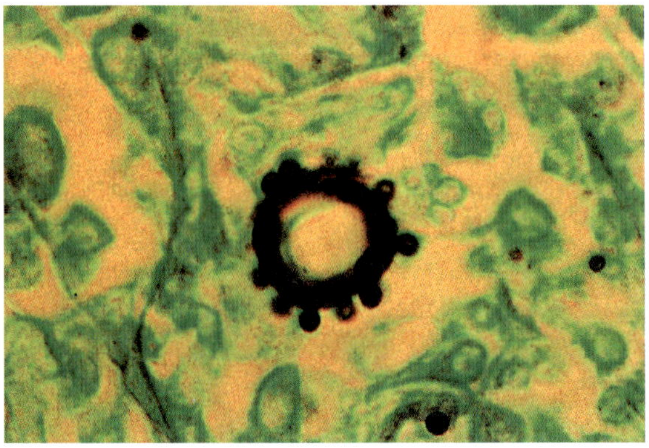

그림 5–4. ***Paracoccidioides brasiliensis*의 조직내 형태.** 윤상체를 이루고 있다(중앙) (Gomori methemamine silver 염색, ×1,000).

염 진균증의 진단에는 혈청학적 방법이 매우 중요하다. **혈청의 채취**는 **급성기 혈청**과 **회복기 혈청**을 검사하여 **4+ 이상**이면 진단적 의의가 있는 것으로 판단한다(표 5-1).

반면 배양에서 진균이 자라면 동물에 진균을 주사하여 얻은 항체를 이용한 혈청학적 진단법이 이용되기도 한다. 전신성 진균증을 일으키는 진균들을 배양하기 위해서 Sabouraud dextrose agar와 brain heart infusion agar를 혼합한 **sabhi agar**를 사용하거나 **yeast extract phosphate agar**에 접종한다. 배지에는 오염세균을 억제하기 위하여 항생 물질을 첨가하기도 한다. 특히 가래 같은 호흡기 검체인 경우는 배지에 접종하기 전 오염세균을 제거하고 농축시킨 후 사용해야 한다. 모든 심부감염 진균 특히 ***Coccidioides***를 배양할 때는 실온에서 12주 이상 장기간 배양해야 하기 때문에, 수분 증발을 방지하고 기중 균사에 의한 검사실 오염을 방지를 위해 평판 배지보다는 사면 배지를 선호하는 경향이 있다.

표 5-1. **진균감염 진단을 위한 혈청학적 검사***

환자의 혈청에서 항체 검출	Histoplasmosis	Blastomycosis	Coccidioidomycosis	Paracoccidioidomycosis	Cryptococcosis	Invasive Aspergillosis	Systemic Candidiasis
면역확산법 (Immunodiffusion)	+	+	+	+		+	+
시험관 응집법 (Tube agglutination)					+		+
라텍스 응집법 (Latex agglutination)	+		+				+
보체 결합법 (Complement fixation)	+	+	+	+		+	
간접 형광항체법 (Indirect fluorescent antibody)					+		
면역전기영동법 (Counterimmunoelectrophoresis)	+		+	+		+	+
검체에서 항원 검출							
면역확산법 (Immunodiffusion)	+	+	+	+			
라텍스 응집법 (Latex agglutination)							
직접 형광항체법 (Direct fluorescent antibody)	+	+	+		+	+	+

*Coccidioides*를 제외한 다른 전신감염진균들의 집락이 성숙하는 데는 실온에서 3~6주가 걸린다. Lactophenol tease mount를 하면 격막균사와 포자 또는 분절포자가 관찰된다. 만일 전신감염진균이 의심되면 검사자의 안전을 위하여 슬라이드 배양을 해서는 안 된다. **사상형 진균에서 효모형 진균으로의 전환 실험**을 함으로써 두 형태 진균을 좀 더 **정확하게 진단**할 수 있다.

두 형태 진균의 효모 전환 시험(Conversion test of dimorphic fungi)

1. 배지 제조

Brain heart infusion ········ 37 gm

Agar ········ 20 gm

Distilled wate ········ 1,000 mL

1) 위 성분을 잘 혼합한 후 15 lbs 121℃에서 15분간 멸균한 후 50℃로 식힌다.
2) 탈 섬유화된 양혈구 100 mL를 가한 후 잘 혼합하고 멸균 시험관에 분주하고 사면시킨다.

2. 실험 방법

1) 10% 혈액을 첨가한 BHI agar의 사면에 사상균(molds)을 접종한다.
2) 0.5 mL의 멸균 증류수로 BHI agar의 사면의 표면을 적신다. Mold가 액체의 약 5 mm 위에 놓이도록 한다.
3) 37℃에서 3~5일간 배양한다.
4) 효모형의 점도(consistensy)를 나타내는 집락의 일부를 취해서 새로운 상기 배지의 사면에 옮긴 다음 2)와 같이 반복한다.
5) 37℃에서 3~5일간 재배양하고 집락이 효모처럼 발육할 때까지 LPCB 표본에서 효모의 형태가 관찰될 때까지 계속해서 새로운 배지에 옮겨주며 배양한다.
6) 특히 *Histoplasma*와 같은 몇몇 두 형태 균주는 효모형으로 빠르게 전환되지 않는다.
7) 만일 배양한지 14일 안에 효모가 형성되지 않으면 새로운 배지에 접종하고 그 진균을 동물 접종을 위한 reference laboratory로 보낸다. *Coccidioides*는 25℃와 37℃에서 모두 mold로 남고 이 방법에서는 구상체를 형성하지 않는다.

II 전신성 감염을 일으키는 두 형태 진균

1. *Blastomyces dermatitidis*

(1) 배양 특성

Sabouraud dextrose agar에서 실온 배양하면 초기에는 사상형 집락으로 자라고 시간이 지나면서 중앙부가 융기되고 점차 전체 집락이 솜털 모양의 백색에서 황갈색의 효모형 집락이 된다(그림 5-5, 5-6).

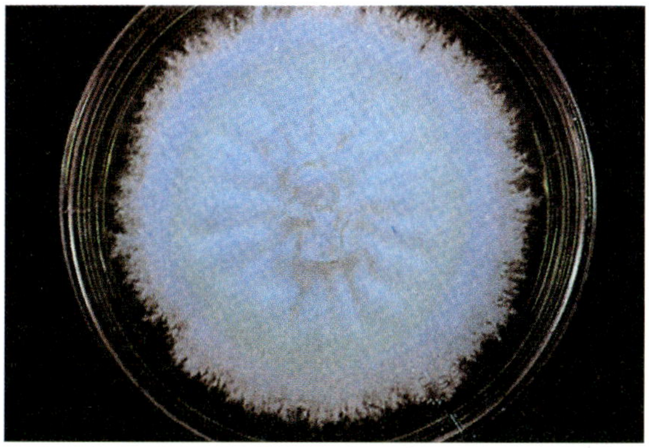

그림 5-5. **SDA 배지에서 42일간(25℃) 배양된 *B. dermatitidis*의 사상(mold)형 집락앞면.** 배양초기에는 사상형 집락이 솜털형의 백색집락으로 나타난다. 더 오래 배양하면 갈색이나 황갈색으로 변한다.

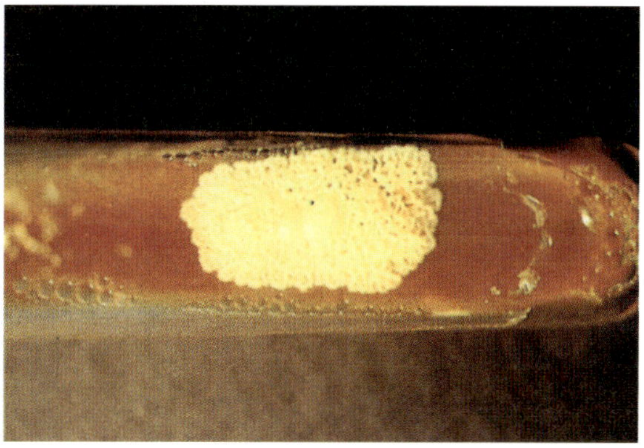

그림 5-6. **BHI 우무배지에서 14일간(37℃) 배양된 *B. dermatitidis*의 집락.** 크림색이나 황갈색이며 융기되고 주름이 있다.

혈액이 함유된 brain heart infusion agar에서 37℃에 배양했을 때 집락은 **납양**(waxy), **주름 잡힌 집락**이 **크림색** 내지 **황갈색**을 나타낸다. **사상형 진균에서 효모형 진균으로의 전환은 4~5일**이 걸린다.

(2) 현미경적 소견

실온에서 배양한 사상형 진균을 tease mount 했을 때 한 개의 매끈한 세포벽으로 된 난원형의 포자가 분생자자루의 끝이나 균사에 붙어 있다. 사상형 진균을 현미경으로 관찰하면 오염진균인 *Chrysosporium* 균속 또는 피하 병원성 진균인 *Scedosporium apiospermum*과 형태적으로 아주 유사하다. *Blastomyces dermatitidis*와는 발육 속도와 효모형 진균으로 전환되는지 여부에 따라 구분된다. *Blastomyces*는 **지연 발육균**이며 *Scedosporium*은 **중간 발육균**이고, *Chrysosporium*은 **신속 발육균**이다. 37℃에서 자란 효모형 진균을 현미경으로 관찰했을 때 크고, **원형의 두꺼운 세포벽**을 가진 **한 개의 분아 딸세포는 모세포와의 결합부위가 넓게** 보인다(표 5-2, 그림 5-7, 5-8).

(3) 병원성

북미 분아구증(Blastomycosis, North American Blastomycosis, Gilchrist's disease) : *Balstomyces dermatitidis*에 의해 발생되는 Blastomycosis는 Ohio 강의 남부와 Mississippi 강의 동부지역의 풍토병이다. 그러나 캐나다, 라틴아메리카, 아프리카 및 그 밖의 지역에서도 보고되고 있다. *Blastomyces*는 **호흡**

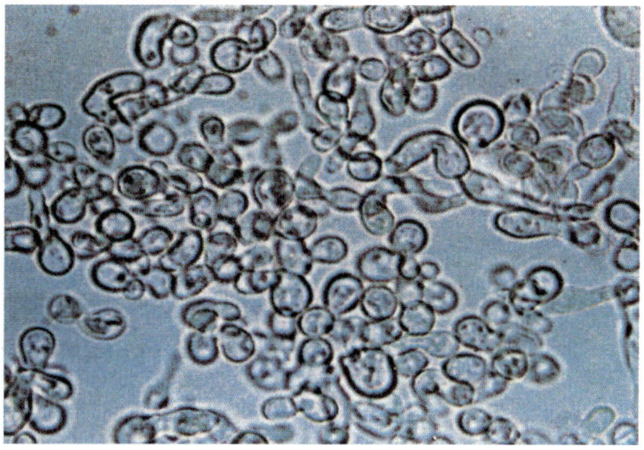

그림 5-7. ***B. dermatitidis*의 효모세포(10~15μm).** 외막이 2중으로 보이고 딸세포의 접착부위가 넓다(×448).

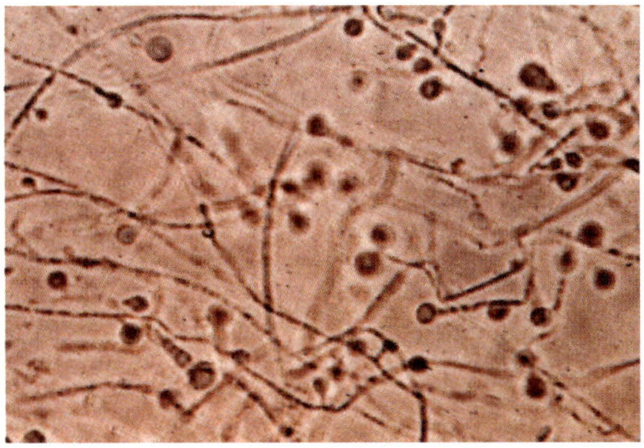

그림 5-8. ***B. dermatitidis*의 현미경적 형태.** 균사에서 분지된 분생자자루에서 생성된 구형 또는 서양배 모양의 소분생자를 관찰할 수 있다(LPCB 염색, ×248).

표 5-2. **피하 진균증 및 심부 진균증과 관련된 진균의 진단과정**

- 검체
  - 10~20% KOH 표본 및 PAS, GMS, Gram, Giemsa, AFB 염색 표본
    - Yeast cells
      - 2~8 μm 난형 직경
        - 5~7 μm — Candidiasis — *Candidia* spp
        - 2~3 μm — 분아포자 결합부위
          - 좁다 — Histoplasmosis — *Histoplasma* spp.
          - 좁다 — Sporotrichosis — *Sporotrix* spp.
          - 좁다 — Candidiasis — *Candidia* spp
          - 넓다 — Torulopsosis — *Torulopsis*
        - Cryptococcosis — *Cryptococcus* sp(capsule)
      - 구형 7~20 μm
        - 주로 1개의 분아포자 — 분아포자 결합부위
          - 좁다 — Histoplasmosis — *Histoplasma duboisii*
          - 좁다 — CAndidiasis — *Candidia* spp
          - 넓다 — Blastomycosis — *Blastomyces* spp.
        - 다수의 분아포자 — Parscoccidiodomycosis — *Parscoccidiodes* spp.
    - Pseudohyphae yeast cells — Candidiasis — *Candidia*
    - Hyphae
      - 직경 3~8 μm 격막균사
        - 무색균사 — Aspergillosis — *Aspergillus* spp
        - 무색균사 — Candidiasis — *Candidia* spp
        - 갈색균사 — Phaeohyphomycosis — *Cladosporium* spp, *Exophiala*, *Phialophora* spp, *Others*
      - 직경 6~50 μm 폭이 다양, 격막이 드물다. — Mucormycosis — *Rhizopus* spp, *Absidia* spp, *Rhixomucor* spp., *Mucor* spp.
      - 직경 1 μm
        - 산소성 — Nocardiosis — *Nocardia* spp (*Bacteria*)
        - 무산소성 — Actinomycosis — *Actinomyces* spp (*Bacteria*)
    - Spherules
      - 직경 30~80 μm / 직경 100~350 μm
        - Coccidioidomycosis — *Coccidioides* spp.
        - Rhinosporidiosis — *Rhinosporidium* spp.
    - Granules
      - Filamentous
        - 직경 〈 1 μm — Actinomycotic mycetoma — *Nocardia* spp, *Actinomadura* spp. (*Bacteria*)
        - 직경 3~5 μm — Eumycotic mycetoma — *Acremonium* spp, *Madurella* spp, *Pseudallescheria* spp.
      - 구형세포, 흑색균사 — Eumycotic mycetoma — *Exophiala* spp
      - 막대균 또는 알균 모양 직경 〈 1 μm — Botryomycosis — *Actinobacillus* spp., *Streptococcus* spp, *Staphylococcus* spp, *Proteus* spp, *Escherichia* spp, *Pseudomonas* spp (*Bacteria*)
    - Sclerotic bodies — Chromblastomycosis — *Fonsecaea* spp, *Cladosporium* spp, *Phialophora* spp., *Exophiala* spp
    - 무색 구형세포가 연쇄를 이룸 — Lobomycosis — *Loboa* spp
  - 현미경적 검사 — SAB, Mycosel, BHIA에 접종 — 24~30℃에서 4~6주간 배양 *Histoplasma* 12주 — 37℃에서 효모형으로 전환 여부 관찰 — 동정 — 보고

기를 통해 감염되며, 몇 주 혹은 몇 달 이상 되는 경미한 **만성 호흡기 감염**을 일으킨다. 가래는 화농성이고 혈액이 섞인 가래를 동반한다. 호흡기 감염은 결핵, coccidioidomycosis, cosis, paracoccidioidomycosis 및 histoplasmosis와 유사하기 때문에 **배양 소견** 및 **조직학적 검사**에 의해 주의 깊게 분리해야 한다. 만일 치료하지 않으면 인근 피하 조직으로부터 다른 조직에 **파종성으로 전이**된다. 특히 피부와 뼈는 전신 확산과 밀접하게 연관되어 있다. 괴사된 피부 환부는 딱딱하거나 습윤하며 중앙부가 농양을 이룬다. 여기에 구강 점막이나 비강 점막도 포함된다. 뼈 환부는 척추와 갈비뼈에 대부분 감염 되며 통증과 기능 상실을 동반한다. Histoplasmosis와 paracoccidioidomycosis에 비하여 소화기계 감염은 드물게 나타난다. **치료하지 않으면** 예후가 좋지 않고 **치명적**이다(그림 5–9).

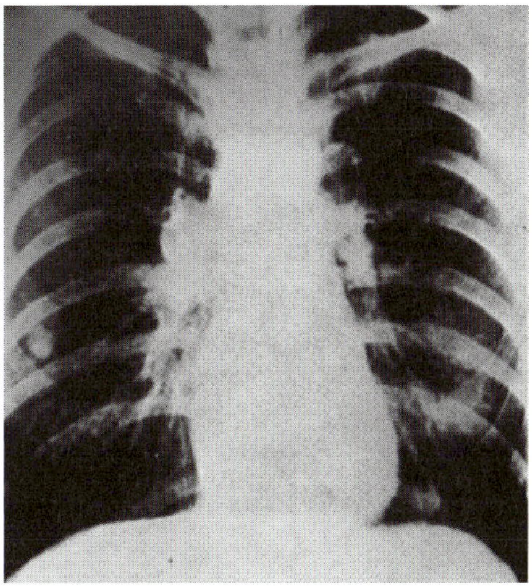

그림 5–9. ***B. dermatitidis*에 감염된 폐 blastomycosis의 X–선 사진.**

2. *Coccidioides immitis*

(1) 배양 특성

Sabouraud dextrose agar에서 실온 또는 37℃에 배양하면 초기에는 **습윤한 백색 집락**을 나타내고, 후기에는 **솜털 모양의 백색** 균사로 덮인다(그림 5–10, 5–11). 초기에는 5~7일 후 집락이 형성되며 분절포자를 형성하는 데는 약 2주가 걸린다.

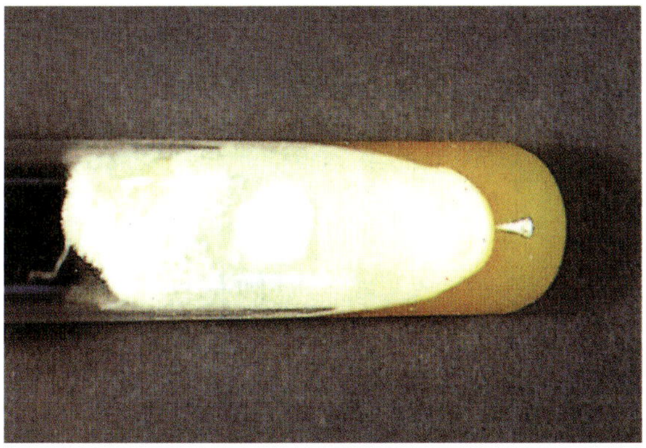

그림 5–10. **SDA 배지에 28일간(25℃) 배양된 *C. immitis*의 집락.** 배양초기에는 백색의 습윤한 집락으로 나타나지만 곧 백색의 솜털형으로 변한다. 더 오래 배양하면 갈색 내지 황갈색으로 변한다.

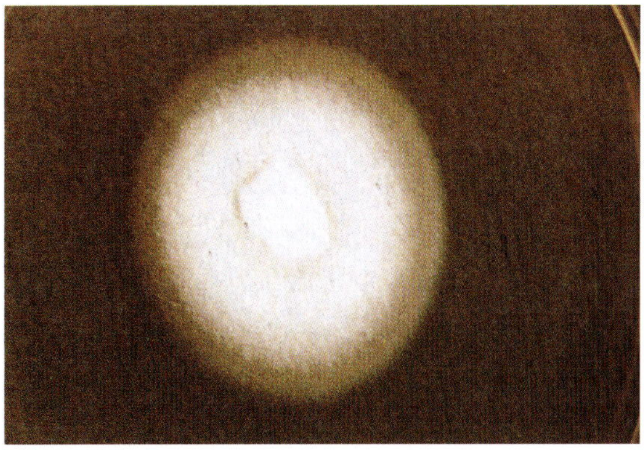

그림 5–11. **SDA 배지에서 28일간(25℃) *C. immitis*를 순수 배양한 집락**

(2) 현미경적 소견

집락을 tease mount했을 때 90° 각도로 균사가 분지되어 나타나며, 두꺼운 세포벽으로 된 **술통모양** 또는 **사방형 분절포자**가 다수 나타난다. 오염진균인 *Gymnoascus uncinatus, Auxarthron* 균속 및 *Malbranchea* 균속 또한 *Coccidioides immitis*와 마찬가지로 분절포자 사이에 공간이 있다. 그리고 *Geotrichum candidum*과 *Trichosporon* 균속도 분절포자를 만든다. 2~4 μm의 내생포자가 들어 있는 10~60 μm의 **구상체**(spherule)는 조직 내에서만 관찰되며 동정에 결정적으로 작용한다. 혈청학적 진단에는 *Coccidioides immitis*의 항체와 검체 항원과의 면역 확산법이 이용된다. 37℃에 배양해도 통상 배지에서는 효모형을 형성하지 않으며, 동물 접종이나 특수한 조건(Elani, Pickren 및 Fitzpatrick, 1978)에서만 형성된다. 검체를 슬라이드 표본을 만들어 관찰하면 원형이고, 두꺼운 세포벽으로 된 구상체(spherules)에는 작은 내생포자가 관찰되는데, 어린 구상체는 내생포자가 발생되지 않아 마치 *Blastomyces dermatitidis*의 효모형과 유사하다. 이때 검체 표본을 vaseline으로 cover slip 둘레를 차단하여 37℃에서 24시간 배양하면 구상체는 여러 개의 발아관을 형성한다. 그러나 *Blastomyces*는 넓은 모세포를 가진 분아세포만을 형성한다(그림 5-12, 5-13).

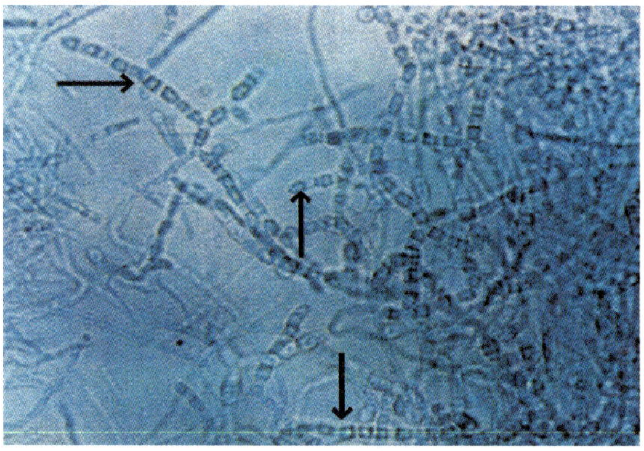

그림 5-12. ***C. immitis*의 사상균형 형태.** 분절되고 가지처럼 뻗은 균사에서 두꺼운 벽을 한, 술통모양의 분절포자(arthroconidia)가 고리모양으로 연결되어 있다(화살표).

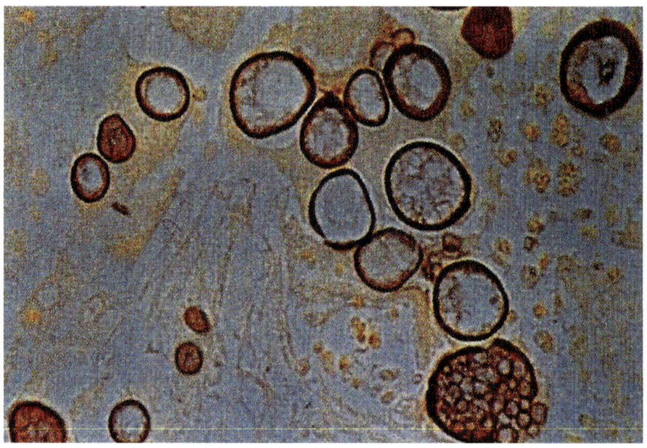

그림 5-13. ***Coccidioidomycosis.*** 임파절에 감염된 *C. immitis*의 구상체(spherules) 속에는 많은 내생포자(endospores)가 들어 있다(PAS 염색, ×600).

(3) 병원성(Coccidioidomycosis, San Joaquin fever)

콕시디오이데스진균증은 *Coccidioides immitis*에 의해 발생하며 **미국의 남서부 사막 지역에 유행적으로 발생**하며, 중앙 및 남아프리카에서도 증례가 보고되고 있다. **분절포자**는 **내열성**이며 **내염성** 및 **건조 등에 내성**을 가진다. 주로 토양에 존재하며 먼지와 함께 **호흡기를 통해 감염**되며 콕시디오이데스진균증 환자의 60%는 무증상 호흡기 감염을 일으킨다. 나머지 40%는 경미하고, 인플루엔자 같은 호흡기 증상을 나타내는 원발성 폐 콕시디오이데스진균증을를 일으킨다. **면역**

이 약화된 환자는 폐에서 뼈, 관절, 피부, 피하 조직, 내부 기관 및 뇌, 수막 등의 기관에 빠르게 **파종성으로 전이**되어 사망하게 된다. 원발성 폐 질환에 대한 예후는 좋지만 파종성 진균증을 일으키면 치명적이다(그림 5–14).

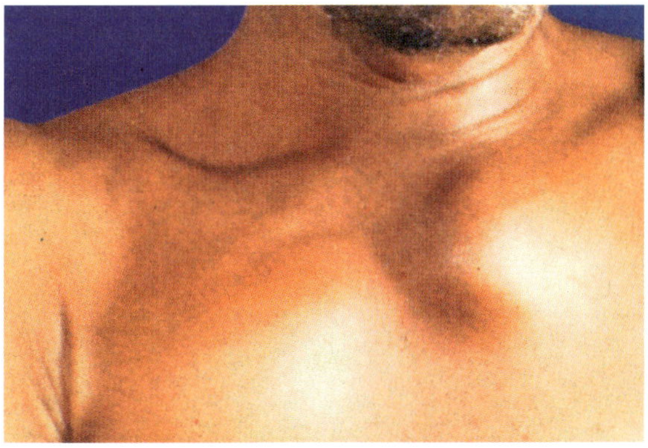

그림 5–14. ***C. immitis*에 감염된 피하조직 콕시디오이데스진균증**

3. *Histoplasma capsulatum*

(1) 배양 특성

혈액이 첨가된 brain heart infusion agar에서 **실온 배양**하면 서서히 자라며 초기에는 **습윤**하게 자라고 나중에는 **엷은 백색** 내지 **갈색의 기중균사**를 가진다. 성숙한 집락의 형태는 매끈하고, 벨벳모양이거나 양털모양을 나타낸다(그림 5–15).

혈액이 첨가된 BHI 배지에서 자란 집락을 영양이 약간 부족한 SDA 배지에 계대배양하면 현미경적 구조가 잘 발달된다. 혈액이 첨가된 BHI 배지에서 **37℃에 배양**하면 **거칠고, 점액성의 크림색** 내지 **황갈색의 집락**을 형성한다(그림 5–16). 여러 번 계대 배양하면 사상형에서 효모형으로 전환된다.

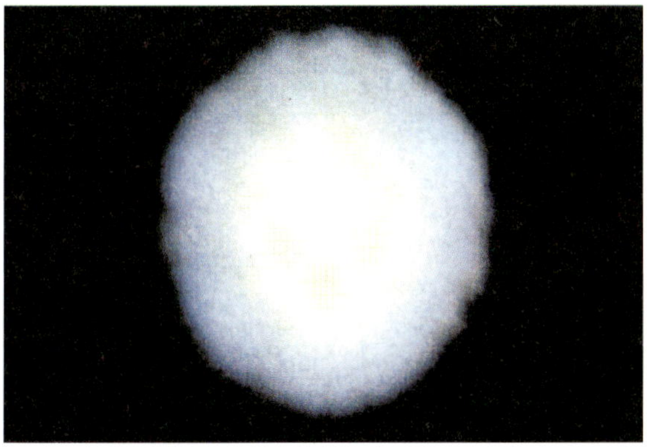

그림 5–15. **BHI 우무배지에서 21일간(25℃) 배양된 *H. capsulatum*의 사상형집락 앞면.** 솜털형이며 백색, 갈색, 분홍색을 나타낸다.

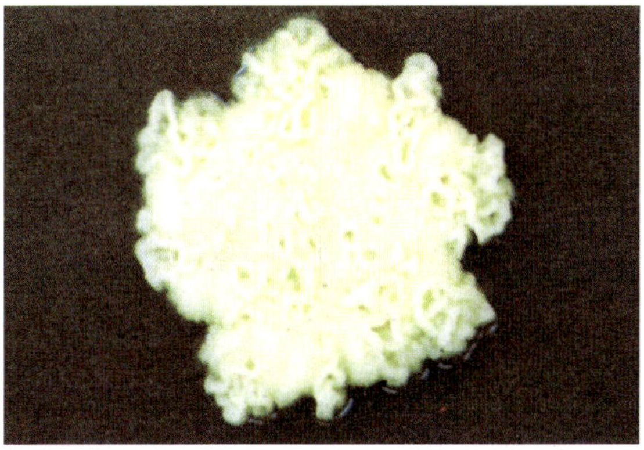

그림 5–16. **BHI 우무배지에 14일간(37℃) 배양한 *H. capsulatum*의 효모형집락.** 습윤하고 백색의 효모형 집락이 형성된다.

(2) 현미경적 특성

Sabouraud dextrose agar에서 실온 배양한 **사상형 진균**을 tease mount하여 관찰하면 결절이 있고 **크고, 원형의 대분생자가** 균사와 90° 각도를 이루는 분생자자루가 받쳐주고 있다. **작고, 원형의 눈물방울**, 매끄럽거나 거친 **소분생자는 균사**의 **측면**에 붙어 있다.

대분생자 또는 소분생자만이 관찰되는 변종이 있을 수 있다. *Histoplasma capsulatum*의 대분생자는 오염 진균인 *Sepedonium* 균속 및 거친 세포벽을 가진 *Chrysosporium* 균속과 아주 유사한 형태를 가진다. 그러나 *Histoplasma*는 지연 발육균이며 효모형을 가지는 것이 가장 큰 차이점이다. 37℃에서 **효모형 진균**은 현미경상으로 작은 **한 개의 분아세포**가 관찰된다(그림 5–17, 5–18).

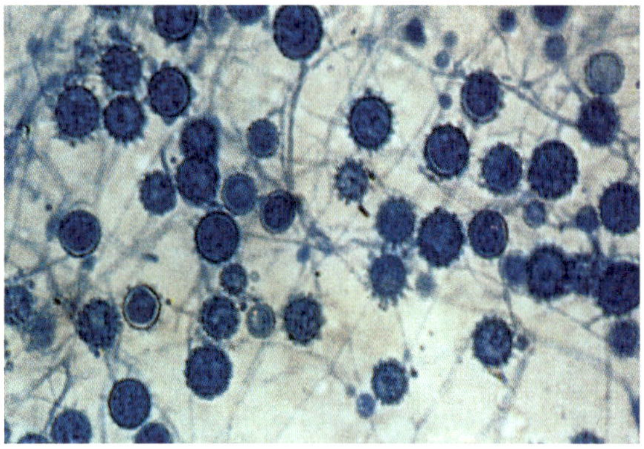

그림 5–17. ***H. capsulatum*의 사상균형 형태.** 균사는 격막이 있고 구형 또는 서양배 모양의 소분생자가 관찰된다. 초기의 소분생자 모양은 콕시디오이데스진균증의 소분생자와 유사하다. 수주 후에는 구형 또는 서양배 모양의 혹(knobby)같이 생긴 대분생자가 형성된다. 이 모양은 *Sepedonium* spp.의 분생자와 비슷하다.

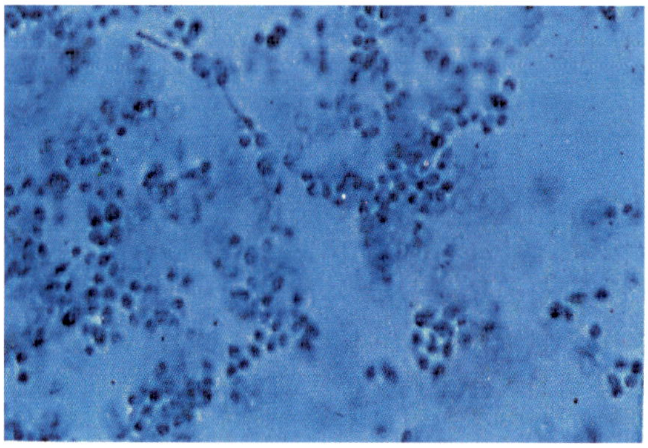

그림 5–18. ***H. capsulatum*의 현미경적 형태(효모형).** 구형 또는 타원형의 분아세포를 관찰할 수 있다(LPCB 염색, ×1,200).

(3) 병원성(Histoplasmosis, Darling's disease)

*Histoplasma capsulatum*에 의해 발생되는 히스토플라스마증은 미국의 **미시시피강**, **오하이오강 유역** 및 **Appalachian산의 풍토병**이지만 다른 지역에서도 보고되고 있다. 이 진균은 **닭, 박쥐** 및 **새의 배설물**에서 증식하며 **오염된 먼지를 흡입**함으로써 감염된다. 주로 **폐에 감염**을 일으키고 자기 한정성이며 환자는 빠르게 회복된다. 히스토플라스마증의 일반형은 풍토병 지역에 사는 대부분 사람들에 대한 피내 반응 시험에서 양성을 나타낸다. 만성 폐공동 질환 환자에서는 기침을 동반한 결핵과 유사한 X-선 소견을 나타낸다. 또한 몇몇 폐질환 환자에서는 **혈액을 통해** 비장, 간, 부신, 신장, 피부, 중추 신경계 및 다른 장기에 **파종성으로 전이**되며 치료하지 않으면 **치명적 결과**를 초래한다(그림 5–19).

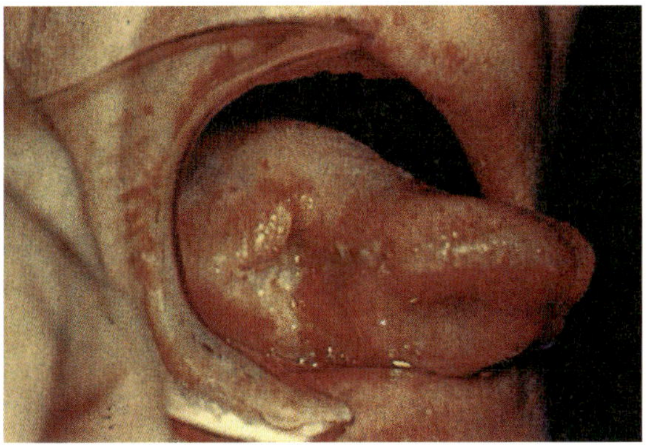

그림 5-19. ***H. capsulatum*에 의해 혀에 감염된 Darling's disease.**

4. *Paracoccidioides brasiliensis*

(1) 배양 특성

Sabouraud dextrose agar에서 **실온 배양**하면 3주 동안에 직경 2 cm로 아주 서서히 자란다. 처음에는 매끈하지만 나중에는 **백색** 내지 **황갈색 균사**로 배지를 덮는다(그림 5-20). 혈액이 첨가된 brain heart infusion agar에서 **37℃에 배양**했을 때 **왁스양**, 주름 잡힌 크림색 내지 황갈색을 나타낸다(그림 5-20). 효모형으로 전환되는 데는 3~7일이 걸린다.

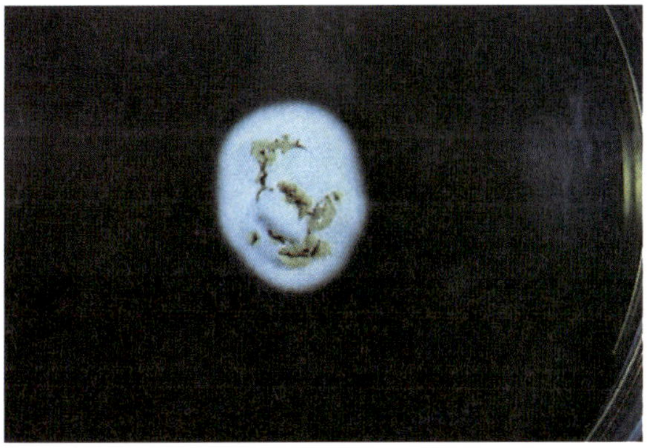

그림 5-20. ***P. brasiliensis*를 SDA 배지에서 42일간(25℃) 배양했을 때 집락.** 초기에는 smooth하지만 시간이 지나면서 백색 또는 황갈색 균사가 된다.

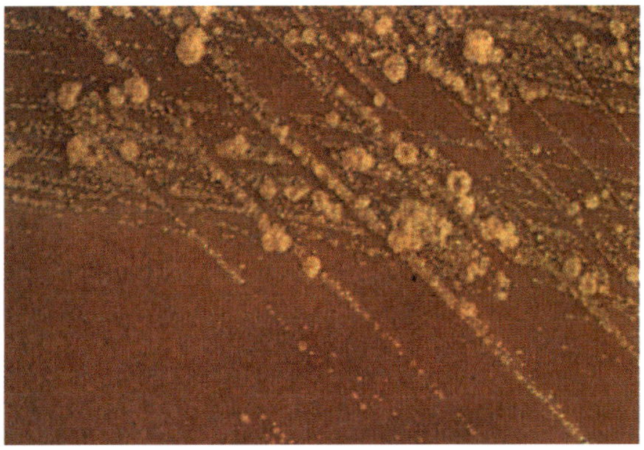

그림 5-21. ***P. brasiliensis*를 BHI agar에서 14일간(37℃) 배양했을 때 왁스양.** 주름 잡힌 황갈색 내지 크림색이 된다.

(2) 현미경적 소견

실온에 배양한 **사상형 집락**을 tease mount했을 때 대부분의 균사에는 **후막 포자**와 소수의 **난원형 분생포자**가 보인다. 아주 드물게 *B. dermatitidis*와 *Chrysosporium* 균속과 유사한 분생포자가 관찰된다. 분절포자를 형성할 수도 있다. 37℃에서 효모형은 크고, 막이 두꺼운 **분아포자가 모세포에 여러 개 붙어 있어 마치 배의 타륜**(ship's wheel) 같은 모양을 하고 있다(그림 5-22, 5-23).

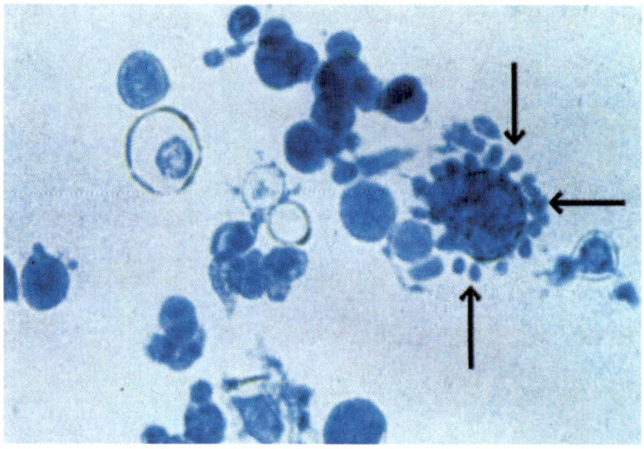

그림 5-22. ***P. brasilliensis*의 효모형(yeast phase)**. 대형효모는 10~60μm로 많이 나타나고, 그 주위에 작은 분아포자(2~5μm)가 둘러싸여 있다(×427).

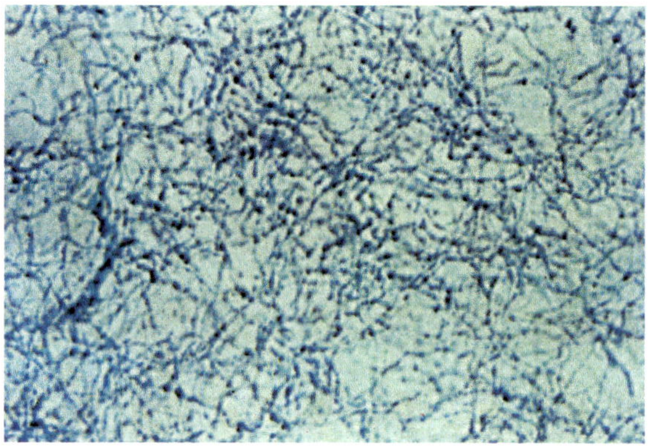

그림 5-23. ***P. brasilliensis*의 사상균(mold phase)**. 포자는 없고, 무색의 격막균사가 관찰된다(×226).

(3) 병원성(Paracoccidioidomycosis, South American blastomycosis)

파라콕시디오이데스진균은 *P. brasiliensis*에 의해 발생되며 처음에는 **남아메리카** 특히 브라질, Venezuela 및 Columbia에서 환자 발생이 많다. 각 질병의 증상에서 가장 두드러진 임상적 특징은 **임파절 종대**이다. 구강 점막이나 치은 감염은 **발치**할 때 오염된 기구 사용이나 **오염된 야채** 등을 씹을 때 생긴 상처에 의해 감염된다. 편도선, 비점막 및 얼굴 등에 퍼져서 딱딱한 궤양을 형성한다(mucocutaneous paracoccidioidomycosis). 구강 감염 또는 흡입된 진균은 결핵과 다른 폐 진균증과 유사한 폐감염을 일으키기도 한다(폐 파라콕시디오이데스진균증). 파라콕시디오이데스진균증은 구강 궤양 또는 오염된 음식에 의해 감염된 진균은 장관이 붓고 간이나 비장으로 확산된다(내장 파라콕시디오이데스진균증). 그 환자는 파종성 질환이나 음식을 먹을 수 없게 된 후 2~3년 내에 사망한다(그림 5-24, 표 5-3).

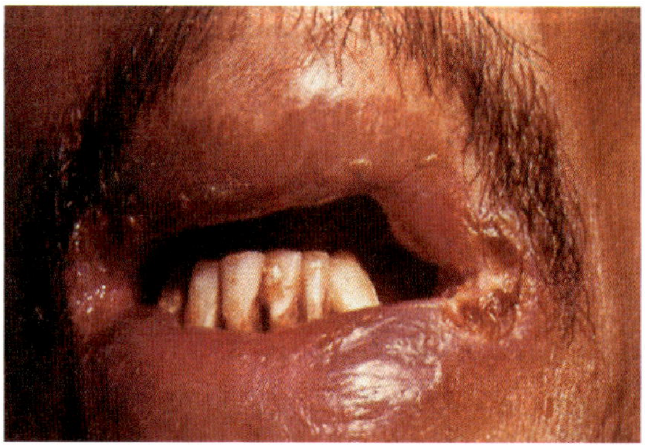

그림 5-24. **입 주위에 발생한 파라콕시디오이데스진균증**

표 5-3. **전신성 진균증의 특성**

질환 및 원인균	증상	분포	배양성상(Sabour and dextrose agar)	현미경적 특성
분아균증 (북미분아구증) *Blastomycesdermatitidis*	만성, 과립성이며 화농성이다. 폐, 늑막, 뼈 감염, 결핵을 촉발시킨다.	북미 특히 미국의 30~50대 남자에 많고 토양으로 감염	25℃에서 2~14일 배양으로 신속하게 집락형성. 중앙부가 융기되고 흰색의 기중균사로 덮이거나 습윤한 효모형 집락. 오래되면 융기된 아래 부분의 균사는 암갈색으로 변한다.	격막균사, 원형 또는 서양배 모양의 소분생자가 분생자병 측면에 형성, 또는 말단 후막포자 사이에 형성 37℃에서 8~15 μm의 원형, 두꺼운 세포벽의 분아세포를 가진다.
파라콕시디오이데스진균증 (남미분아균증) *Paracoccidioidesbrasiliensis*	Coccidioidomycosis와 북미 분아구증과 유사하지만 폐감염은 아주 드물다. 주된 감염은 입술, 코, 구강점막, 목의 임파절, 소화기계 특히 회장 및 다른 장기나 조직	거의 대부분이 남미 지역에 분포하며 여자보다 남자에 많고 토양으로 감염	25℃에 배양하면 상층부는 흰색, 벨벳모양의 균사로 덮임. 아래는 옅은 황갈색. 37℃ BHIA에서 효모형, 왁스양, 주름 잡힌 크림색을 나타낸다.	격막균사, 직경 3~4 μm의 짧은 분지, 서양배 모양의 소분생자. 드물게 후막포자와 사방형 분절포자. 37℃에서 109~30 μm의 한 개 또는 여러 개의 두꺼운 세포벽의 분아세포를 가진다.
콕시디오이데스진균증 *Coccidioidesimmitis*	유행지역에서 급성으로 발생하며, 자기 한정성의 호흡기 질환이다. 어떤 경우는 육아종성 질환으로 진행되어 신체의 각종 장기나 조직에 침투한다. 드물게 피부에 감염되기도 하며 파종성일 때 높은 사망률을 나타낸다.	캘리포니아, 아리조나, 뉴맥시코, 텍사스 지역 풍토병이며 그밖에 미국, 아르헨티나, 파라과이 등에도 분포한다. 전 연령층의 남녀에 분포. 흑인에서 육아종을 일으키며 토양, 공기에 의해 전파된다.	신속발육균이며 처음에는 백색, 습윤하고 솜털모양이며, 후기에는 담황색의 맷트모양을 한다. 오래된 덧들은 부서지기 쉽고 분말모양이며, 대부분이 이때에 감염을 일으킨다.	두꺼운 격막이 있으며 분지된 균사, 두꺼운 세포벽, 사방형 또는 술통모양의 분절포자들 사이가 비어 있다. 조직에서 30~ 60 μm의 spherules 속에서 내생포자가 발견된다.
히스토플라스마증 *Histoplasma capsulatum*	세망내피계에 국한적으로 급성 또는 만성으로 나타난다. 감염장기는 폐, 비장, 임파선, 간, 신장 등이며 자연적으로 진행되기도 하지만 파종성으로 되었을 때 사망률이 높다.	전 연령층에 넓게 분포한다. 특히 유아나 어린이에 감염빈도가 높으며 토양으로 전파된다.	25℃에서 서서히 자란다. 처음에는 융기되고, 솜털모양의 백색집락을 나타내고, 후기에는 담황색 또는 갈색을 나타낸다. 37℃에서 작고, 점액성이며 크림형 백색의 효모형 집락을 나타낸다.	분지된 격막균사, 2~3 μm의 매끈한 소분생자가 원형 또는 서양배 모양이다. 대분생자(후막포자)는 7~15 μm로 두꺼운 세포벽의 원형이며 결절이 있다. 37℃에서 2~4 μm의 분아난형세포가 발견된다.

5. *Talaromyces marneffei*

T. marneffei 는 동남아시아 특히 베트남 대나무 쥐(*Rhizomys pruinnosus*)와 중국의 대나무 쥐(*Rhizomys sinensis*)와 연관되어 풍토병으로 출현하는 병원성 두 형태 진균(dimorphic fungi)으로 알려져 있다. 한 연구에 의하면 대나무 쥐의 19마리 중 18마리의 내장에서 *Talaromyces*(*Penicillium*) *marneffei* 배양 양성이 나온 것으로 보고되었다.

25℃에서 *Talaromyces* (*Penicillium*) *marneffei*의 증식은 빠르고, 파란색 - 녹색에서 노란 빛의 집락을 나타낸다. SDA배지 뒷면에서 수용성의 붉은색 - 갈색 색소가 관찰되면 *T. marneffei*를 강하게 암시한다. 그러나 두 형태를 나타내는지, 현미경적 특징과 집락의 특징을 항상 확인해야 한다. 37℃에서 균사체에서 효모로의 변환은 대략 2주 안에 효모 같은 모양이 나타내는데 핵산동정(PCR)으로 확인해야 한다. 격막을 가진 2~6 ㎛의 효모 같은 세포는 타원형으로 관찰된다.

미성숙, 광범위한 분지, 그리고 고도의 격막균사가 관찰될지도 모른다. 파종성 감염환자의 말초혈액에서도 검출될 수 있다(그림 5-25, 5-26, 5-27).

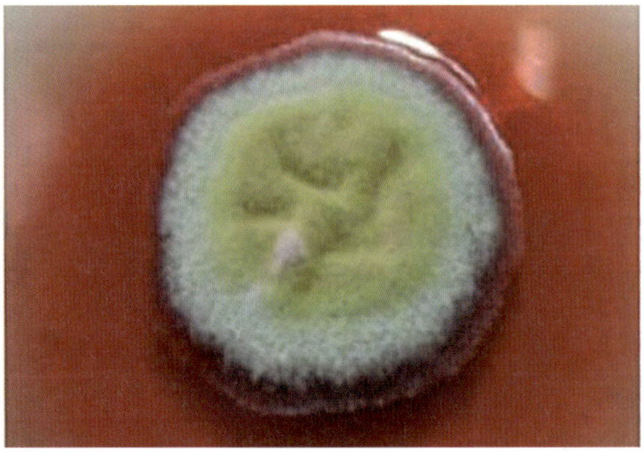

그림 5-25. **SDA에서 7일간 배양한 *Talaromyces* (*Penicillium*) *marneffei* 의 집락.** 적색 색소가 배지에 확산되는 것이 특징이다.

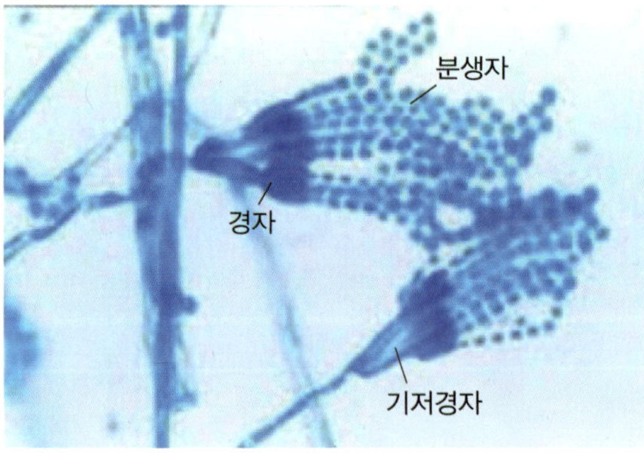

그림 5-26. *Talaromyces marneffei*를 25℃에서 배양하여 관찰하면 사상형의 기저경자는 빗자루 모양으로 조밀하게 나타난다.

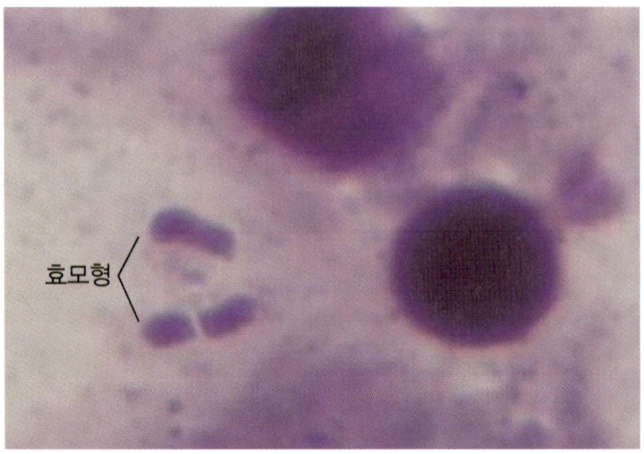

그림 5-27. 배양 전 검체를 염색하여 관찰하면 *Talaromyces marneffei*의 효모형을 관찰할 수 있다.

III 기타 기회감염 진균에 의한 전신성 진균증

북아메리카와 남아메리카 등에서 전신성 진균증을 일으키는 *Histoplasma capsulatum, Coccidioides immitis, Paracoccidioides brasiliensis, Blastomyces dermatitidis* 및 *Talaromyces (Penicillium) marneffei* 외에 전신성 심부진균증을 일으키는 병원성 진균은 *Aspergillus*속, *Candida*속, *Cryptococcus neoformans, Mucor*속, *Absidia*속, *Rhizopus*속, *Sporothrix schenckii* 등의 진균류와 조균류 Phycomycetes 및 방선균 속 등으로 면역이 약화된 숙주에 기회 감염성으로 발생하는 경향이 있으며 우리나라 뿐만 아니라 세계적으로 증가하는 추세에 있다. 주된 병형으로는 중추 신경계, 호흡기계, 요로계 및 진균혈증 등이 있다(표 5-4).

표 5-4. **침습적 진균감염의 발생빈도와 사망률**

병원체	연간 백만 명당 발생 수	일차 원인균으로써 사망률(%)
	빈도	
Candida species	72.8	33.9
Cryptococcus neoformans	65.5	12.7
Coccidioides immitis	15.3	11.1
Aspergillus species	12.4	23.3
Histoplasma capsulatum	7.1	21.4
Zygomycosis	1.7	30.0
Hyalohyphomycosis	1.2	14.3
Phaeohyphomycosis	1.0	0
Sporothrix schenckii	<1	20.0
Malassezia furfur	<1	0
합계	178.3	22.4

Adapted from Rees et al(1998).

1. 중추 신경계 진균증

수막염의 원인균으로는 *Cryptococcus neoformans*에 의한 것이 가장 빈도가 높고 *Candida* 속이나 *Aspergillus* 속에 의한 것도 간혹 존재한다. 이외에 코, 눈, 뇌의 모균증(mucormycosis)과 *Norcardia* 속이나 흑색진균(dematiacious fungi)에 의한 뇌종양이 존재한다.

1) *Cryptococcus* 성 수막염

폐의 일차 감염 병소에서 혈행성으로 중추 신경계에 파종된다. 주된 증상은 발열, 두통, 메스꺼움, 구토, 의식장애 등의 뇌압항진증상, 정신증상, 뇌신경증상 등의 여러 증상을 나타낸다. 뇌압이 높고, 뇌척수액(CSF)에서 백혈구 세포 수가 증가하고, 단백질 증가, 당저하 등 임상 소견이 나타나고 뇌척수액의 India ink를 이용한 먹물 표본을 만들어 두꺼운 협막을 가진 분아포자를 쉽게 증명할 수 있다. 혈청학적 검사로는 뇌척수액 또는 혈청을 라텍스 응집법에 의해 *Cryptococcus* 항원가를 진단하는 데 유용하며 항원가의 추이는 치료 경과, 예후 및 치료 중의 지표로써도 유용하다. 치료는 amphotericin B와 5-fluorocytosine(5-FC)을 병용한다. Amphotericin B나 miconazole을 수막강 내에 직접 주입, fluoroconazole의 점적 또는 경구 투여를 한다.

2) *Candida*성 수막염

범발성 칸디다증, 칸디다혈증, 뇌외상 감염은 뇌수술 후에 생기기 쉽다. 수막염 증상이 보이면 뇌척수액의 배양으로 *Candida* 속을 동정한다. 치료는 *Cryptococcus* 수막염과 마찬가지이다.

3) 중추형(비안뇌형) 접합균(털곰팡이)증

호흡과 동시에 진균이 비강 내에 침입하여 비점막이나 구강 점막에서 발아하고 균사는 혈관 내에 침입하여 부비강, 안와를 거쳐 뇌에 도달한다. 두통, 시력 장애, 안구 돌출, 안와부 주위 봉와직염, 콧물, 발열 등이 보이며 해면정맥동, 내경맥동, 안동맥의 혈전증을 간혹 동반한다.

산혈증(acidosis)을 동반한 중증 당뇨병이나 백혈병, 악성 임파종 등 환자에 감염되기 쉽다. 특징적인 임상 증상이나 생검(biopsy)에 의해 진단이 가능하고 국소적으로 발생할 경우에는 안구적출 등에 의한 괴사 조직을 제거시킬 수 있고 전신적으로 발생할 경우는 원인 질환을 먼저 치료한다. Amphotericin B를 전신 투여하여도 예후는 지극히 나쁘다.

2. 호흡기계 진균증

폐농양, 폐렴, 폐 균구증(pulmonary fungus ball), 흉막염, 농흉 등을 일으키고, 대개의 경우 당뇨병 등 중증의 기초 질환 말기에 속발성으로 발생한다. 항진균제의 전신, 국소 투여, 외과적 절제가 주요 치료법이고 Nocardia나 방선균에 의한 것은 항세균성 항생 물질이 사용되고 알레르기성 기관지 천식, 폐 아스페르길루증에서는 steroid제를 사용한다.

1) 폐 아스페르길루스증(pulmonary aspergillosis)

폐결핵공동, 폐낭포, 기관지 확장 내강에 균구(fungus ball)를 생성한다. 대개는 무증상이지만 혈액 섞인 가래, 객혈이 주된 증상이다. X-선상으로 단간형, 단추형의 균 등, 음영 주위에 공기의 투명층이 인식되고 단층 CT 스캔으로도 충분히 관찰할 수 있다. 균구(fungus ball)는 폐상엽에 많고 대개는 한 개이지만 때로는 양측에 존재하고 여러 개인 경우도 있다. 주 원인균은 *Aspergillus fumigatus*가 대부분이며 침강 항체 반응에서 양성이 된다. 균구의 치료는 기본적으로 외과적인 절제를 하지만 병소가 여러 부위이거나 전신 상태가 나빠서 수술이 불가능한 때에는 내과적으로 치료한다. 경기관지를 통해 폐공동으로 amphotericin B와 miconazole을 주입하기도 하고 5-fluorocytosine을 복용한다. 치료된 후 1개월 내지 수개월 후에 균사체(mycelium)가 객출된다. 폐 아스페르길루스의 치료는 amphotericin B를 전신적으로 투여하는 것이 가장 유효한 치료법이며 5-fluorocytosine을 병용하고 miconazole은 증량 투여한다.

2) 폐 크립토코쿠스증(pulmonary cryptococcosis)

기도를 거쳐 폐에 흡입되고 폐에 일차 감염 병소를 형성한다. 건강인에게서도 관찰되며 대개는 무증상이지만 기침, 가래, 흉통, 객혈, 미열 및 체중 감소 등이 관찰된다. X-선상으로 폐하엽에 많으며 폐렴, 폐결핵, 폐암 및 폐농양을 동반한다. 다발성 공동을 형성하는 경우가 있다. 진단은 환부에서 직접 포자를 증명하는 것이 필요하다. 가래나 생검 재료의 먹물 표본으로도 포자는 증명이 가능하다. 배양할 수 있으면 한층 더 확실하지만 혈청학적으로 혈청이나 흉수 중에서 *Cryptococcus* 항원가가 증명되면 진단에 도움이 된다. 수술 전후에는 항진균제에 의한 치료도 한다. Amphotericin B를 단독으로 또는 5-fluorocytosine을 병용한다. Miconazole을 사용하기도 하며 fluoroconazole을 주사 및 복용한다.

3) 진균성 흉막염, 농흉

폐 병변에 속발하여 발생한다. 흉수 천자에 의해 진단이 용이하며 항진균제를 흉강내 주입한다.

4) 폐 모균증(pulmonary mucormycosis)

대부분 면역이 약화된 환자에서 발생하며 급격하게 발생한 흉통, 호흡곤란, 혈액섞인 가래, 발열, 백혈구 증가 등을 나타내며, 확정 진단은 생검재료에서 조직학적으로 전형적인 균사의 침윤을 증명한다. 국소적인 병소는 외과적으로 절제하며, 절제가 불가능할 경우 파종형에서는 amphotericin B를 전신적으로 투여하지만 예후는 나쁘다.

5) 폐 노카르디아증(pulmonary nocardiasis)

특정한 증상은 없고 폐 병변도 다양하다. 병소, 가래에서 그람양성, 항산성 약양성의 균사가 발견되면 진단적 가치가 있다. 설파제, minocyclin이 효과적이다. 외과적 처치가 필요한 경우가 있다.

6) 폐 방선균증(pulmonary actinomycosis)

흉통, 기침, 가래, 발열 등의 증상을 보이며 폐결핵, 기관지 확장증, 폐암 등과 유사한 음영을 나타낸다. 흉막, 흉벽까지 파급하면 누공을 형성하고 과립을 동반한 농을 배출하게 된다. 진단은 농양에서 과립을 관찰하고 조직학적 검사에서 균사를 관찰한다. 배양할 수 있으면 더욱 확실한 진단을 할 수 있다. 구강내 정상 균무리 때문에 가래에서 균사의 증명만으로는 진단 근거가 되지 않는다. 치료에는 penicillin G를 대량 투여한다.

7) 폐 칸디다증(pulmonary candidiasis)

원발성은 매우 드물지만 속발성 폐 칸디다증은 면역이 약화된 숙주에서 기회감염이 발생한다. X-선상은 여러가지 상태를 나타내 확정 진단은 생검에 의한 조직 병리학적 검사로 가능하다. 칸디다가 가래에서 검출되고 X-선 검사에서 폐렴이 있고, 항생 물질에 치료되지 않는다고 하여 반드시 폐 칸디다증이라고 진단할 수는 없다. 치료는 amphotericin B 주사와 5-fluorocytosine을 복용하고, miconazole 주사, fluoroconazole을 주사 및 복용한다.

8) 알레르기성 기관지 및 폐 아스페르길루스증

천식, 발열, 기침, 가래, 혈액섞인 가래, 흉통, X-선 검사에서 폐 음영을 나타낸다. 호산구(eosinophil) 증가, 혈청 IgE 상승, 피내 반응 검사 양성, 배양 양성, 기관지 확장, 혈청 침강항체 양성 등이 진단의 기준이 된다. 치료는 항진균제보다 스테로이드제가 효과가 있다.

3. 소화기계 진균증

칸디다에 의한 구강, 인두, 식도, 위 및 장관 병변이 주된 것이다. 칸디다는 구강, 식도, 위 및 장관의 정상 무리균이며, 소화기계 진균증은 전신성 칸디다증의 한 예이며 또한 구강, 식도 칸디다증은 AIDS 환자의 기회 감염증으로써 발생하기도 한다.

1) 구강, 인두 칸디다증

혀, 구강 점막의 백태, 괴사, 발적, 혀의 구진 및 혀 유두비대 등의 증상이 나타난다. 진단은 현미경 검경에 의한 위균사(pseudohyphae)의 존재와 배양 검사에서 확인한다. Amphotericin B, 5-fluorocytosine, fluoroconazole, nystatine, miconazole gel을 경구적으로 투여한다.

2) 식도 칸디다증

구강 칸디다증이 확산되거나 만성 피부 점막 칸디다증의 한 증상으로 나타난다. 증상은 흉골하 동통, 연하 곤란, 식도 폐색감을 호소하며 식도경으로 관찰하면 광범위의 괴사성 궤양, 황백색의 백태를 나타낸다. 식도 조영에서는 불규칙한 점막상, 궤양, 음영 결손 및 식도강의 협착을 나타낸다. 치료는 구강 칸디다증과 같다.

3) 위, 장관 칸디다증

광범위 항생 물질에 의한 치료 후에 균 교대증으로 생기는 경우가 있고 때로는 위나 장관의 천공으로 전신성으로 파종한다. 전신성 칸디다증의 한 증상으로써도 관찰된다. 치료는 항진균제를 전신적으로 투여한다.

4) 간 칸디다증

전신성 칸디다증의 한 증상으로써 발생하는 경우가 많으며 발열, 복통, alkaline phosphatase치 상승, CT 스캔에서 다발성으로 흡수가 적은 지역이 나타난다. 치료는 전신적으로 항진균제를 투여한다.

5) 복부 방선균증

주로 회맹부에서 발생되고 다음으로 S-상 결장, 직장이고 경계가 불명료하고 불규칙한 종유를 가진다. 장관벽의 궤양, 장관 유착을 일으키고 종유 형성, 농양, 누공의 형성 등으로 발전한다. 간혹 악성 종양을 의심하여 외과적으로 절제하는 경우가 있지만 penicillin G의 대량 투여로 치료된다.

4. 비뇨기 진균증

칸디다성 방광염이나 신우신염, 신장 노카르디아증 등이 있다.

1) 칸디다 뇨증, 칸디다성 방광염

항생물질의 투여 중이나 당뇨병, 유치카테터 삽입 중에 칸디다의 증식을 초래하기 쉽다. 10^4/mL 이하의 무증상인 경우는 치료할 필요가 없고, 카테터 제거만으로 칸디다가 소실되는 경우도 있다. 치료는 amphotericin B의 방광내 주입, 5-fluorocytosine, fluoroconazole을 복용한다.

2) 칸디다성 신우신염

전신성 칸디디증의 증상으로 생기는 경우가 많으며 발열, 요통, 구토, 메스꺼움, 배뇨 곤란을 일으킨다. Amphotericin B, 5-fluorocytosine, miconazole, fluoroconazole을 전신적으로 투여한다.

3) 신장 노카르디아증

설파제를 복용한다.

5. 진균혈증, 진균성 심내막염

칸디다에 의한 것이 대부분으로 칸디다성 균혈증은 전신성 칸디다증의 한 증상이며 장기간 동안 정맥 카테터 유치에서 나타난다. 일과성 칸디다 혈증은 카테터 제거에 의해 혈중 칸디다는 소실되며 해열되지만 안염, 골수염, 심근염, 피부 근염이 나타나는 경우가 있다. 안염은 전신성 칸디다증의 합병증으로써 보게 된다. 시력 장해 및 솜털 모양의 안저 소견을 나타낸다. 칸디다성 심내막염은 마약 상용자, 심장 수술자 특히 인공 장치 수술 후에 많이 보게 된다. Amphotericin B, miconazole, 5-fluorocytosine, fluoroconazole 등의 항진균제를 전신적으로 투여한다(표 5-5, 5-6).

6. 전신성(범발성) 진균증

면역이 약화된 환자에 생기는 진균증이며 ***Candida, Aspergillus, Cryptococcus*** 및 ***Mucor*** 등의 진균에 의해서 발생된다. 환자가 살아있는 동안에 진단이 어려우며, 치료되지 않는 경우가 많으며 진단이 되든지 전신성 진균증이 의심되면 전신적으로 항진균제를 투여한다. 최근 칸디다증의 보조 진단법으로써 Cand-Tek, Toxicolor-Endospesy에 의한 항원의 검출이나 대사 산물의 arabinitol 측정 등이 시험되고 있으며 항진균제 투여의 한 지표로써 쓰이고 있다.

표 5-5. 두 형태 진균의 항진균제 감수성

감염진균	항진균제	MIC 범위(μg/mL)	MIC 90 범위(μg/mL)
Blastomyces dermatitidis	Amphotericin B	≤0.03~1	0.5
	Fluconazole	1~64	NR
	Itraconazole	≤0.03~1	0.125
	Posaconazole	≤0.03~0.06	NR
	Voriconazole	≤0.03~16	0.25
	Anidulafungin	2~8	NR
	Caspofungin	0.5~8	NR
Coccidioides spp.	Amphotericin B	0.125~2	0.5-1
	Fluconazole	2~64	64
	Itraconazole	0.125~2	1
	Posaconazole	0.25~1	1
	Voriconazole	≤0.03~0.5	0.25
	Caspofungin	8~64	32
Histoplasma capsulatum	Amphotericin B	≤0.03~2	0.25
	Fluconazole	≤0.125~64	NR
	Itraconazole	≤0.03~8	0.06
	Posaconazole	≤0.03~0.06	NR
	Voriconazole	≤0.03~2	0.25
	Anidulafungin	2~4	NR
	Caspofungin	0.5~4	NR
Paracoccidioides brasiliensis	Amphotericin B	0.125~4	NR
	Fluconazole	≤0.125~64	NR
	Itraconazole	≤0.03~1	NR
	Voriconazole	≤0.03~2	NR

NR, not reperted

표 5-6. **전신성 감염 치료를 위한 항진균제의 효과**

진균	항진균제의 효과					
	AMB	K	F	I	V	C
Aspergillus spp.	+++	0	0	++	+++	++
B. dermatitidis	+++	++	+	+++	+++	++
C. immitis	+++	++	+++	+++	+++	++
C. neoformans	+++	+	+++	++	+++	0
Candida spp.						
C. albicnas	+++	++	+++	+++	+++	+++
Nakaseomyces glabratus (과거 명칭; *C. glabrata)*	++	+	++	++	++	+++
C. guilliermondii	++	+	+++	+++	+++	++
C. krusei	++	+	0	++	++	+++
C. lusitaniae	++	++	+++	+++	+++	+++
C. parapsilosis	+++	++	+++	+++	+++	++
C. tropicalis	+++	++	+++	+++	+++	+++
Fusarium spp.	++	0	0	+	++	0
H. capsulatum	+++	++	++	+++	+++	++
Mucor, Rhizopus, 기타 Zygomycetes	+++	0	0	0	0	+
P. brasiliensis	+++	+++	++	+++	+++	++

0, 별다른 효과 없음; +, 가끔씩 효과 나타남; ++, 적당한 효과를 나타내나 저항성에 유의;
+++, 확실한 효과를 나타내며 가끔 저항성이 나타날 수도 있음.
AMB, amphotericin B; K, ketoconazole; F, fluconazole; I, itraconazole; V, voriconazole; C, caspofungin

6 효모, 효모양진균

(Yeast, yeastlike organisms)

학습목표

1. 효모의 분류기준을 설명할 수 있어야 한다.
2. *Candida albicans, Cryptococcus neoformans*의 형태적 특성, 배양특성을 설명할 수 있어야 한다.
3. Chrom agar, 후막포자, 가성균사, 발아관시험 결과를 설명을 할 수 있어야 한다.

I 개요

효모와 효모양 진균은 일반적으로 **분아**(budding)에 의해 증식되는 단세포 생물을 의미한다. **분아포자**(blastoconidia)가 모세포에 부착되어서 길게 사슬을 이룬 형태를 **가성균사**(pseudohyphae)라고 한다. 효모의 일부 균종은 **진성균사**(true hyphae)를 형성하는 것도 있지만, 어떠한 균사 형태도 갖지 않는 것도 있다.

Saccharomyces 같은 효모는 **자낭포자**(ascospore)를 형성하기도 하지만 대부분의 효모는 분아의 방법에 의해 증식한다.

효모의 집락은 **활면성**(smooth), **광택성**(glabrous)이며 **습윤**하거나 **건조**한 형태를 가지고 있으며, **백색** 내지 **크림색**을 나타내고 균종에 따라 **갈색, 핑크, 오렌지색**을 나타내기도 한다.

가성균사, 진성균사, 후막포자(chlamydospore), **분아포자의 형태**와 **배열** 등 균종의 형태적 특징을 관찰하고 **생화학적 실험**에 따라서 효모의 **속**(genus)과 종(species)을 동정한다. 생화학적 동정을 위한 많은 상용화된 시스템(API20C, Vitek system 등)이 있다.

Corn meal-Tween 80 agar에서 자란 효모의 현미경적인 형태를 통해 진단에 이용된다. 효모는 우리의 생활환경에 잘 적응하는 인체 정상 균무리로 검사실에서 가장 일반적으로 분리되는 진균이기 때문에 검체에서 분리된 효모가 임상적 의의가 있는지 결정하는 데 간혹 어려움이 있다.

분리된 효모가 감염의 병인성 인자로써 결정하기 위해서는 감염부위에서 동일한 균종이 반복적으로 분리될 병인적 의의를 가진다.

효모의 기회감염을 일으킬 수 있는 요인으로는

1) **인체 면역 시스템의 저하환자**

2) **항생제, 코르티코스테로이드 제, 항암제 치료**를 장기간 받은 환자

3) **정맥내 유치 카테터 삽입 환자**

4) **당뇨병, 임산부** 등을 들 수 있다.

II 효모의 분리동정

1. 직접 검경 및 분리, 감별배양

효모의 최대 균속으로 알려져 있는 *Candida* 균속은 *C. albicans*를 비롯하여 인체병원성 균종의 대부분을 차지하며, 전신성 및 표재성 칸디다증과 구강, 질 등 점막 칸디다증으로 나누어진다. 전신성 칸디다증은 최근 *C. tropicalis, C. parapsilosis, Nakaseomyces glabratus*(과거 명칭; *C. glabrata*) 등의 non-albicans candida에 의한 증례가 있다. 그러나 피부 칸디다증이나 구강 칸디다증은 *C. albicans*에 의한 것이 대부분이다. 전신성 칸디다증의 조기진단을 하는 데 가끔 어려움이 있는 데 비해 표재성 칸디다증은 비교적 용이하게 진단할 수 있다.

*C. albicans*를 포함한 *Candida*균속은 **인체 정상 균무리**로 존재하기 때문에, **분리배양**하는 것만으로는 불충분하며 반드시 검체를 **직접검경**을 하지 않으면 안 된다.

환자의 검체를 **직접검경 결과** 효모세포와 **후막포자, 진성균사** 및 **가성균사**가 관찰되면 칸디다증 진단이 거의 확실하게 된다(그림 6–1). *Cryptococcus neaformans*의 **협막 관찰**은 **India ink** 표본을 만들어 관찰하면 효모둘레에 **무색의 협막**을 관찰할 수 있다.

인체 정상 균무리는 대개 균사형을 나타내지 않기 때문에 직접 검경용 표본은 10% KOH법 또는 Paker ink-KOH법으로 제작하여 균사를 형성하는지 관찰한다.

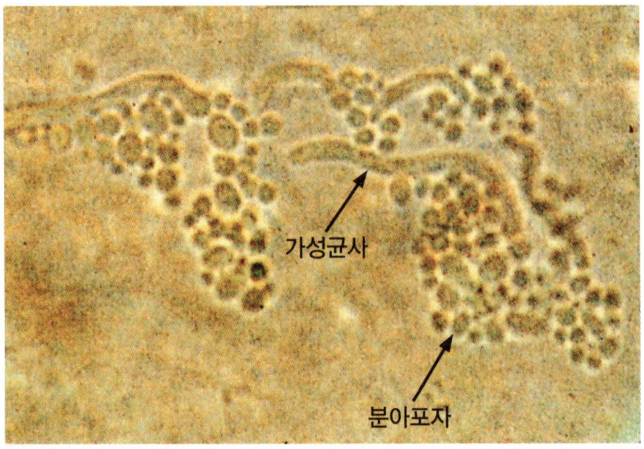

그림 6–1. **피부칸디다증 환부 검체의 직접검경.**
*C. albicans*의 효모형과 균사형이 함께 관찰되는 것이 특징이다(10% KOH×200).

※ KOH slide 표본 제작법

① 채취한 검체를 slide glass 위에 올려놓고 10~40% KOH 용액 1~2방울을 떨어뜨린다.
② Cover glass를 덮고 60~80℃ 에 2~5분간 가온 후 검경한다.
③ 변법으로 DMSO-KOH법 또는 Parker ink-KOH법을 사용하기도 하는데, 전자는 가온하지 않아도 되는 장점이 있고 후자는 균사체가 특이적으로 염색되어 검출이 용이하다(실습편 1장 참조).
④ 관찰 : a. 분생자, 포자의 size, shape
b. mode of attachment of bud
c. pseudohyphae 유무
※ 확실치 않을 때는 그람염색을 해본다.
⑤ 보고 : ( )Yeast-like organism in budding with pseudohyphae
또는 ( )Yeast-like organism
또는 ( )Only hyphae observed
균사와 분생자의 특징 기록
No fungus like organism observed
※( )안에는 균의 수를 기록한다.

칸디다증 진단의 확정동정은 분리균의 **동정검사**에 의해 결정된다. 통상적인 분리배양을 위해 chloramphenicol과 cycloheximide를 함유한 Sabouraud dextrose agar를 선택배지로 사용한다.

*C. albicans*는 37℃에서 **배양 초기**에는 마치 **포도알균 집락**처럼 보이다가 2~3일 내에 **유백색~황백색**의 **크림상태, 평활, 원형, 융기성집락**을 형성한다(그림 6-2). 그러나 *Nakaseomyces glabratus*(과거 명칭; *C. glabrata*)나 *C. kefyr* 등은 약간 발육이 늦다.

Nakaseomyces glabratus(과거 명칭; *C. glabrata*)를 제외한 *Candida*속 병원성 균종은 **두 형태 진균**이며, 침습성 조직내 뿐 아니라, Corn meal agar 등 특정 배지상에서도 **균사형 발육**이 잘된다. 이 배지에서는 약간 발육 속도가 늦기는 하지만 37℃에서 1주일 이내에 가장자리가 균사로 형성된 **선모상의 집락**이 관찰된다(그림 6-3). 만일 효모가 의심되면 CHROM BCG agar에 접종하고 집락의 색과 형태를 관찰한다(그림 6-4).

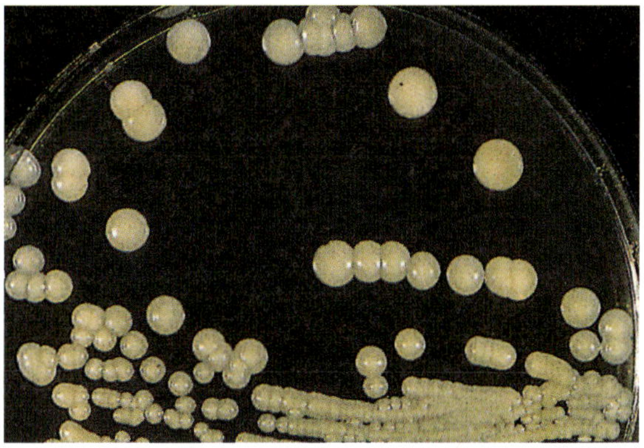

그림 6-2. **Sabouraud dextrose agar에서 *C. albicans* 37℃ 3일간 배양집락.** 매끄럽고 광택성, 크림색 또는 백색집락을 형성하며 과일 또는 빵냄새가 난다.

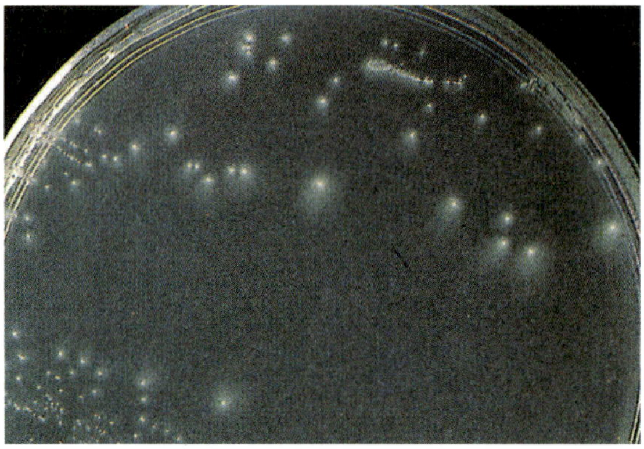

그림 6-3. **Corn meal agar에서 37℃ 1주일 배양.** 집락이 작고 균사상으로 퍼져 자라는 것이 특징이다.

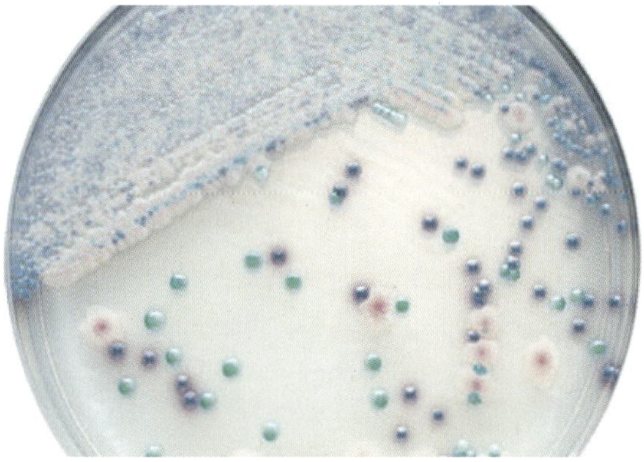

그림 6-4. **CHROM agar Candida 배지의 진단.** 이 배지에서 *Candida albicans*는 녹색(green), *Candida tropicalis*는 푸른색(metallic blue), *Pichia kudriavzevii*는 분홍색(pink velvet)을 나타내며 민감도(sensitivity)는 99% 이상이다.

1) CHROM agar 진단법

Chromogenic medium은 검체 내에 존재하는 여러 효모들 중에 *Candida* spp.의 증식과 검출을 위해 사용되는데, 그 원리는 배지 내의 chromogenic substrate와 종 특이 효소(speciesspecific enzyme)의 반응에 의해 강하게 나타나는 집락의 색깔로 다른 효모들로부터 *Candida* species의 감별과 *C. albicans, C. krusei, C. tropicalis*의 추정동정과 분리를 위하여 사용할 수 있다. 특히 최소한의 양으로 검체 내에 존재할 수 있는 항진균제 내성균주인 *C. krusei, C. tropicalis*의 검출에 유용하게 이용될 수 있다.

CHROM agar Candida배지는 Sabouraud Dextrose agar 또는 유사배지 대신으로 다른 효모들과 사상균(filamentous fingi) 분리를 위한 선택배지로도 사용할 수 있다.

CHROM agar에서 *C. albicans, C. krusei, C. tropicalis*로 추정 동정된 경우는 추가적인 생화학적, 형태학적 시험이 필요하지 않은 것으로 많은 연구에서 보고되었다.

단지 집락색이 자주 빛 또는 크림색으로 나타나면 표준시험방법을 통하여 추가동정시험이 필요하다.

2. 효모의 동정 방법

효모형 진균의 동정은 어떤 한 개의 특별한 방법이 있는 것이 아니고, 다른 균종들을 동정하는 데 사용하는 방법들을 병행해서 사용한다. 본 장에서 기술한 동정 방법들은 가장 일반적으로 사용되는 것들이다. ① **Corn meal-Tween 80 agar에서의 집락 형태**, ② **발아관 시험**(germ tube) 및 ③ **당 동화시험**(assimilation)을 가장 먼저 사용하고 나머지 시험은 추가적으로 이용한다. 효모를 동정 분류 실험하기 위해서는 SDA에서 분리된 균주가 가장 좋다. CHROM agar 또는 mycobiotic agar에 들어 있는 색소나 항생제는 감별 시험에서 반응을 방해할 수도 있다(표 6–1).

표 6–1. **효모의 동정과정**

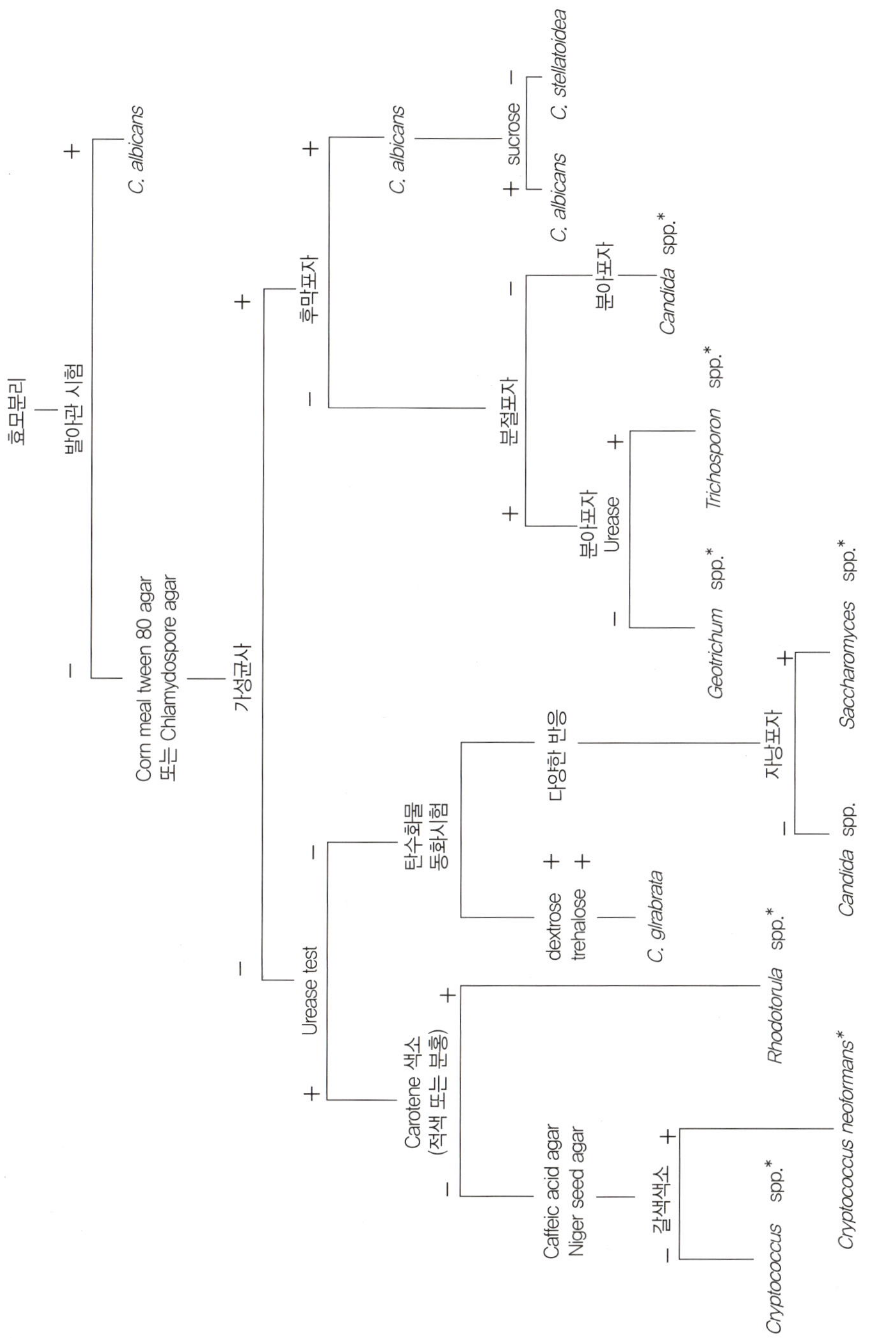

* 필요에 따라 당분해시험, 생화학적 검사, 동화작용시험 등을 실시한다.

** *C. stellatoidea*는 *C. albicans*의 변종으로 알려졌다.

1) 배양집락 및 현미경적 형태 관찰

(1) **효모배양**에는 포도당을 빼고 ① 0.3% Tween 80을 첨가한 **corn meal agar**와 ② 0.3% Tween 80을 첨가한 **rice extract agar** 또는 ③ TOC(Tween 80, Oxgall, Caffeic acid) agar가 가장 많이 추천되고 있다. 후막 포자는 rice extract Tween 80 agar와 chlamydospore agar, TOC media에서 더욱 잘 나타나며 **분아포자**(blastoconidia)는 corn meal agar에서 더욱 증강된다.

(2) 배지는 시험관에 준비해 두었다가 필요할 때 녹여서 사용하기도 하고 평판배지에 부어서 사용한다. 만일 corn meal Tween 80 agar, chlamydospore agar, rice extract-Tween 80 agar에서 **후막포자**, **분아포자** 및 **가성균사**(pseudohyphae)가 발견된다면 ***Candida albicans***를 의심할 수 있다(그림 6-5, 6-6). ***C. albicans***는 임상 검체에서 가장 많이 분리되는 효모형 진균이다. ***C. albicans***의 변종인 ***Candida stellatoidea***는 ***Candida albicans***보다 작은 수의 후막포자를 형성한다. ***Candida tropicalis***는 아주 적게 후막 포자를 형성한다. 만일 corn meal Tween 80 agar에 접종하고 실온 배양한 후, 즉시 관찰하지 못하고 냉장고에 2~3일 넣어두면 ***Candida tropicalis***는 후막포자를 형성한다.

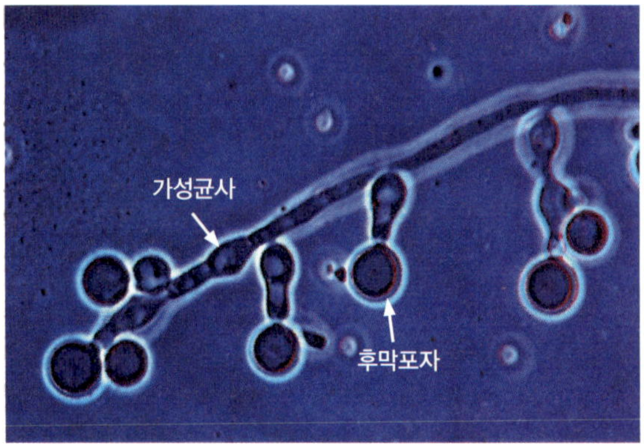

그림 6-5. **Rice agar + Tween 80 agar에서 생성된 *C. albicans*의 후막포자와 가성균사**(×700)

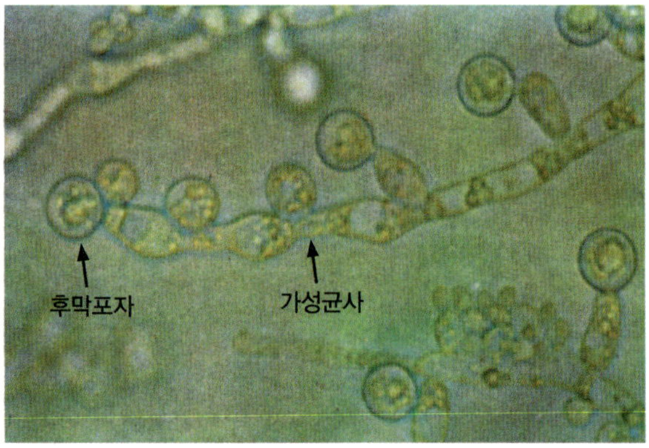

그림 6-6. **10% KOH 습윤표본에서 *C. albicans*의 후막포자와 가성균사 관찰**(×400)

(3) 발아관시험, 탄수화물 동화 시험 특히 sucrose동화 시험 및 분해 시험을 실시함으로써 최종 동정이 이루어진다. **Sucrose 동화 시험**은 ***C. albicans***와 ***C. tropicalis***가 양성을 나타내 음성인 ***C. stellatoidea***를 분리해 내는 데 중요하다.

(4) 만일 corn meal-Tween 80 agar 또는 rice extract-Tween 80 agar에서 분아포자와 **가성균사를 생성**한다면 ***Candida*균속 중 하나**일 것으로 추정한다. 대부분의 ***C. albicans***는 **발아관**과 **후막 포자**를 형성하지만 모두가 형성하지는 않는다. 각각의 균종은 형태학적인 특징을 가지지만 **최종 동정**을 위해서는 **탄수화물 동화시험**, 발효시험 및 Sabouraud dextrose

agar 또는 CHROM agar에서의 **집락의 특징**을 종합적으로 관찰한다. Corn meal-Tween 80 agar 또는 rice extract-Tween 80 agar에서 **분절포자**가 형성되면 *Trichosporon* 균속 또는 *Geotrichum* 균속으로 생각하고 urease 시험을 실시했을 때 *Trichosporon* 균속은 urease 양성인 반면, *Geotrichum*균속은 urease 음성이다.

(5) Corn meal-Tween 80 agar에서 *Trichosporon* 균속, *Geotrichum* (*Trichosporon*) *capitatum* 과 Geotrichum(*Trichosporon*) *penicillatum*은 분아포자를 형성하지만 *Geotrichum candium* 은 형성하지 않는다(그림 6-7, 6-8). 일부 분절 포자에서 분아포자가 뻗어 나오는 것을 발아관으로 오인하지 않도록 주의해야 한다.

Malt extract broth에 균을 접종하고 실온에서 3~4일 배양하면 분아포자 형성이 촉진된다. ***Geotrichum*** 균속과 ***Trichosporon*** 균속은 이 배지에서 서로 다른 집락을 형성한다(그림 6-9, 6-10, 6-11, 6-12, 6-13). 이들 균종의 감별을 위해서 탄수화물 동화 시험을 실시하고, 추가로 CHROM agar에서 집락의 형태를 비교하는 것도 도움이 된다. **Corn meal-Tween 80 agar** 또는 **rice extract-Tween 80**에서 **분아포자**(아주 드물게 가성균사 형성)**만 형성**하면 ***Cryptococcus, Rhodotorula, Saccharomyces*** 및 ***Candida*** 균속을 의심하고 **urease 시험**을 하면 ***Cryptococcus***와 ***Rhodotorula***는 양성을 나타낸다.

(6) ***Rhodotorula***는 주로 **분홍색** 또는 **오렌지색**의 집락을 형성하기도 하며 색소를 내지 않는 것도 있다(그림 6-14, 6-15). 분홍색 내지 오렌지색 집락을 나타내고 urease 양성인 ***Sporobolomyces*** 균속은 corn meal-Tween 80 agar에서 **분아포자, 가성균사**와 **진성균사** 및 **사출포자(ballistoconidia)**를 형성한다. 위성집락(sattelite colony)은 분출된 사출포자에 의해 생성된다. *Rhodotorula*와 *Sporobolomyces*는 세균 ***Serratia***의 집락과 유사하며Gram 염색으로 쉽게 분별할 수 있다.

(7) ***Cryptococcus***는 sabouraud dextrose agar에서 **크림색** 또는 **황갈색** 집락을 형성하고 **Niger seed agar** 또는 **caffeic acid agar**에서 **암갈색 집락**을 형성하며 대부분의 *Cryptococcus*와 일부 *Rhodotorula*는 **India ink 표본**에서 **협막이 관찰**된다(그림 6-16, 6-17, 6-18). 이런 균속들의 동정을 위해서는 탄수화물 동화 작용 시험을 실시한다. 그러나 발효시험은 도움이 되지 않는다. Corn meal-Tween 80 agar에서 분아포자만 생성하고 **urease 시험 음성이면 *Saccharomyces*** 균속 또는 ***Candida* spp.**를 생각할 수 있다. *Saccharomyces* 균속 같은 자낭포자를 형성하는 효모들은 reference laboratory에 보낸다. *Saccharomyces* 동정에는 특별한 기술을 요한다. Ascospore agar에서 자낭을 형성하지 않으면 *Nakaseomyces glabratus*(과거 명칭; *Candida glabrata*), *Debaryomyces hansenii*(과거 명칭; *Candida famata*), *Meyerozyma guilliermondii* 및 다른 *Candida* spp.를 생각할 수 있다(표 6-2).

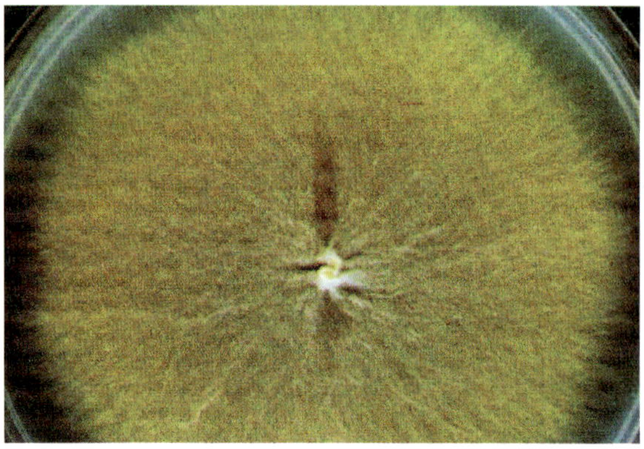

그림 6–7. ***Geotrichum* spp.의 집락 앞면.** 신속발육하며 집락은 백색 내지 황갈색(25℃)이며 납작한 솜털형을 나타낸다.

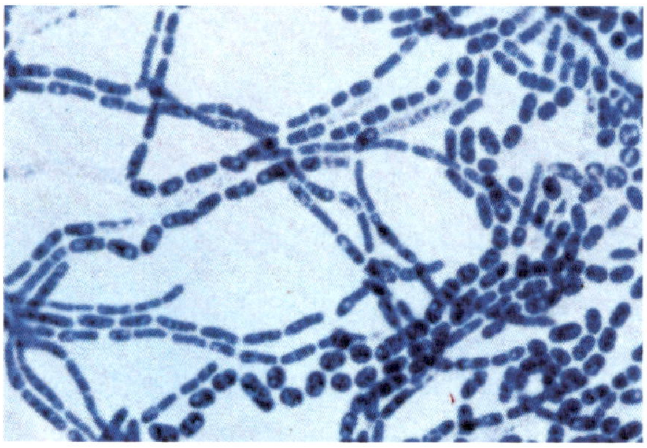

그림 6–8. ***Geotrichum* spp.의 현미경적 형태.** 분절포자(arthrospore)로 된 균사가 보인다. *C. immitis*와 구별이 어렵다.

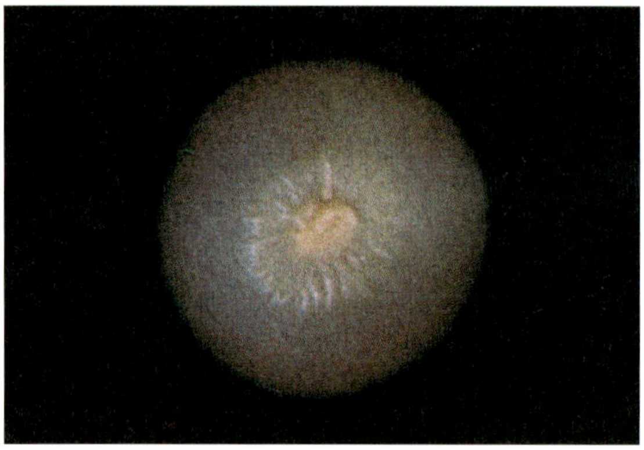

그림 6–9. ***G. candidum*의 집락앞면.** 배양초기에는 백색의 습윤한 효모양 집락으로 나타난다. 어떤 종은 기중균사도 생성한다.

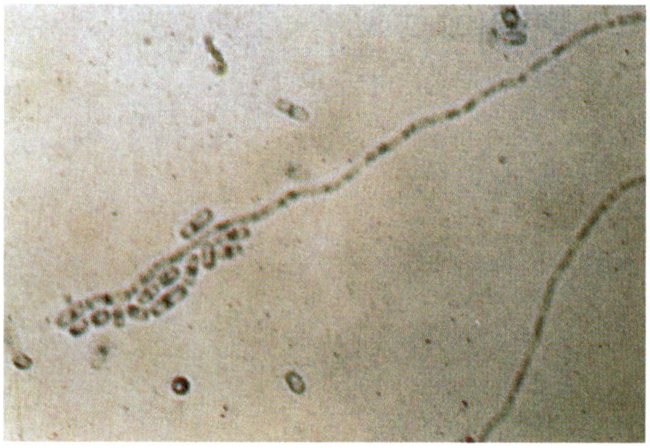

그림 6–10. **객담에서 관찰된 *G. candidum*의 분절포자** (arthroconidia) (10% KOH, ×200).

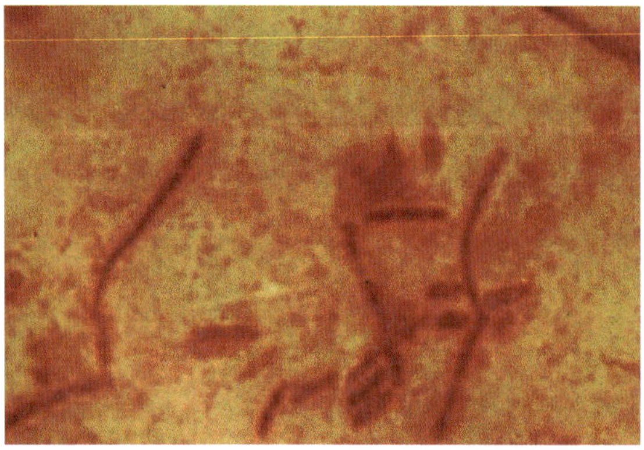

그림 6–11. **가래에서 관찰된 *G. candidum***(그람염색, ×200).

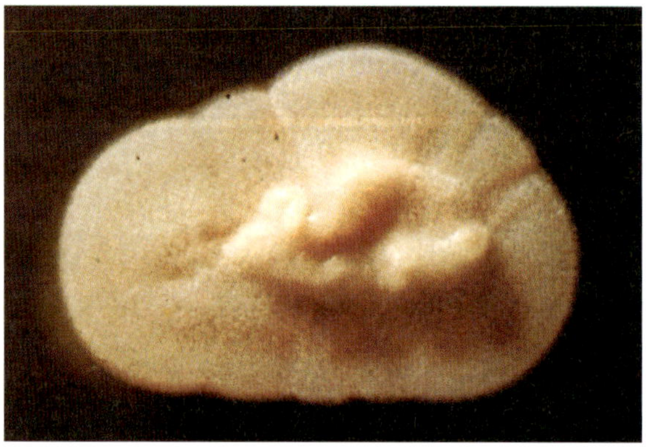

그림 6–12. **SDA배지에서 8일간 배양한 *Cutaneotrichosporon cutaneum*(과거명칭; *Trichosporon cutaneum*)의 집락.** 집락을 빠르게 형성하며 효모양의 연황색을 띤다. 시간이 지나면서 표면이 주름지고, 중앙이 융기되며, 담황색이 된다.

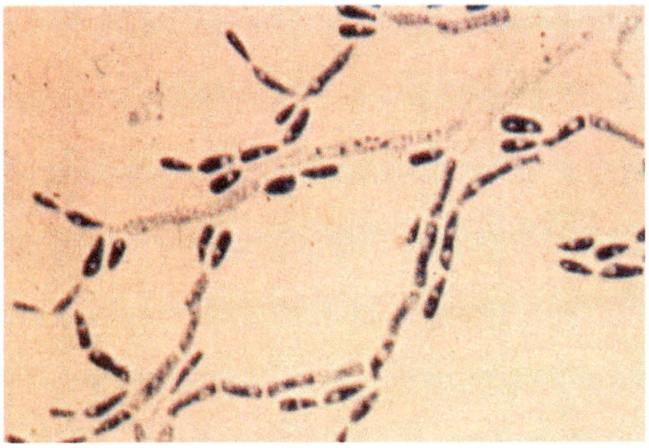

그림 6-13. ***Trichosporon* spp.의 현미경적 형태.** 분절포자는 난형, 장방형(3~9 μm×2~4 μm), 분아포자도 발견된다(×300).

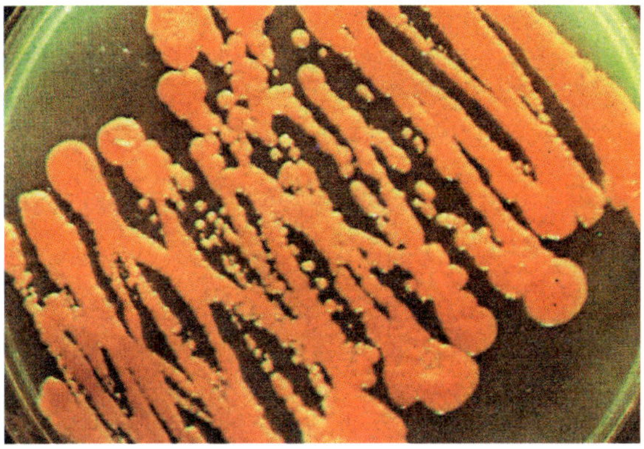

그림 6-14. **SDA배지에서 *Rhodotorula* spp.의 집락.** 연황색 내지 담황색의 효모형 집락을 나타낸다.

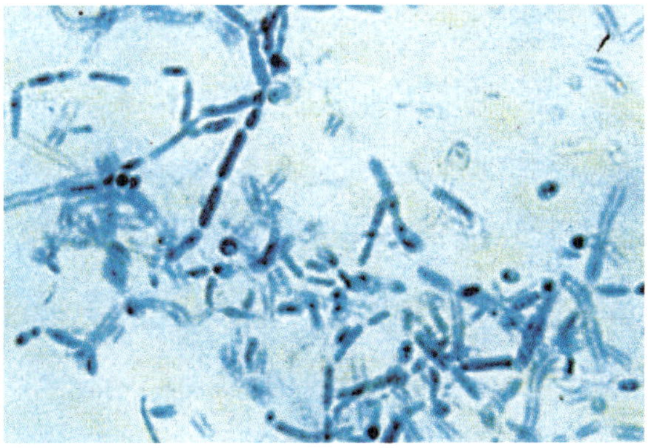

그림 6-15. ***Rhodotorula* spp.의 현미경적 형태.** 가늘고 긴 효모와 분아포자가 관찰되지만 가성균사를 형성하지는 않는다.

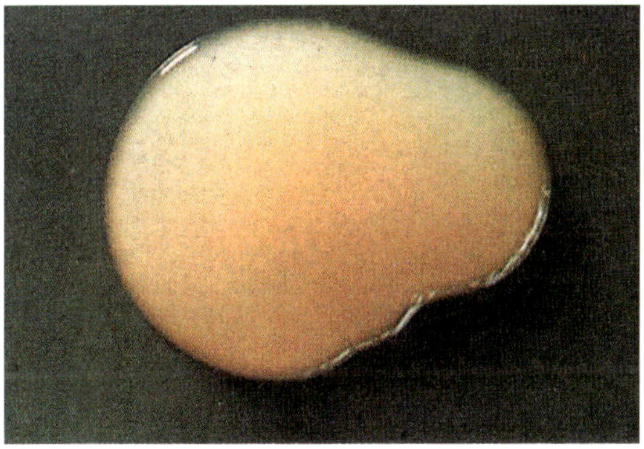

그림 6-16. **SDA 배지에서 4일간 *C. neoformans*의 집락.** 매끄럽고 습윤하며 광택성이다. 배양초기에는 백색이지만 크림색이나 황색으로 변한다.

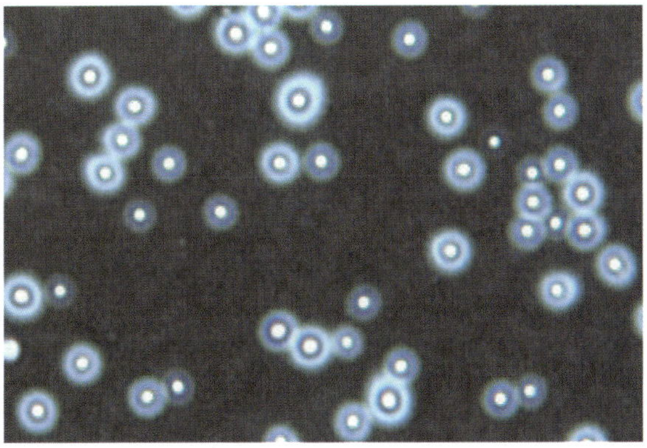

그림 6-17. **묵즙검경(India ink preparation)에서 관찰된 *C. neoformans*의 협막**(×750).

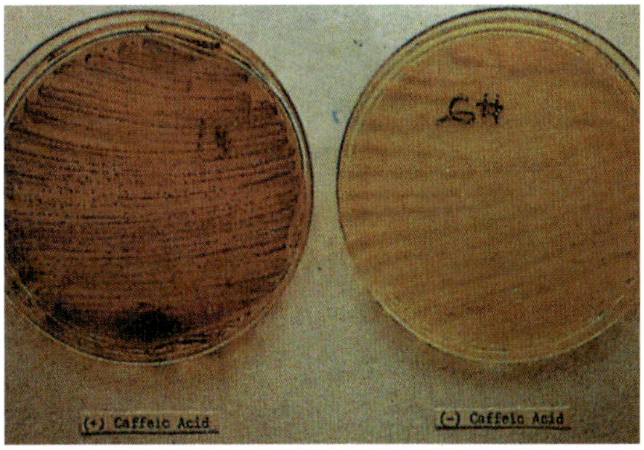

그림 6-18. **Caffeic acid 우무배지.** Caffeic acid 생성시험을 한 것으로 왼쪽이 양성(*C. neoformans*) 오른쪽이 음성(*C. albicans*)이다.

표 6-2. **효모와 효모양 진균의 주요 감별 특성**

균종	On cornmeal-Tween 80 agar at 25℃				자낭포자	포자낭	협막	Ure-ase	증식		
	가성균사	진성균사	분아포자	분절포자					With cyclohex-imlde at 25℃	SDA at 37℃	Sabouraud broth
Candida albicans	+	Few	+	0	0	0	0	0^V	V	+	Some species growth
Nakaseomyces glabratus	0	0		0	0	0	0	0	0	+	NSG
Rhodotorula	0^R	0		0	0	0	V	+	0^V	$+^V$	NSG
Cryptococcus	0^R	0		0	0	0	+	+	0	V	NSG
Saccharomyces	V	0		0	+	0	0	0	0	+	NSG
Pichia	0^V	0		0	+	0	0	0	0	V	NSG
Malassezia	0^R	0_R		0	0	0	0		$+^{W,V}$	$+^V$	NSG
Prototheca	0	0		0	0	+	0^V	0	0	$+^V$	Surface-Growth
Geotrichum	0	+	0	+	0	0	0	0	0	0^W	Pellicle forms
Trichosporon	+	+	+	+	0	0	0	$+^V$	$+^V$	$+^V$	Pellicle forms

SDA=Sabouraud dextrose agar; +=positive; 0=negative; V=species or strain variation; W=weak; R=rarely few rudimentary forms; NSG=no surfaceGrowth.

2) 발아관 시험(Germ tube method)

발아관 시험에서 발아관과 위균사를 혼돈하지 않도록 주의해야 한다.

발아관은 *Candida albicans, Candida stellatoidea*가 형성하며 발아관은 숙주에 저항성을 나타내므로 병원성을 규정하는 요인이 된다. 다른 *Candida*속은 발아관을 형성하지 않는다.

분절포자도 발아관을 형성하지만 *Candida*의 분아포자와 쉽게 구분된다. 모든 *Candida albicans*가 발아관을 형성하는 것은 아니라는 것을 염두에 두어야 한다. 특히 **항암제 치료**를 받는 환자나 *Candida spp.*를 **항진균제**로 치료하는 사람들에서 분리된 *Candida spp.*는 **발아관을 형성하지 않기** 때문에 탄수화물 분해 시험 등 다른 실험을 보조적으로 실시하여 최종 동정을 한다(그림 6-19, 6-20, 6-21).

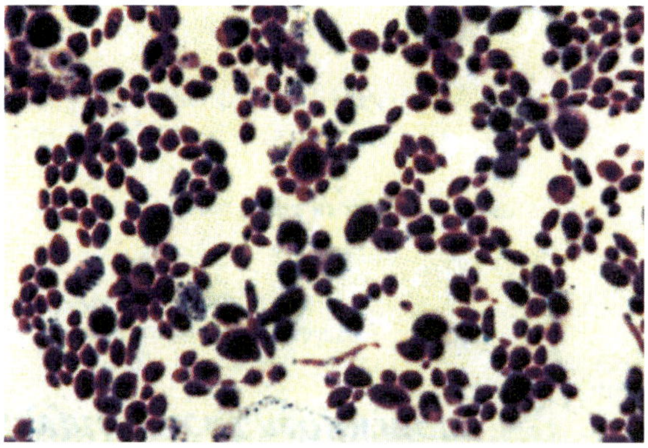

그림 6-19. ***C. albicans*를 그람염색한 형태.** 타원형 또는 구형의 분아포자가 관찰된다(그람염색, ×920).

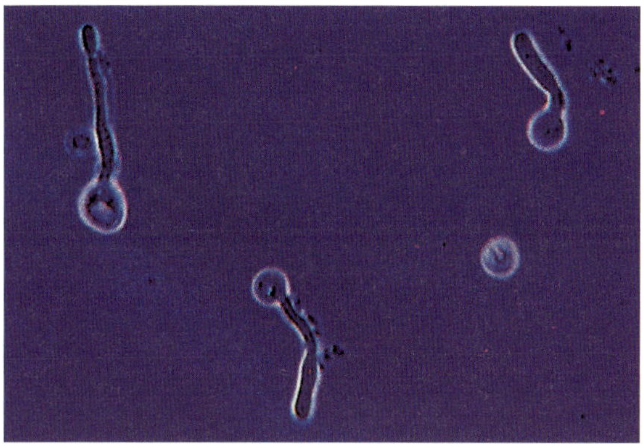

그림 6-20. ***C. albicans*를 혈청에 2시간 배양한 후 생성된 발아관(Germ tube)** (LPCB 염색, ×580)

발아관 형성 시험(Germ tube test)

1. 배지 준비

토끼, 소 또는 사람의 혈청 0.5 mL를 시험관에 옮긴다. 토끼의 coagulase plasma도 이용된다.

2. 실험 방법

1) 신선 균주 소량을 혈청이 들어있는 시험관에 접종한다. 너무 많은 양을 접종하면 발아관 형성을 억제한다. 만일 사람의 혈청을 사용할 경우 candida 항체가 있을 가능성이 있기 때문에 양성과 음성 대조균주를 동시에 사용한다.
2) 시험관을 37℃에서 3시간 동안 배양한다.
3) Slide glass 위에 균 부유액 한 방울을 놓고 coverglass를 올려놓은 다음 현미경으로 관찰한다.
4) 발아관(germ tube)은 효모 세포에서 발아하여 긴 관 모양을 이룬다.

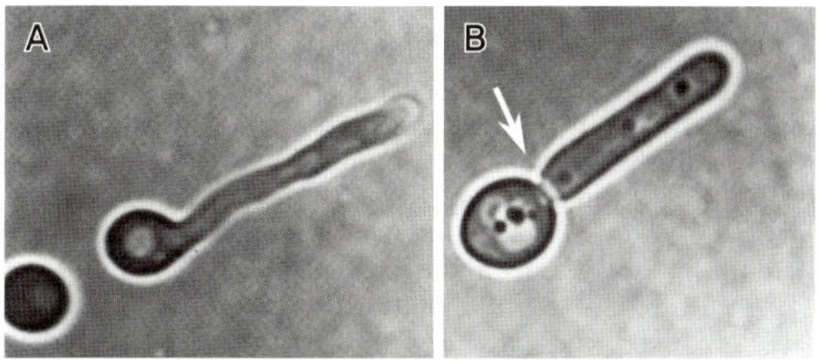

그림 6-21. **발아관 시험.** A. *Candida albicans*의 발아관 시험양성. B. *Candida tropicalis*의 분아포자와 잘록한 경계가 있는 접합부위(화살표)는 *C. albicans*의 발아관과 구분된다(400×).

발아관과 가성균사의 감별점

형태 특성	Germ tube	Pseudohyphae
균사	평행하다	평행이 아니다.
격막	없다.	있다.
포자 접촉부위	잘록하지 않다.	잘록하다.

3) 탄수화물 동화시험

과거에는 탄수화물 동화시험 같은 실험들을 하는 데는 많은 전문적인 기술이 필요하고 많은 시간이 소요되었다. 그러나 지금은 상품화된 kit 제품들이 개발되어 신속하고 간단하게 사용할 수 있다. **동화작용 시험**은 미생물이 유리 산소의 존재하에서 탄수화물을 이용할 수 있는지를 보는 실험이다. 각 균종들마다 특징적으로 탄수화물 동화작용 능력이 다른데 그러한 성질을 진단에 이용한다. 탄수화물 동화시험은 기본적으로 크게 두 가지가 있다(그림 6–22).

(1) 각각의 분리된 용기에 기초 배지와 각각의 탄수화물을 넣고, 검사하려는 효모균 부유액을 넣고 배양한 후에, 각각의 용기에 진균이 발육했는지를 관찰한다. **뿌연 혼탁액이 있으면 그 탄수화물을 이용했다는 증거**이다.

(2) 검사하려는 배양된 효모와 녹인 기초배지를 혼합하고, 배지를 굳게 한 다음 각각의 탄수화물을 함유한 종이 디스크나 액체를 배지 위에 놓는다. 배양 후 디스크 주변에 균이 자랐으면 그 탄수화물을 이용했다는 증거이다. 현재는 첫 번째 방법의 원리를 이용한 API 20C 같은 상품화된 제품들이 개발되어 사용되고 있다.

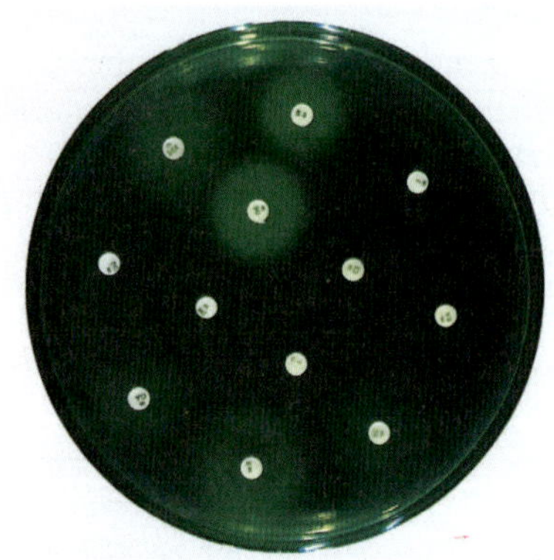

그림 6–22. **효모의 탄수화물 동화 시험.** 양성은 disc 주변에 둥근 원을 형성한다.

탄수화물 요구시험(Dye pour plate Auxanography)

1. 배지 준비

1) 기초 배지

Yeast nitrogen base(Difco)	0.67 gm
Agar	20 gm
Distilled water	1,000 mL
Stock brom cresol purple solution, 1 gm/l	20 mL
0.1 N sodium hydroxide	4 mL

① Yeast nitrogen base, agar, 증류수를 잘 혼합하고 hot plate에서 끓을 때까지 가온한다. 이때 magnetic stirrer를 이용하여 혼합한다.

② bromcresol purple 용액과 sodium hydroxide를 가한 후 pH 7.0~7.2로 조정한다.

③ 나사 마개병에 60 mL를 분주하고 15 lbs 121℃에서 15분간 멸균하고 식힌 후 냉장고에 보관한다.

2) 탄수화물 용액(Carbohydrate solutions)

Dextrose	30 mg/mL
Maltose	50 mg/mL
Sucrose	30 mg/mL
Raffinose	100 mg/mL
Inositol	50 mg/mL
Xylose	100 mg/mL
Lactose	30 mg/mL
Galactose	30 mg/mL
Cellobiose	100 mg/mL
Trehalose	100 mg/mL
Melibiose	200 mg/mL
Dulcitol	50 mg/mL

① 증류수에 위의 당 농축 용액을 준비한다.
② pH 7.0으로 맞춘 후 여과 멸균한다.
③ 1.5 cm 정도 넓이의 여과지 disk에 각각의 당 용액을 0.1 mL씩 분주하고 건조시킨 후 냉동 보존한다.

2. 실험 방법

1) 기초 배지 두 개를 녹인 후 50℃로 식힌다.
2) 두 개의 시험관에 증류수를 5 mL씩 넣는다.
   McFarland 표준 용액의 No 4~7에 맞춰 균 부유액을 만든다.
3) 녹은 배지의 각각의 병 속에 균 부유액을 혼합한 후 멸균 배양 접시에 붓는다.
4) 배지가 굳은 후 그 표면 위에 Carbohydrate disk 6개씩 놓는다. 평판의 가장자리로부터 약 3 cm 떨어지도록 한다.
5) 30℃에서 48시간 동안 배양한다. 대부분의 효모들은 6~24시간 안에 동화 작용을 한다.
6) 결과를 판독한다.
   양성 반응은 disk 주변에서 효모가 발육하고 황색을 띤다. 음성 반응은 disk 주변에 효모의 발육도 없고 색깔의 변화도 없다.

* 색의 변화는 당분해로 인해 배지의 pH가 변화되었기 때문이다.
* 탄수화물이 함유된 disk가 상품화되어 있다(Difco).

4) Urease 생성능 시험

Urease 시험은 분절포자를 형성하는 진균인 *Trichosporon*(urease 양성)과*Geotrichum*(urease 음성)을 감별하는 데 이용되며, 또한 corn meal-Tween 80 agar에서 분아포자만을 형성하는 ***Rhodotorula*** 및 ***Cryptococcus***(urease 양성)와 ***Saccharomyces*** 및 ***Candida***(urease 음성)를 감별하는 데 이용한다. 전통적인 방법은 Christensen's urea agar 사면 배지에 진균을 접종하고 실온에 48시간 배양한 후 배지가 분홍색이 되면 양성이고, 배지가 황색 그대로 있으면 음성으로 판정한다. 최근 4시간 만에 결과를 알 수 있는 신속 urease 시험법이 개발되었다(그림 6-23).

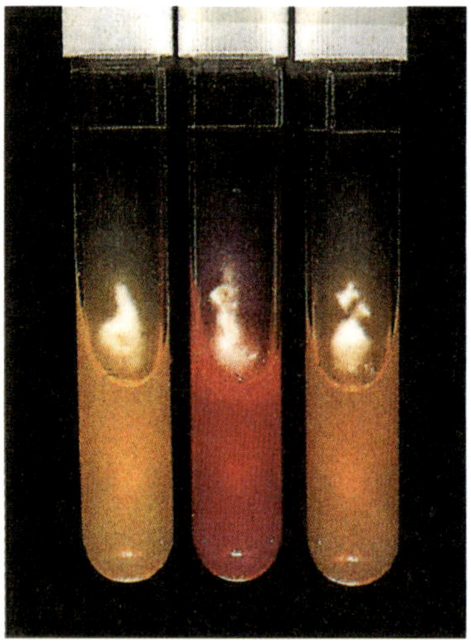

그림 6-23. **Urease 시험 결과**
좌 · 우 ; 음성
중앙 ; 양성

신속 Urease 시험

1. 배지 준비

Urea R broth(Difco)

제조 회사의 지시에 따라 Urea R broth 1병을 만든다.

2. 실험 방법

1) Urea R broth 0.2 mL를 microtiter well에 넣고 검사 균주 3~4개의 집락을 접종한다. 이때 양성 대조와 음성 대조를 동시에 실시한다.
2) 깨끗한 유리로 뚜껑을 잘 덮고 37℃ 에서 4시간 동안 배양한다.
3) 분홍색으로 변하면 양성이고, 노란색으로 있으면 음성이다.

5) 협막형성 시험(Capsule production test)

생리식염수에 효모집락을 혼합하여 부유액을 만든 후 India ink 또는 Nigrosin 표본을 만든 다음 현미경 고배율로 관찰하여 효모 세포에 협막이 있으면 세포 둘레가 투명하게 되고 배경은 흑색이 된다. 대부분의 실험실에서는 *Cryptococcus* 균속만이 협막을 형성하는 것으로 알고 있지만 *Rhodotorula*, 일부 *Candida* spp, *Sporobolomyces*, *Trichosporon beigelii* 및 *Prototheca stagnora* 도 협막을 형성하기도 한다. 따라서 urease 시험과 동화시험이 추가로 시행되어야 한다. 응급 환자인 경우 의사는 뇌척수액에서 India ink 시험 양성이면 일단 *Cryptococcus neoformans*를 의심하고 즉시 치료에 들어간다. 그러나 배양 후 실험을 통해 최종 동정을 해야 한다(그림 6-17, 실습편 1장 참조).

6) 자낭포자 형성 시험(Ascospore production test)

자낭포자 형성을 관찰하기 위한 많은 종류의 배지(Gorodkowa ascospore medium, Fowell's acetate ascospore medium, V-8 medium 및 Wickerham's malt extract agar)들이 소개되었는데 그 중 Wickerham's malt extract agar가 가장 잘 알려졌다. 대부분의 자낭포자 형성 효모형 진균들은 유성생식을 위해 상대되는 교배형을 요구한다. 그 진균의 3~4개 집락은 접종액에서 두 형의 접합기회를 증진하기 위하여 사용한다.

자낭포자 생산 시험(Ascospore production test)

1. 배지 준비

Malt extract(Difco, BBL)	20 gm
Agar	12 gm
Distilled water	40 mL

1) Agar를 증류수에 넣고 잘 혼합하여 끓인 후 50℃로 식힌 다음 malt extract를 가한다.
2) 나사 마개 시험관에 10 mL씩 분주한다.
3) 15 lbs 121℃에서 15분간 멸균하고 밑둥이 3 cm 되도록 사면시킨다.
4) 냉장고 보관한다.

2. 실험 방법

1) 신선한 집락 3~4개를 배지에 접종한다.
2) 양성 대조와 음성 대조를 동시에 배양한 후 대조군과 함께 도말, 공기 건조, 가온 고정하고 Kinyoun's acid fast stain을 실시한다.

7) Niger seed 또는 Caffeic acid agar에서 색소 생성능

Caffeic acid는 **niger seed, bird seed** 및 **thistle seed**라 불리는 *Guizotia abyssinica* seed의 활성 요소이다. *Cryptococcus neoformans*를 이들 seed 또는 caffeic acid가 함유된 배지에 접종했을 때 집락은 그 효모형 진균의 **phenol oxidase** 활성 때문에 **암갈색**이 된다. 기타 *Cryptococcus* 속을 포함한 다른 효모형 진균들은 원래 배지색대로 남는다. TOC(**Tween 80, Oxgall, Caffeic acid**) 배지는 *Cryptococcus neoformans*의 색소를 생성하는 데 좋은 배지이다. 이 배지는 *Candida albicans*의 발아관과 후막포자 형성에도 좋은 배지로써 corn meal agar나 rice extract agar보다 우수한 배지로 평가된다(그림 6-18).

TOC 배지에서 색소, 발아관, 후막포자 생산 시험

1. 배지 준비

Oxgall(Difco) ······ 10 gm
Agar ······ 20 gm
10% Tween 80(Fisher) ······ 10 mL
Caffeic acid ······ 0.3 gm
Distilled water ······ 1,000 mL

1) 상기 성분을 혼합한 다음 15 lbs 121℃에서 15분간 고압 멸균한다.
2) 멸균된 배양 접시에 분주한다. 배지가 굳은 후 냉장고에 보관한다.

2. 실험 방법

1) 배지를 실온이 되게 한 후 멸균 면봉으로 집락 몇 개를 배지에 횡선으로 접종한다. 순수 분리된 균주를 접종하고, 이때 양성과 음성 대조도 함께 접종한다.
2) TOC 배지의 한쪽 면에는 두껍게 접종하고 그 반대편 인접부에는 corn meal-Tween 80에서 마찬가지로 얇게 접종한다.
3) 얇게 접종된 부위에 화염 멸균시킨 coverslip을 올려놓고 핀셋으로 가볍게 눌러 공기를 제거한다.
4) 접종된 균주를 37℃에서 3시간 동안 배양하고 coverslip을 덮은 지역에 발아관이 형성되는지의 여부를 현미경으로 관찰한다.
5) 실온에서 18시간 또는 그 이상 평판을 재배양하고 coverslip을 통해 후막포자가 형성되었는지 관찰한다. 한편 두껍게 접종한 부위에 암갈색이 형성되었는지 관찰한다. 암갈색이면 *C. neoformans*를 의미한다.
6) 만일 발아관과 후막포자가 관찰되면 *C. albicans* 또는 *C. stellatoidea*를 의심한다. *C. tropicalis*는 TOC 배지에서 이런 구조를 형성하지 않는다.
7) 이 배지는 기타 *Candida* 종 같은 섬유상 효모(filamentous yeasts)에는 사용되지 않는다.

* TOC(Tween 80, Oxgall, Caffeic acid) media는 상품화되어 있다(Remel).

8) Nitrate 환원 시험

Nitrate 동화시험은 시간이 많이 소요되는 고전적 방법이다. 그래서 Hopkins와 Land(1977)에 의한 신속 질산 환원능 시험으로 대체되었다.

9) 탄수화물 발효 시험(Carbohydrate fermentation test)

이 실험은 탄수화물 동화시험으로 동정이 어려울 때 대체하는 시험이다. 발효란 무산소성 상태에서 탄수화물을 이용할 수 있는지를 보는 것으로, 시간이 오래 걸린다. 기초 배지가 들어 있는 시험관에 각각의 탄수화물을 넣고 시험관의 상층에는 paraffin oil로 중층하고 Durham관은 배지에 거꾸로 넣은 다음 멸균한다. 5일 이상 배양한 후 Durham관에 가스와 산을 생성하였는지와 배지의 색이 황색으로 변했는지 관찰한다. 산(acid)의 생성은 탄수화물을 발효한 것을 의미한다. 세균 발효 시험 배지를 효모형 진균의 발효 시험에 사용해서는 안 된다(그림 6-24, 표 6-3).

표 6-3. 효모의 생화학적 반응에 따른 분류

균종	동화작용												생화학 검사		발효						배양특성	
	Dextrose	Maltose	Sucrose	Lactose	Gellobiose	Cellobiose	Raffinose	Inositol	Xylose	Trehalose	Melibiose	Dulcitol	KNO_3	Urease	Dextrose	Maltose	Sucrose	Lactose	Galactose	Trehalose	Growth at 37℃	Pellicle in malt extract broth
Candida albicans	+	+	+	−	+	−	−	−	+	+	−	−	−	−	G	G	−	−	G	G	+	−
Debaryomyces hansenii	+	+	+	+	+	+	+	−	+	+	+	+	−	−	G	−	G	−	−	G	+	−
Nakaseomyces glabratus	+	−	−	−	−	−	−	−	−	+	−	−	−	−	G	−	−	−	−	G	+	−
Canidida guilliermondi	+	+	+	−	+	+	+	−	+	+	+	+	−	−	G	−	G	−	G*	G	+	−
Pichia kudriavzevii	+	−	−	−	−	−	−	−	−	−	−	−	−	+*	G	−	−	−	−	−	+	+
Candida parapsilosis	+	+	+	−	+	−	−	−	+	+	−	−	−	−	G*	−	−	−	G*	−*	+	−
Kluyveromyces marxianus	+	−	+	+	+	+	+	−	+*	−	−	−	−	−	G	−	G	G	G	−	+	−
Candida stellatoidea	+	+	−	−	+	−	−	−	+	+*	−	−	−	−	G	G	−	−	−	−	+	−
Candida tropicalis	+	+	+	−	+	+*	−	−	+	+	−	−	−	−	G	G	G	−	G	G	+	+
Naganishia albida var. albidus	+	+	+	+*	+*	+	+	+	+	+	−*	+*	+	+	−	−	−	−	−	−	−*	−
Naganishia albida var. diffluens	+	+	+	−	−*	+	+	+	+	+	+*	+*	+	+	−	−	−	−	−	−	+	−
Cryptococcus gastricus	+	+	+*	−	+	+	−	+	+	+	−	−	−	+	−	−	−	−	−	−	−	−
Naganishia albida	+	+	+	+	+	+	+*	+	+	+	+*	+	−	+	−	−	−	−	−	−	+*	−
Cryptococcus luteolus	+	+	+	−	+	+	+	+	+	+	+	+	−	+	−	−	−	−	−	−	−	−
Cryptococcus neoformans	+	+	+	−	+	+	+	+	+	+*	−	+	−	+	−	−	−	−	−	−	+*	−
Cryptococcus terreus	+	+*	−	+*	+*	+	−	+	+	+	−	−*	+	+	−	−	−	−	−	−	−*	−
Cryptococcus uniguttulatus	+	+	+	−	−*	−*	+*	+	+	−*	−	−	−	+	−	−	−	−	−	−	−	−
Geotrichum candidum	+	−	−	−	+	−	−	−	+	−	−	−	−	−	−	−	−	−	−	−	−*	균막 또는 백색과립
Geotrichum(Trichosporon) capitatum	+	−	−	−	+	−	−	−	−	−	−	−	−	−	−	−	−	−	−	−	+	주름 잡힌 균막, 간혹 침전
Geotrichum(Trichosporon) penicillatum	+	−	−	−	+	−	−	−	+	−	−	−	−	−	−	−	−	−	−	−	+	백색의 주름 잡힌 균막
Rhodotorula glutinis	+	+	+	−	+*	+	+	−	+	+	−	−	+	+	−	−	−	−	−	−	−	−
Rhodotorula mucilaginosa	+	+	+	−	+	+*	+	−	+	+	−	−	−	+	−	−	−	−	−	−	+*	−
Saccharomyces cerevisiae	+	+	+	−	+	−	+	−	−	+*	−	−	−	−	G	G	G	G	G	G*	+	−
Trichosporon beigelii (cutaneum)	+	+*	+*	+	+	+	+*	+*	+	+*	+*	+*	−	+*	−	−	−	−	−	−	+*	균막 또는 원형, 분아포자
Trichosporon pullulans	+	+	+	+*	+	+	+*	+	+*	+	+*	−	+	+	−	−	−	−	−	−	+*	균막 또는 원형과립

+ = 양성 − = 음성 * = 균주에 따라 차이 G = 가스 생성
Silva-Hunter and Cooper: Medically important yeasts. In Lennette, Balows, Hausler, and Truant(1980).

신속 질산 환원 시험(Rapid Nitrate reduction test)

1. 배지 준비

Potassium nitrate(KNO_3) ······ 2.0 gm
Monosodium phosphate, hydrated(NaH_2PO_4 H_2O) ······ 11.7 gm
Disodium phosphate(Na_2HPO_4) ······ 1.14 gm
17% zephiran chloride ······ 1.2 mL
Distilled water ······ 200 mL

1) 상기 성분을 잘 혼합하고 pH 5.8~6.0으로 맞춘다.
2) 혼합액을 면봉에 적신 후 37℃에서 하룻밤 동안 건조시키고 15 lbs 121℃에서 15분간 고압 멸균한다.

2. 시약

1) 0.5% α-Naphthylamine
   Dimethyl-α-naphthylamine 0.5 gm
   5N acetic acid(glacial acetic acid 1: D.W2.5) 100 mL
2) 0.8% Sulfonillic acid 용액
   Sulfonillic acid 0.8 gm
   5N acetic acid 100 mL

3. 실험 방법

1) 순수 배양된 신선 집락 몇 개를 전처리된 면봉으로 돌리면서 취한다. 효모가 면봉에 확실하게 접착되도록 멸균된 빈 시험관 밑에 면봉을 넣고 몇 차례 돌려준다. 이 때 양성, 음성 대조 균주도 똑같이 한다.
2) 시험관과 면봉을 45℃에서 10분간 배양한다.
3) 0.5 % α-naphthylamine과 0.8% sulfonilic acid를 시험관에 2방울씩 넣고 면봉을 시험관에 넣는다.
4) 만일 nitrate reductase에 의해 질산이 환원되면 면봉 끝이 cherry red 색으로 변한다. 색의 변화가 없으면 음성이다. 이때 zinc poder를 가했을 때도 색소가 나타나지 않으면 질산이 ammonia로 환원된 것을 의미하며 질산 환원 시험 양성으로 판정한다. zinc는 남아 있는 질산(nitrate)을 아질산(nitrite)으로 환원하는 성질이 있고 질산(nitrate)이 남아 있으면 적색이 되는데 이때를 음성이라고 한다.

NO_3 (Nitrate) —nitrate reductase→ NO_2 (Nitrate) —nitrite reductase→ Ammonia(colorless)

\+

0.5% α-naphthylamine
0.8% sulfonilic acid

↓

red(pos)

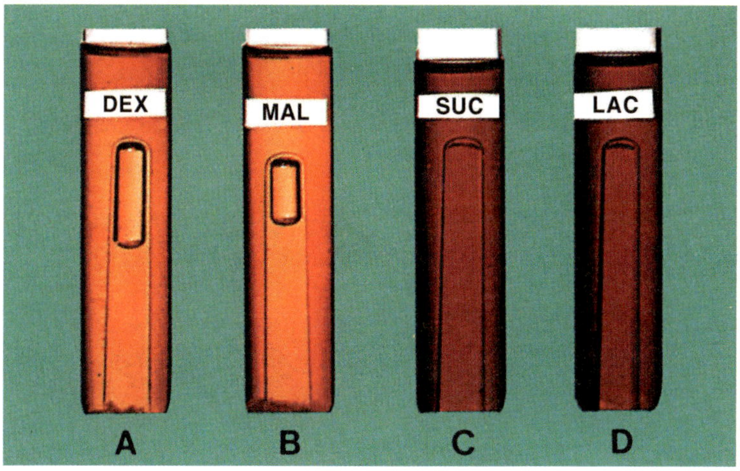

그림 6-24. **탄수화물 발효시험.** A. Dextrose 분해, 산과 가스 생성, B. Maltose 분해, 산과 가스 생성, C. Sucrose 비분해, D.Lactose 비분해

III 효모, 효모양 진균(Yeast, Yeastlike fungi)

1. *Candida albicans*

1) 배양 특성

배양 3일만에 성숙한 집락으로 신속발육하며, smooth, 크림색, 빵냄새가 난다.

2) 현미경적 소견

Corn meal-Tween 80 agar에서(25℃) 72시간 배양하면 가성균사(약간의 진성균사)에 원형의 분아포자가 덩어리져 나타난다. 끝에는 크고, 두꺼운 후막포자를 형성한다.

30~37℃에서는 후막포자 형성이 되지 않는다. 발아관시험 양성반응을 보인다. 형태적으로 *Candida stellatoidea*와 유사하지만 sucrose 이용능으로 구분한다. *Candida* spp.의 분아포자는 약 3~7×~14 μm이다(그림 6-25).

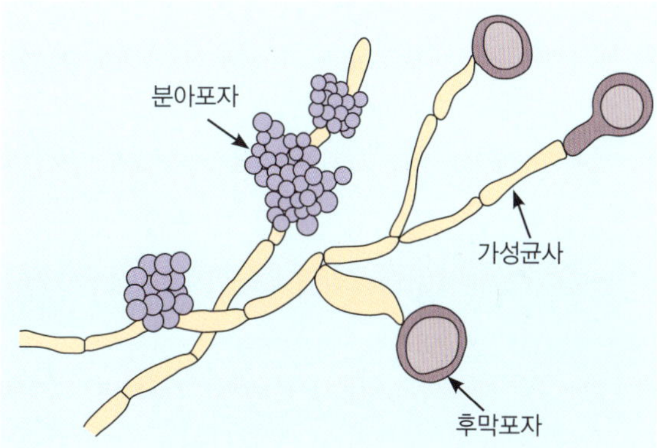

그림 6-25. ***Candida albicans***

3) 병원성

칸디다증의 대부분을 차지하며, 신체 각 부위에 급성, 아급성, 만성 감염을 일으킨다. 피부, 구강, 질점막 및 분변에서 정상적으로 분리된다.

2. *Candida tropicalis*

1) 배양 특성

배양 3일만에 성숙한 집락으로 신속발육하며 가장자리가 크림색이다.

2) 현미경적 소견

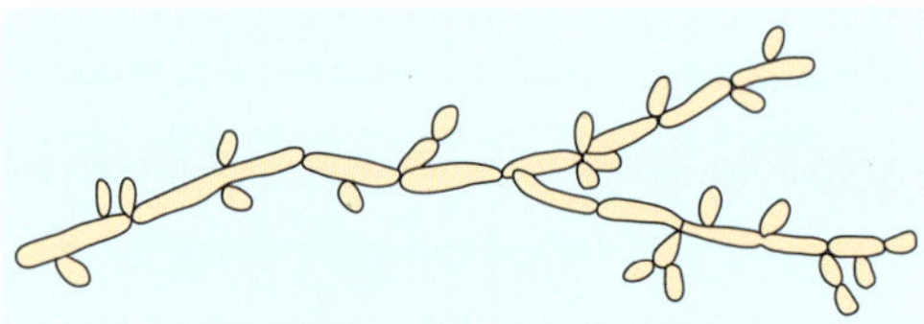

그림 6-26. ***Candida tropicalls***

Corn meal-Tween 80 agar에서(25℃) 72시간 배양하면 가성균사를 따라 1개 또는 2~3개의 분아포자가 형성된다. 드물게 진성균사와 눈물방울 모양의 후막포자를 형성한다. 임상에서 아주 유사한 효모가 발견되는데, 그것을 *C. paratropicalis*라고 한다. 단지 sucrose 이용능 시험으로 구분된다(그림 6-26).

3) 병원성

대부분의 *Candida* spp.와 기타 효모감염과 마찬가지로 면역이 약화된 환자, 항균제, 항암제, 코르티코스테로이드 치료, 당뇨병 환자 등에서 감염된다.

3. *Candida parapsilosis*

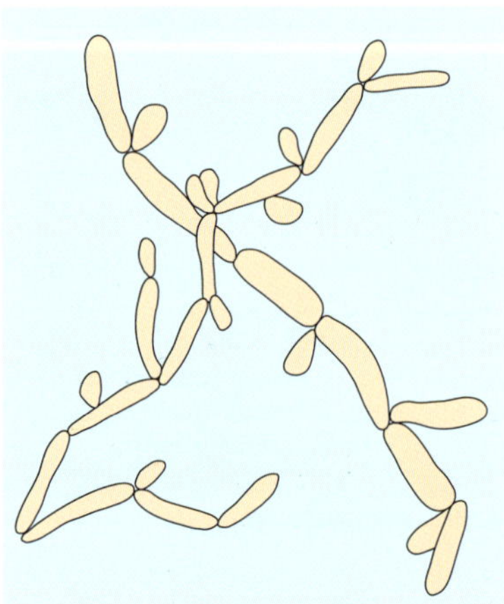

그림 6-27. ***Candida parapsilosis***

1) 배양특성

Corn meal-Tween 80 agar에서 25℃에 배양하면 3일 안에 크림색의 성숙한 집락을 형성한다.

2) 현미경적 소견

Corn meal-Tween 80 agar에서 25℃에 72시간 배양하면 분아포자는 약간 굽은 가성균사를 따라 한 개씩 또는 덩어리져 나타난다. 가성균사는 짧은 형태를 보이고, 드물게 대형 균사체가 나타나는데 그것을 "giant cells"이라고 한다(그림 6-27).

3) 병원성

면역성이 약한 감수성 환자에게 기회감염을 일으킨다.

4. *Clavispora lusitaniae(Candida lustaniae)*

1) 배양특성

*C. parapsilosis*와 비슷하며 광택성이 있다.

2) 현미경적 소견

Corn meal-Tween 80 agar에서 25℃에 72시간 배양하면 가성균사는 가늘고, 분지된 형태를 나타내고, 길게 뻗은 분아포자는 약간 굽은 형태의 짧은 연쇄를 이룬다.

형태적으로 *C. tropicalis*와 *C. parapsilosis*와 유사하지만 cellobiose 분해, rhamnose 동화작용 양성을 나타내는 점이 다르다(그림 6-28).

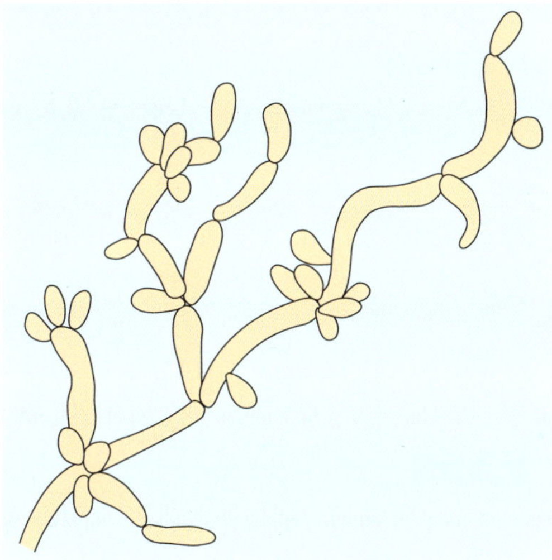

그림 6-28. ***Clavispora lusitaniae***

3) 병원성

면역성이 약한 감수성 환자에게 기회감염을 일으킨다.

일부 균주는 amphotericin B에 저항성을 나타낸다.

5. *Pichia kudriavzevii(Candida krusei)*

1) 배양특성

Corn meal-Tween 80 agar에서 25℃에 배양하면 3일만에 성숙한 집락을 형성하며 납작하고, 건조하고 크림색을 나타낸다.

2) 현미경적 소견

Corn meal-Tween 80 agar에서 25℃에 72시간 배양하면 긴 분아포자가 나무모양을 이루며 가성균사를 형성한다(그림 6-29).

*Pichia kudriavzevii*의 긴 분아포자는 *Blastochizomyces capitatus (Trichosporon capitatum)*와

혼돈하기 쉽지만 cycloheximide에 감수성이며, 포도당 발효, Galactose 동화시험 음성으로 구분할 수 있다.

*B. capitatus*는 위의 반응에서 음성을 나타낸다.

3) 병원성

면역성이 약한 감수성 환자에게 기회감염을 일으킨다.

6. *Kluyveromyces marxianus* (*Candida kefyr*)

1) 배양특성

Corn meal-Tween 80 agar에서 25℃에 3일만에 성숙한 집락을 형성한다.

2) 현미경적 소견

Corn meal-Tween 80 agar에서 25℃에 72시간 배양하면 가성균사를 형성하며 긴 분아포자는 평행을 이루어 겹쳐 나타난다(그림 6-30).

3) 병원성

통상적으로 비병원성이지만 간혹 기회감염을 일으키기도 한다.

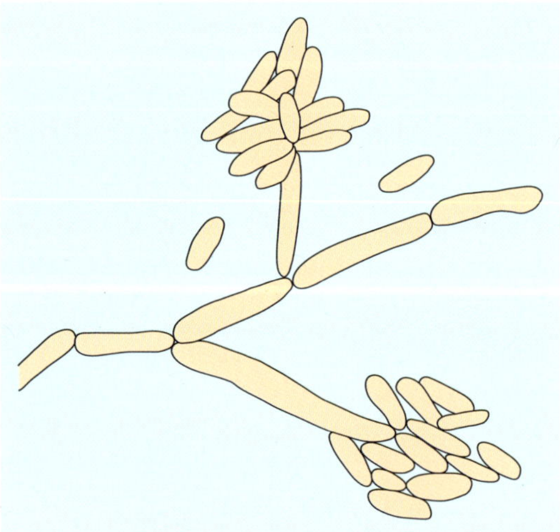

그림 6-29. ***Pichia kudriavzevii***

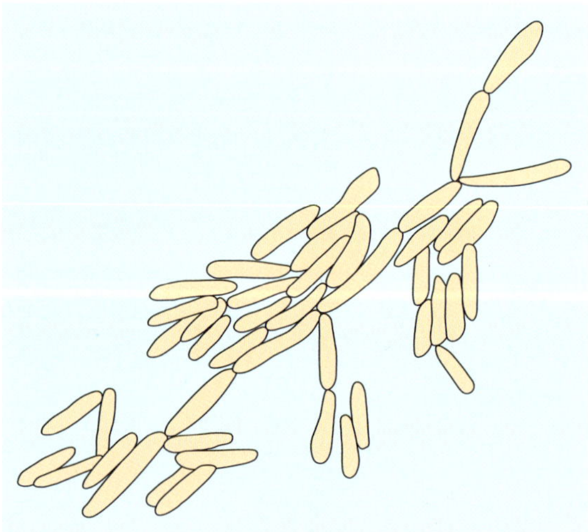

그림 6-30. ***Kluyveromyces marxianus***

7. *Myerozyma gulliermondii (Candida guilliermondii)*

1) 배양특성

납작하고, 광택이 있으며 보통 크림색을 나타내지만 시간이 지나면서 핑크색이 된다.

2) 현미경적 소견

Corn meal-Tween 80 agar에서 25℃에 72시간 배양하면 세포는 작고 짧은 가성균사를 이룬다. 분아포자는 분지 부위에 적은 숫자로 덩어리져 나타난다(그림 6-31).

3) 병원성

통상적으로 비병원성이지만 간혹 기회감염을 일으킨다.

8. *Yarrowia lipolytica(Candida lipolytica)*

1) 배양특성

Corn meal-Tween 80 agar에서 25℃에 6일간 배양하면 성숙한 크림색의 평활한 집락을 형성한다.

2) 현미경적 소견

Corn meal-Tween 80 agar에서 25℃에 72시간 배양하면 가성균사를 형성하며 긴 분아포자는 짧은 연쇄를 이루며 격막을 가진 균사와 분절포자를 형성한다(그림 6-32).

3) 병원성

면역성이 약한 환자에게 기회감염을 일으킨다.

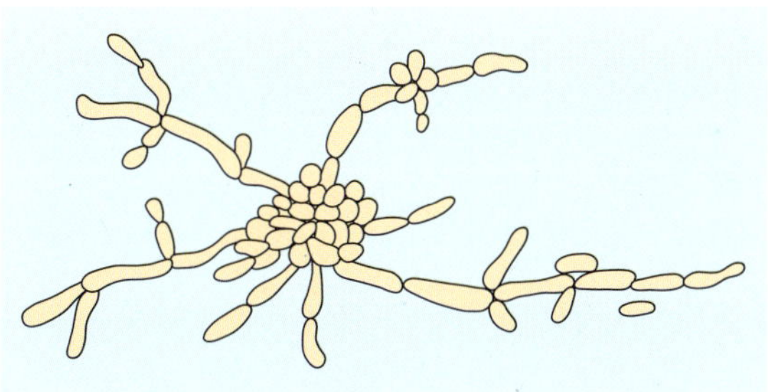

그림 6-31. ***Myerozyma gulliermondii***

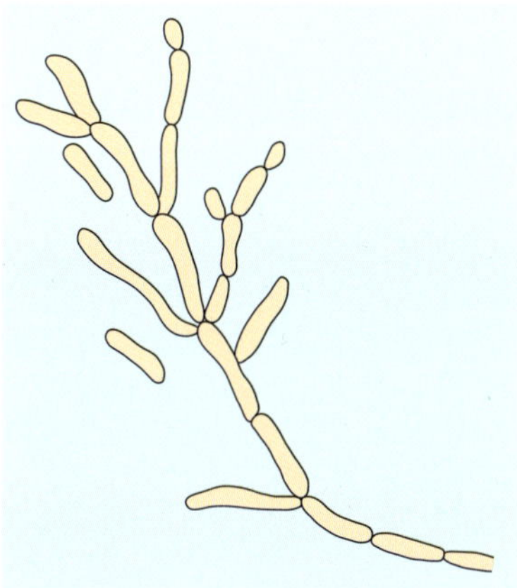

그림 6-32. ***Yarrowia lipolytica***

9. *Candida zeylanoides*

1) 배양특성

Corn meal-Tween 80 agar에서 25℃~30℃에 3일간 배양하면 평활하고 크림색 내지 황색을 나타낸다.

2) 현미경적 소견

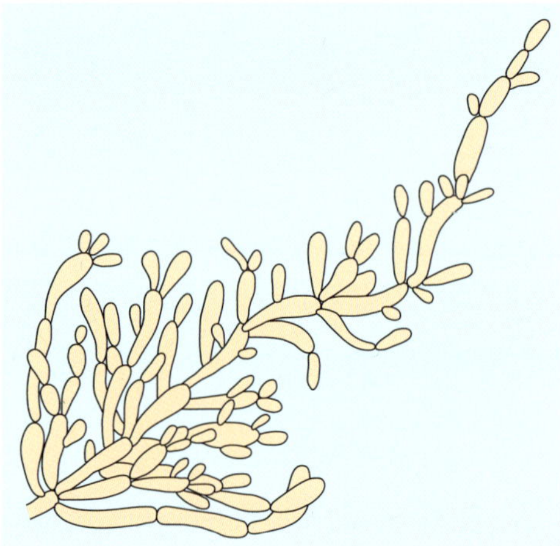

그림 6-33. ***Candida zeylanoides***

Corn meal-Tween 80 agar에서 25℃에 3일간 배양하면 가성균사를 형성하며 분아포자는 굽거나, 난형이며, 짧은 연쇄와 작은 덩어리를 이룬다.

저배율로 관찰했을 때 깃털 모양을 나타내며 분아포자는 가성균사의 끝 부분보다는 분지가 시작되는 부분에서 더 잘 나타난다(그림 6-33).

3) 병원성

매우 드물게 진균혈증, 관절염, 피부와 각질에 감염을 일으킨다.

10. *Nakaseomyces glabratus*(과거 명칭; *Candida glabrata*)

1) 배양 특성

배양 3일만에 성숙한 집락으로 신속발육하며, 작은 효모양 집락을 형성하며, smooth, 백색 내지 크림색을 나타낸다.

2) 현미경적 소견

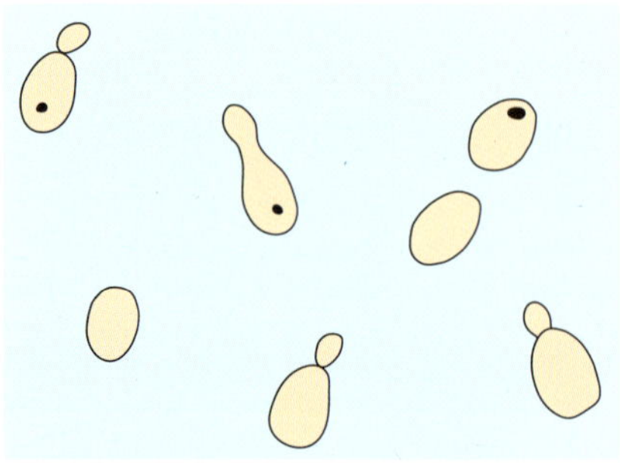

그림 6-34. ***Nakaseomyces glabratus***

Corn meal-Tween 80 agar에서(25℃) 72시간 배양하면 작고, 원형 또는 난원형의 1개의 분아포자가 관찰된다. 협막을 가지고 있지 않으며, 가성균사가 없다(그림 6-34).

3) 병원성

주로 혈류, 비뇨기계에 감염되며, 드물게 폐에 감염된다(torulopsis). 건강인에서도 발견되며, 면역이 약화된 사람에 감염된다.

11. *Saccharomyces cerevisial*

1) 배양 특성

배양 3일만에 성숙한 집락으로 신속발육하며, smooth하고 습윤하며, 백색 내지 크림색을 나타낸다.

2) 현미경적 소견

Corn meal-Tween 80 agar에서(25℃) 72시간 배양하면 여러 형태의 분아포자가 관찰된다. 일부는 매우 짧은 가성균사를 형성하며, 세포는 평균 3~9×~20 μm이다(그림 6-35).

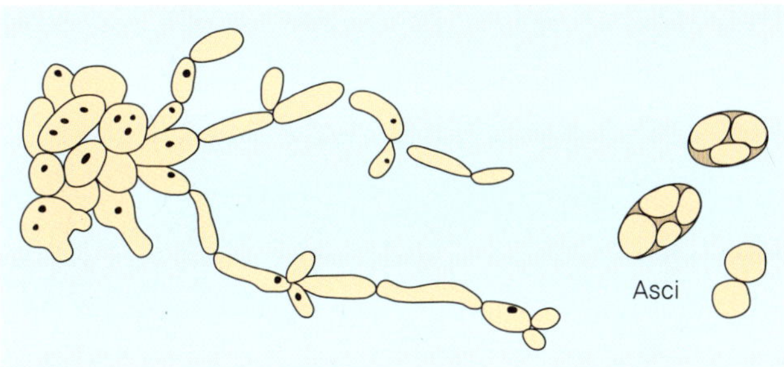

그림 6-35. ***Saccharomyces cerevisiae***

주 : V-8 medium, acetate ascospore agar 및 Gorodkowa medium에 배양했을 때 한 개의 자낭 속에는 1~4개의 자낭포자가 형성되는데 ascospore 염색이나 kinyoun 염색에서 가장 잘 나타난다. 자낭포자는 그람음성이지만 vegetative cell은 그람 양성이다.

3) 병원성

일반적으로 비병원성이지만 면역이 약화된 환자에 다양한 감염을 일으킨다.

12. *Pichia (Hansenula)*

1) 배양 특성

배양 3일만에 성숙한 집락으로 신속발육하며, smooth하고, 습윤하며, 크림색을 나타낸다.

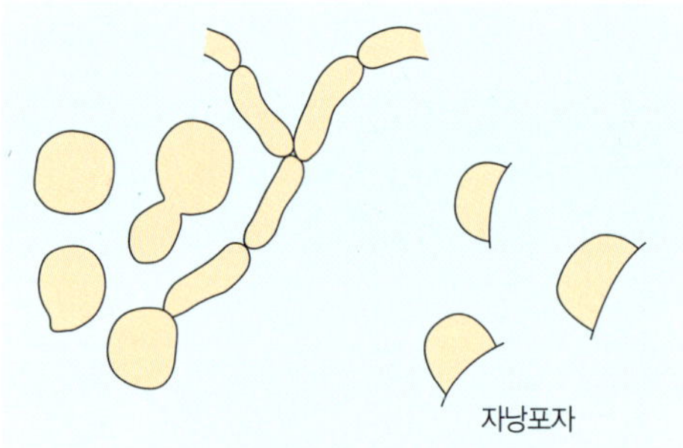

그림 6-36. ***Pichia*** spp.

2) 현미경적 소견

Corn meal-Tween 80 agar에서(25℃) 72시간 배양하면 2~4×~6 μm 크기의 분아세포가 관찰된다.

일부 종(species)에서는 가성균사를 형성한다. Ascospore media에 배양했을 때 kinyoun 염색하면, 자낭포자(ascospore)는 적색으로 염색된다. 1개의 자낭 속에 1~4개의 자낭포자가 들어 있다. 자낭포자의 아래쪽에 테두리가 생겨 헬멧 또는 모자모양을 나타낸다(그림 6-36).

3) 병원성

일반적으로 사물기생성(saprophyte)이지만 드물게 면역이 약화된 환자에 감염된다.

13. *Cryptococcus neoformans*

1) 배양 특성

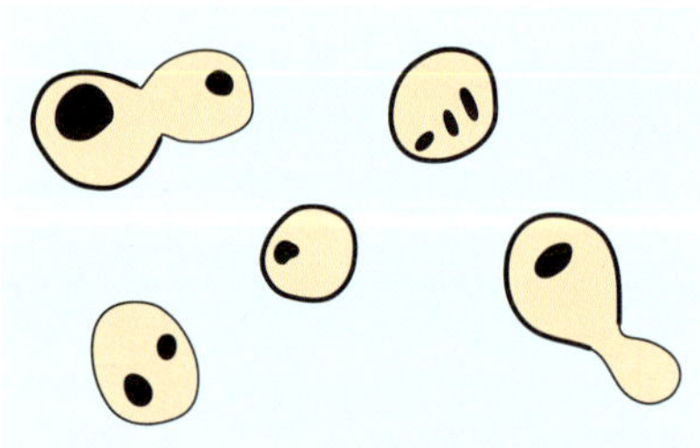

그림 6-37. ***Cryptococcus neoformans***

배양 3일만에 성숙한 집락으로 신속발육하며, 납작하거나 약간 융기되었고, 광택, 습윤, 점액성이며, 가장자리는 smooth하다. 처음에는 크림색이나 점차 황갈색이 된다. 25℃와 37℃에서 모두 잘 자라지만 종(species)의 일부는 37℃에서 자라지 않는다(그림 6-16 참조).

2) 현미경적 특성

Corn meal-Tween 80 agar에서(25℃) 72시간 배양하면 세포의 크기는 4~8 μm로 다양하다. 원형의 출아세포를 가진다. Corn meal-Tween 80 agar에서 협막을 형성하며, 발아관 시험, India ink 표본검사로 구분한다. 1% peptone 용액에서 협막 형성이 증강된다(그림 6-17 참조, 6-37).

3) 병원성

주로 중추신경계에 아급성 또는 만성감염을 일으킨다(cryptococcosis 참조) (표 6–4, 6–5).

표 6–4. *Cryptococcus* 균속의 주요특성

균종	birdseed agar 집락색	37℃ on SDA	cyclo-heximide at 25℃	가성균사	Urease (25℃, 4일)	동화작용													발효
						Dextrose	Maltose	Sucrose	Lactose	Gellobiose	Melibiose	Cellobiose	Inositol	Xylose	Raffinose	Trehalose	Dulcitol	KNO_3	
C. neoformans	갈색	+	0	0^{R}	+	+	+	+	0	+	0	$+^{V}$	+	+	$+^{V}$	+	+	0	모든 *Cryptococcus* 속은 당 발효능이 없다.
C. uniguttulatus	흰색	0	0	0	+	+	+	+	0	0^{V}	0	0^{V}	+	+	$+^{V}$	$+^{V}$	0	0	
Naganishia albida	흰색	0^{V}	0	$+^{V}$	+	+	+	+	$+^{V}$	0^{V}	0^{V}	+	+	+	$+^{W}$	$+^{V}$	$+^{V}$	+	
Naganishia albida var. *diffluens*	흰색	$+^{V}$	0	0^{V}	+	+	+	+	0	0^{V}	$+^{V}$	+	+	+	$+^{W}$	+	$+^{V}$	+	
Papiliotrema laurentii	흰색 또는 녹색	+	0^{V}	0	+	+	+	+	+	+	$+^{V}$	+	+	+	$+^{V}$	$+^{V}$	+	0	
C. luteolus	흰색	0	0	0	+	+	+	+	+	+	+	+	+	+	+	+	$+^{V}$	0	
C. terreus	흰색	+	0	0^{V}	+	+	$+^{V}$	0^{V}	$+^{V}$	$+^{V}$	0	+	+	+	0	$+^{V}$	$+^{V}$	+	
C. gastricus	흰색	0	0	0	+	+	+	0^{V}	+	+	0	+	+	+	0	+	0	0	

SDA = Sabouraud dextrose agar; + = positive; 0 = negative; V = stain variation; R = occur rarely; W = reaction may be weak.

표 6–5. *Cryptococcus* 균속을 제외한 효모양진균의 특성

균종	cornmeal-Tween 80 agar at 25℃ 현미경 관찰	SDA at 37℃	자낭포자	Urease (25℃, 4일)	동화작용													발효작용						
					Dextrose	Maltose	Sucrose	Lactose	Galactose	Melibiose	Cellobiose	Inositol	Xylose	Raffinose	Trehalose	Dulcitol	KNO_3	Destrose	Maltose	Sucrose	Lactose	Galactose	Trehalose	Cellobiose
Saccharomyces cerevisiae	드물게 가성균사	+	+	0	+	$+^{V}$	+	0	$+^{V}$	0	0	0	0	+	$+^{V}$	0	0	+	+	+	0	$+^{V}$	$+^{V}$	0
Pichia anomala	가성균사	V	+	0	+	+	+	0	$+^{V}$	0	+	0	$+^{V}$	$+^{V}$	+		+	+	$+^{V}$	+	0	$+^{V}$	$+^{V}$	V
Geotrichum candidum	분절포자, 진성균사	0	0	0	+	0	0	0	+	0	0	0	+	0	0	0	0	0	0	0	0	0	0	0
Trichosporon capitatum[a]	가성균사	+	0	0	+	0	0	0	+	0	0	0	0	0	0	0	0	0	0	0	0	0	0	0
Trichosporon beigelii	진성균사	$+^{V}$	0	+	+	$+^{V}$	$+^{V}$	+	$+^{V}$	$+^{V}$	$+^{V}$	$+^{V}$	+	$+^{V}$	$+^{V}$	$+^{V}$	0	0	0	0	0	0	0	0
Trichosporon pullulans	분절포자 분아포자	0	0	+	+	+	+	+	+	+	+	$+^{V}$	$+^{V}$	+	+	0	+	0	0	0	0	0	0	0
Nakaseomyces glabratus	분아포자, 가성균사 없음	+	0	0	+	0	0	0	0	0	0	0	0	0	+	0	0	+	0	0	0	0	$+^{V}$	0
Candida spp.		0^{V}	0	0	+	0^{V}	$+^{V}$	0^{V}	0^{V}	0^{V}	0^{V}	0	$+^{V}$	$+^{V}$	0^{V}	0^{V}	0^{V}	$+^{V}$	0	0^{V}	0	0	0^{V}	0
Rhodotorula mucilaginosa	가성균사 없음	$+^{V}$	0	+	+	+	+	0	$+^{V}$	0	$+^{V}$	0	+	+	+	0	0	0	0	0	0	0	0	0
Rhodotorula glutinis		0^{V}	0	+	+	+	+	0	$+^{V}$	0	$+^{V}$	0	$+^{V}$	$+^{V}$	+	0	+	0	0	0	0	0	0	0
Malassezia pachydermatis	균사 없음	+	0	0	+	0	0	0	0	0	0	0	0	0	0	0	0	0	0	0	0	0	0	0
Prototheca wickerhamii	포자낭, 균사없음	+	0	0	+	0	0	0	$+^{V}$	0	0	0	0	0	+	0	0	Not done						
Prototheca zopfii		+	0	0	+	0	0	0	0^{V}	0	0	0	0	0	0	0	0							
Prototheca stagnora		0	0	0	+	0	V	0	+	0	0	0	0	0	0	0								

SDA = Sabouraud dextrose agar; + = positive; 0 = negative; V = strain variation.

aArthroconidia forming clusters at the ends of hyphae of *T. capitatum* may resemble the elongated blastoconidia of *Pichia kudriavzevii*.

14. *Rhodotorula* spp

1) 배양 특성

배양 4일만에 성숙한 집락으로 신속발육하며 부드럽고, smooth한 효모양 집락을 형성한다. 핑크, 적색, 황색, 산호빛을 띤다.

2) 현미경적 소견

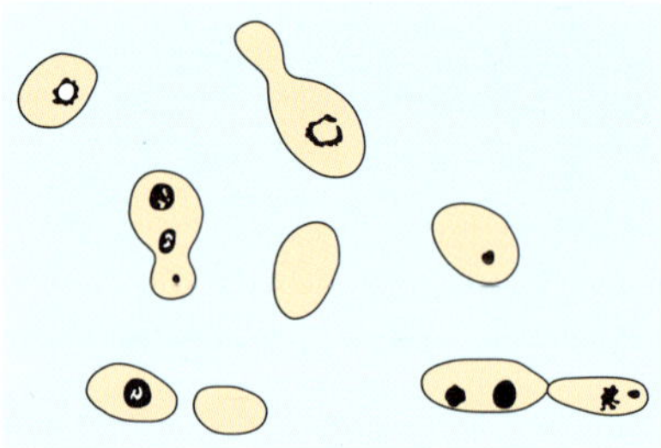

그림 6–38. ***Rhosotorula*** **spp.**

Corn meal–Tween 80 agar에서(25℃) 72시간 배양하면 원형 또는 난원형의 분아세포를 나타낸다. 드물게 퇴화한 듯한 가성균사를 나타낸다. 세포크기는 2~ 5.5×.5~13 μm이다(그림 6–38).

3) 병원성

오염진균으로 알려졌지만 백혈병, 암환자 등 면역이 약화된 환자에서 발견된다.

15. *Geotrichum candidum*

1) 배양 특성

배양 4일만에 성숙한 집락으로 신속발육하며, 25℃에서 어린 집락은 백색, 습윤한 효모양 집락이며 쉽게 떼어 낼 수 있다. 점차 가장자리로부터 균사가 형성되어 잔디모양을 나타낸다.

일부 균주는 짧은 솜털모양의 백색 기중균사를 형성한다. 대부분의 균주는 37℃에서는 발육하지 않지만 일부는 표면에서는 약하게 자라고, 표층하에서는 잘 발육한다.

2) 현미경적 특성

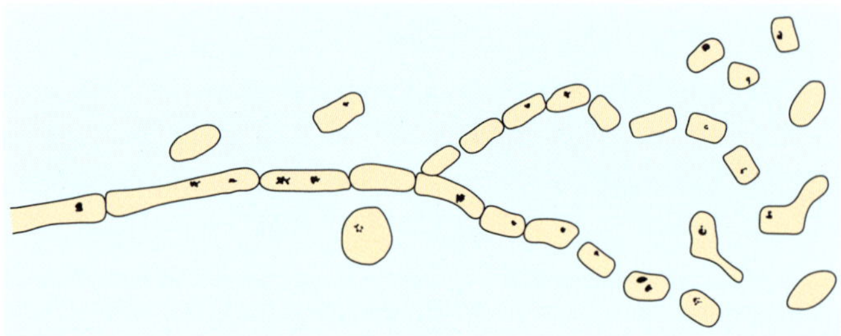

그림 6–39. ***Geotrichum candidum***

가성균사 없이 진성균사만 형성하며 다양한 크기(4~10 μm)의 장방형으로 분절된 분절포자가 보인다. 가끔 원형의 분절포자도 보인다.

균사를 따라서 분아포자를 형성하지 않는 것이 *Trichosporon*과 큰 차이점이다. 또한 분절포자가 공간이 없이 연결된 것이 *Coccidioides immitis*와 구분된다(그림 6–39, 표 6–6).

3) 병원성

지오트리쿰증을 일으킨다.

표 6-6. Corn Meal-Tween 80 agar에서 효모의 현미경적 특성

현미경적 형태		균종 및 보조실험
I. 후막포자, 분아포자 및 가성균사		
A. 말단의 원형이며 벽이 두꺼운 후막포자; 가성균사의 격막에서 여러 개의 blastoconidia 형성, true hyphae가 발견되기도 함	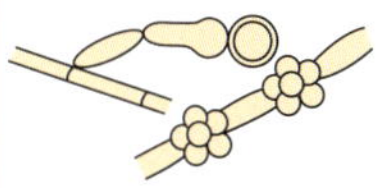	*Candida albicans* 또는 *Candida stellatoidea* 발아관, 동화작용 및 발효 시험 실시(특히 sucrose 분해시험), 혈청학적 실험
B. 드물게 끝에 존재, 원형 또는 다양한 형태 및 엷은 세포벽의 후막포자: 한 개 또는 짧은 사슬의 분아포자가 가성균사를 따라 존재	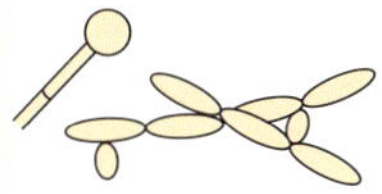	*Candida tropicalis* 발아관, 동화작용 및 발효 시험실시(특히 sucrose 분해시험)
II. 분아포자와 가성균사		
A. 얇은 가성균사의 격막에서 난형 분아포자가 사슬을 이루거나 몇 개 혹은 많은 수가 존재, 형태가 매우 다양	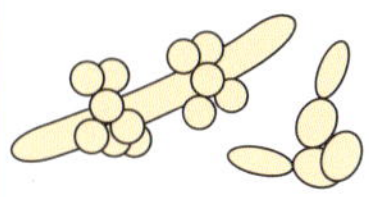	*Myerozyma gulliermondii* 동화작용과 발효 시험 실시, Sabouraud dextrose 또는 Candida BCG agar에서 집락형태 관찰
B. 성숙한 가성균사의 격막에서 풍부한 분아포자의 가지형성	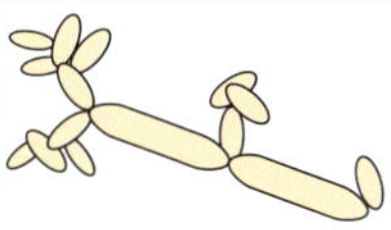	*Pichia kudriavzevii* 위와 같음
C. 엷고 굽은 가성균사의 격막 사이에서 몇 개 혹은 덩어리진 분아포자, 대로 거대 가성균사가 발견되기도 한다.	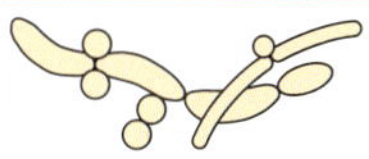	*Candida parapsilosis* 위와 같음
D. 격막에서 성숙한 분아포자의 사슬을 이룬 분지된 가성균사(pseudohyphae). 분아포자는 서로 평행을 이루는 배열을 나타냄.	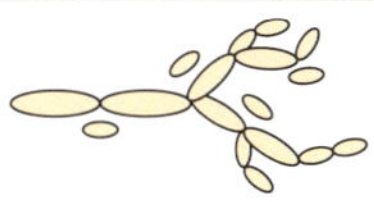	*Kluyveromyces marxianus* 위와 같음
E. 한 개 또는 짧은 사슬을 이룬 분아포자가 가성균사의 격막사이에 존재	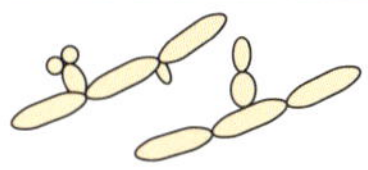	*Candida tropicalis* 위와 같음
III. 분절포자와 진성균사(true hyphae)		
A. Urease 양성 분아포자가 생성되지만 Corn meal-Tween 80 agar에서 발견되기는 어렵다. 따라서 malt extract broth에 배양하여 집락과 형태관찰	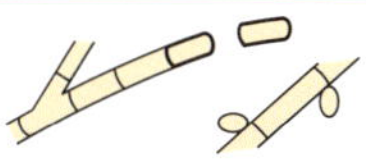	*Trichosporon* species Malt extract broth, Candida BCG agar에 접종(집락 및 현미경 관찰) 동화작용 시험 실시
B. Urease 음성 *Magnusiomyces capitatus*과 *Geotrichum penicillatum*에서는 blastoconidia를 형성하지만 *Magnusiomyces capitatus*은 형성하지 않는다. malt extract broth에 배양하여 집락과 형태관찰	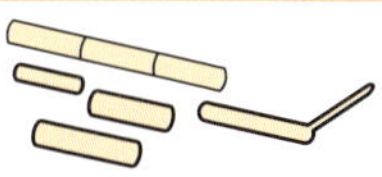	*Geotrichum* species 위와 같음

표 6-6. Corn Meal-Tween 80 agar에서 효모의 현미경적 특성

현미경적 형태		균종 및 보조실험
IV. 분아포자만 형성, 또는 가성균사 형성 A. Urease 양성 1. SDA 배지에서 핑크-오렌지색 집락. Corn meal-Tween 80 배지에서 난형의 분아세포, 간혹 불완전한 가성균사와 때로는 확실한 협막 발견	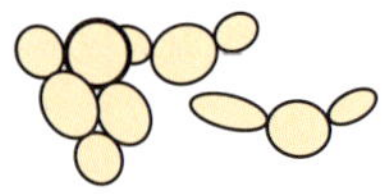	*Rhodotorula* species 동화작용 시험 SDA 또는 Candida BCG agar에서 집락관찰
2. SDA 배지에서 황갈색 크림 집락. Corn meal-Tween 80 배지에서 원형 또는 난형 분아세포가 두꺼운 협막 형성(때로는 협막 관찰 안 됨). 가성균사는 없다.	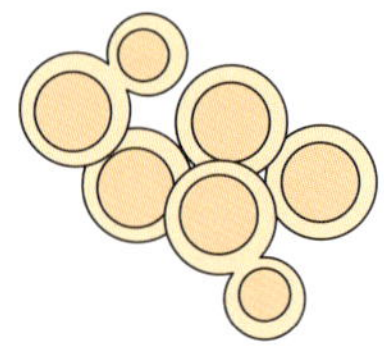	*Cryptococcus* species Niger seed 또는 caffeic acid agar에 배양 후 동화작용 시험 실시 SDA 또는 Candida BCG agar에서 집락형태 관찰, 혈청학직 김사
B. Urease 음성 1. Ascospore media에서 자낭(asci) 형성. Corn meal-Tween 80 배지에서 다수의 난형 분아세포 존재 약간의 짧은 가성균사 형성	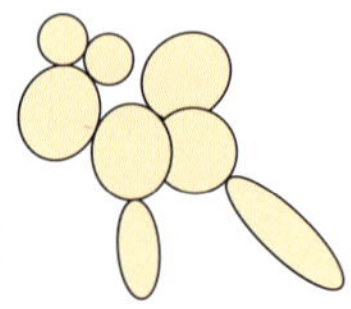	*Saccharomyces* species Referene laboratory에 의뢰한다.
2. Ascospore media에서 자낭(asci) 없음. Corn meal-Tween 80 배지에서 작은 난형 분아세포 존재, 가성균사는 종(species)에 따라서 관찰되기도 한다.	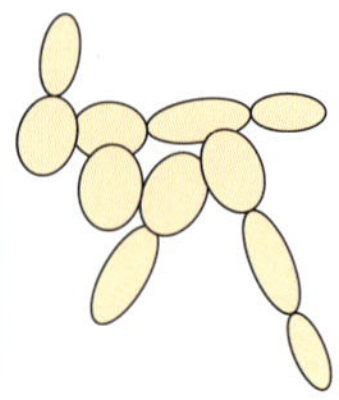	*Candida* species, *Nakaseomyces glabratus*(과거 명칭; *C. glabrata*) 동화작용 및 당 발효 시험, SDA 배지에서 집락관찰

IV 효모의 자동 동정 장치 및 상품화된 Kit

최근 들어 감염증의 치료에 광범위 항생제의 장기 투여 및 스테로이드제 요법으로 인해 **면역이 약화된 환자**에게 **기회감염**(opportunistic infection)균으로 *Candida* 속을 포함한 효모(yeasts)의 많은 종(species)들이 임상 검사 재료로부터 검출 빈도가 매년 증가하고 있으며 진균증에 대한 관심도 점차 높아져서 진균의 분리와 동정의 중요성이 더욱 강하게 인식되고 있다. 일반 임상 세균 검사실에서의 진균 검사는 주로 형태학적 관찰 등이 동정에 이용되고 있으며 *Candida albicans*와 *Cryptococcus neoformans*를 제외하고는 대부분의 효모 동정에는 **탄소원 이용 시험, 당 발효 시험, urease** 시험 등을 필요로 하고 있으며, 몇 종의 효모 **동정용 kit**가 개발되어 시판되고 있어 그것을 일상 검사에 도입하고 있는 실정이다. API 20C kit 시스템은 신뢰할 수 있는 동정법으로 추천되고 있다. 그러나 균 발육 정도를 나타내는 한천 혼탁도의 판정에 숙달을 요구하기 때문에 개인차가 나기 쉽고, 재현성이 나쁜 점 등이 결점으로 지적되고 있다. 또한 **효모의**

혈청학적 동정 시스템은 *Candida* 속의 동정에 **간편**하고 **신속한 방법**이며 **높은 동정률**과 **신뢰성**이 있으나 자연 응집균주 또는 *Candida* 속 이외의 균종에 대하여는 동정이 어려워 임상에서 분리되는 모든 효모양 진균의 동정에는 한계가 있다. 한편 컴퓨터 전자 공학의 발달로 임상 화학 검사, 혈액학적 검사 및 혈청학적 검사 등에 자동 분석 장치가 도입되어 검사 방법의 간편화, 자동화의 연구와 발전은 날로 새로워지고 있다.

이런 상황에서 세균 검사의 자동화도 뒤늦게나마 자동화가 개발되고 있으나, 이것을 그대로 진균 검사에 적용하기에는 적합하지 않다. 그 큰 이유로 **진균은** 세균에 비하여 그 **형태**와 **발육 성상**이 **다양**하기 때문에 획일적인 처리가 곤란하며, 검사자의 **경험을 근거**로 한 판단이 요구되며, 다른 분야의 검사보다 **많은 시간**이 **필요한 것** 등을 들 수 있다. 그러나 임상 미생물학적 검사의 주된 목적이 감염 원인균을 분리, 동정하고 항균제 감수성 검사의 성적에 따라 해당 감염증에 대한 적절한 치료를 하는 것이기 때문에 보다 더 신속하고 정확한 정보를 얻기 위하여 검사의 자동화를 실시하는 것이 당연하다. 이에 부응하여 효모만을 대상으로 한 자동 검사 장치가 개발되고 개량되어 현재 Vitek Systems(Vitek AMS 자동 세균 검사 장치)의 효모양 진균 동정용 카드와 Abbott MS-2 Avantage 및 Quantum II-BID 세균 동정 검사 장치(Abbott laboratories)의 효모 동정 카드 리본 자동 검사 시스템이 실용화되었다. 이들 자동장치들은 우리나라에서도 많은 병원에서 도입되어 사용되고 있으며 본 장에서는 이들 자동화기계를 소개하고 각각의 특징과 문제점에 대해 서술한다.

1. API 20C System

API 20C System은 건조된 실험용 기질이 담겨 있는 20개의 microcupules로 구성되어 있다. **동결 건조된 탄수화물** 기질들은 오랜 저장 후에도 변질되지 않고 1년까지 저장 수명을 유지할 수 있다. microcupules는 효모의 현탁액을 접종하기 쉽도록 만들어져 있다. 앰플에 함유된 용액에 효모균액을 풀어 부유액을 만들고 난 후 각각의 기질이 들어있는 cupules에 접종한 후 30℃에서 24~48시간 배양 후 판독하도록 고안되어 있다. 효모균들은 특별한 **탄수화물**이 **동화**(**이용**)되는 cupules에서만 성장하여 플라스틱 표면에 그려진 3줄의 굵은 선이 **균액의 탁도**에 의해 관찰이 안 될 때 탄수화물 이용능 양성이라고 판정한다. 19개의 기질 이용능에 따라 점수를 계산하고 동정 목록표(profile index)에 따라 판독한다. 1개의 cupule은 성장 대조(growth control)로 사용된다. Bowman 등은 재래식 방법과 약 95%의 일치율을 보고했고, Beushing 등은 97%의 일치율을 보고했다. API system에서 가장 주의해야 할 것은 접종 균주의 농도 조절 문제이다. **균 부유액**이 너무 **진하게 되면 위양성**을 나타내고, 너무 **옅으면 위음성**을 나타내는 경향이 있다. API 20C는 새로운 동정용 kit가 개발될 때 비교되는 표준 방법으로 이용되어 왔다(그림 6-40).

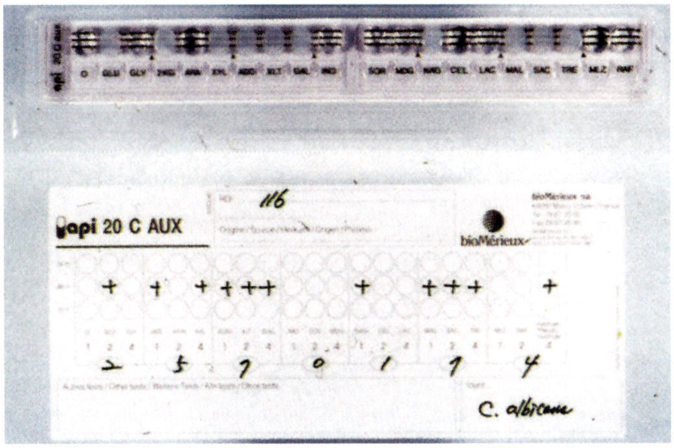

그림 6–40. **API 20C System.** 효모의 탄수화물 동화시험(assimilation test)을 위해 20개의 cupules속에 여러 종류의 시약과 기질이 들어 있다. 효모의 발육으로 인한 혼탁으로 갈색 선이 보이지 않으면 양성으로 판정한다.

2. Vitek AMS 자동 세균 검사 장치

Vitek AMS(Auto Microbic System)은 미국 McDonnel Douglas 회사가 우주 개발 계획의 일환으로 미국 항공 우주국에 제안하여 세균 검출기를 개발했으며, 이것을 임상 검사용으로 개량한 **자동 세균 검사 장치**이며, **기능성, 조작성, 신속성** 면에서 매우 우수하다. 측정하는 항목은 동정용 시스템을 이용하여 효모의 동정은 물론 요 중 세균의 동정 정량(UID-1), 그람음성 막대균의 동정(GNI), 그람양성 세균의 동정(GPI) 및 ***Bacillus*** 속의 동정 등이 있으며 그람음성 세균과 그람양성 세균을 대상으로 한 약제 감수성 시험용 시스템이 있다. 모든 시스템마다 전용의 테스트 카드를 사용하는 방식을 채용하고 있다. 그 외에 total protocount라고 하는 검체 중의 생균수계산이 가능한 카드가 준비되어 있다. 더욱이 최근 ***Neisseria, Hemophilus,*** 무산소성 세균의 동정 및 bioassay용 등도 개발하여 그 적용 범위가 확대되고 있다. 본 장치는 filler/sealer, incubator, computer control, data terminal 및 printer 등 5가지로 구성되어 있다. 실제 검사를 위해서는 미량의 각종 건조 기초 배지 및 기질 또는 약제를 봉입하여 30개의 wall과 3 mm 두께의 플라스틱 카드(57×91 mm)로 구성되어 있다. **효모 동정용 카드**(YBC)는 **23종의 당류**와 **질산염 이용성, 요소(urea)의 분해성** 및 **항생물질**인 cychloheximide에 대한 저항성과 동시에 **26종의 생화학적 성상**이 검사된다. 동정하고자 하는 효모는 Sabouraud dextrose 한천 배지 또는 potato dextrose 한천 배지에서 18~24시간 배양한 후 발육된 집락을 0.45% 멸균 식염수 1.8 mL가 들어 있는 시험관(12×75mm)의 안쪽에 McFarland 2.0에 맞추어 조정한 후 균액을 filler/sealer 장치를 이용하여 카드의 각 well에 채운 후 봉입한다. 이 테스트 카드를 즉시 검사실 내의 30℃ 배양기에 넣고 일정시간 배양한다. 그동안에 well 내에서 균이 증식하고 대사가 이루어져서 균종 특이의 생화학적 반응 결과가 나타난 색조 및 탁도의 변화를 일정 시간 동안에 판독된다. 판정은 컴퓨터 시스템의 근거로 자동적으로 진행된다.

배양 중 발생한 기포 때문에 잘못 판단되었는지 육안으로 확인한 후 최종 반응은 9개의 biocode로 맞추어 보고 목록표(code book)를 찾든지, AMS 컴퓨터에 내장된 데이터베이스를 이용하여 자동적으로 불명의 검체를 진단할 수 있다. 성적은 26종의 생화학적 성상 및 9줄의 바이오코드 번호에 변환하여 그 결과를 얻어 동정균명은 상대 확률을 데이터 터미널(data terminal) 장치의 브라운관에 표시한 후 프린터 장치에 의해 기록된다. 본 장치의 YBC에 의하여 동정 가능한 효모는 32균종 이상이 있다. 임상 분리 균주에서 실제로 측정하여 얻은 결과의 한 예를 표 6-7에 표시했다. 그 표에는 우선 ID number의 시료 번호가 표시되며 다음에 측정 일시, 각기질에 대한 판정 성적, 마지막으로 동정 균종명을 표시하고 있다. 오른쪽 상단부의 기호는 florobase number, 그 밑에 바이오 코드 번호를 표시하고 있다. Elzaatari 등은 YBC 카드와 API 20C 사이에 97.2%의 일치율을 보고했다. YBC 카드를 이용해서 24시간 이내에 70.8%의 결과를 알 수 있으며, 추가적으로 24시간 후에 26.4%의 일치율이 증명되었다. Vitek AMS에는 Model 60, 120, 240의 3종류의 기종이 있어 한 번에 셋트 된 카드의 매수는 60, 120, 240매로 되어 있다(그림 6-41).

표 6-7. Vitek-system에 의한 결과 기록표

ASD ID # 000142-0(A1-16) DSAMS0-R07.2
Report Date: Thu Jul 8 10:46:29 1993
Type: Yeast Biocheical Card
FINAL Elapsed time: 24hours

	GAL	−	LAC	+	SUC	+	MLT	+	CEL	+	AMG	−
	XYL	+	ARA	−	TRE	+	MIZ	−	RAF	−	NAG	+
	XLT	−	DUL	−	ADO	−	PAL	−	GLY	−	SOR	−
	ERY	−	MEL	−	CYC	−	GLU	+	INO	−	NIT	−
	2KD	+	URE	+	48H	−						

99% Trichosporon beigelii 365100046
<1% Cryptococcus terreus

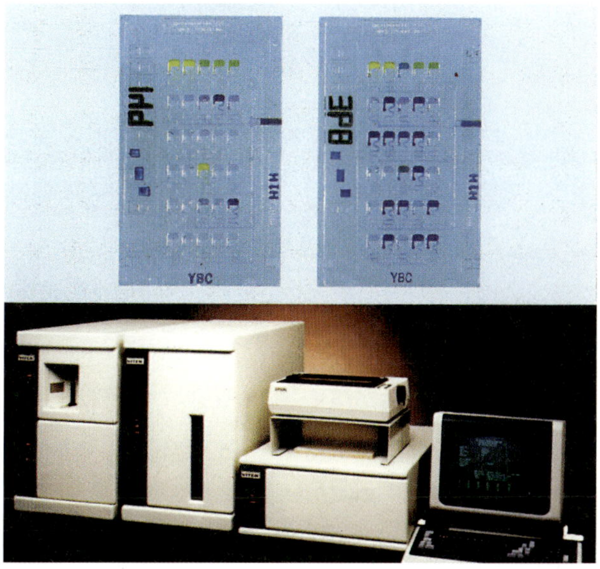

그림 6-41. **자동세균검사장치**, Vitek System. 26개의 생화학적 반응과 4개의 음성대조로 되어 있으며, Yeast Biochemical Identification Card(YBC)를 사용한다.

3. 효모 자동 동정 장치의 특징과 문제점

현재 세균 검사실 등에서 사용되고 있는 효모 동정용 kit인 API 20C system과 비교하여 Vitek AMS의 **장점**으로는 먼저 **신속성, 조작의 간편성, 높은 처리 능력** 등을 들 수 있다. 검체의 처리, 측정을 완전 자동화하기 위해 균액을 카드에 채우고 있으면 결과를 얻을 수 있기 때문에 도중에 대부분의 수작업을 필요로 하지 않는다. 또한 **정도관리, 재현성** 면에서도 컴퓨터 제어에 의한 자동화가 되어 있어 간이 동정 kit법에서 개인적 육안 판정의 오차를 피할 수 있는 장점이 있기 때문에 높은 재현성을 나타낸다. 그러나 본 시스템의 첫 번째 특징인 신속성 면에 있어서는 예상과는 달리 측정 시간이 단축되는 성적은 얻지 못한다. 그 예로 *Nakaseomyces glabratus* 및 *Pichia kudriavzevii* 등 간단한 당 이용성 패턴을 가지는 균종은 24시간 배양에서 100% 동정 가능하지만, 대부분의 균종에 대해서는 그만큼 높은 동정률은 얻지 못하고, 48시간 배양에서만이 확실히 기대할 수 있는 결과를 얻을 수 있다. 이와 같이 Vitek AMS-YBC 동정 시스템은 기능성과 조작 간편성에서는 신뢰성이 뛰어난 특징이 있어 일반 임상 검사실에서 사용하기에는 편리한 장점이 있다. 자동측정 시스템에서와 같이 생화학적 성상에 기인한 동정법에는 한계가 있다. 동정의 정확성을 높이기 위해서는 보다 간편한 방법에 의한 형태학적 관찰 등의 보조 수단의 활용이 필요하다. 더불어 임상 재료에서 비교적 드물게 검출되는 효모에 대해서도 동정이 가능하므로 검사 균종의 수를 확대해 나가는 것이 바람직하다.

결론적으로 이런 시스템들을 이용하여 정확한 해석을 하기 위해서는 각 실험의 수행에 대한 기술의 숙달과 충분한 지식이 요구된다. 또한 이들을 포함한 새로운 방법이나 시설을 도입하기 전에 **수반되는 비용, 안정성, 필요에 따라 부분적** 또는 **전체적인 교환 가능성** 등의 요소들이 고려되어야 한다.

4. MALDI-TOF MS 동정 장치

매트릭스 지원 레이저 탈착 이온화 비행시간 질량 분석법(MALDI-TOF MS) 는 미생물을 동정하는데 가격이 저렴하고 수행하기 쉬우며 빠르고 정확하기 때문에 임상 미생물 실험실에서 배양된 미생물의 동정을 위한 표준 수단으로 빠르게 자리 잡고 있다.

효모와 두형태진균 및 사상균류를 동정하는 시간이 세균보다는 더 느리지만 다른 방법에 비해 많은 이점을 가지고 있다. 이 분석에 사용되는 matrix는 양성자를 추출된 단백질 쪽으로 이동시키고 자외선을 흡수하는 능력이 있다는 점에서 중요하다. MALDI-TOF 질량분석기의 레이저가 matrix-시료 합성물에 조사되면 matrix가 빠르게 증발하고 양전하를 띠는 단백질이 방출된다("연성" 이온화 기법). 이런 이온들은 짧은 거리에서 정전기적으로 가속되어 질량 종속적인 속도로 비행 튜브에 도착한다. 단백질마다 질량이 다르기 때문에 각 단백질의 이온은 각기 다른 시간

(비행시간) 후에 검출기에 도달한다. 진동 가속화와 해당 검출기 신호 간의 시간(나노 초 범위)을 측정하면 속도를 매우 정확하게 측정하여 정확한 분자량으로 변환할 수 있다. 매우 풍부한 미생물 단백질(주로 리보솜 단백질)은 이 방법을 사용하여 분석된다. 모든 단백질 질량은 리보솜 단백질의 특징적 질량 및 세기 분포를 형성한다. 질량 스펙트럼은 수많은 미생물에서 종 특이적이기 때문에, 분자 지문으로 해석될 수 있어서 미생물 동정에 사용될 수 있다. 알려지지 않은 미생물의 질량 스펙트럼은 독창적인 생물통계학적 알고리즘을 사용하여 MALDI Biotyper 참조 라이브러리에 들어 있는 수천 개의 참조 정보와 자동으로 비교 동정된다. 배양 조건은 동정에 큰 영향을 주지 않는다. Columbia-Blood-Agar, Chocolate-Agar 등 생장 상태나 생장 온도가 다른 다양한 배지를 사용할 수 있다. 이러한 배양 조건의 차이는 관찰되는 피크에서 아주 작은 변화만 보일 뿐 대부분의 피크는 재현성을 보인다. 가능한 새로 생장시킨 균주(overnight culture)를 사용하고, 저속 생장 균주의 경우 수일간 생장시킨 것을 사용한다. Culture plate를 4℃에서 보관하면 스펙트럼의 감도가 급격히 감소하므로 냉장보관은 피해야 한다. 상온에서 수 일간 보관하는 것은 괜찮으나 가능한 짧은 기간 동안 보관한 후 분석을 진행한다. MALDI-TOF MS 타겟 플레이트의 한 지점에 배양된 집락을 선택한다. 각각 다른 집락을 실험하는 데 사용할 수 있는 여러 스팟이 있는 일회용 또는 재사용 가능한 플레이트를 사용한다. 효모의 경우 세포는 일반적으로 표적 플레이트에서 포름산으로 처리된 다음 건조한다. 스팟은 1-2 μL의 매트릭스로 덮고 건조된다. 플레이트는 질량 분석기의 이온화 챔버에 배치된다(그림 6-42). 소프트웨어에 의해 질량 스펙트럼이 생성되고 질량 스펙트럼 라이브러리와 비교되어 효모가 동정된다.

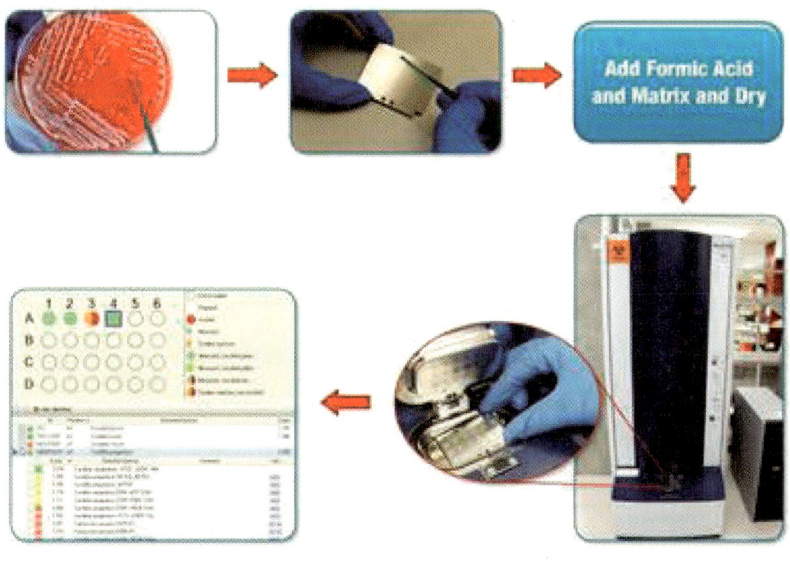

그림 6-42. **효모 동정을 위한 매트릭스 지원 레이저 탈착 이온화 비행시간 질량 분석법(MALDI-TOF MS)의 진행과정.**

V 효모 감염증

1. 칸디다증(Candidiasis)

칸디다증(candidosis, candidiasis 및 moniliasis)은 처음에는 *Candida albicans*에 의해서만 발생되는 것으로 생각되었으나 최근에는 다른 *Candida* 종에 의한 질병이 증가하고 있는 것은 주목할 만하다. *Candida albicans*는 인후, 질, 피부 및 대변에서 정상 균무리 중 하나로 존재한다. **칸디다증**은 **항생제의 장기 투여, 당뇨병**으로 **저항성의 저하, 악성 종양, 전신 쇠약, 결핵, 홍반성 루프스**(lupuse rythematosus), **corticosteroid 치료, 세포 독성 약제 치료, 후천성면역결핍증**(AIDS) 등 신체의 정상 균무리의 균형이 깨졌을 때 *Candida* 균속이 급속히 증가하여 칸디다증을 일으킨다.

1) 구강 칸디다증(oral candidiasis) 또는 아구창(thrush)

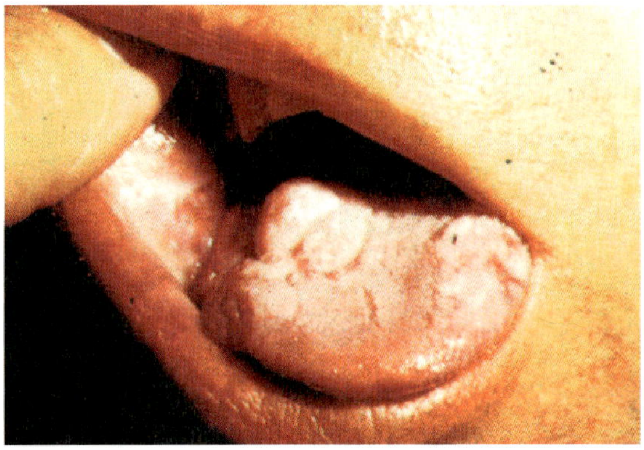

그림 6-43. ***Candida albicans*의 감염**에 의하여 발생한 아구창. 혀에 백태가 보인다.

질 칸디다증을 가진 모체로부터 태어난 유아에서 관찰되며, 성인에서는 항생제의 장기 투여, 스테로이드 치료제 투여 및 결핵이나 암 같은 **만성적이고 쇠약한 환자**에서 발생한다. 또한 **당뇨병 환자, 피임약 복용자, 리보플라빈** 또는 **비타민 결핍**자에서도 *Candida albicans*가 급격히 증가하여 질병을 일으킬 수 있다. 크림 같은 흰색의 반점이 구강의 구석이나 점막에서 관찰된다. 침 1 mL당 ***Candida*** 속의 집락이 400개 이하이면 정상이고 400개 이상이면 임상적 의의가 있는 것으로 판정한다(그림 6-43).

2) 질 칸디다증(vulvovaginal candidiasis)

임신 중이거나 **당뇨병 환자**에서 많이 발견된다. 이런 사람들의 오줌, 혈액 또는 질 조직에 당이 증가하기 때문에 *Candida* 감염에 더욱 민감한 것으로 생각되며, 많은 *Candida*가 반복적으로 분리될 때 의의가 있는 것으로 판단한다(그림 6-44, 6-45).

3) 피부 칸디다증(cutaneous candidiasis)

신체의 한 부위에서 발생하기도 하고, 몸 전체로 확산되기도 한다. 국소적 증상은 붉고, 염증성 및 피부 화상과 같이 나타난다. **감염 부위**는 주로 **겨드랑이, 서혜부, 항문 주위** 및 **발가락 사이** 등 계속 자극되는 부위에서 발생한다. 특히 **당뇨병 환자**나 **물을 자주 사용하는 직업**을 가진

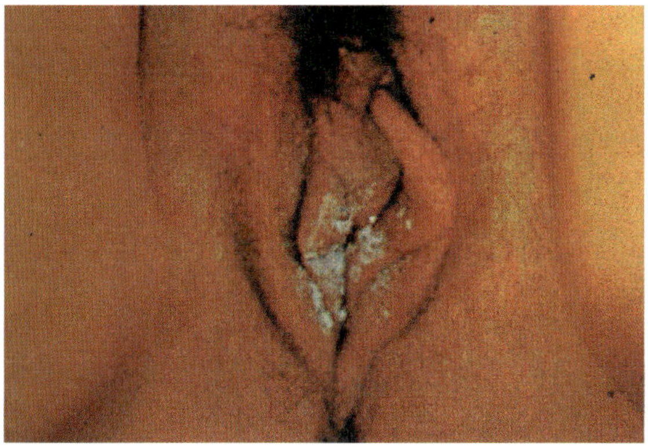

그림 6-44. ***Candida* spp.의 감염**으로 당뇨환자에서 발생한 질염

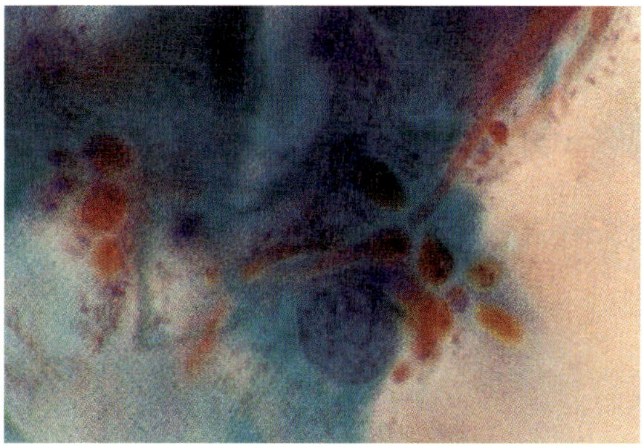

그림 6-45. **질분비물에서 *C. albicans*의 형태.** 박리된 편평상피세포 근처에 가성균사(pseudohyphae)와 분아포자가 관찰된다(Papanicolau 염색, ×1000).

사람들에서 감수성이 있다. 기타 감염성 인자로는 전신 쇠약 환자, 몸이 비대한 사람, 알코올 중독자, 순환기계 이상자 및 당분을 많이 섭취하는 사람들이 있다. 질 칸디다증을 가진 모체에서 태어난 유아는 면역이 약하기 때문에 피부에 잘 감염된다. *Candida*는 피부, 특히 항문 주위에 정상 균무리이기 때문에 많은 양이 분리되어야만 병적 의의가 있는 것으로 생각한다(그림 6-46).

4) 조·갑 칸디다증(onychomycosis)

손톱, 발톱을 단단하고, 두껍게 하며, 가끔 각질 부근의 피부에도 감염된다(그림 6-47).

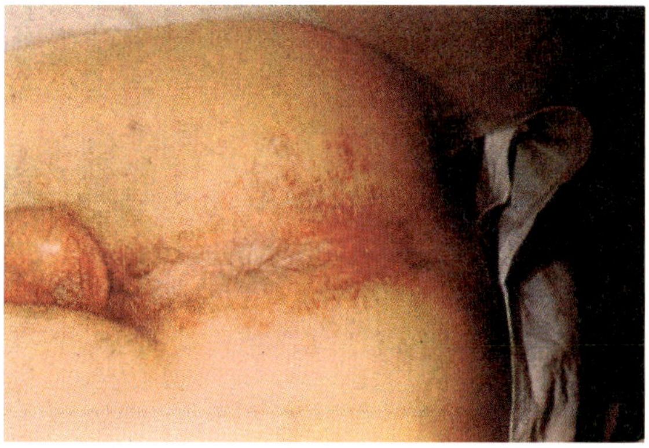

그림 6-46. ***Candida* spp.의 감염으로 발생한 항문 주위 칸디다증.** 장기간의 항균제 사용에 의해 발생할 수 있다.

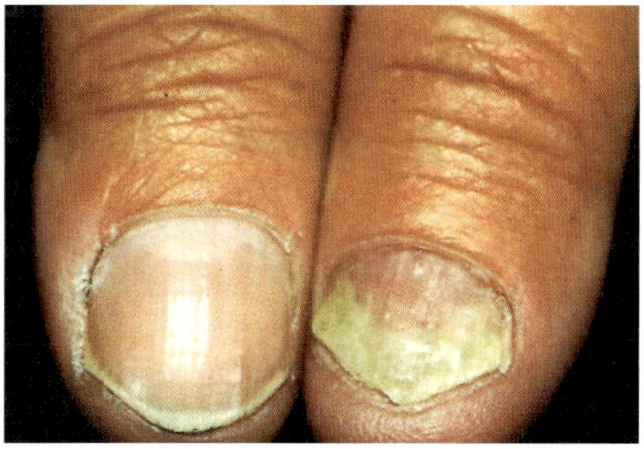

그림 6-47. ***Candida* spp.의 감염으로 발생한 조·갑 칸디다증**

5) 기관지, 폐 칸디다증(bronchi, pulmonary candidiasis)

세균의 폐 감염 치료를 위해 항생제를 사용한 후 2차 감염에서 관찰된다. 대개의 환자는 계속되는 기침과 점액성 가래를 보이며, 흉부 X-선상 소견은 전형적인 폐렴을 나타낸다.

6) 비뇨기 칸디다증(urinary candidiasis)

간혹 질부 칸디다증에 의해 발생하며, 성교에 의해서 전파되기도 하는데 가능한 빨리 치료에 들어가야 한다. 오줌 1 mL 당 10^5개의 *Candida* 집락이 형성되면 비뇨기 감염으로 판단하며 그 이하라 하더라도 환자의 임상적 증상에 따라 병적 의의를 결정한다.

7) 장관 칸디다증(intestinal candidiasis)

주로 항생제 치료에 의해 장관내 정상 균무리의 균형이 깨지고 *Candida* 균속이 갑자기 증가하면서 감염이 성립된다. 대변 배양에서 많은 *Candida* 집락이 관찰된다.

8) 전신성 칸디다증(systemic candidiasis)

특히 당뇨병 환자에서 관찰되며 국소 감염이 **혈류를 통해** 확산되어 **심내막염**(주로 *C. parapsilosis*), **수막염** 및 **뇌종양** 등이 발생한다. *C. albicans*가 가장 감염빈도가 높지만 *C. tropicalis* 감염은 전신성 진균증으로 응급을 요한다. 가성균사나 진성균사를 가진 분아 효모형 진균은 **칸디다 혈증**(Candidemia) 환자의 혈액 도말에서 관찰된다. 불행하게도 이런 환자들의 혈액 배양에서 검출률은 50% 미만이다. 연구자들은 침습성 칸디다증의 진단을 더 빠르게 하기 위해 혈액 중 칸디다의 다당체 레벨을 측정하는 방법을 개발하고 있다. **전신성 진균증**은 생명을 위협할 수 있기 때문에 신속히 치료해야 한다. 직접 도말 표본 검사에서 양성이면 의사에게 큰 도움이 되지만 반드시 배양해서 동정해야 한다. *Candida* 균속은 빠르게 증식하여 집락 수가 이상 증식의 결과를 나타낼 수 있기 때문에 검사실에 접수된 검체는 빨리 배양을 하든지, 냉장고에 보관해야 한다. 세균 검사실에서 사용하는 혈액 한천 배지에 접종한 후 24시간 배양하면 칸디다의 집락은 작고 백색으로 *Staphylococcus epidermidis*와 유사하다. 또한 catalase 시험 양성이고, coagulase 시험 음성이기 때문에, 감별을 위해서는 Gram염색을 반드시 실시해야 한다. 48시간 배양하면 *Staphylococcus* 집락보다 크고, 더 점액성으로 나타나기 때문에 더 구별하기 쉽다. *Candida*의 혈액 배양 시에는 정기적으로 배지를 통풍시켜야 하고, Brain heart infusion 배지를 함께 사용하면 *Candida*의 검출률을 높일 수 있다.

※ 칸디다증의 치료

항진균제를 투여하기 전에 선행 질환 내지는 유발인자에 대한 처치를 먼저 해야 한다. 즉 당뇨병을 조절하고 면역 억제제, steroid제 또 항생제의 용량을 감소하거나 사용을 중단하도록 한다. **아구창**(thrush)은 nystatin 용액(10만 단위/mL) 4~6 mL로 1일 4회 양치질을 하거나 nystatin 정이나 clotrimazole 정제를 1일 4회 정도 입안에서 녹여준다. Gentian violet을 외용으로 사용해도 효과가 있지만 외관상 좋지 않다. 일주일 이상 치료해야 하며 *Candida*성 백반(leukoplakia)같이 심한 경우는 수술을 필요로 하기도 한다. **칸디다성 식도염**은 nystatin 복용으로 치료하지만 치료되지 않으면 amphotericin B (10~20 mg/일)를 정맥 주사하거나 ketoconazole을 경구 투여한다. **칸디다 간찰진**(intertrigo)은 병변 부위의 습도를 감소시키고 amphotericin B 로션이나 nystatin 크림을 1일 수차례 환부에 바르면 잘 치유된다. 칸디다질염은 clotrimazole이나 nystatin 좌약 또는 miconazole이나 clotrimazole 크림을 사용하며 **조 · 갑 주위염**은 가능한 손을 물에 담그지 않게 하면서 amphotericin B 로션을 사용한다. **만성 칸디다성 피부염**일 경우는 ketoconazole 200 mg/일 2~3주간 복용으로 치료되며 amphotericin B도 효과가 있지만 대부분은 재발된다. **중추 신경계 감염증**일 경우는 amphotericin B와 5-fluorocytosine을 겸용하지만 중증일 경우 수액 내에 주사한다. 단순한 **candidauria**는 치료하지 않아도 호전되지만 **방광염**일 경우는 amphotericin B 100 mg을 500 mL의 증류수에 용해하여 1일 2회 세척하며 **신장 감염** 때에는 amphotericin B를 정맥 내로 주사한다. Ketoconazole이나 miconazole은 오줌으로 배설되면 항균력이 없다. fungus ball은 외과적으로 제거한다. 5-fluorocytosine을 amphotericin B 대신 사용하기도 하지만 5-fluorocytosine은 내성균이 쉽게 발생한다. **전신성 감염증**일 경우 증세가 좋아질 때까지 amphotericin B와 5-fluorocytosine을 병용한다. 눈 감염증에서 황반(macula)에 생기는 급성형에서는 amphotericin B와 5-fluorocytosine을 정맥 투여한다. 이 밖에 칸디다성 폐렴, 골수염, 관절염 등에는 amphotericin B를 정맥 주사한다.

2. 크립토코쿠스증(Cryptococcosis)

Cryptococcus 감염증은 혈청형 A와 D인 *Cryptococcus neoformans* var. *neoformans*와 혈청형 B와 C인 *Cryptococcus neoformans vargattii*에 의해 발생된다. 이런 효모형 진균들은 **비둘기 배설물** 또는 다른 **조류들의 배설물**에서 쉽게 분리되며 **과일, 우유, 식물** 및 **정상인의 대변**에서도 발견된다. *Cryptococcus* 균속은 주로 흡입에 의하여 침투하여 가끔 **호흡기 감염**을 일으킨다. 초기에는 폐 *Cryptococcus* 감염증을 일으키지만 결핵 환자, 암 환자, AIDS 환자 등 **면역이 약화**되었거나 **쇠약한 환자**에서 *Cryptococcus*는 **뇌**와 **수막**으로 확산되어 **뇌종양**이나 **수막염**을 일으키며 치료하지 않으면 **치명적인 경우를 초래**한다. 또한 유사 결핵 환자의 폐나 뼈, 피부 또는 피하조직 등 신체의 각 부위에 파종성으로 감염되며 육아종성 전립선염이 보고된 바 있다. 검체를 India ink 도말 표본하면 큰 협막을 가진 분아 효모 세포를 관찰할 수 있고, 조직 절편을 Mayer씨의 mucicarmine 염색을 하면 두꺼운 협막이 관찰된다. *Cryptococcus*는 37℃에서 잘 자라며

cycloheximide가 함유된 배지에서 억제된다. Caffeic acid agar에서 **암갈색 집락**을 형성한다. *C. neoformans*를 신속 동정하기 위해서 혈청학적 검사가 이용되는데 특히 뇌척수액이나 혈청 속의 *Cryptococcus* 항원과 **latex 응집 반응**이 **특이성이 높은 것**으로 알려졌다(그림 6–48, 6–49).

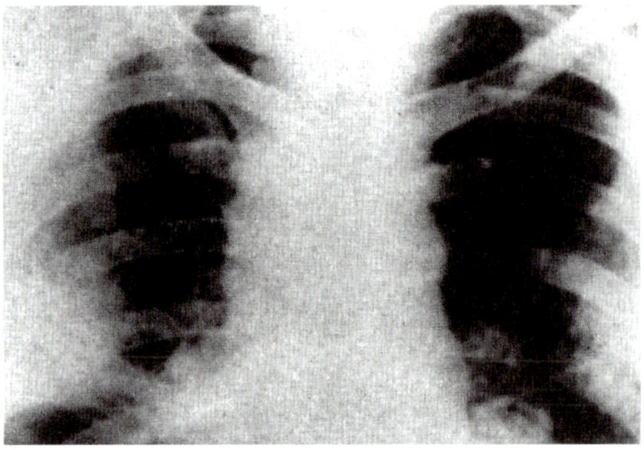

그림 6–48. **폐에 침입한 *C. neoformans*에 의해 발생한 폐크립토코커스증**

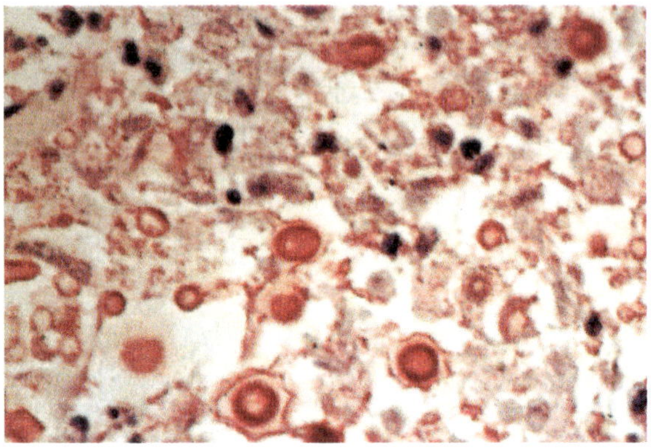

그림 6–49. **크립토코커스증.** 뇌조직에 감염된 효모 주위에 협막이 관찰된다(Mayer's mucicarmine 염색, ×600).

※ *Cryptococcus*증의 치료

5-flucytosin(5-FC) 150 mg/kg/일의 경구 투여로 많은 *Cryptococcus* 균주에 유효하지만 내성세균이 출현하는 경우가 있다. Amphotericin B 0.4~0.8 mg/kg/일의 정맥 주사도 유효하지만 부작용이 강하다. 뇌막염 또는 수막염 환자에서 이들 두 약제의 병용요법을 수개월간 투여하면 효과가 있다. 최근 ketoconazole, miconazole, levamisole 등의 치료 효과가 보고되고 있지만 더 많은 경험이 요구된다. *Cryptococcus* 감염증은 항진균 요법이 실시되더라도 재발이 잘되기 때문에 치료가 끝난 다음에도 최소 1년간 경과를 관찰한다. 신경계 감염증은 물론 다른 부위의 감염증에서도 CSF 검사가 필요하며 오줌과 가래 배양에서 *Cryptococcus*를 관찰한다. 항진균 요법이 실시되어도 치사율은 25~30%이며 재발률이 20~25%이고 치유되어도 시력 상실, 뇌신경 부전마비, 운동 장애, 성격 변화 및 정신 장애가 생기고, 면역기능에 이상이 있는 환자는 약 50%가 사망한다. Corticosteroid제의 적절한 사용으로 부작용이 많이 감소되기는 하지만 *Cryptococcus* 감염증은 환자의 조기 발견과 새로운 항진균제의 개발이 필요하다.

3. 지오트리쿰증(Geotrichosis)

지오트리쿰증은 *Geotrichum candidum*에 의해 발생되는 질병이다. 이 효모형 진균은 토양, 희고 부드러운 치즈, 우유, 부패된 식품, 토마토에서 발견되며 사람의 **구강, 피부** 및 **대변**에 **정상적으로 존재**한다. 쇠약한 환자에 아주 드물게 감염을 일으키며 구강 지오트리쿰증은 백색반을 나타내 **구강 칸디다증과 유사**하며, 장관 감염으로 혈변이 관찰된다. **기관지 증상**은 *G. candidum*

감염의 **가장 일반적인 형**으로 만성 기침과 점액성이고 혈액섞인 가래(blood sputum) 증상을 나타내 결핵과 유사하다. 질 감염도 보고된 바 있는데 칸디다 질염과 구분해야 하며 아주 드물게 전신성 감염을 일으켜 혈액에서 분리되기도 한다. 피부와 손 등에 종창을 일으키기도 한다. 검사실에서 직접 검경하면 사방형이고 끝이 둥근 분절 포자 균사가 관찰된다. *G. candidum*은 번갈아 분절 포자를 나타내는 *Coccidioides immitis*와 구분해야 한다. 인후, 대변, 가래 및 질 등의 **검체를 배양**하여 **반복적으로 많은 집락이 분리**되면 *G. candum*을 **감염의 원인체**로 생각한다.

이 질환의 치료는 칸디다증 치료와 유사하다. 표재성 감염은 nystatin이나 amphotericin B를 국소적으로 치료하고 심부 감염인 경우는 amphotericin B를 정맥내 주사한다.

4. 토룰롭시스증(Torulopsosis)

병원성 효모형 진균의 이름이 *Torulopsis grabrata*에서 *Nakaseomyces glabratus*로 바뀌었기 때문에 torulopsosis는 사실상 Nakaseomyces의 범주에 넣어야 한다. 그러나 최근 많은 문헌에서는 이들 질병을 분리해서 취급한다. *Nakaseomyces glabratus*는 사람의 구강이나 **비뇨 생식기** 및 **위장관**에 **정상적으로 존재**하며, 토양에서도 분리된다. 한편 이 균은 기회감염을 일으킨다. 특히 쇠약한 환자에서 폐와 신장에 처음 감염을 일으키고 혈류를 따라 신체의 다른 부위에 전이되고, 진균혈증 및 패혈성 쇽을 일으킨다. 검사실에서 폐조직 절편을 염색하여 보면 *Histoplasma capsulatum*과 유사한 분아 효모형 진균이 대식 세포 안쪽에서 관찰된다. 그러나 *Nakaseomyces glabratus*는 사상균형(mold phase)을 갖지 않으며 분아하는 효모형 세포 사이의 접합부가 *Histoplasma*보다 넓다.

폐에 감염이 되면 가래에서 많은 미생물들이 함께 관찰되며 10^5/mL 이상이면 확실한 감염균으로 판단하고, 만일 그 이하가 검출되면 환자의 임상적 상태에 따라 판단한다. 이 질환의 치료는 칸디다증의 치료와 유사하다.

5. 사카로마이세스증(Saccharomycosis)

Saccharomyces spp.가 **패혈증 환자의** 혈액에서 분리된 것이 보고되었음에도 불구하고 지금까지 인체 병원성으로 생각되지 않았다. Tawfik 등은 AIDS 환자에서 *S. cerevisiae*를 포함한 혼합 세균성 폐렴(polymicrobic pneumonia)을 보고했고, 그 환자의 부검에서는 폐, 비장, 구강 점막 및 소장에서 발견되었는데, 이것은 파종성 질병(disseminated disease)이라는 것을 의미한다. 또한 **만성 신장 기능 부전**으로 혈액 투석 치료를 받는 환자라든가, 만성적인 폐색성의 폐 질환 환자에 대한 치료를 위해 장기간 코르티코스테로이드 치료를 받고 있는 환자, 심장 보철판 수용자

(cardiac prosthetic valve recipient) 및 화상환자들에서 *Saccharomyces* 감염이 보고된 바 있다. *Saccharomyces* spp.는 corn meal agar에서 큰 효모형 세포를 생성하고 ascospore agar에서 자낭포자를 생성한다. ascospore agar 평판에 검체를 접종하고 30℃에서 10일간 배양한다. 자낭포자를 Kinyoun의 항산성 염색을 했을 때 크고 두꺼운 벽을 가진 항산성 구조를 나타낸다.

7 기회감염 진균증
Opportunistic mycoses

학습목표

1. 기회감염 진균증을 정의할 수 있어야 한다.
2. 무격막형성 집합균류를 분류하고 형태적 특성을 설명할 수 있어야 한다.
3. 격막형성 흑색진균류를 분류하고 형태적 특성을 설명할 수 있어야 한다.
4. 격막형성 초자양 진균류의 형태적 특성을 설명할 수 있어야 한다.

I 개요

전통적으로 분류상 병원성 진균에 속하지 않던 진균들에 의한 감염이 최근 들어 놀라운 비율로 증가하는 경향이 있다. 이러한 현상은 세균감염증의 예방 또는 치료에 광범위 항생물질의 장기적인 대량투여 및 난치성 염증성 질환에 강력한 스테로이드제 치료, AIDS 및 악성종양에 세포독성 물질에 의한 화학요법, 방사선요법, 그 외에 영양수액 주사, 장기이식에 따른 면역 억제제사용과 생체내 인공장치 등의 새로운 치료법들에 의해 **면역 약화 환자**(immunocompromised patients)가 많이 발생하게 되었다. 이와 같이 정상 면역계를 가진 사람에게는 병원성이 없지만 정상 면역계에 이상이 있거나, 정상 균무리의 변화가 있는 환자에게서 병원성으로 작용하는 진균을 **기회감염 진균**(opportunistic infectious fungi)이라고 한다. 현재 대표적인 기회감염 심부진균증의 원인균으로 알려져 있는 *Candida* spp., *Cryptococcus* spp. *Aspergillus* spp. 및 접합균류 등에 의한 대부분의 환자들은 중증의 기초대사질환을 가진 면역부전 환자에서 기회감염이 발생하는 것으로 알려졌다(표 7–1).

만일 기회감염 진균증을 신속하게 진단하고, 치료하지 않는다면 면역부전 및 환자의 쇠약으로 인해 치명적으로 될 수 있다.

기회병원성(opportunistic pathogens)이라는 용어는 임상적 상황에 기초한 것뿐이며, 진균분류의 범주에는 포함시키지는 않는다. 실제로 많은 기회감염 진균이 알려져 있지만, 본장에서 이들 모든 기회감염 진균들에 대해 언급하기에는 부족하다. 따라서 본장에서는 **미생물 검사실에서**

표 7-1. **주요 기회감염 진균증을 일으키는 진균의 특성**

감염증	접합균증	초자양사상균증	흑색사상균증
원인균	*Rhizopus* *Lichtheimia(Absidia)* *Mucor* *Rhizomucor*	*Aspergillus* *Purpureocillium* *Scopulariopsis* *Fusarium* *Acrenonium* *Scedosporium(Pseudallescheria)*	*Alternaria* *Curvularia* *Exophiala* *Aureobasidium* *Cladosporium*
집락형태	매우 빠른 증식, 회색이나 갈색의 긴 솜털 같은 균사가 전배지를 덮음	신속 또는 중간 증식, 균집락의 경계가 뚜렷하고, 균종에 따라 다양한 색	대개 중간 증식이나 신속, 지연증식 짙은 회색 또는 갈색 배지집락의 검정 색소 침착
현미경 관찰	넓은 기본형 무격벽균사가 거의 직각으로 분지 가근(rhizoid) 유무와 위치 포자낭(sporangium) 크기 형태	격벽있는 초자앙(hyaline) 균사 색소없어 LPCB에 잘 염색 분생자 색과 모양, 경자(phialide) 층 수, 정낭 형태 분생자자루, 폐자낭각 유무(cleistothecia) 분생자 배열 양상과 대분생자 형태	검은색 격벽이 있는 균사 포자의 종류, 포자형성 방식 분생자자루의 형태 관찰

자주 발견되는 기회감염 진균들과 병원성 진균들과의 분리 동정하는 데 초점을 맞추고 기회감염 효모에 대해서는 6장에서 언급했다(표 7-1).

II 기회감염 진균의 일반적 특징

1. 신속 발육

대부분의 신속 발육 기회감염 진균들은 배양 4~5일 이내에 집락을 형성한다.

2. 부생성이며 공기 매개성이다.

기회감염 진균들은 토양에서 유기물질을 분해하며 살아가는 부생성이며 때로는 공기 매개성이다.

3. 정상적인 흡입에 의해 발생된다.

우리는 호흡을 통해서 기회감염 진균들의 분생자(conidia)를 흡입하기 때문에 가래나 다른 호흡기 분비물의 일반 배양에서 정상적으로 기회감염 진균들을 대하는 경우가 많다.

4. 기회감염을 일으킨다.

일반적으로 오염 진균들은 비병원성이다. 그러나 간혹 기회감염균으로 작용하기도 한다.

환자가 쇠약해졌을 때 또는 면역억제제를 사용했을 때 기회감염 진균들은 환자의 체내에서 증식하여 질병을 유발하기도 하며, 때로는 치명적인 상태에 이르는 경우도 있다.

5. 검사실 진단

기회감염 진균을 분리하는 데 있어서 **항생 물질**은 기회감염 진균의 발육을 억제하기 때문에, 항생 물질이 들어 있지 않은 배지에 배양해야 한다. 기회감염 진균은 주변 환경에서 존재하기 때문에 환자의 검체를 배양하여 **반복적으로 많은 수가 발견되면** 기회감염균으로써 그 **질병의 원인균**으로 생각해야 한다.

III 무격막 기회감염 진균

모든 무격막 진균은 격막을 갖고 있지 않으며 분류상 Subdivision Zygomycotina에 속해 있다. 일부 Zygomycetes는 기회감염균으로 작용하기 때문에 매우 중요하다(표 7–2).

표 7-2. **병원성 접합균류의 분류**

목(Order)	과(Family)	속(Genus)	종(Species)
Mucorales	Mucoraceae	*Rhizopus*	*R. oryzae* *R. microsporus* *R. azygosporus* *R. schipperae*
		Lichtheimia(Absidia)	*L(A). corymbifera*
		Mucor	*M. circinelloides* *M. hiemalis* *M. racemosus* *M. ramosissimus* *M. rouxianus*
		Rhizomucor	*R. pusillus*
		Apophysomyces	*A. elegans*
	Cunninghamellaceae	*Cunninghamella*	*C. bertholletiae*
	Saksenaeaceae	*Saksenaea*	*S. casiformis*
	Syncephalastraceae	*Syncephalastrum*	*S. racemosum*
	Thamnidiaceae	*Cokeromyces*	*C. recurvatum*
	Mortierellaceae	*Mortierella*	
Entomophthorales		*Conidiobolus*	
		Masidiobolus	

1. *Lichtheimia*(*Absidia*) 속

1) 배양특성

Sabouraud dextrose agar에서 실온에 배양하면 양털 모양의 회색 집락이 빠르게 형성되며, 집락 뒷면은 무색이다(그림 7-1).

2) 현미경적 소견

균사체(mycelium)는 주로 무격막이고, stolon 위에 분지된 포자낭자루(sporangiophores)는 두 개의 가근(rhizoid) 사이의 반대편에 위치한다. 축주(columella)의 아래가 약간 부풀어 있고, 포자낭(sporangia)은 진주 모양을 나타낸다. 포자낭 벽이 깨질 때 잔고리(collarette)는 축주의 밑부분에 남는다(그림 7-2, 7-3). 골돌기(apophysis)는 *Rhizopus* 속 및 *Lichtheimia* (*Absidia*) 속에 나타나며, 포자낭병이 포자낭에 접하는 깔대기 모양으로 팽창되어 샴페인 컵 형태를 가지고

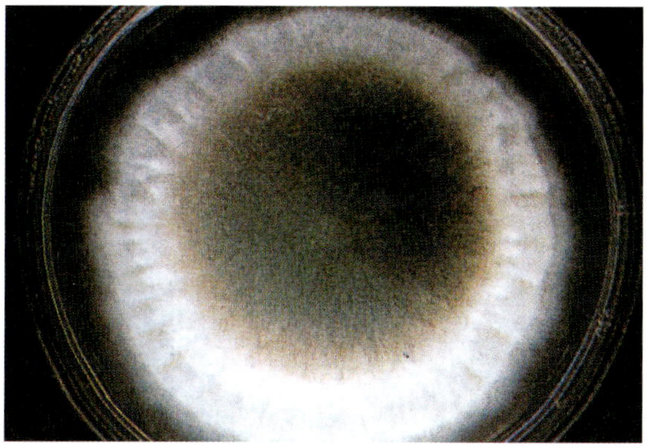

그림 7–1. **SDA 배지에서 4일간(25℃) 배양한 *Lichtheimia* (*Absidia*) spp.의 집락앞면.**

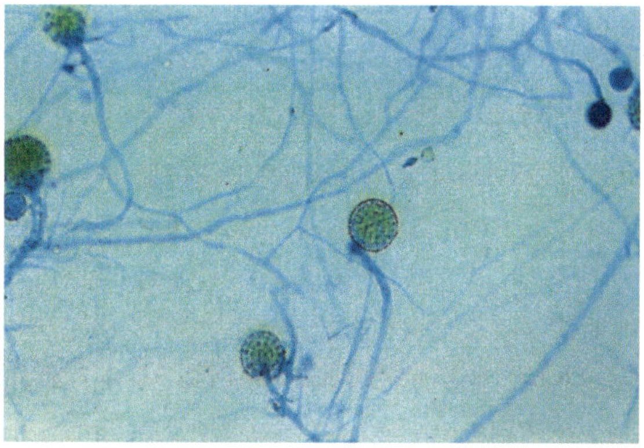

그림 7–2. ***Lichtheimia* (*Absidia*) spp.의 포자낭 포자.** 가근(Rhizoid)은 포자낭자루의 반대편 양쪽에 위치하고 무성포자인 포자낭포자를 형성하는 것이 특징이다(LPCB염색, ×200).

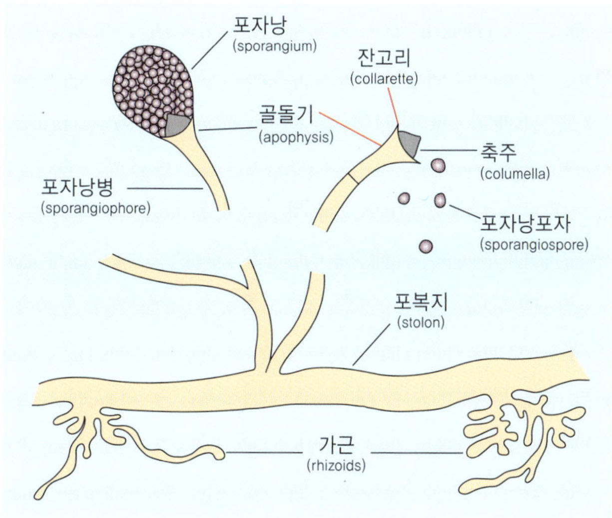

그림 7–3. ***Lichtheimia* (*Absidia*) spp.** 가근(rhizoids)은 포자낭자루의 반대편 양쪽에 존재한다.

있다. *Mucor* 속에서는 나타나지 않기 때문에 위의 다른 두 개의 균속과 감별된다. *Rhizopus* 속과 *Lichtheimia* (*Absidia*) 속의 축주는 포자낭 속으로 들어간 포자낭 자루 끝부분의 구형으로 접합균류의 감별에 이용된다(그림 7–4, 7–5).

3) 병원성

Lichtheimia (*Absidia*) spp.는 모균증과 진균성 각막염을 일으킨다.

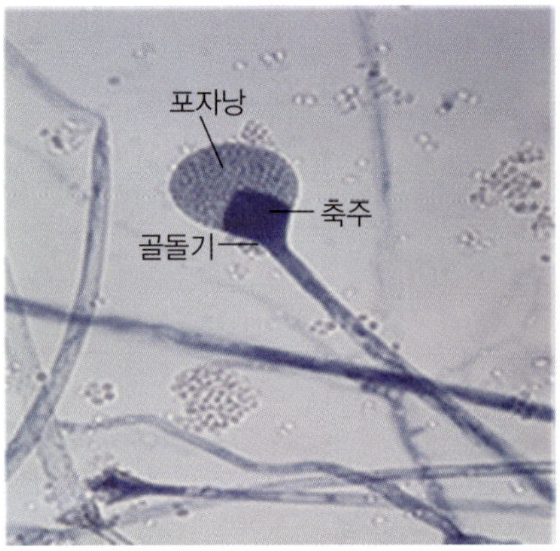

그림 7–4. ***Rhizopus* 속의 축주 및 골돌기의 감별 특징**

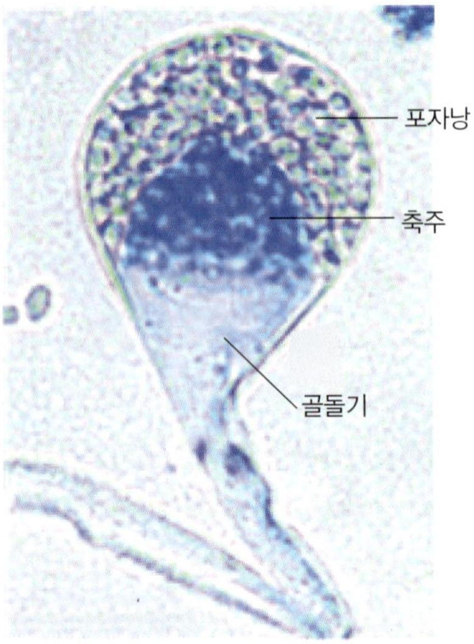

그림 7–5. ***Lichtheimia corymbifera*의 형태.** 원뿔 모양의 축주(columella)를 받혀주고 있는 골돌기(apophysis 화살표)가 있는 전형적인 서양배 모양의 포자낭을 형성한다.

2. *Mucor* 속

1) 배양특성

Sabouraud dextrose agar에서 실온에 배양하면 백색, 솜털 모양의 균사체를 빠르게 형성한다(그림 7–6). 시간이 지나면서 회색 내지 갈색이 된다.

2) 현미경적 소견

균사체는 무격막이고 한 개 또는 분지된 포자낭자루(sporangiophores)가 포자로 가득찬 원형의 포자낭을 받쳐주고 있다. 오래된 균들은 가끔 텅 빈 포자낭이 보이기도 하며, 잔고리(collarettes)와 축주(columella)가 노출된 상태로 보이기도 한다(그림 7–7, 7–8).

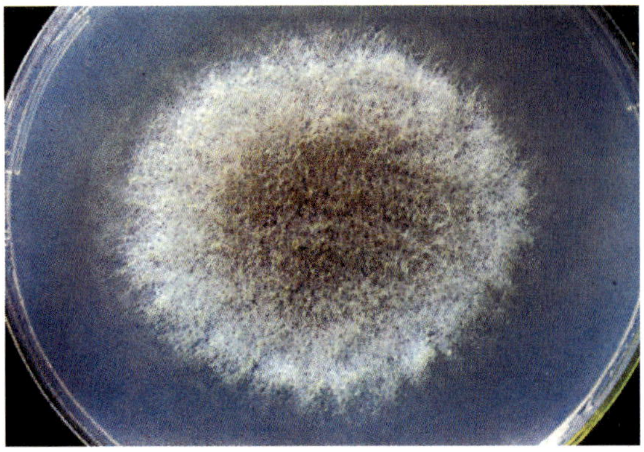

그림 7–6. SDA 배지에서 10일간(25℃) 배양한 *Mucor* spp.의 집락앞면

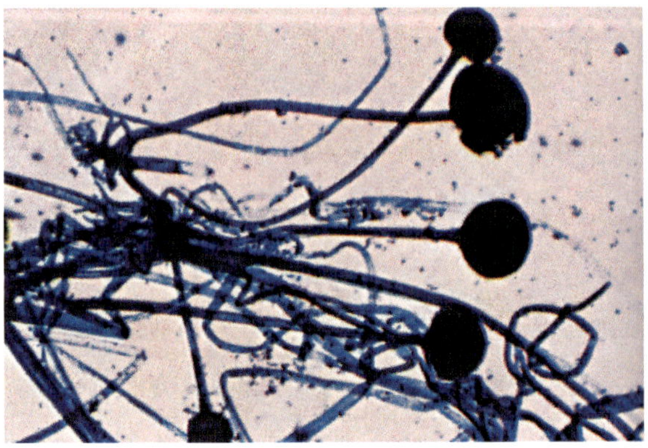

그림 7–7. *Mucor*와 *Rhizopus* spp.를 SDA 배지에서 1주간 배양한 후 LPCB염색(×59)

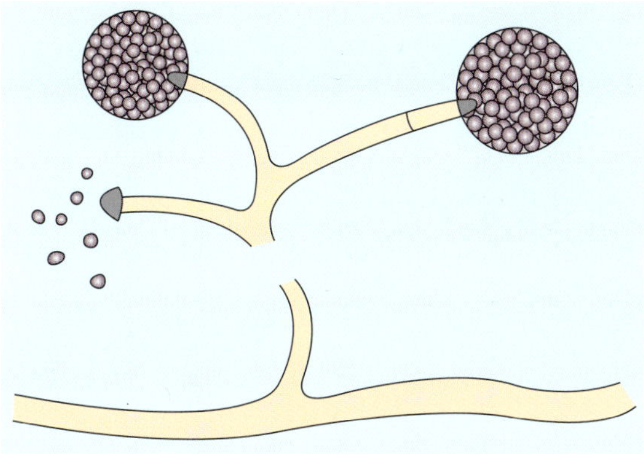

그림 7–8. ***Mucor* spp.의 특징**. 가근이 없다.

그 축주(columella)는 형태가 다양하고, 약간의 색을 띠기도 한다. 가근(rhizoids)은 없고 포복지(stolon)는 있다.

3) 병원성

*Mucor*는 모균증(zygomycosis)과 외이도 감염증과 알레르기를 일으킨다.

3. *Rhizopus* 속

1) 배양특성

Sabouraud dextrose agar에서 실온에 배양하면 백색, 조밀하고 솜털 모양의 기중균사를 빠르게 형성한다. 시간이 지나면서 갈색 또는 흑색의 포자낭이 된다(그림 7–9).

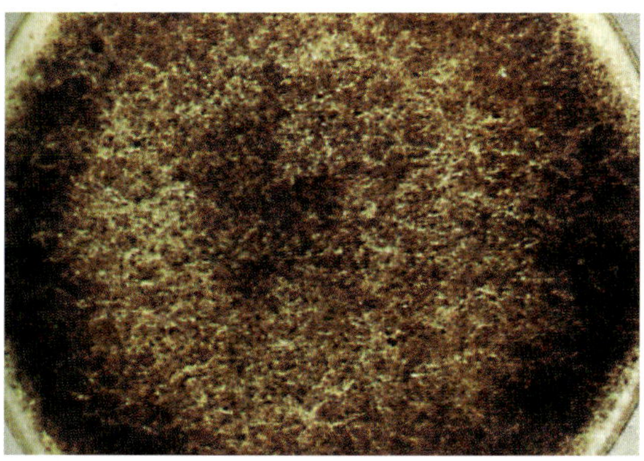

그림 7–9. ***Rhizopus* spp.의 집락표면.** 회색, 갈색, 흑색의 집락으로 Mucor spp.와 유사하다.

2) 현미경적 소견

균사는 주로 무격막이고 분지하지 않은 포자낭자루는 가근(rhizoid)의 바로 반대편에 위치한다. 각각의 포자낭자루는 포자로 가득 찬 원형의 포자낭을 받쳐 주고 있다. 간혹 포자낭은 완전하게 검정색을 나타내거나, 텅 빈 상태로 나타나기도 한다.

포자낭이 용해될 때 잔고리(collarette)는 버섯의 갓 모양으로 노출된 상태로 보인다. 포복지(stolons)는 각각의 포자낭자루들을 연결시켜준다(그림 7–10, 7–11).

3) 병원성

*Rhizopus*는 모균증과 진균성 외이도 감염을 일으킨다.

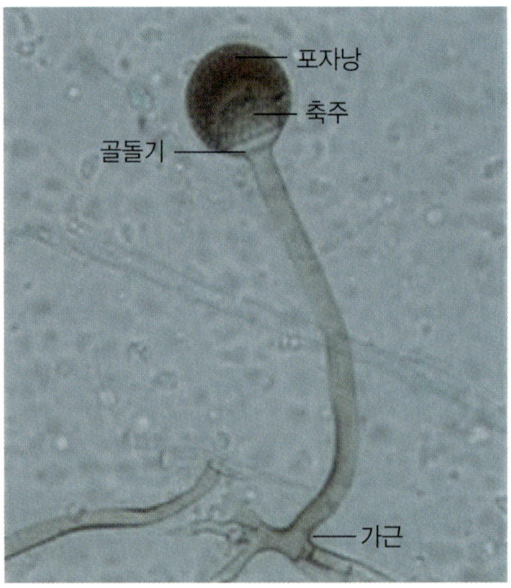

그림 7–10. ***Rhizopus* spp.의 현미경적 형태.**
포자낭 반대편에 가근을 가지고 있는 것을 제외하고는 ***Mucor*** spp.와 유사하다.

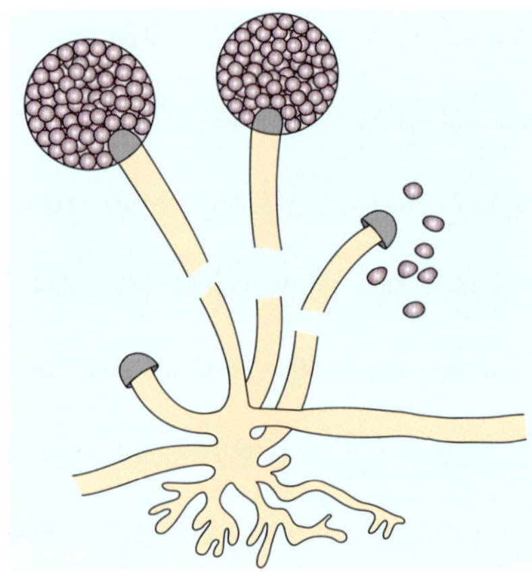

그림 7–11. ***Rhizopus*** spp.

IV 격막 형성 기회감염 진균(Septate opportunistic fungi)

대부분의 기회감염 진균들은 격막을 가지고 있으며, 의학적으로 중요한 격막 형성 기회감염 진균들은 Subdivision Deuteromycotina에 속해 있다. 격막 형성 기회감염 진균은 크게 Dematiaceous(흑색의 균사 또는 분생자를 가지는 진균)와 hyaline(무색의 균사 또는 분생자를 가지는 진균)으로 나뉜다(표 7–3).

Tease mount에서 흑색 균사를 나타내는 진균은 집락과 특히 집락 뒷면이 암녹색 내지 흑색을 나타낸다. 집락의 색은 초기 동정에 매우 중요하다. Tease mount에서 투명한 색의 진균들은 엷은 색의 기중균사를 가지며 밝은 색의 분생자로 덮여 있다.

표 7–3. **기회감염 격막 균사형성 진균의 형태적 특성에 따른 분류**

균사	균사의 색	분생자	격막	진균
격막균사 (septate hyphae)	회색 또는 흑색의 균사 (dematiaceous hyphae)	여러 개의 분생자	수평격막형성	*Curvularia* *Drechslera*
			수평 및 수직격막형성	*Alternaria* *Epicoccum* *Stemphylium* *Ulochladium*
		한 개의 분생자		*Aureobasidium* *Cladosporium* *Nigrospora*
	초자양 균사 (hyaline hyphae)	둥근정낭 (vesicles)		*Aspergillus*
		Penicilli		*Gliocladium* *Purpureocillium* *Penicillium* *Scopulariopsis*
		덩어리진 분생자		*Acremonium* *Cylindrocarpon* *Fusarium* *Gliocladium* *Trichoderma* *Verticillium*
		한 개의 분생자		*Chrysosporium* *Sepedonium*

1. 흑색진균(Dematiaceous fungi)

1) *Alternaria* 속

(1) 배양특성

Sabouraud dextrose agar에서 실온에 배양했을 때 밝은 회색의 양털 모양의 집락으로 빠르게 발육하며, 흑녹색 또는 갈색을 나타내며 집락 뒷면은 흑색을 나타낸다(그림 7-12).

(2) 현미경적 소견

생식 구조와 균사는 흑색이며 poroconidia는 사슬을 이루고 수평격막이나 수직격막을 모두 가지며 끝이 뾰족한 원뿔 모양 또는 곤봉형을 가진다. 만일 분생자가 사슬을 이루지 않았다면 오염된 *Stemphylium*을 생각할 수 있다(그림 7-13, 7-14).

(3) 병원성

Alternaria spp.는 진균성 각막염, 피부 감염, 골수염, 폐감염 및 비중격 감염을 일으킨다.

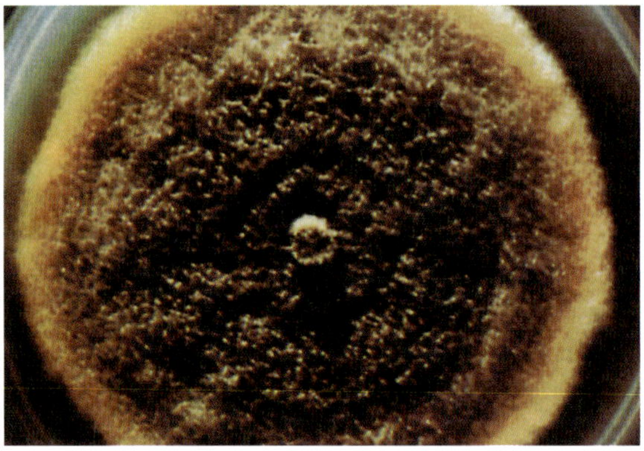

그림 7-12. **SDA 배지에서 9일간(25℃) 배양한 *Alternaria* spp.의 집락앞면.** 회색, 흑색, 갈색을 나타내며 뒷면은 흑색이다.

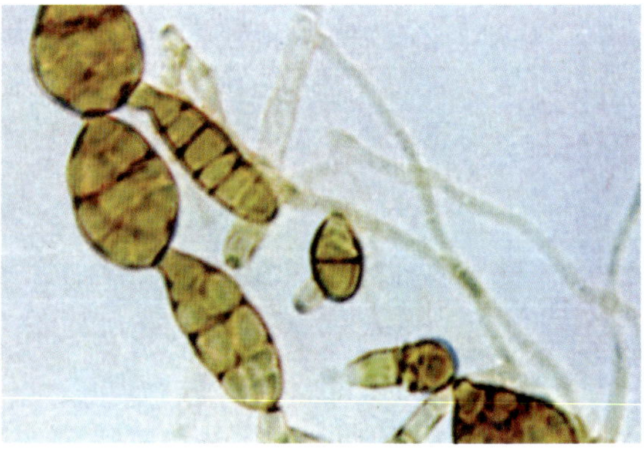

그림 7-13. ***Alternaria* spp.의 현미경적 형태.** 가로와 세로로 분절된 격벽을 가진 최류탄 모양의 분생자가 한 개 혹은 여러 개로 연결되어 있다(LPCB염색, ×475).

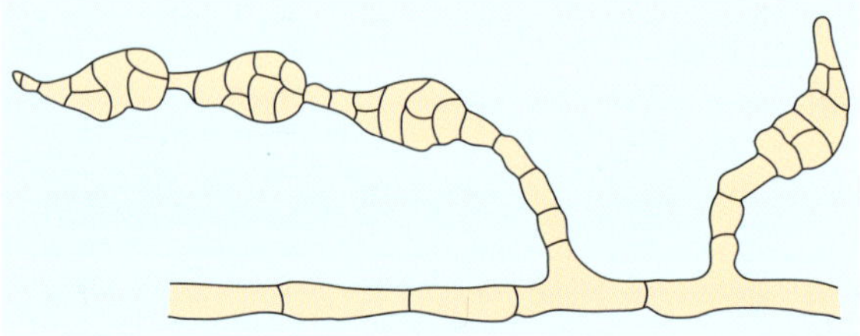

그림 7-14. ***Alternaria* spp.**

2) *Aureobasidium* 속

(1) 배양특성

Sabouraud dextrose agar에서 실온 배양하면 초기에는 백색의 광택성 효모형 집락을 나타내며, 시간이 지나면서 흑색 광택성이고 가장자리는 백색의 단단한 띠를 나타낸다. 일명 흑색 효모(black yeast)라고도 한다(그림 7-15).

(2) 현미경적 소견

분생자자루는 엷은 갈색 내지 암갈색이며 균사로부터 분화되지 않았다.

작은 색이 없는 소분생자가 한 개씩 또는 덩어리져 나타난다. 시간이 지나면서 분생자자루는 흑색이 되고 한 개 또는 두 개의 분절 분생포자를 이룬다(그림 7-16, 7-17).

(3) 병원성

Aureobasidium spp.에 대한 병원성은 발과 다리의 환부 알레르기, 그리고 keloid 분아구증 등에서 보고되었다.

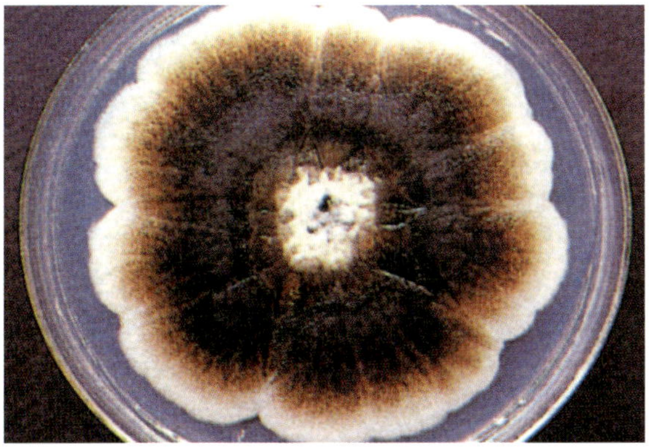

그림 7-15. **SDA 배지에서 14일간(25℃) 배양한 *Aureobasidium* spp.의 집락앞면**

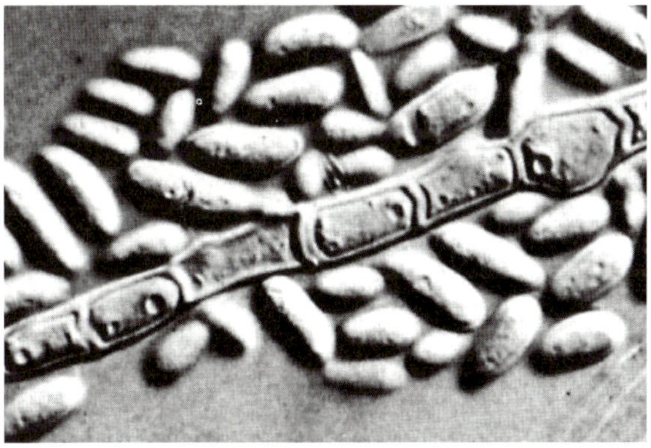

그림 7-16. ***A. pululans*의 현미경적 형태.** 크고 검으며 두꺼운 벽으로 된 분절포자(arthroconidia)가 관찰된다.

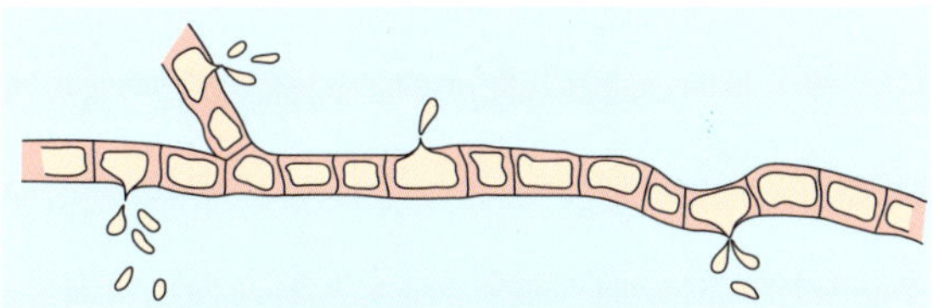

그림 7-17. ***Aureobasidium* spp.**

3) *Cladosporium*(*Hormodendrum*) 속

(1) 배양특성

Sabouraud dextrose agar에서 실온에 배양하면 서서히 자라 약 7일 후에 집락을 형성하며 분말 모양, 벨벳 모양으로 주름이 겹쳐 보이며, 가죽 모양이고 암회색 또는 암갈색을 띠며 집락 뒷면은 흑색을 띤다(그림 7-18).

(2) 현미경적 소견

격막균사는 흑색이며 한 개 내지 네 개의 분아 분생자(blastoconidia)가 사슬을 이루고, 연결되는 부위는 흔적이 분명하고 반복적으로 분지한다. 방패모양의 분생자 세포를 가진다(shield cells) (그림 7-19, 7-20).

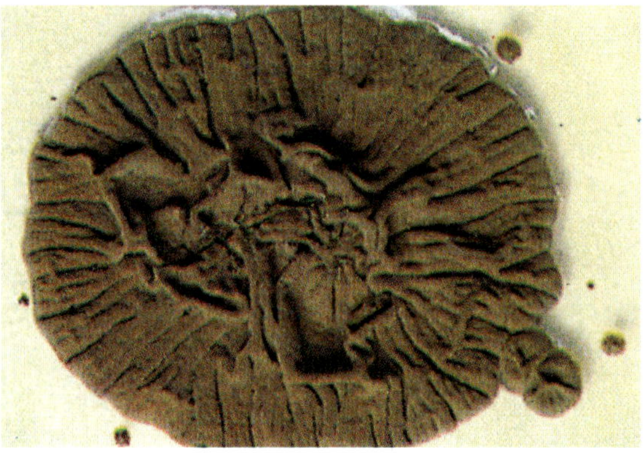

그림 7-18. **SDA 배지에서 10일간(25℃) 배양한 *Cladosporium* spp.의 집락앞면**

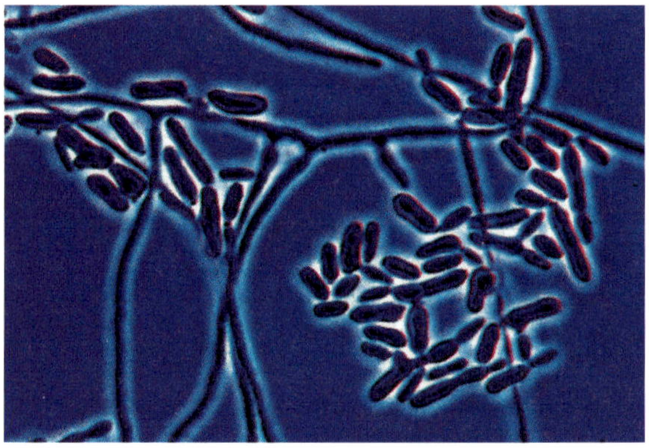

그림 7-19. ***Cladosporium* spp.의 현미경적 형태.** 흑색의 격막균사와 포자가 덩어리져 관찰된다(LPCB염색, ×870).

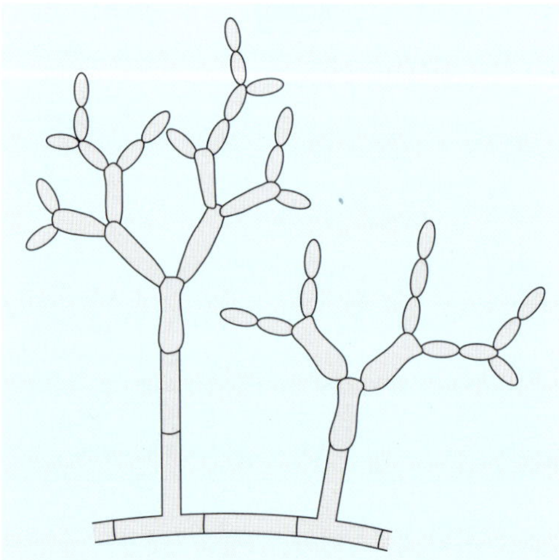

그림 7-20. ***Cladosporium* spp.의 형태**

과거 이 균속의 오염균주는 gelatin의 분해 능력에 따라 병원성 균을 분류하는 데 사용해 왔다. 그러나 이 검사는 발육 속도, 현미경적 소견, 그리고 임상적 소견만큼 실효성이 없기 때문에 지금은 사용되지 않고 있다.

(3) 병원성

Cladosporium spp.는 진균성 결막염과 알레르기를 일으킨다.

4) *Curvularia* 속

(1) 배양특성

Sabouraud dextrose agar에서 실온 배양하면 집락은 중간 정도 속도로 자라고, 솜털 같고, 백색, 자색, 오렌지색 또는 녹색이며 집락 뒷면은 갈색 내지 흑색이다(그림 7-21).

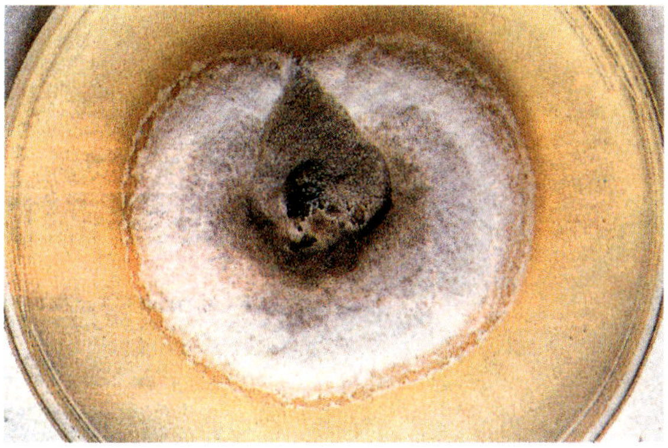

그림 7-21. **SDA 배지에서 6일간 배양한 *Curvularia* spp.의 집락앞면**

(2) 현미경적 소견

격막 균사체는 흑색이며 크고, 4개 내지 5개의 세포로 된 흑색 분생자는 굽은 무릎 모양의 분생자자루(conidiophore)를 나타낸다. 분생자는 중앙부가 부풀어 있고 양끝은 중앙부보다 좁다(그림 7-22, 7-23).

(3) 병원성

*Curvularia*는 주로 진균성 각막염을 일으키며 드물게 균종(mycetoma), 심내막염, 폐감염, 알레르기 및 비중격에 감염을 일으킨다.

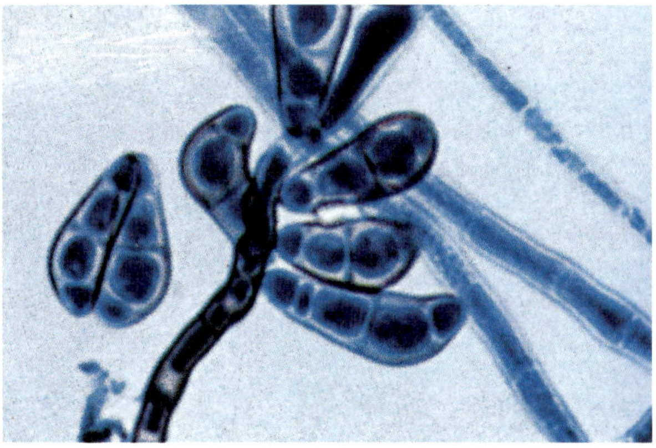

그림 7-22. ***Curvularia lunata.*** 분생자는 크고 분절되어 있으며 약간 굽었다. 중앙에 분절된 세포가 양끝 가장자리보다 크고 검다. *Helminthosporium* spp.와 유사하다(LPCB염색, ×472).

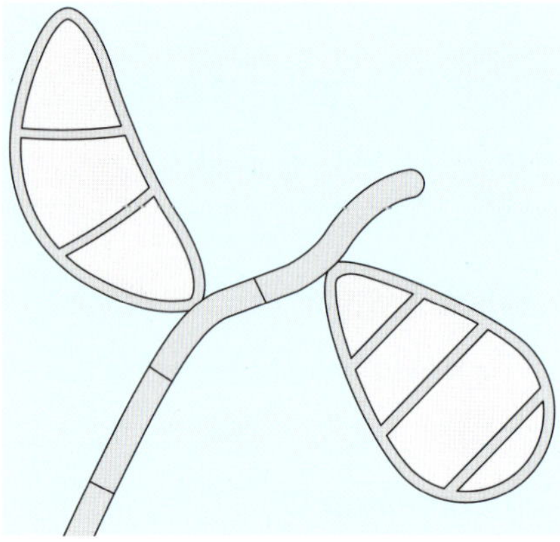

그림 7-23. ***Curvularia* spp.**

5) *Drechslera* 속

(1) 배양특성

Sabouraud dextrose agar에서 실온 배양하면 집락은 벨벳 또는 양털 모양으로 빠르게 자라고 초기에는 회색 내지 갈색을 나타내다가, 후기에는 중앙부가 매트 모양이고 검정색이다. 집락 뒷면은 엷거나 암갈색이다(그림 7-24).

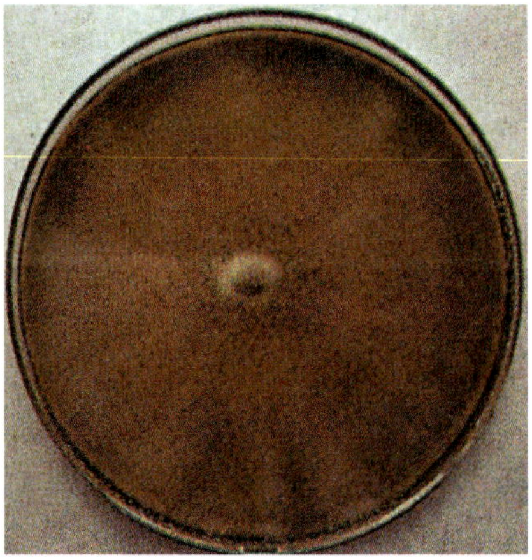

그림 7-24. **SDA 배지에서 14일간(25℃) 배양한 *Drechslera* spp.의 집락앞면**

(2) 현미경적 소견

격막 균사는 암갈색으로 원통형이고 4~5개의 세포로 된 분생자가 덩어리져 있다. *Drechslera*는 *Helminthosporium*종과 유사하다.

차이점으로 *Drechslera* spp.는 접촉하는 곳에서 분생자자루가 굽은 무릎 모양을 하고 있다(그림 7-25, 7-26).

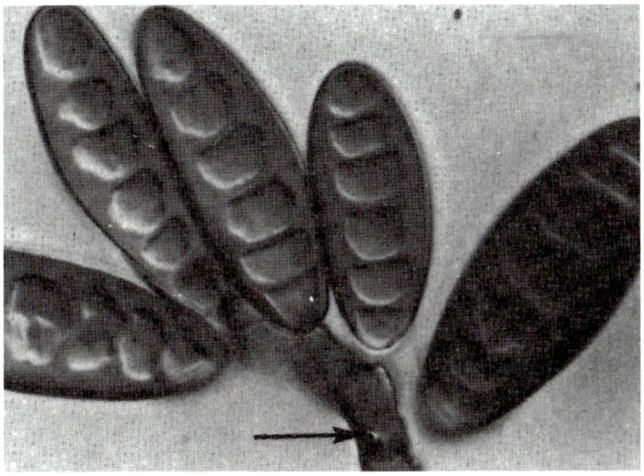

그림 7-25. **Drechslera spp.** 분생자는 원주형이나 원형으로 여러 개로 분절되어 있다. 화살표는 Pore이다.

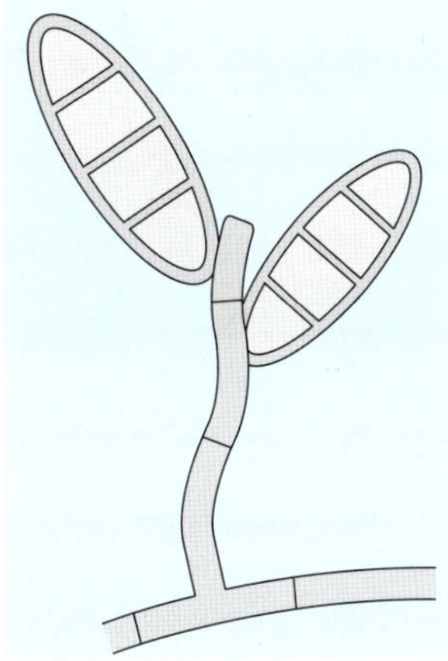

그림 7-26. **Drechslera spp.**

(3) 병원성

Drechslera spp.는 진균성 각막염을 가장 자주 일으키며 비점막 감염, 수막염, 알레르기, 복막염 및 피하 농양 등이 보고된 바 있다.

6) *Epicoccum* 속

(1) 배양특성

Sabouraud dextrose agar에서 실온 배양하면 집락은 황색, 오렌지색 및 갈색으로 경계가 분명하고 솜털 모양을 하고 있다. 집락의 색소가 배지에 침투되는 특징이 있다(그림 7-27).

(2) 현미경적 소견

짧은 분생자자루(conodiophores)가 두껍게 덩어리져 나타나고 원형의 가로와 세로로 갈라진 분생자를 가진다. 시간이 지나면서 분생자는 불규칙한 벽을 형성한다. *Epicoccum*은 표면적으로 오염 진균인 *Ulocladium*과 *Stemphylium*과 아주 유사하며 그 차이점은 표 7-4와 같다(그림 7-28, 7-29).

(3) 병원성

Epicoccum spp.는 주로 알레르기와 관련되어 있다.

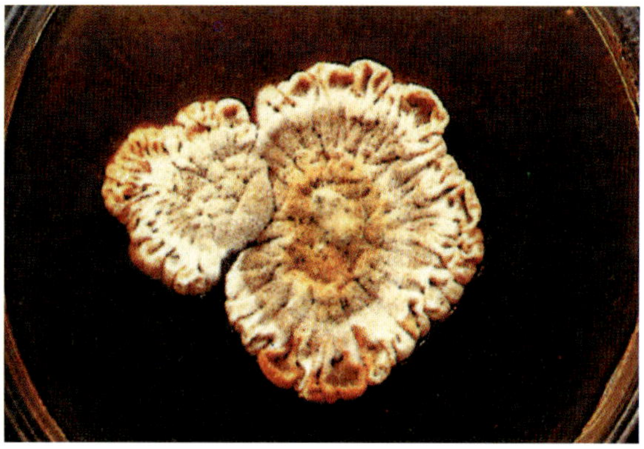

그림 7-27. **SDA 배지에서 13일간(25℃) 배양한 *Epicoccum* spp.의 집락앞면**

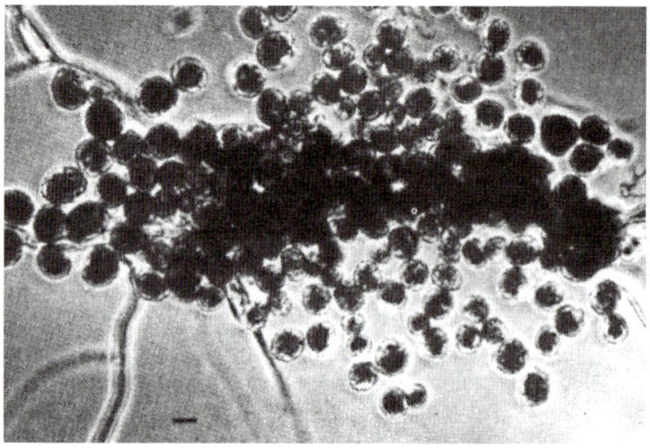

그림 7-28. ***E. nigrum*. 분생자는 원형이며, 흑색이고 가로와 세로로 갈라진 것이 특징**이다. 흑선은 10 μm

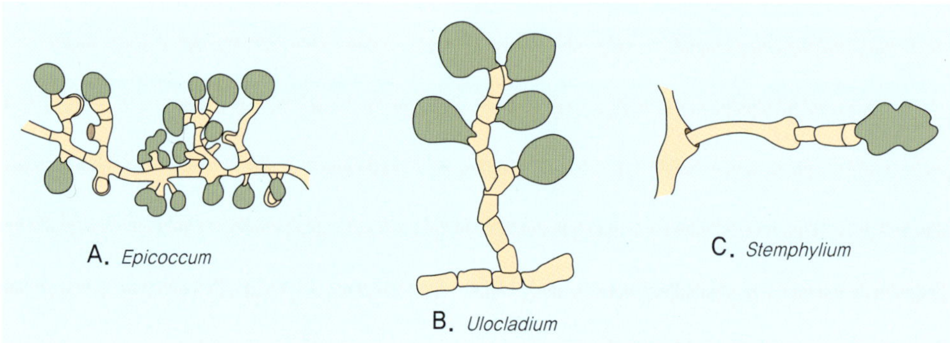

그림 7-29. ***Epicoccum, Ulocladium*과 *Stemphylium*의 분류**

표 7-4. ***Epicoccum*과 유사한 균종의 감별점**

Epicoccum	*Ulocladium*	*Stemphylium*
1. 암흑색의 원형 분생자	암흑색의 원형 내지 난원형의 분생자	암흑색의 난원형 분생자
2. 압축되지 않은 가로 및 세로격막 형성	압축되지 않음	압축됨
3. 짧은 분생자자루의 덩어리	덩어리 없음. 굽은 무릎 모양의 분생자자루	덩어리 없음. 오래된 상흔(scar)을 통해 새로운 분생자 생김
4. 오렌지색 집락뒷면 갈색	회색 내지 흑색 집락 뒷면 흑색	회색 내지 흑색 집락 뒷면 엷은 회색

7) *Nigrospora* 속

(1) 배양특성

Sabouraud dextrose agar에서 실온 배양하면 백색, 양털 모양으로 집락 뒷면은 검정색이며 빠른 속도로 배지를 덮는다. 시간이 지나면서 기중 균사체는 회색으로 바뀐다(그림 7-30).

(2) 현미경적 소견

균사는 암흑색이고 짧은 분생자자루는 한 개의 난형이고 매끄러운 벽으로 된 검정색 분생자를 받쳐 주고 있다(그림 7-31, 7-32).

(3) 병원성

Nigrospora spp.는 진균성 각막염을 일으키는 것으로 보고된 적이 있다.

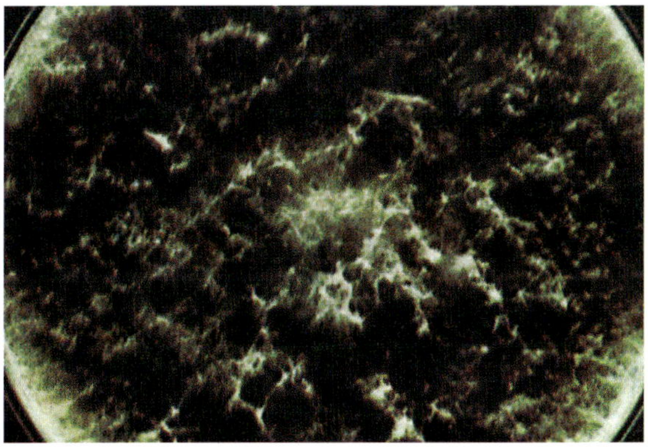

그림 7-30. **SDA 배지에서 6일간(25℃) 배양한 *Nigrospora* spp.의 집락앞면.** 표면은 솜털형의 기중균사로 덮여 있다. 집락의 앞면과 뒷면은 회색이나 흑색이다. *Mucor* spp.나 *Rhizopus* spp.와 유사하다.

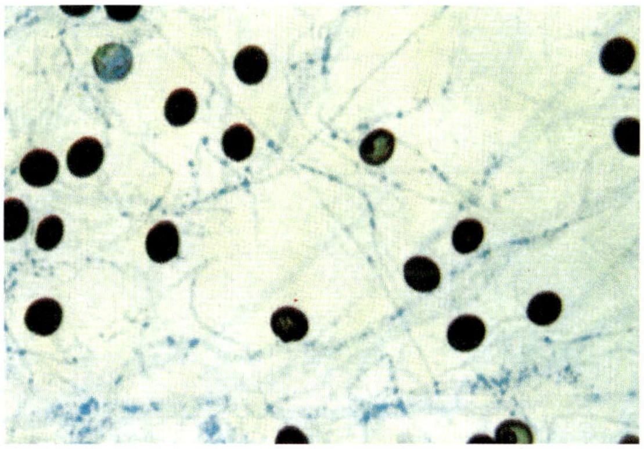

그림 7-31. ***Nigrospora* spp.의 현미경적 형태.** 크고 뚜렷한 흑색의 분생자를 관찰할 수 있다(LPCB염색, ×216).

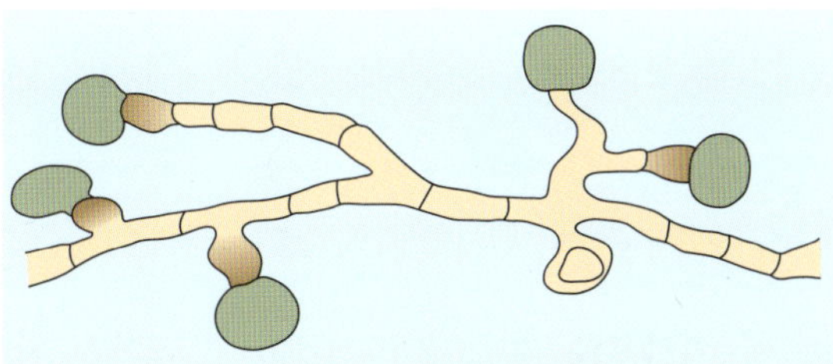

그림 7-32. ***Nigrospora* spp.**

2. 초자양 기회감염 진균(Hyaline opportunistic fungi)

1) *Acremonium*(*Cephalosporium*) 속

(1) 배양특성

Sabouraud dextrose agar에서 실온 배양하면 집락은 빨리 자라고 주름지고, 희고, 회색 또는 장밋빛을 나타내고, 후기에는 느슨한 기중균사체로 덮이게 된다. 집락 뒷면은 무색, 연한 황색 또는 장밋빛을 띤다(그림 7–33).

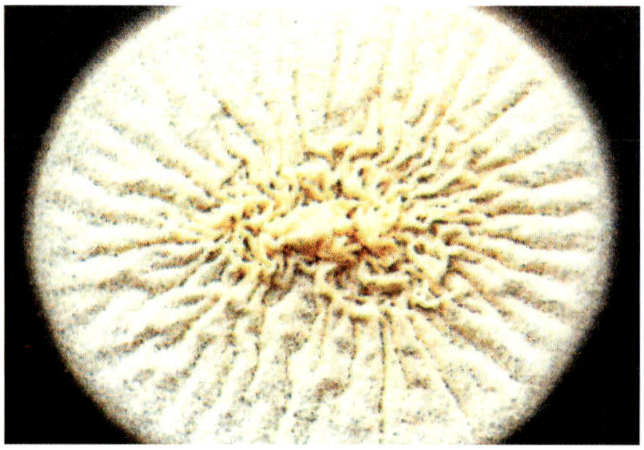

그림 7–33. **SDA 배지에서 13일간(25℃) 배양한 *Acremonium* spp.의 집락앞면**

(2) 현미경적 소견

균사체는 격막이 있고 분지되지 않은 분생자자루는 끝이 뾰족하다. 겸상 또는 타원형 모양의 분생자를 가진다. 만일 분생자가 분생자자루 위에 윤생체를 나타내면 *Verticillium* spp.와 구분해야 한다. 만일 분생자가 더 느슨하게 배열되어 있으면 *Sporothrix schenckii*와 구별을 요하며 *Sporothrix* spp.는 37℃에서 효모형을 나타내는 특징이 있다(그림 7–34, 7–35).

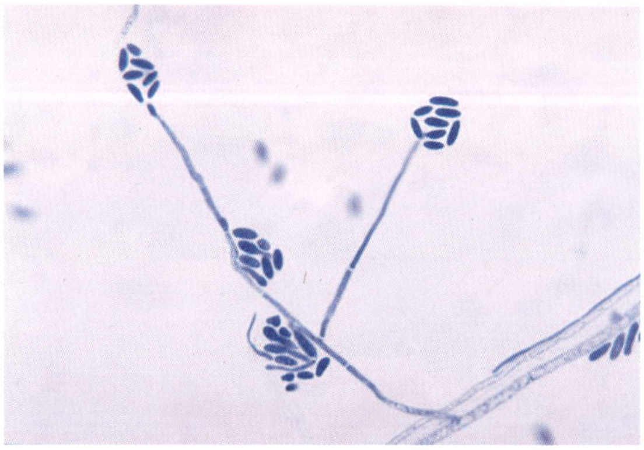

그림 7–34. ***Acremonium* spp.의 현미경적 형태.** 소분생자는 분생자자루의 말단에서 덩어리 모양으로 형성된다(LPCB염색, ×400).

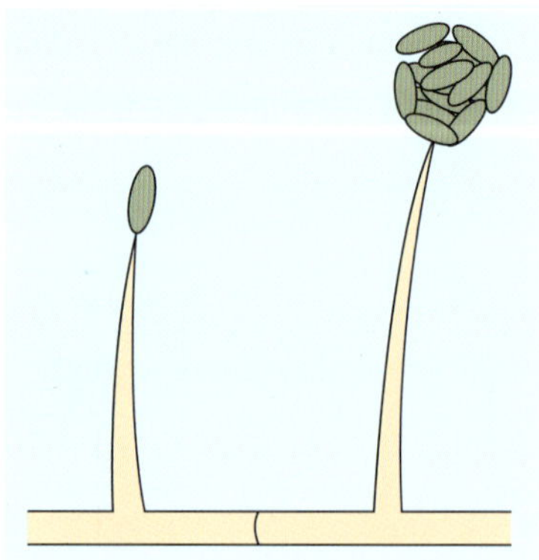

그림 7–35. ***Acremonium* spp.**

(3) 병원성

Acremonium spp.는 주로 진균성 각막염을 일으키고 드물게 mycetoma와 수막염, 관절염, 전신성 감염, 구강염 등을 일으킨다.

2) *Aspergillus* 속

일반적 특성

아스페르길루스 속의 대부분은 배양 후 2~6일이면 집락을 빠르게 형성하는 편이며, 종에 따라 흰색, 황색, 황갈색, 녹색 또는 검정색을 띤다. 분생자(conidia)는 많은 수가 밀집되어 분포하며, 외부에 노출되어 있는 형태이다. 병족세포(foot cell)에서부터 뻗어 올라와 정낭을 받쳐주는 기중균사를 분생자자루(conidiophore)이라고 하며, 분생자자루의 끝부분에는 둥글거나 길쭉한 형태의 정낭(vesicle)이 있다. 정낭 위부분에 포자를 생성하는 기관인 경자 (pialide)가 바로 위치하거나(uniseriate), 기저경자(metula)와 경자가 차례대로 배열되어 있는 형태(biseriate)가 있다. 분생자는 구형(globose)이며 사슬(open-chain) 형태로 기둥(column)처럼 겹겹이 붙어 있는 모습을 하고 있다(그림 7-36).

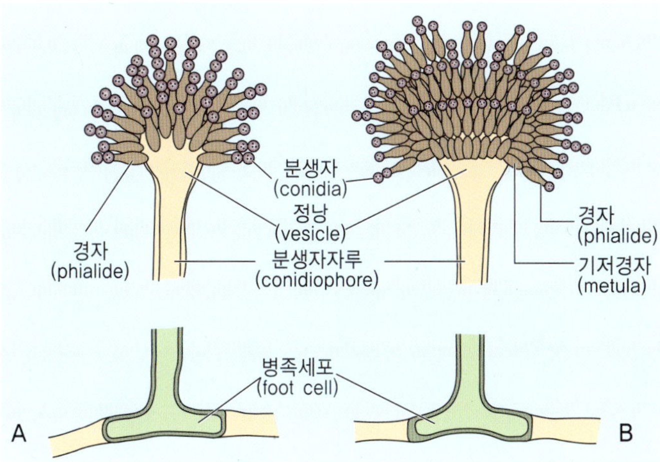

그림 7-36. ***Aspergillus* spp.의 형태.** 분생자자루의 말단에 있는 꽃병을 거꾸로 세운 것 같은 정낭(vesicle)이 특징이다.

동정을 위한 배양은 주로 Czapek-Dox 우무배지, Malt extract agar(MEA), Potato dextrose agar(PDA), Sabouroud dextrose agar(SDA)에 배양하며, 융단형의 평평하고 고르게 퍼진 형태를 보이거나, 가장자리가 흰색으로 방사상의 테(radial groove)를 두른 형태를 보이기도 한다. 초기엔 노란색을 띄나, 배양 기간이 길어질수록 어두운 노란색이나 녹색으로 변화된다(표 7-5). 아스페르길루스 속의 대부분은 항생제 Cycloheximide에 억제되기 때문에 배양시 배지에 Cycloheximide가 첨가되었는지 확인해야 한다. 여기에서는 임상에서 자주 분리되는 아스페르길루스 종에 대해서만 소개한다.

표 7-5. 중요 *Aspergillus*속의 동정특성(계속)

A. fumigatus	*A. niger*	*A. flavus*	*A. versicolor*
병원성			
*Aspergillosis*를 가장 많이 일으킨다.	오염균, 기회감염	Aflatoxins과 관련된 질환, 오염균	기회감염, 오염균
집락의 형태			
융단형 또는 과립형, 초기백색 점차 암녹색~회색, 뒷면 백색~갈색	솜털형, 초기 백색 내지 황색, 점차 흑색, 뒷면 백색~황색	융단형, 황색~녹색, 갈색, 뒷면 황금색~적갈색	융단형, 초기 백색, 오렌지, 황색, 갈색, 녹색, 드물게 핑크, 뒷면 백색, 황색~적색
분생자자루의 형태			
Short(<300 μm) Smooth	Long Smooth	Variable length Rough, pitted, spiny	Long Smooth
피아라이드의 현미경적 특징			
정낭의 2/3 위치에 한 줄의 경자연결, 분생자자루와 수평	정낭 전체에 두 줄의 경자가 방사형으로 배열	정낭 전체에 한 줄 또는 두 줄의 경자가 각 방향으로 분산	정낭 대부분에 두 줄의 경자가 느슨한 방사형
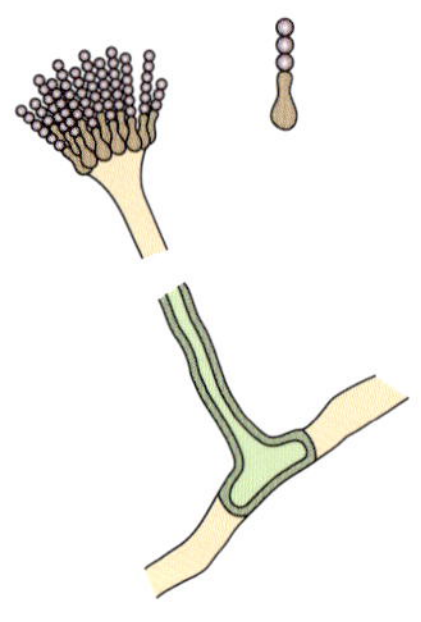	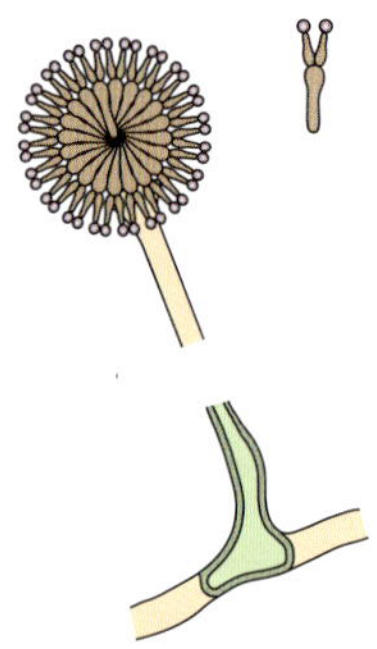	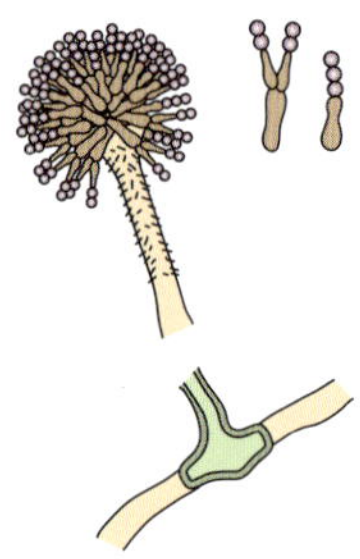	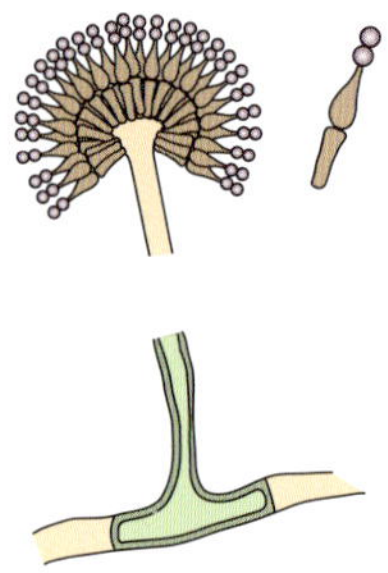
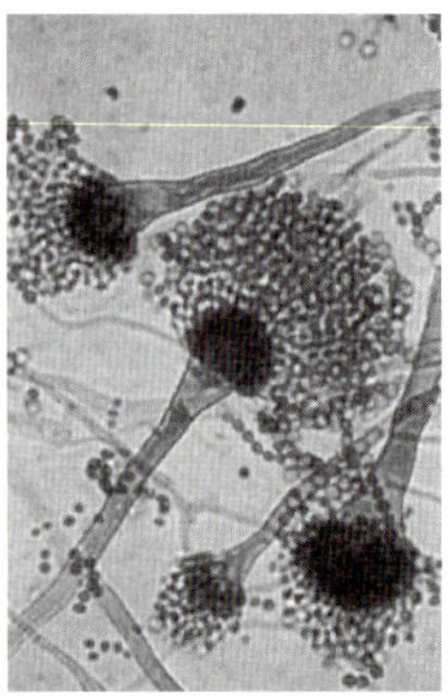	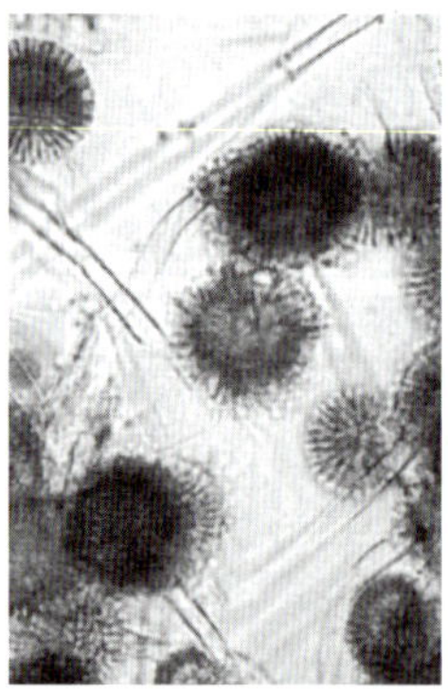	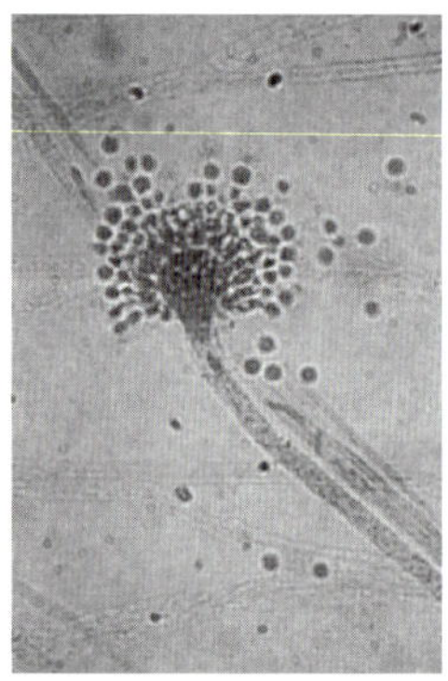	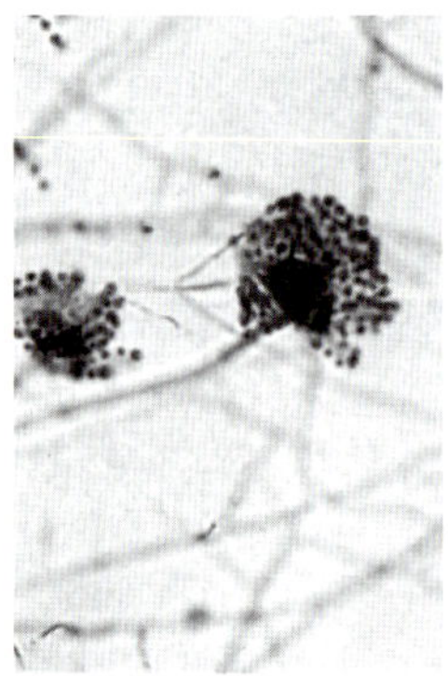

*A. fumigatus*는 45℃ 또는 그 이상에서 잘 자람.

Czapek-Dox agar; Sabouraud dextrose agar에서 *Aspergillus*의 대부분의 균종이 잘 자라지만 항상 특징적이지는 않다.

Hüll cells : 작은 관공이 있는 두껍고 큰 세포로 일부 *Aspergillus* spp.의 유성생식기에 형성된 폐자낭각과 관련되어 있다.

표 7-5. 중요 *Aspergillus*속의 동정특성

A. nidulans	*A. glaucus* group	*A. terreus*	*A. clavatus*
병원성			
오염균, 기회감염	오염균, 기회감염	오염균, 기회감염	오염균
집락의 형태			
벨벳형, 녹색~녹황색, 뒷면 적자색~암자색	직물형, 녹색~황색, 갈색, 뒷면 황색~적갈색(20% sucrose를 첨가한 배지에서 가장 잘 증식)	벨벳형, 적갈색, 뒷면 백색~갈색	직물형, 청록색, 뒷면 백색 점차 갈색
분생자자루의 형태			
Short(<250 μm) Smooth, brown	Variable length Smooth	Short(<250 μm) Smooth	Long Smooth
피아라이드의 현미경적 특징			
짧은 원주형, 두 줄의 경자, 적색자낭포자와 폐자낭각 (Hülle cells often abundant)	매우 느슨한 원주형에 방사형으로 한 줄의 경자가 정낭 전체에 위치, 폐자낭각 존재	조밀한 원주형 위에 두 줄의 경자	큰 방망이 모양의 정낭 위에 밀집하여 경자가 한 줄로 발생(약 200×40 μm)
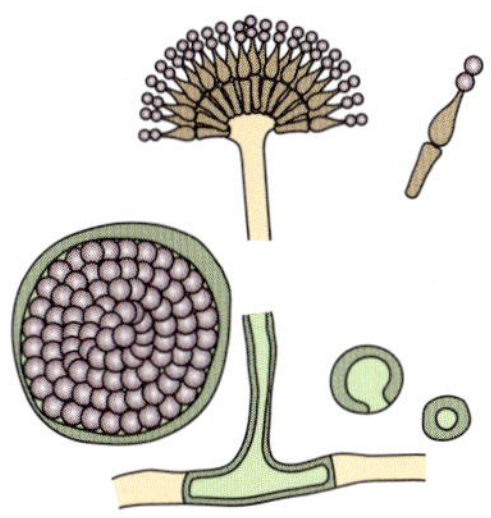	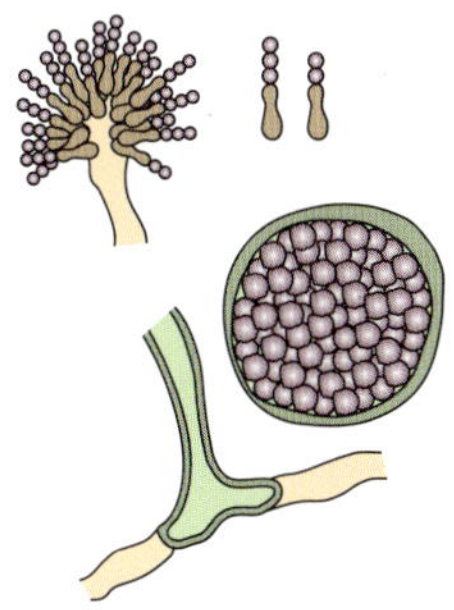	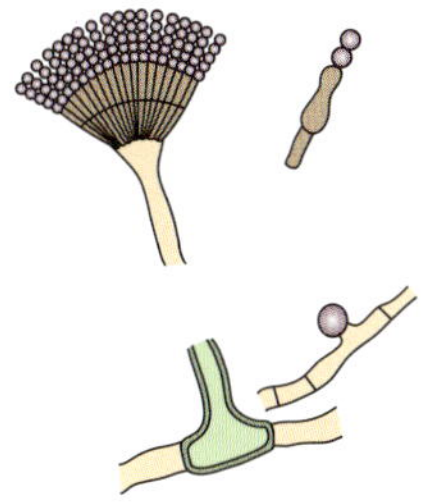	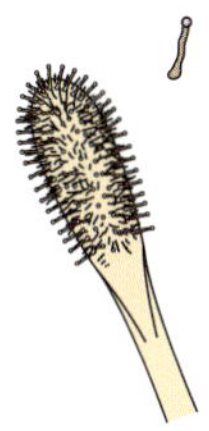
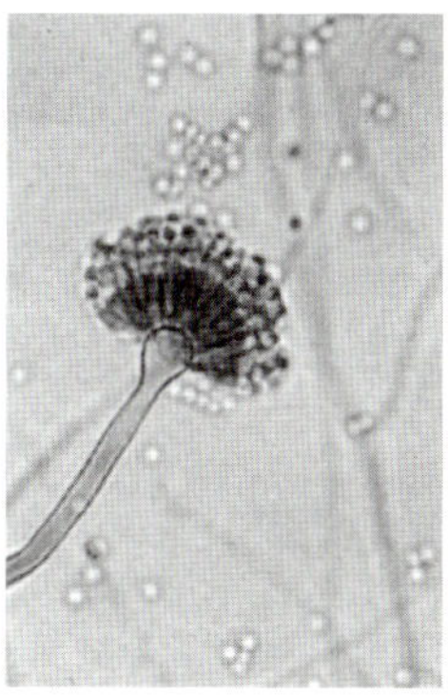	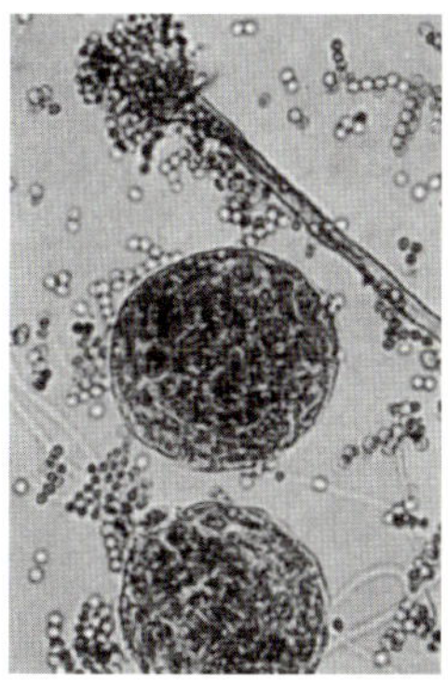	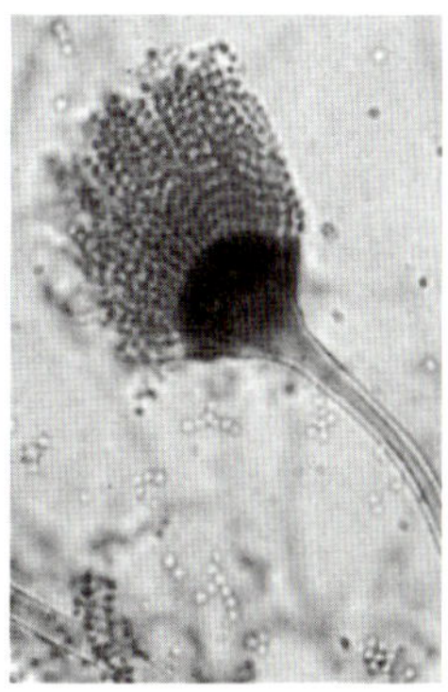	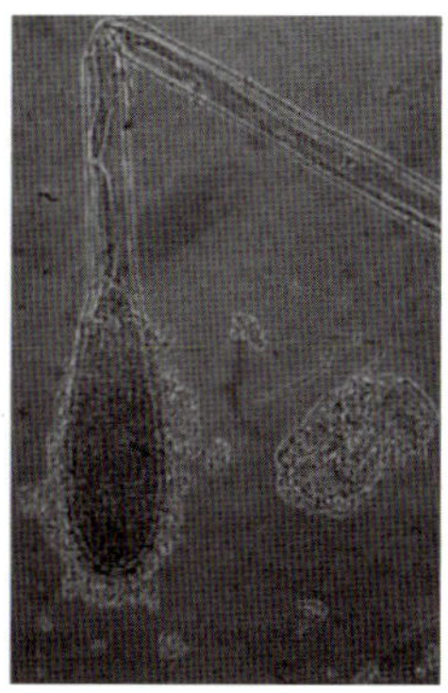

(1) *Aspergillus fumigatus*

Czapek-Dox 우무배지에서의 집락은 융단형에서부터 과립형을 나타내며, 초기에는 흰색으로 자라다가 성숙한 집락은 암녹색에서 회색을 나타내며, 뒷면은 흰색에서 갈색을 나타낸다(그림 7-37, 7-38, 7-39). 분생자자루은 짧고 매끄러우며, 경자는 정낭의 2/3 위치에 한 줄로 된 경자위에 분생자가 연결되어 있다(그림 7-40, 7-41). *Aspergillus*속 중에서 임상에서 가장 많이 분리되며, 면역이 약한 환자에게 폐감염, 국방부 직할부대 및 기관지 폐 알레르기 질환은 특히 농부들에 많다. 그 외에도 진균성 각막염과 외이도염, 비누선염(nasal sinuses) 등을 일으킨다. *A. fumigatus*는 45℃에서 자라는 반면, 다른 *Aspergillus spp.*는 자라지 않는다.

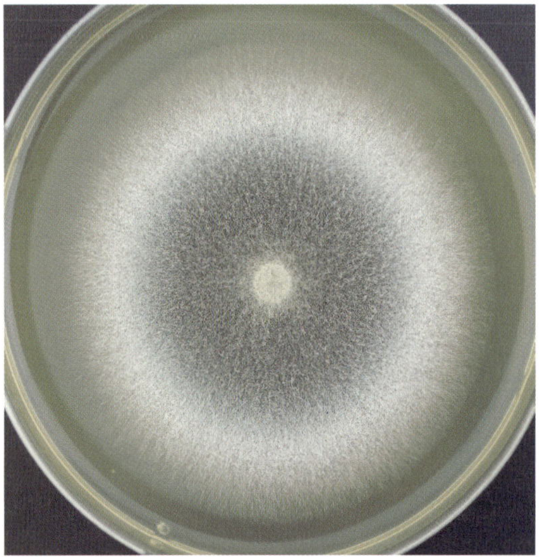

그림 7-37. **Malt extract agar(MEA)에서 25℃에서 7일간 배양 *Aspergillus fumigatus*** 집락중앙부는 황색 과립형, 가장자리는 흰색을 띤다.

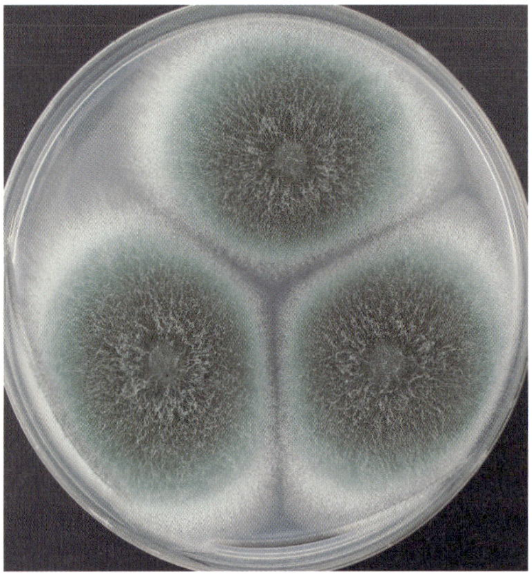

그림 7-38. **Potato dextrose agar(PDA)에서 25℃에서 7일간 배양 *Aspergillus fumigatus*집락**, 중앙부는 녹색 과립형, 가장자리는 흰색을 띤다.

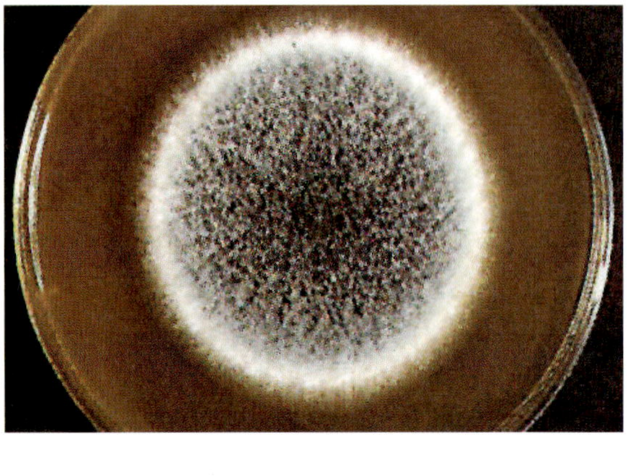

그림 7-39. **SDA 배지에서 5일간(25℃) 배양된 *Aspergillus fumigatus*의 집락앞면.** Czapek-Dox 우무배지에서 백색, 녹색, 회녹색을 나타낸다. 뒷면은 여러 가지 색을 나타낸다.

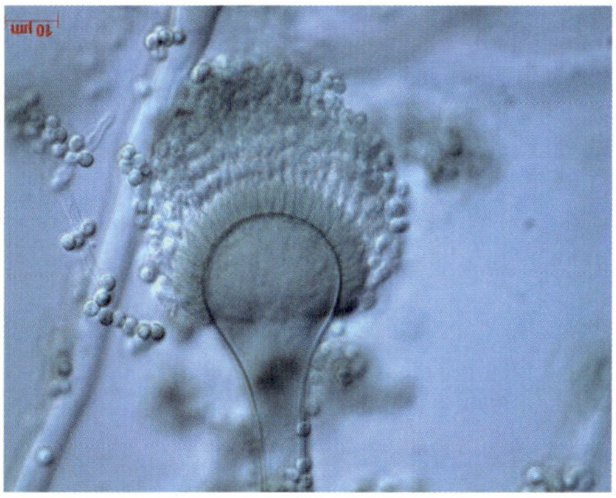

그림 7-40. **분생자자루는 짧고 매끄럽다.** 경자는 정낭의 2/3 위치에 한 줄로 된 경자위에 분생자가 연결되어있다(450×).

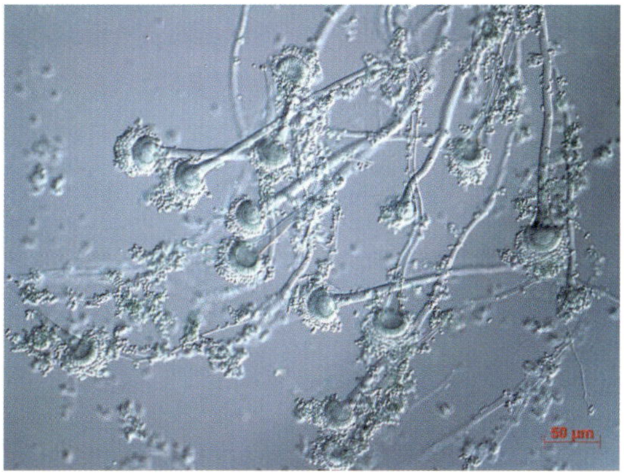

그림 7-41. **분생자자루는 짧고 매끄럽다.** 경자는 정 낭의 2/3 위치에 한 줄로 된 경자위에 분생자가 연결 되어 있다(100×).

(2) ***Aspergillus niger***

*Aspergillus niger*는 우리 환경에서 많이 관찰되며, 포도나 야채 등 식품의 오염곰팡이로 알려졌으며 면역이 약한 사람에게 기회감염을 일으킨다. 초기배양에는 솜털모양의 흰색에서 노란색을 나타내지만 점차 검정색을 나타내 검은 곰팡이(black mold)라고 하지만 균사는 격막이 있고 투명하다. 배지 뒷면은 흰색에서 노란색을 나타낸다. 분생자자루는 길고 두 줄의 경자(phialide)가 방사형으로 배열되어 있다(그림 7-42, 7-43).

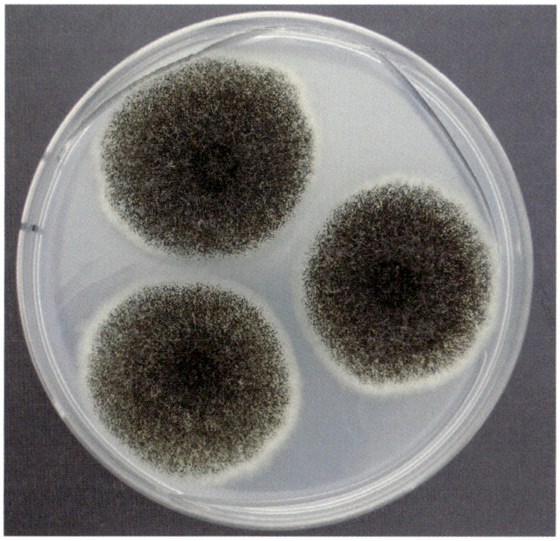

그림 7-42. **Potato dextrose agar(PDA)에서 25℃에서 5일간 배양 *Aspergillus niger* 집락,** 중앙부는 검정색 솜털형, 가장자리는 흰색, 뒷면은 약한 노란색을 띤다.

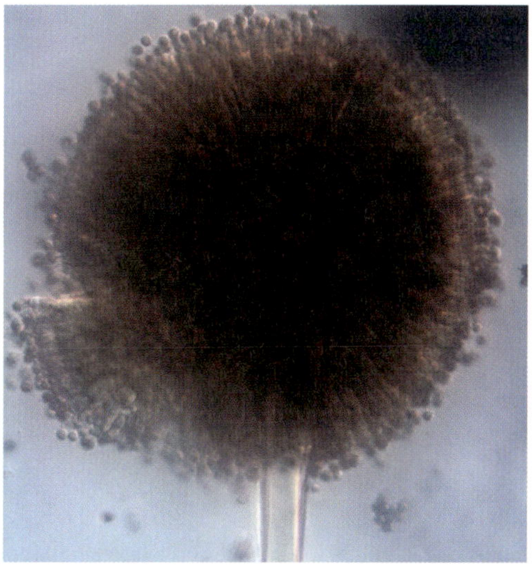

그림 7-43. **분생자자루는 길고 매끄러우며, 이중 방사상으로 된 경자위에 분생자가 연결되어 있다.**

(3) *Aspergillus flavus*

*Aspergillus flavus*는 Aflatoxin을 생산하여 동물의 사료 등에 오염되어 매우 강력한 독작용을 일으키며, 임상에서는 오염균으로 드물게 발견된다. Malt extract agar(MEA)에서 25℃에서 7일간 배양했을 때 집락의 중앙부는 황색에서 녹색의 융단형 집락을 나타내며, 가장자리는 흰색을 띤다. Potato dextrose agar(PDA)에서 25℃에서 7일간 배양했을 때 집락의 중앙부는 녹색의 융단형 집락을 나타내며, 가장자리는 흰색을 띤다. 정낭은 둥글고 분생자자루의 길이는 다양하며, 분생자자루의 표면이 거칠고 돌기가 나와 있는 것이 특징이다. 정낭 전체에 한 줄 또는 두 줄의 경자가 약간 엉성한 방사형을 나타낸다(그림 7-44, 7-45, 7-46, 7-47, 7-48).

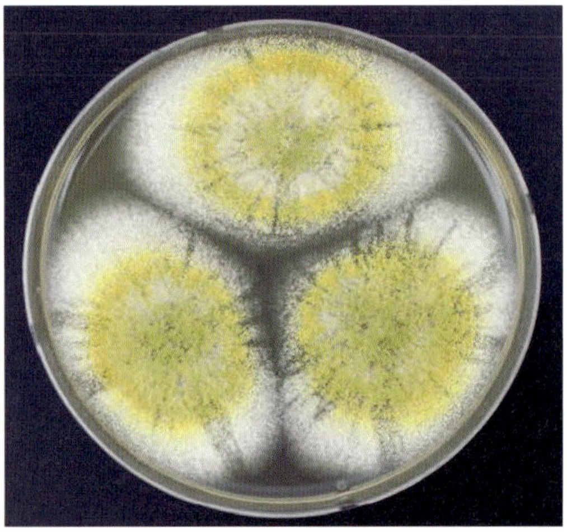

그림 7-44. **Malt extract agar(MEA)에서 25℃에서 7일간 배양 *Aspergillus flavus* 집락**, 중앙부는 황색에서 녹색, 융단형, 가장자리는 흰색을 띤다.

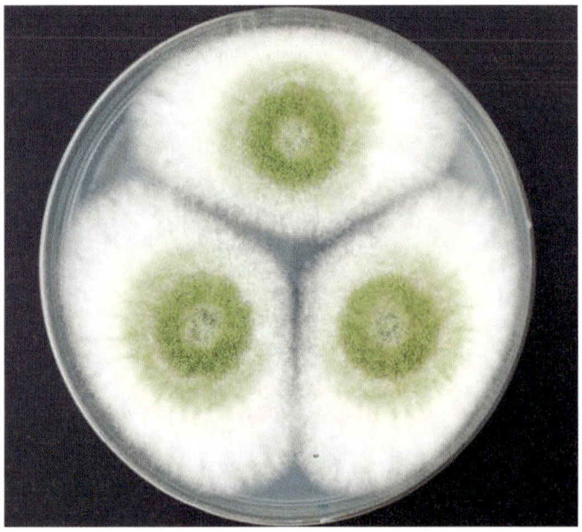

그림 7-45. **Potato dextrose agar(PDA)에서 25℃에서 7일간 배양 *Aspergillus flavus* 집락**, 중앙부는 녹색 융단형, 가장자리는 흰색을 띤다.

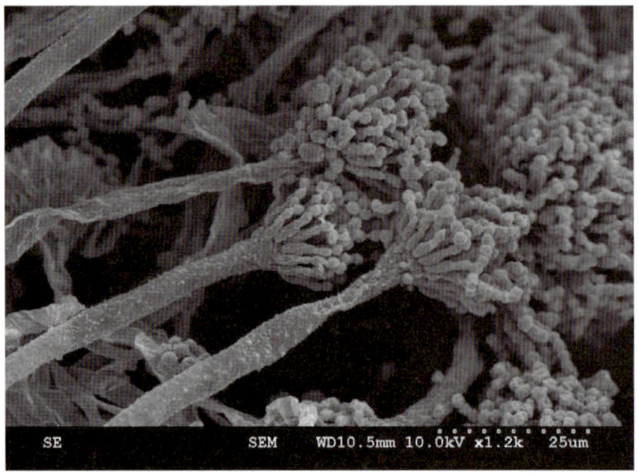

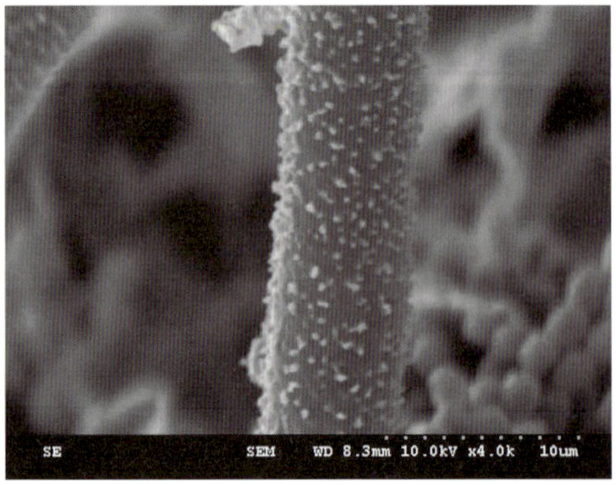

그림 7-46. ***Aspergillus flavus*의 주사전자현미경 사진**(1,000×) 분생자자루의 표면에 가시 같은 돌기가 있는 것이 특징이다.

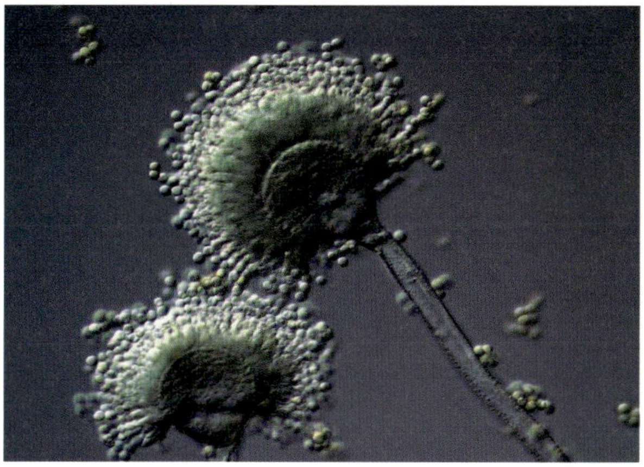

그림 7-47. **정낭은 둥글고 분생자자루의 길이는 다양하며, 표면이 거칠고 돌기가 나와 있는 것이 특징이다.** 정낭 전체에 한줄 또는 두 줄의 경자가 약간 엉성한 방사형을 나타낸다(100×).

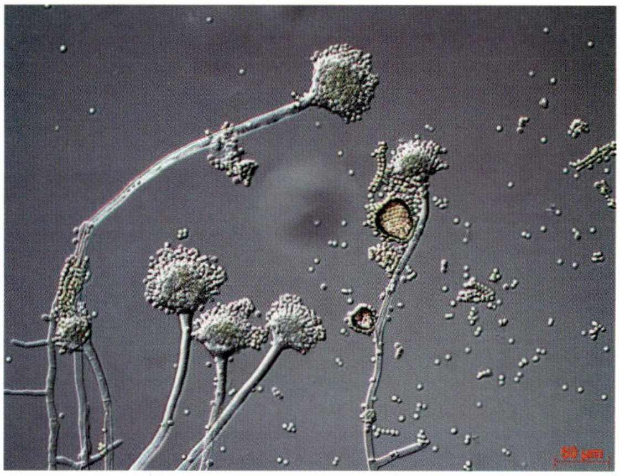

그림 7-48. **정낭은 둥글고 분생자자루의 길이는 다양하며, 표면이 거칠고 돌기가 나와 있는 것이 특징이다.** 정낭 전체에 한줄 또는 두 줄의 경자가 약간 엉성한 방사형을 나타낸다(100×).

(4) *Aspergillus nidulans*

Aspergillus nidulans (유성생식명 : *Emericella nidulans*)는 토양에서 서식하는 진균으로 기회감염과 실험실 오염균으로 작용하며 피부, 눈, 비강을 통해 감염되어 뼈, 폐, 뇌에 파종성 감염을 일으켜 간혹 치명적 결과를 나타낼 수 있다. 배양 3~6일된 집락의 앞면은 납작한 융단형의 약간 과립형으로 녹색에서 녹황색을 나타내며, 뒷면은 적자색에서 암자색을 나타낸다(그림 7-49). 분생자자루는 짧고 매끄럽고 갈색을 나타낸다. 정낭의 1/2 정도에 두 줄로 된경자 위에 구형의 분생자가 연결되어 있다(그림 7-50).

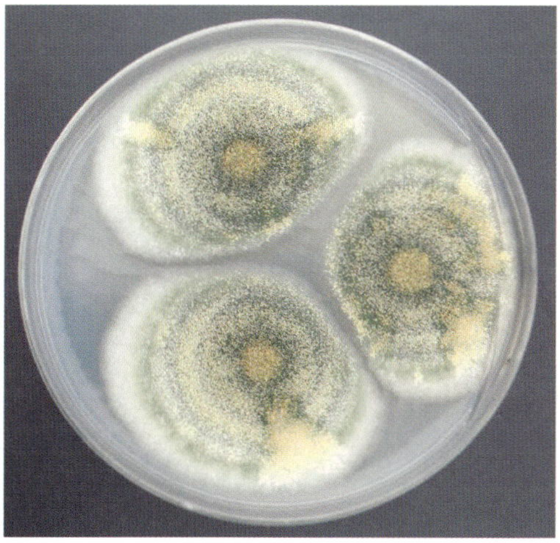

그림 7-49. **Potato dextrose agar(PDA)에서 25℃에서 5일간 배양 *Aspergillus nidulans* 집락,** 납작한 융단형의 약간 과립형으로 녹색에서 녹황색을 나타내며, 뒷면은 적자색에서 암자색을 나타낸다.

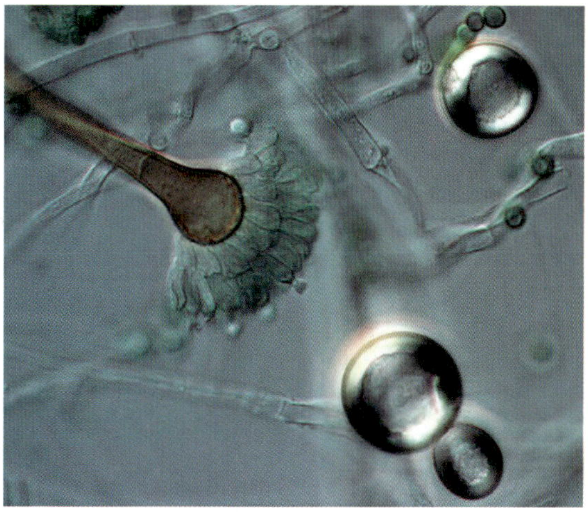

그림 7-50. **분생자자루는 짧고 매끄럽고 갈색을 나타낸다.** 정낭의 1/2 정도에 두 줄로 된 경자 위에 구형의 분생자가 연결되어 있다. 두꺼운 벽으로 된 Hüll cell이 함께 관찰되는 특징이다.

유성생식기에 다갈색의 폐자낭각(cleistothetium)에는 자낭포자(ascospores)가 들어 있으며, 두꺼운 벽으로 된 Hüll cell이 함께 관찰되는 특징이 있다(그림 7-51).

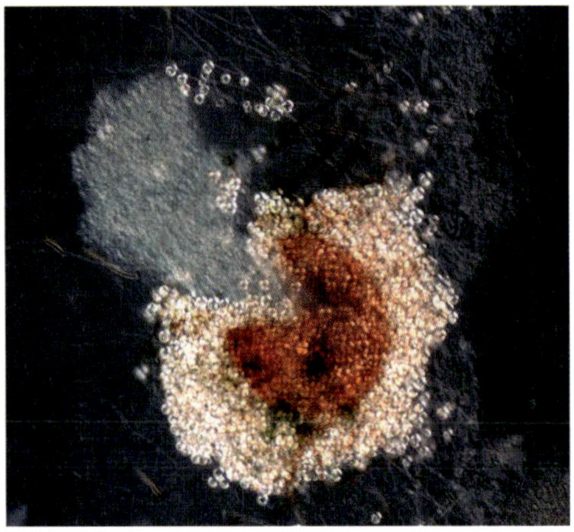

그림 7-51. **유성생식기에 다갈색의 폐자낭각(cleistothetium)에 있는 자낭포자(ascospores)는 폐자장각이 터지면서 자낭포자가 분출된다.**

(5) *Aspergillus terreus*

Aspergillus terreus는 실험실에서 오염균으로 발견되며, 기회감염과 때로는 전신성 감염으로 발전한다. 집락의 앞면은 3~5일의 비교적 빠르게 융단형으로 자라며, 황갈색 내지 적갈색을 나타낸다. 뒷면은 백색 내지 갈색을 나타낸다(그림 7-52, 7-53). 분생자자루는 짧고 매끄러우며, 반구형의 정낭을 가지고, 기저경자(metula) 위에 두 줄의 경자(phialide)가 있고, 그 위에 분생자가 사슬형태로 배열된다(그림 7-54, 7-55).

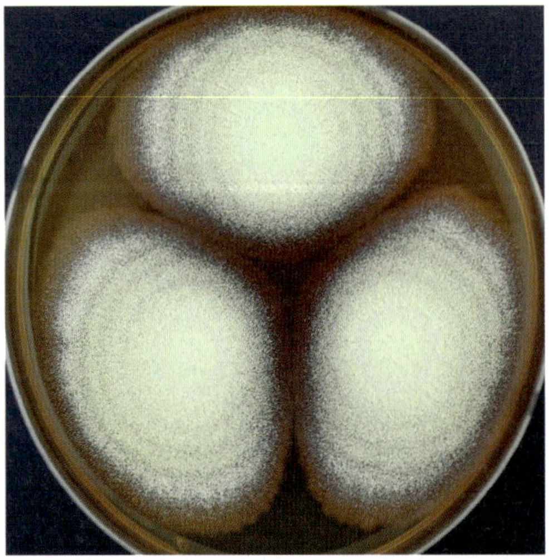

그림 7-52. **Malt extract agar(MEA)에서 25℃에서 7일간 배양 *Aspergillus terreus* 집락**의 융단형 중앙부는 황갈색, 가장자리는 갈색을 띤다.

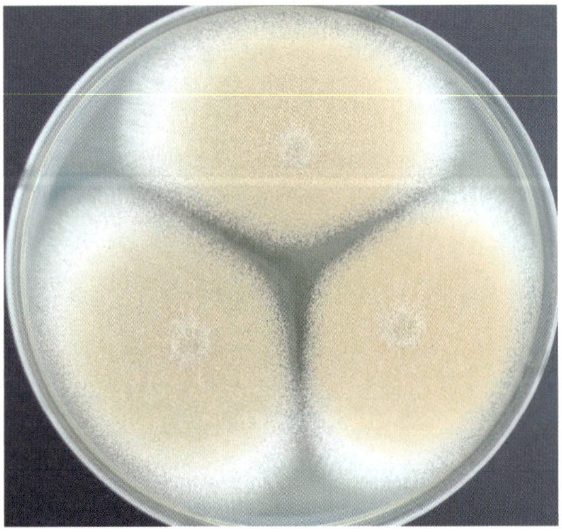

그림 7-53. **Potato dextrose agar(PDA)에서 25℃에서 7일간 배양 *Aspergillus terreus* 집락**, 중앙부는 황갈색 과립형, 가장자리는 흰색을 띤다.

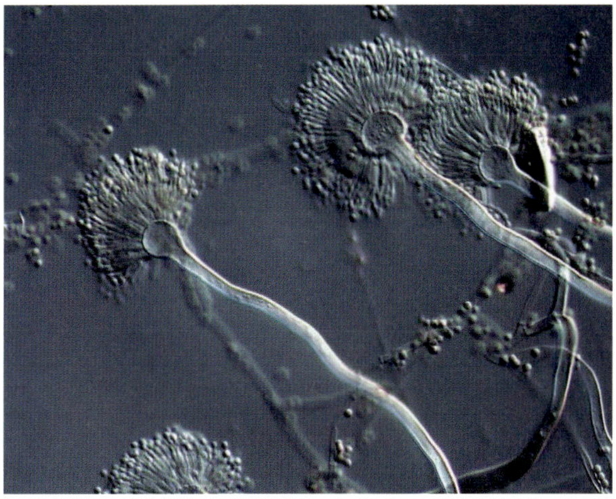

그림 7-54. 분생자자루는 짧고 매끄러우며, 반구형의 정낭을 가지고, 기저경자(metula) 위에 두 줄의 경자(phialide)가 있고, 그 위에 분생자가 사슬형태로 배열된다.

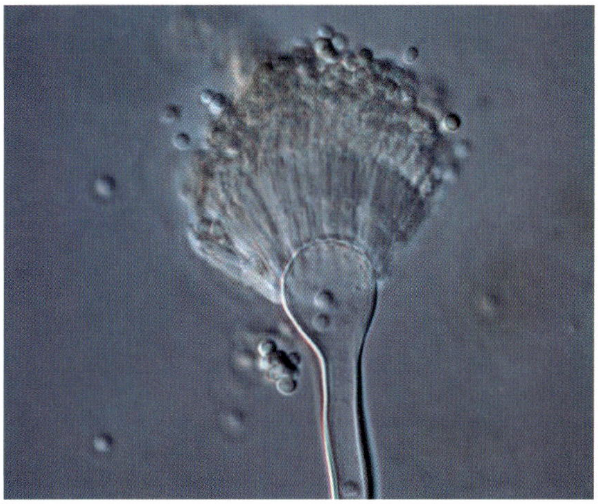

그림 7-55. 분생자자루는 짧고 매끄러우며, 반구형의 정낭을 가지고, 기저경자(metula) 위에 두 줄의 경자(phialide)가 있고, 그 위에 분생자가 사슬형태로 배 열된다.

(6) *Aspergillus versicolar*

*Aspergillus versicolar*는 자연계에 널이 분포하며, 호흡기를 통한 폐 감염 및 기회감염을 일으킨다. 3~5일 동안 배양하면 융단형 집락의 중앙부는 녹색을 띠며, 가장자리는 홈이 파인 흰색을 띠고, 뒷면은 황갈색을 띤다. 분생자자루는 매끄럽고 길다(그림 7-56, 7-57). 정낭에둘러싸인 기저경자 위에 두 줄의 경자가 느슨한 방사형을 이룬다(그림 7-58).

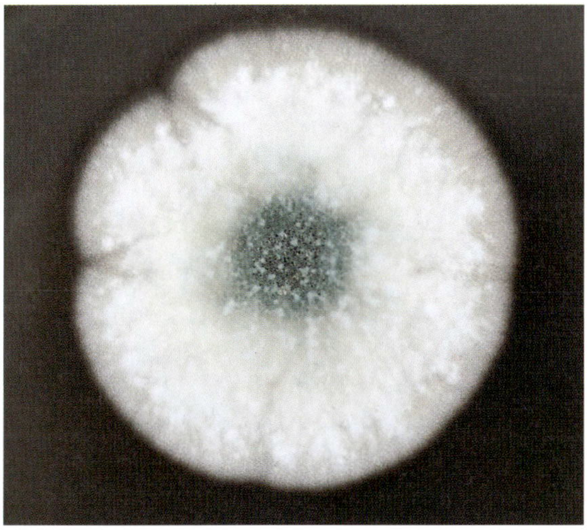

그림 7-56. Malt extract agar(MEA)에서 25℃에서 7일간 배양 *Aspergillus versicolar* 융단형 중앙부는 녹색, 가장 자리는 홈이 파인 흰색을 띠고, 뒷면은 황갈색을 띤다.

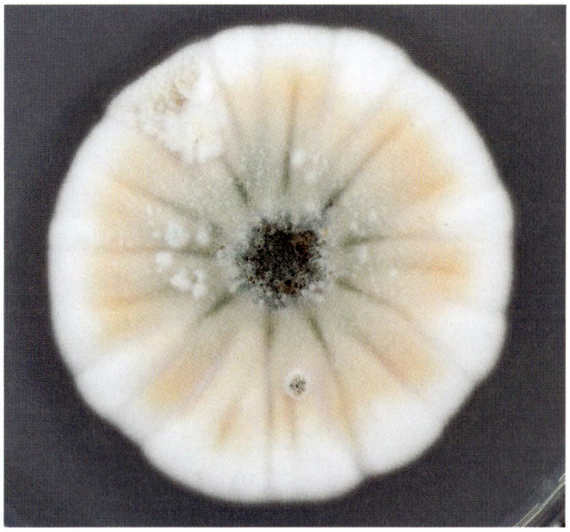

그림 7-57. Potato dextrose agar(PDA)에서 25℃에서 7일간 배양 *Aspergillus versicolar* 융단형 집락의 중앙부는 녹색, 중간부위는 연한 황색을 띠고, 가장자리는 홈이 파인 흰색을 띠고, 뒷면은 황갈색을 띤다.

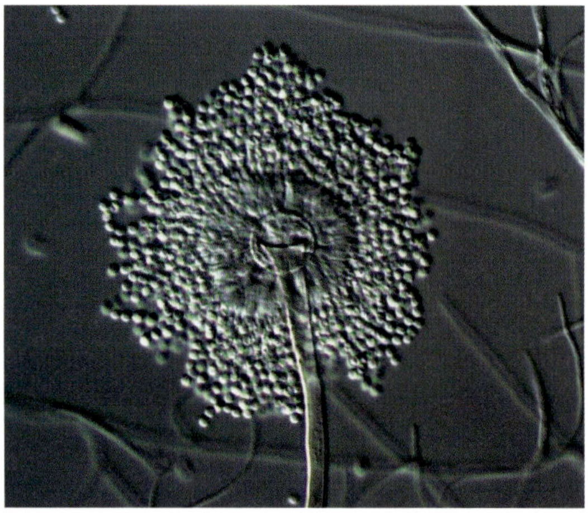

그림 7-58. 정낭에 둘러싸인 기저경자 위에 두 줄의 경자가 느슨한 방사형을 이루고 그 위에 분생자가 사슬형으로 배열된다.

(7) *Aspergillus clavatus*

*Aspergillus clavatus*는 토양에 서식하는 균으로 patulin이라는 독소를 생산하여 사람과 동물에 아주 드물게 폐, 외이도, 심내막염, 알레르기성 감염을 일으킨다. 3~5일 동안 배양하면 솜털모양의 집락 중앙부는 청록색을 띠며, 가장자리는 흰색을 띠고, 뒷면은 흰색에서 황갈색을 띤다. 분생자자루는 매끄럽고 길다. 큰 방망이 모양의 정낭에 둘러싸인 한 줄의 경자가 조밀하게 배열한다(표 7-5).

3) *Syncephalastrum* 속

접합균류(Zygomycete)인 *Syncephalastrum* 속은 *Aspergillus* 속과 유사하기 때문에 혼돈해서는 안 된다. *Syncephalastrum* 속은 무격막이고 경자(phialides)가 없으며 정낭에서 떨어져 나간 튜브모양의 포자낭(merosporangia) 속에 포자가 사슬을 이룬다(그림 7-59, 7-60).

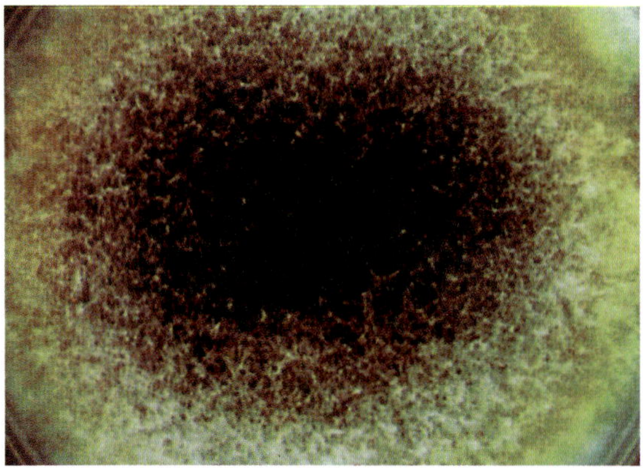

그림 7-59. **SDA 배지에서 5일간(25℃) 배양한 *Syncephalastrum* spp.의 집락앞면.** 배양초기에는 백색으로 나타나지만 점차 회색으로 변한다. *Mucor* spp.와 *Rhizopus* spp.와 유사하다.

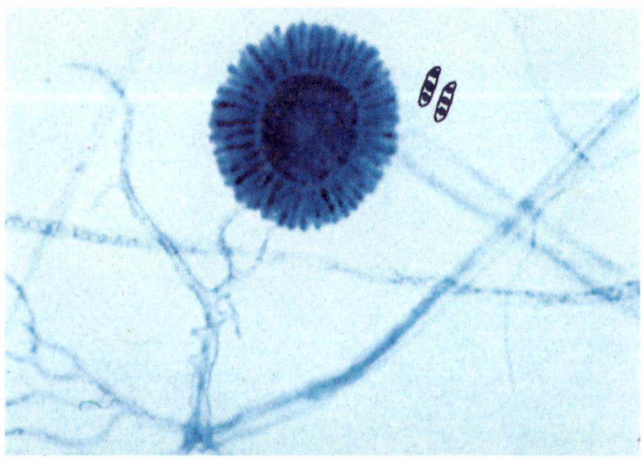

그림 7-60. ***Syncephalastrum* spp.의 현미경적 형태.** 크고 격막이 없는 균사를 가지며 균사의 말단에 튜브모양의 포자낭(merosporangia) 속에 포자가 사슬을 이룬다(LPCB염색, ×291).

4) *Chrysosporium* 속

(1) 배양특성

Sabouraud dextrose agar에서 실온 배양하면 벨벳 모양, 담황색 집락이 빠르게 형성된다. 집락 뒷면은 백색, 황색 또는 적갈색을 띤다(그림 7-61).

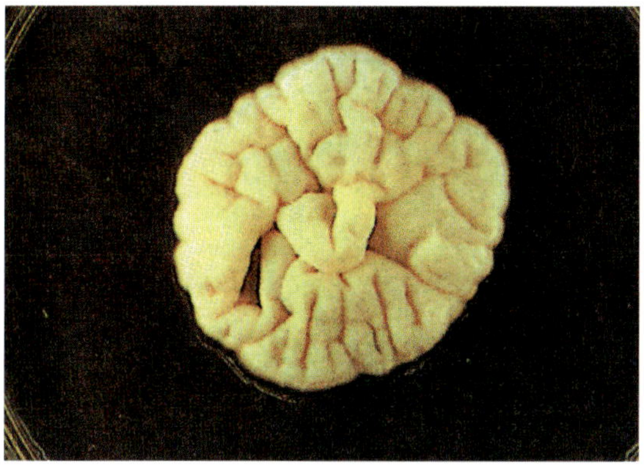

그림 7-61. **SDA 배지에서 8일간(25℃) 배양된 *Chrysosporium* spp.의 집락표면.** 매끄럽고 방사상으로 주름이 잡혀 있으며, 회백색을 나타낸다.

(2) 현미경적 소견

한 개의 원형 내지 곤봉 모양의 분생자가 짧은 분생자자루의 끝에 위치하며, 분생자는 영양 균사체에서 약하게 분화된다. 분생자는 또한 균사 없이 직접 분화되고 팽대한 분절포자가 존재한다. *Chrysosporium* spp.의 집락과 형태는 피하병원진균인 *Scedosporium apiospermum*과 전신성 두 형태 진균인 *Blastomyces dermatitidis*와 *Histoplasma capsulatum*의 사상균형(mold phase)과 유사하다. 그 구별점은 *Chrysosporium*은 신속 발육균이고 *Scedosporium*은 중간 정도 발육균, *Histoplasma*와 *Blastomyces*는 지연 발육균이다(그림 7-62).

(3) 병원성

Chrysosporium spp.에 대한 병원성의 보고는 아주 드물다.

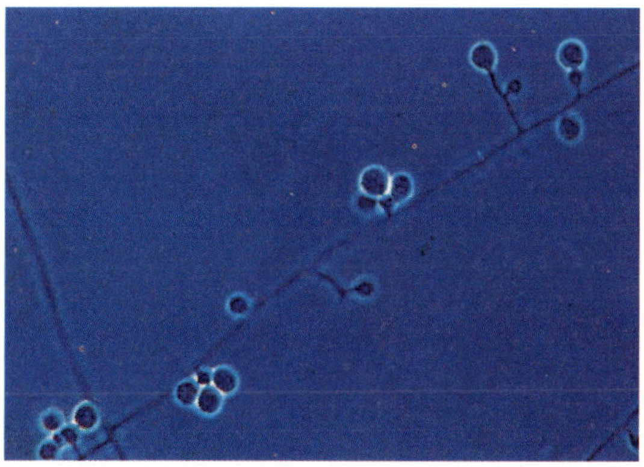

그림 7-62. ***Chrysosporium* spp.의 현미경적 형태.** 분생자는 서양배모양(pyriform)이며 분생자자루는 없거나 균사의 측면에 짧게 생긴다(Aleuriospores)(LPCB염색, ×580).

5) *Fusarium* 속

(1) 배양특성

Sabouraud dextrose agar에서 실온 배양하면 신속 발육 집락은 처음에는 백색으로 양털 또는 솜털 모양을 나타내며, 배양 후기에는 자색 또는 적색, 황색, 오렌지색 집락을 나타내고 집락 뒷면은 연한 색을 띤다(그림 7-63).

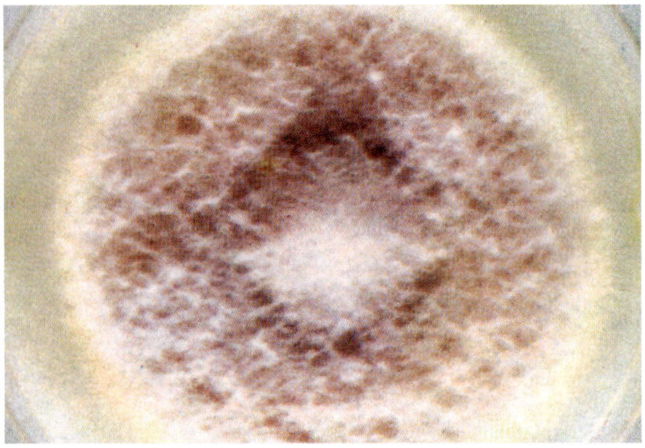

그림 7-63. **SDA 배지에서 9일간(25℃) 배양한 *Fusarium* spp.의 집락앞면.** 솜털형이며 배양 초기에는 백색을 나타내지만 오래 배양하면 가장자리가 장미색이나 적색으로 변한다.

(2) 현미경적 소견

균사는 격막이 있고 분생자자루는 한 개 또는 가지 친 모양으로 드물게 윤상체를 나타낸다. 소분생자는 한 개의 세포 또는 덩어리져 나타난다. 만일 대분생자(macrophialoconidia) 가 존재하지 않는다면 *Acremonium* 속으로 오인하기 쉽다. *Fusarium* 속의 대분생자는 2~5개의 세포로 이루어졌고, 바나나 또는 실린더 모양을 하고 있다. 오염진균인 *Cylindrocarpon* 속과 대분생자의 형태가 유사하지만 *Cylindrocarpon*의 끝은 원형이고, 병족세포(foot cells)가 없다. 1~10개의 격막이 생긴다. *Fusarium* 속은 간혹 후막포자를 형성한다(그림 7-64, 7-65).

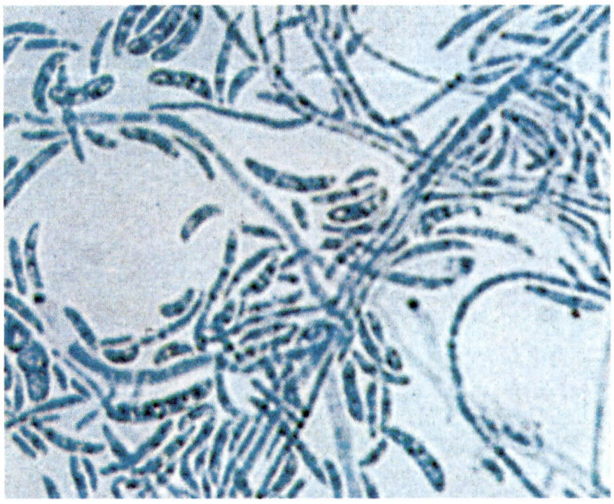

그림 7-64. ***Fusarium* spp.의 현미경적 형태.** 큰 포자는 낫모양으로 여러 개의 세포로 분절되고 작은 포자도 1~2개의 세포로 분절된다(LPCB염색, ×313).

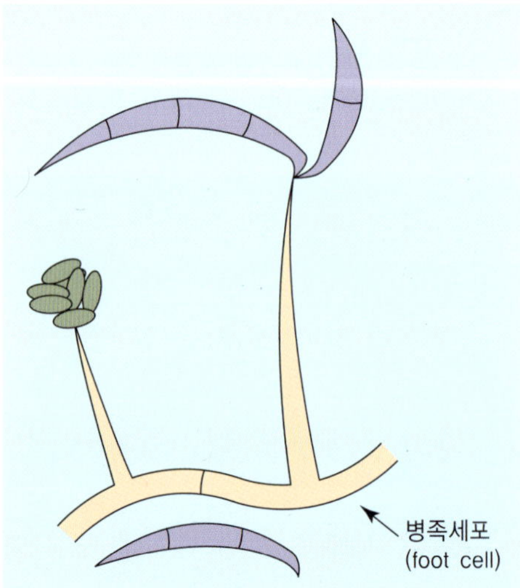

그림 7-65. ***Fusarium* spp.**

(3) 병원성

Fusarium spp.는 진균성 각막염을 가장 흔히 일으키며 화상환자, 조·갑 진균증, 외이도염, 진균증, 외상에 의한 골수염 및 파종성 감염을 일으킨다.

6) *Gliocladium* 속

(1) 배양특성

Sabouraud dextrose agar에서 실온 배양하면 집락은 초기에 백색이며 녹색 잔디처럼 빠르게 배지를 덮는다. 일부 균주는 백색 또는 장밋빛으로 바뀐다. 집락 뒷면은 백색이며, 배양 초기에는 *Trichoderma* 속과 유사하지만 일반적으로 황록색을 띠고 솜털 모양으로 자란다(그림 7-66).

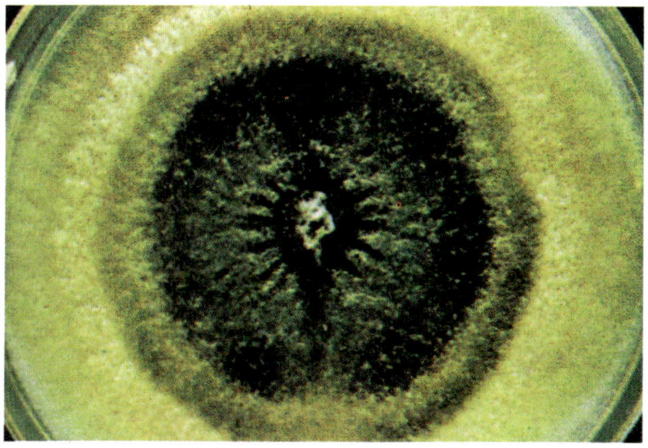

그림 7-66. **SDA 배지에서 5일간(25℃) 배양된 *Gliocladium* spp.의 집락앞면.** 분말형 또는 솜털형이며 중앙부로부터 진한 녹색이 퍼져 나간다. 어떤 종은 백색, 크림색, 장미색을 나타낸다.

(2) 현미경적 소견

빗자루 모양의 분생자자루(penicilli)과 맥주병 모양의 경자(phialides)와 초자양 내지 녹색의 분생자(phialoconidia) 덩어리가 끝에 위치한다. 어린 분생자자루는 한 개 또는 두 개의 가지를 갖기 때문에 *Trichoderma* spp.와 *Verticillium* spp.와 혼동하기 쉽다. *Trichoderma* spp.는 *Gliocladium* spp.보다 작고 섬세하다(그림 7-67, 7-68).

(3) 병원성

Gliocladium spp.에 대한 인체 병원성은 알려지지 않았다.

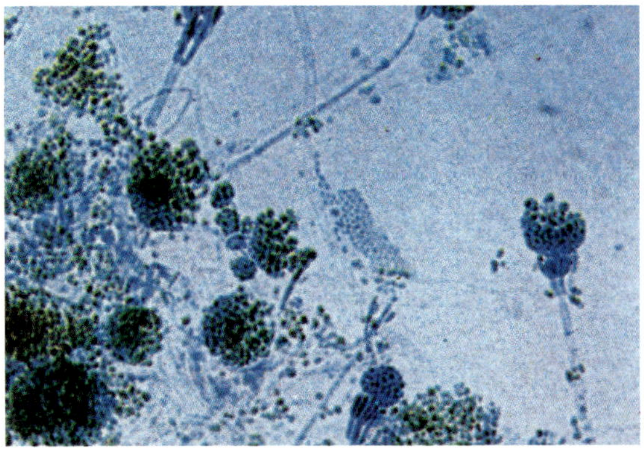

그림 7-67. ***Gliocladium* spp.의 현미경적 형태.** 수많은 작은 포자들이 덩어리져 붙어 있다. 덩어리진 것을 제외하고 분생자자루(conidophores), 기저경자(metula), 경자(phialides) 등이 *Penicillium* spp.와 유사하다(LPCB염색, ×216).

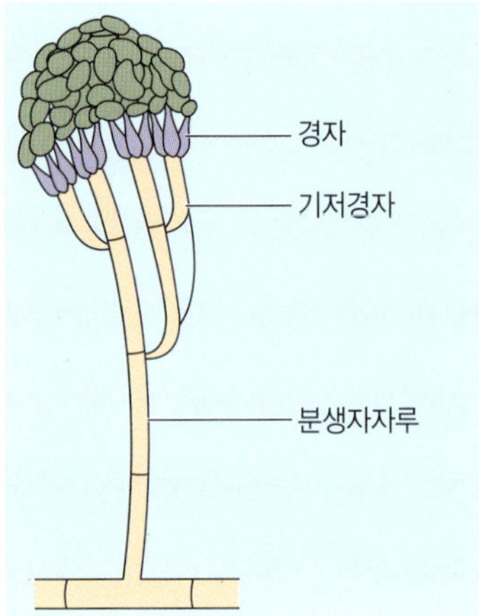

그림 7-68. ***Gliocladium* spp.**

7) *Purpureocillium*(*Paecilomyces*) 속

(1) 배양특성

Sabouraud dextrose agar에서 실온 배양하면 분말 모양, 벨벳 모양, 솜털 모양의 집락이며 황갈색으로 빠르게 자란다(그림 7-69). 자색 또는 갈색을 보이기도 한다.

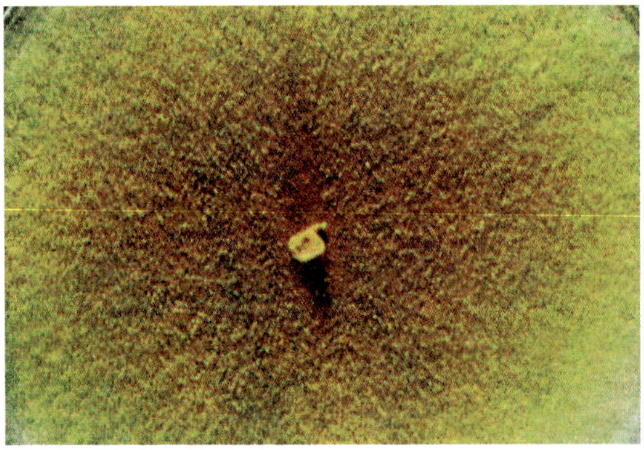

그림 7-69. **SDA 배지에서 5일간(25℃) 배양한 *Purpureocillium*(*Paecilomyces*)의 집락 앞면.** *Aspergillus* spp.의 집락과 비슷하다. 신속하게 발육하고 편평하며 황갈색을 나타낸다.

(2) 현미경적 소견

한 개, 윤상체 또는 빗자루 모양으로 신장된 경자가 사슬을 이루고, 초자양 난원형 분생자를 가진다. 현미경 소견으로는 *Penicillium* 속, *Verticillium* 속과 아주 유사하지만 신장된 경자를 갖지 않는 것이 큰 감별점이다(그림 7-70, 7-71).

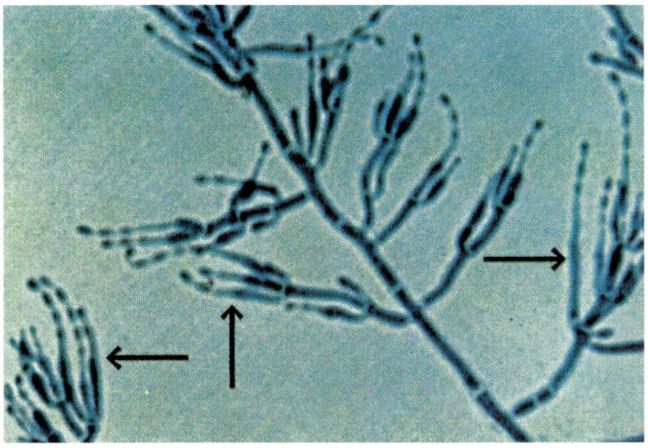

그림 7-70. ***Purpureocillium* (*Paecilomyces*) spp.의 현미경적 형태.** *Penicillium* spp.와 유사하다. 그러나 길고 부리모양으로 생긴(화살표) 경자와 작은 포자가 *Penicillium* spp.와 구별된다(LPCB염색, ×371).

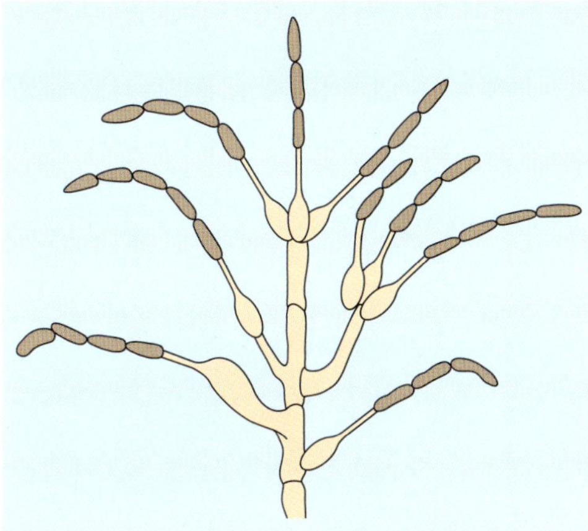

그림 7-71. ***Purpureocillium* (*Paecilomyces*) spp.**

(3) 병원성

***Purpureocillium* (*Paecilomyces*)** 속의 병원성은 페니실리움증과 연관되어 있고, 심내막염, 내안구염, 흉막염, 피부 질환 등을 일으킨다.

8) *Penicillium* 속

(1) 배양특성

Sabouraud dextrose agar에서 실온 배양하면 신속 발육하고 집락은 초기에 벨벳모양의 백색이다가, 후기에는 분말모양의 청록색이 되며 가장자리는 백색이다. 집락 뒷면은 무색이다(그림 7-72).

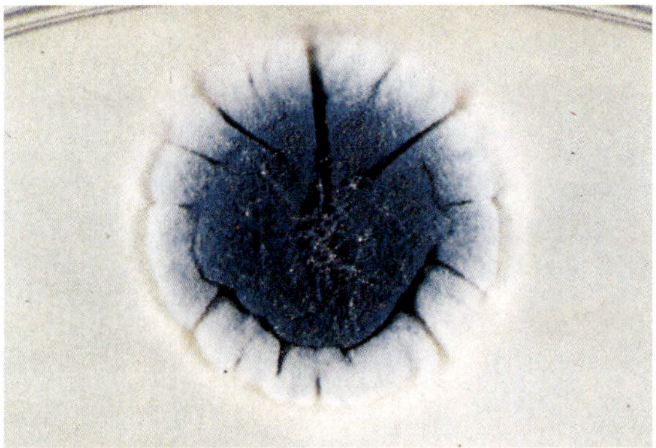

그림 7-72. **SDA 배지에서 6일간(25℃) 배양한 *Penicillium* spp.의 집락앞면.** 균종에 따라 집락의 색깔은 다르지만, 처음에는 백색. 보통 청록색이나 황록색을 나타낸다.

(2) 현미경적 소견

균사는 격막이 있고, 플라스크 모양의 경자(phialides)를 형성하며 빗자루 모양을 이룬다. 그 위에 원형의 피아로분생자(phialoconidia)가 연쇄를 이룬다. 분생자자루와 피아로분생자(phialoconidia)는 초자양이며 종에 따라서 색소 생성, 활면성 또는 조면성을 나타낸다(그림 7-73, 7-74).

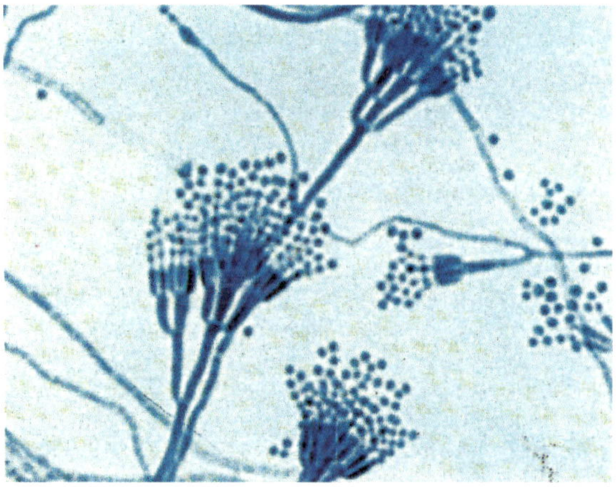

그림 7-73. ***Penicillium* spp.의 현미경적 형태.** 사슬을 이룬 작고 원형의 분생자와 브러시모양으로 분지된 경자와 기저경자(LPCB염색, ×400)

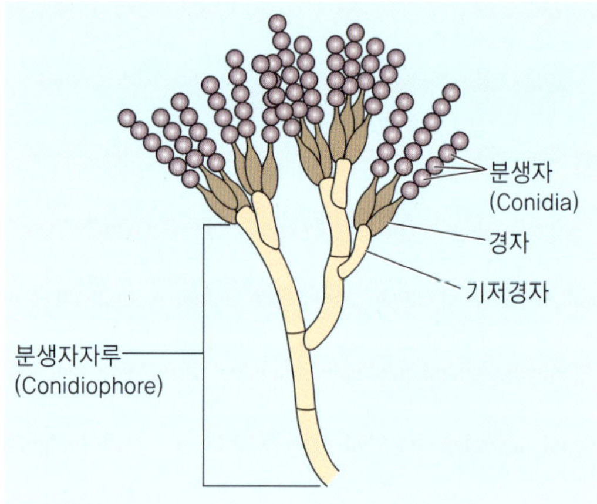

그림 7-74. ***Penicillium* spp.**

(3) 병원성

Penicillium 속은 진균성 각막염, 외이도염, 조·갑부위 감염 및 드물게 심부 감염을 일으킨다.

9) *Scopulariopsis* 속

(1) 배양특성

Sabouraud dextrose agar에서 실온 배양하면 신속 발육하고 초기에는 백색의 벨벳 모양의 주름이 잡히고 후기에는 갈색 내지 연한 황갈색으로 되고 배지 뒷면은 황갈색이 된다(그림 7-75).

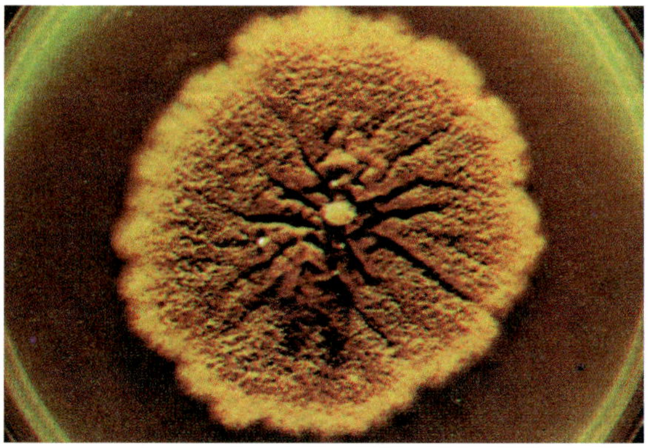

그림 7-75. **SDA 배지에서 14일간(25℃) 배양한 *Scopulariopsis* spp.의 집락앞면.** 분말상의 밝은 갈색으로 주름진 집락을 형성한다. 색깔이 다를 뿐 *Penicillium* spp.의 집락과 유사하다.

(2) 현미경적 소견

균사는 격막이 있고, 맥주병 모양의 경자를 가졌으며, 그 위에 분생자가 레몬 모양으로 사슬을 이룬다. 시간이 지나면서 분생자는 방추상 또는 아치형으로 된다(그림 7–76, 7–77).

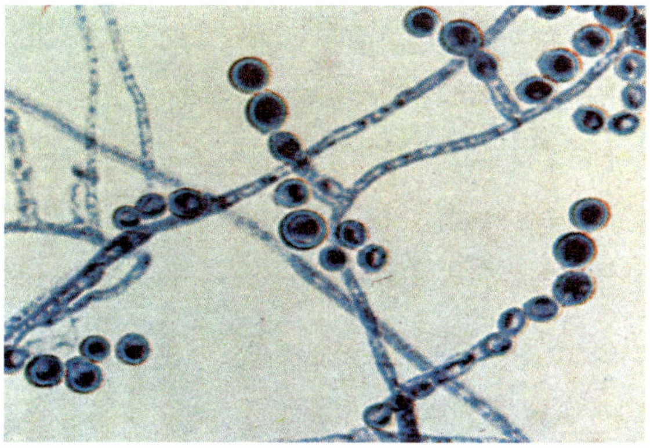

그림 7–76. ***Scopulariopsis* spp.의 현미경적 형태.** 분생자자루에서 경자가 형성되고 그 끝에 분생자가 생성된다. 큰 분생자와 분지되지 않은 사슬을 형성하는 것을 제외하고 *Penicillium* spp.와 유사하다(LPCB염색, ×459).

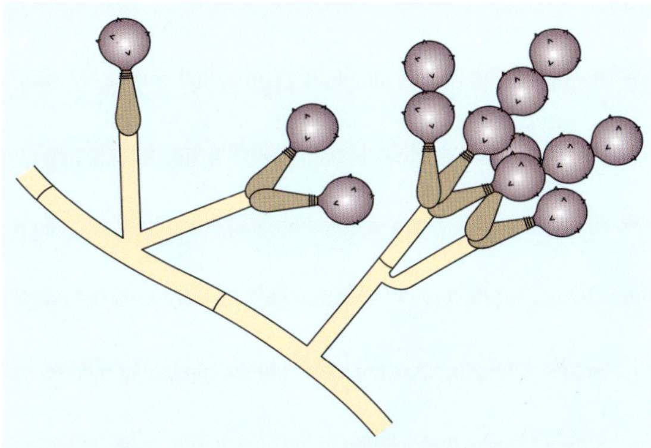

그림 7–77. ***Scopulariopsis* spp.**

(3) 병원성

*Scopulariopsis*는 진균성 각막염을 일으키고 드물게 기관지 폐렴, 외이도염, 조·갑부 감염과 서혜부 궤양 등이 보고된 바 있다.

10) *Sepedonium* 속

(1) 배양특성

Sabouraud dextrose agar에서 실온 배양하면 납양(waxy), 백색의 집락이 벨벳 모양으로 된다. 가장자리는 레몬 모양이며 배지 뒷면은 백색이다(그림 7–78).

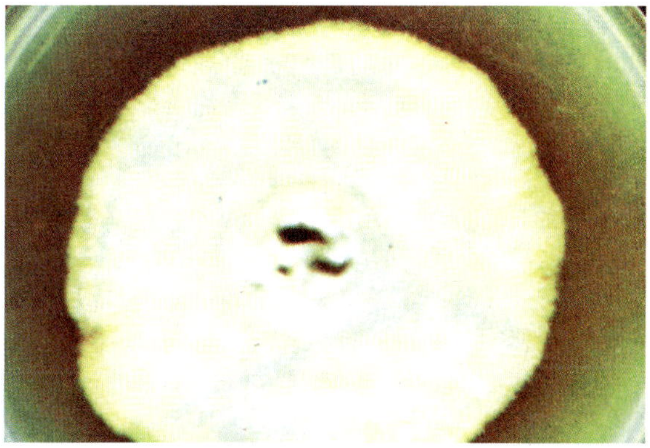

그림 7–78. **SDA 배지에서 5일간(25℃) 배양된 *Sepedonium* spp.의 집락앞면.** 배양초기에는 waxy, 백색으로 나타나지만 솜털형, 황색 또는 적색으로 변한다. *H. capsulatum*의 집락과 유사하다.

(2) 현미경적 소견

한 개씩 또는 덩어리져 나타나고 두꺼운 벽과 분지된 분생자자루의 끝에 활면성 또는 조면성의 대분생자가 형성되고 영양 균사에서는 잘 분화되지 않는다. 예전에는 한 개의 활면성, 엷은 벽으로 된 타원형의 소분생자가 생기는 것으로 생각되어 왔지만 1980년 McGinnis와 Rogers는 대분생자가 존재하는 것으로 보고했다. *Sepedonium* 속은 대분생자와 소분생자를 모두 생성하는 두 형태 진균인 *Histoplasma capsulatum*과 아주 유사하지만 37℃ 배양에서 효모형(yeast phase)을 갖지 않는다(그림 7-79, 7-80).

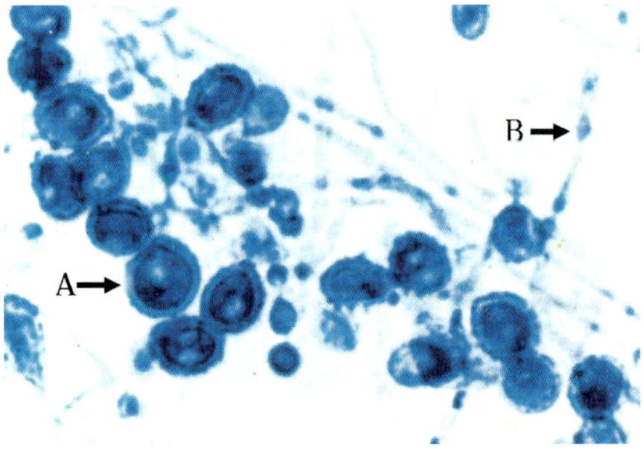

그림 7-79. ***Sepedonium* spp.의 현미경적 형태.**
가지처럼 분지된 분생자자루에서 크고 거친 세포벽을 가진 서양배(pyriform) 모양의 분생자가 생성된다. *H. capsulatum*과 비슷하다(LPCB염색, ×563).

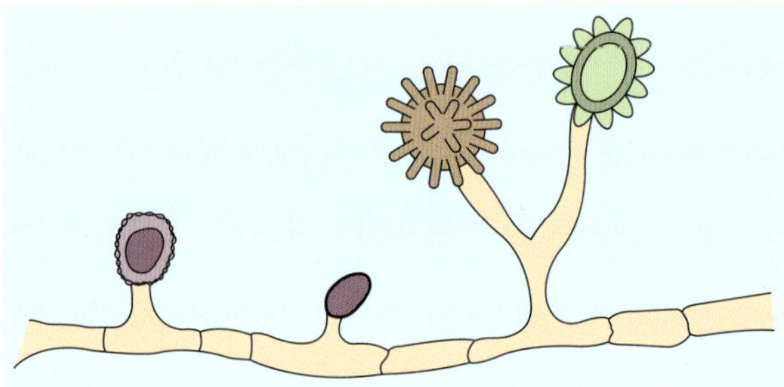

그림 7-80. ***Sepedonium* spp.**

(3) 병원성

Sepedonium의 사람에 대한 병원성은 아직 알려지지 않았다.

V 기회감염 진균증

1. 아스페르길루스증(Aspergillosis)

아스페르길루스증은 분생자(conidia)의 **흡입**에 의해 주로 발생한다. 폐 질환이 대표적으로 폐 또는 기관지에 **육아종성 균종**(granulomatous mycetoma)을 일으키며 폐 조직을 통하여 혈류를 따라 파종성으로 뇌, 소화기계, 신장 등 신체의 여러 부위로 확산된다. 침습성 폐 아스페르길루스증은 항생제를 많이 사용하는 쇠약한 환자나 면역억제제 치료환자 및 암 치료 환자에서 발견된다. 파종성 질병은 주로 급성으로 발병하며 치명적이다. 아스페르길루스증에는 두 가지의 큰 특징이 있는데 **외이도 감염증**(Otomycosis)과 폐나 기관지에 **균사 덩어리**(fungus ball)를 형성하며 조직에 침투하지는 않는다. *Aspergillus* 분생자를 흡입함으로써 이미 감작된 개체가 다시 노출되었을 때 천식이 생길 수 있다. 기타의 아스페르길루스증은 심근염, 수막염, 골수염, **진균종**(mycetoma), 화상감염, 비 · 누선침투, 조 · 갑부 감염, 진균성 각막염, 오염된 음식에 의한 독소 섭취 등이 있다. 검체 표본을 만들어 관찰했을 때 Y자 모양의 분지를 가진 격막균사를 나타낸다(그림 7–81, 7–82).

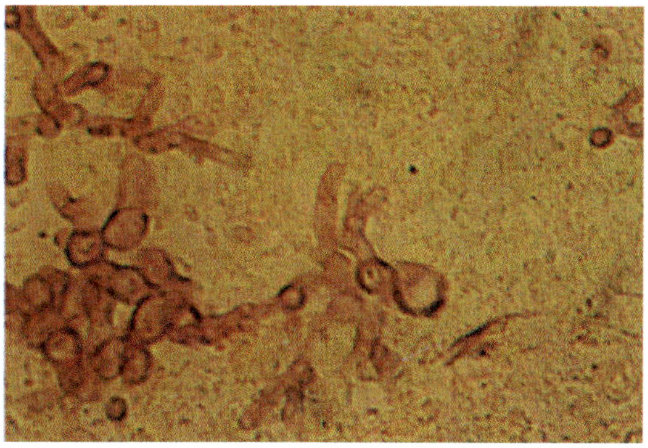

그림 7–81. **폐조직에 감염된 *Aspergillosis*.** Gridley fungus 염색(×450).

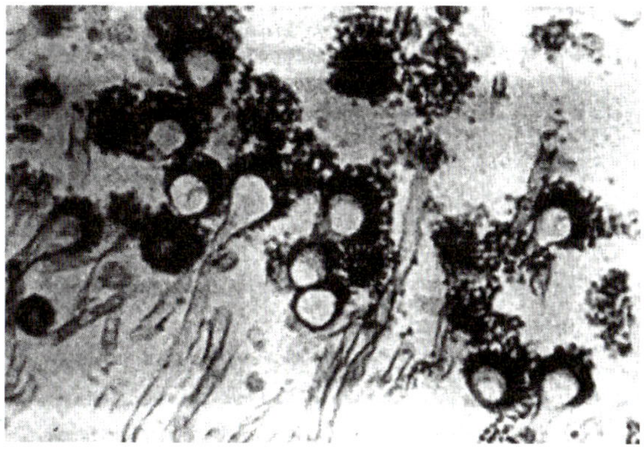

그림 7–82. ***Aspergillus*의 분생자머리(fruiting heads).** 폐 아스페르길루스증.

균사 덩어리(fungus ball)가 함유된 검체를 관찰하면 전형적인 *Aspergillus*는 과일 모양을 나타낸다.

과거에는 감염된 검체를 배양했을 때 많은 양의 *Aspergillus* 속이 반복적으로 검출될 때 아스페르길루스증으로 진단했다. 그러나 침습성 폐 아스페르길루스증의 경우 25%의 환자만이 배양 양성으로 나타났으며, 그중에서도 50%만이 1+ 이상으로 나타난 것으로 보고된 바 있다. 그러므로 ***A. fumigatu***와 ***A. flavus***가 분리되었을 때 오염 가능성을 늘 생각해야 하며 환자의 임상 병력에 따라 판단해야 한다. ***A. fumigatus***는 침습성 폐 아스페르길루스증과 균구(fungus ball), 알레르기성 기관지 폐 질환 등에서 가장 많이 분리된다. ***A. flavus***는 침습성 폐 아스페르길루스증과 알레르기성 기관지 폐 질환에서 분리되며 ***A. niger***는 균구(fungus ball)와 외이도염을 일으킨다(표 7–6, 7–7).

표 7-6. ***Aspergillus* 감염의 분류**

I. 건강한 사람에게 감염	II. 손상된 조직을 통한 감염
A. 중독증 또는 진균중독증	A. 각막염과 안내염
1. 진균독소의 섭취	B. 화상감염
2. 다른 대사산물 섭취	C. 골수염
	D. 인공 판막 심내막염
B. 알레르기 반응	E. 혈관 이식 감염
1. 알레르기성 천식	F. 아스페르길루스종(진균종)
2. 알레르기성 비염	G. 축농증과 늑막 아스페르길루스증
3. 알레르기성 부비동염	H. 복막염
4. 외인성 알레르기 폐포염	
5. 과민성 폐렴	
6. 알레르기성 기관지 폐 아스페르길루스증	**III. 면역저하 환자 감염**
C. 표재성 또는 비침습성 감염	**A. 초기 피부 아스페르길루스증**
1. 피부 감염	**B. 안와동염**
2. 외이진균증	**C. 폐 아스페르길루스증**
3. 부비동염	1. 침습성 기관지염
4. 부생성 기관지폐 아스페르길루스증	2. 만성 괴사성 폐 아스페르길루스증
5. 기관지염	3. 급성 침습성 폐 아스페르길루스증
	D. 중추신경계 아스페르길루스증
D. 침습섬 감염	**E. 침습성(파종성) 아스페르길루스증**
1. 단일 장기 감염	**F. 위장관 감염(드묾)**
2. 복합적인 장기 감염(파종성의)	

표 7-7. **기회감염 진균 및 방선균의 특성**

질환 및 원인균	증상	분포	배양 특성	현미경적 특성
아스페르길루스증 *Aspergillus* spp. *A. fumigatus*	진균성 외이도염, 족균종(mycetomapedis), 폐 감염 및 호중구 감소증 또는 스테로이드제 치료와 관련된 Aspergillosis가 증가하고 있다.	곡물, 유기물 및 토양에 세계적으로 분포	배양 10일 이내에 배지를 덮을 정도로 빨리 자란다. 분생자자루의 끝에 분생자로 덮여 있다. 포자의 색은 다양하며 일반적으로 녹색, 황갈색, 흑색을 띠며 다양하다.	분지된 격막균사를 가지며 분생자자루가 신장하여, 정낭(vesicle)은 연쇄를 이룬 분생자로 된 작은 phialides로 덮여 있다. 어떤 균종은 자낭과 자낭포자를 갖는 것도 있다.
모균증(털곰팡이증) *Mucor* spp. *Rhizopus* spp. *Absidia* spp. *Rhizomucor* spp.	진균성 외이도염, 처음에는 폐 및 파종성 감염을 일으킨다. 주로 면역이 약화된 환자, 스테로이드제 치료, 항균제 치료 환자 및 당뇨성 산혈증 환자에 감염 빈도가 높다.	유기 물질 및 토양에 전세계적으로 분포한다.	배양 4일 이내에 기중균사가 배지를 덮을 정도로 빨리 자라며 말단의 포자낭자루는 간접 불빛으로 관찰할 수 있다. 집락색은 크림 모양의 흰색 내지 황색을 띠며 다양하다.	분지된 무격막균사를 가지며 말단의 포자낭자루는 원형의 얇은 세포벽으로 된 포자낭을 방출하여 직경 2~3 μm의 난형의 포자낭포자를 가진다. 일반적으로 포자낭자루와 가근 및 stolons의 특성에 따라 분류된다.
방선균증 *A. israelli.* *A. viscous.* *A. naeslundii.* *Arachnia propionica*	경부, 안면부, 폐, 흉부, 복부 감염 및 일반적으로 파종성 감염을 일으킨다.	구강 인두 및 위장관계 정상 균무리로 세계적으로 분포	무산소성, 작은 어금니(molar-teeth) 모양의 세균형 집락을 나타낸다.	직경 1~3 μm로 작고, 디프테로이드(diphtheroid) 모양의 막대균이 나뭇가지모양으로 분지되어 있으며, 그람양성으로 염색된다.
노카르디아증 *Nocardia asteroides* *N. caviae* *N. brasiliensis*	폐감염이 된 후 중추신경계에 퍼져 질병을 일으킨다.	공기, 토양, 썩은 식물 등 전세계적으로 분포	산소성, 활면성 내지 뇌 모양, 백악질의 기중균사 밝은 오렌지색 내지 적색을 띤다.	직경 1~3 μm로 나뭇가지 모양으로 분지되었으며, 배양 조건에 따라 구형 또는 막대균 모양을 나타낸다. 기중균사를 형성하기도 하며 부분적으로 항산성을 나타낸다.

2. 진균성 각막염(Mycotic Keratitis)

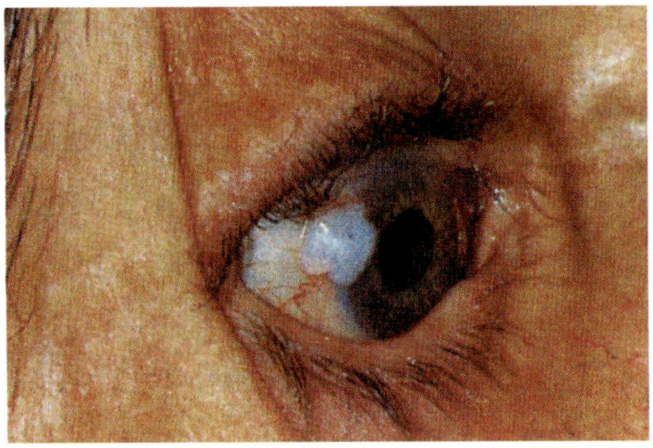

그림 7–83. *A. fumigatus*에 의해 감염된 진균성 각막염(mycotic keratitis).

눈의 각막은 정상적으로 미생물의 감염에 대한 저항성을 나타낸다. 그러나 눈은 감염에 많이 노출되어 있으며 진균은 각막을 침투하여 각막염을 일으킬 수 있다(그림 7–83).

눈의 외상(trauma) 환자라든가 코르티코스테로이드를 사용하는 환자 특히 세균 감염으로 안과 치료를 받는 환자와 녹내장 환자에서 진균 감염의 예가 증가한다. 분생자가 발아한 후에 백색 또는 크림색이 스며 나오고 외상 부위에서 균사가 자란다. 각막에 괴사가 생기면 결국 실명하게 된다. 감염 부위는 특별한 통증이 없는데 그 이유는 콘택트렌즈를 계속 오래 사용하거나, 신경의 손상으로 눈의 감각이 감소하기 때문이다. 환부에서는 고름이 있는 경우도 있지만, 전혀 그렇지 않은 경우도 있다. 배양과 도말 표본을 만들기 위해서는 각막 scraping을 해야 한다. 원인균들은 대부분이 기회감염 진균들이기 때문에 분리된 진균이 반복적으로 분리될 때 병원성 인자로 생각할 수 있다. 80종 이상의 진균이 진균성 각막염을 일으킨다.

3. 진균성 외이도염(Otomycosis)

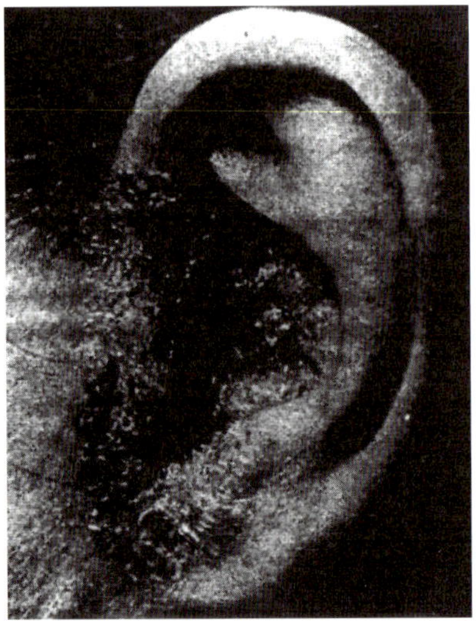

그림 7–84. **진균성 외이도염** (Otomycosis).

진균성 외이도염은 귀의 입구나 귀 외부에 *Aspergillus, Mucor* 및 *Penicillium* 같은 기회감염 진균이 감염된 것으로 그 증상은 염증, 가려움증, 낙설(scaling) 및 균사가 귀의 입구를 막기 때문에 발생되는 부분적인 난청 등이 있다. 외상으로 인해 발생하기도 하는데, 귀에 찰과상이 일어났을 때 빠르게 감염된다. 진균 감염은 *Pseudomonas, Micrococcus, Staphylococcus, Streptococcus* 및 *Proteus* 같은 세균에 의해 2차 감염이 되기도 한다. 너무 뜨겁거나, 습도를 높게 해도 진균성 외이도염이 발생한다. 진균성 외이도염을 일으키는 진균들은 기회감염균이기 때문에 의심이 되는 환부에서 많은 양의 검체를 반복적으로 채취해야 한다. 효모 또는 피부사상균도 외이도 감염증을 일으킨다(그림 7–84).

4. 페니실리움증(Penicilliosis)

페니실리움증은 주로 기회감염 진균인 *Penicillium, Scopulariopsis* 또는 *Purpureocillium*의 포자를 흡입함으로써 발생한다. 처음에는 폐 감염을 일으키지만 혈류를 따라서 확산되며 뇌척수액과 신장은 *Penicillium*이, 심내막염은 *Purpureocillium*와 *Penicillium*에 의해 파종성으로 확산된다.

조·갑부위는 *Scopulariopsis*에 의해서, 진균성 외이도염은 *Penicillium*, 진균성 각막염은 *Penicillium*과 *Scopulariopsis*, 서혜부 궤양은 *Scopulariopsis* 그리고 알레르기성 기관지 천식은 *Penicillium*과 *Scopulariopsis*에 의해 발생한다. 특별한 경우가 아니면 직접 도말 표본에서 균사와 포자가 반복적으로 많은 양이 발견되어야 원인균으로 의의가 있다고 판정한다.

5. 모균증(Mucormycosis, Phycomycosis)

모균증(zygomycosis)이란 Subdivision Zygomycotina에 속해 있는 털곰팡이에 의해 발생되는 급성 감염증을 말한다. 이런 진균들은 빵과 과일에서 보통 속도로 자란다. 당뇨병 환자 또는 영양 실조 같은 환자나 코르티코스테로이드, 항생제, 항암제 등을 사용하는 사람은 공기를 통해 비강 또는 눈에 감염된 후 뇌와 뇌막을 통해 빠르게 확산되어 치명적인 수막 뇌염을 일으킨다. 또한 이 감염병은 폐와 위장 관계에 파종성으로 된다. 최초로 비강이나 눈에 감염된 지 2~10일 후 사망한다. 모균증(zygomycosis)의 만성형 또는 자기한정형은 피하부위에서 관찰되어 왔다. 만성형 환자 검체의 표본을 만들었을 때 분지되고, 큰 격막균사를 형성하고 원형의 포자낭이 존재한다. 최종 진단은 같은 진균이 반복적으로 분리될 때 결정한다. 부비강, 눈 그리고 수막의 모균증은 빠르게 확산되어 치명적으로 되기 때문에 의사는 이 질병이 의심되면 곧 치료를 시작해야 한다(그림 7–85).

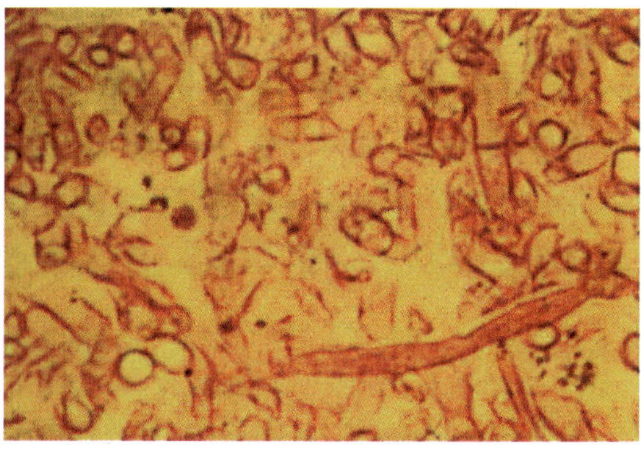

그림 7–85. **모균증(Mucormycosis).** 조직에 감염된 *Mucor* spp.의 균사모양(HE염색, ×400)

6. *Pneumocystis jiroveci* (*P. carinii* : 주폐포자충)

*Pneumocystis jiroveci*는 과거에 *P. carinii*로 불렀던 진균으로 AIDS 환자처럼 면역이 억제된 숙주에 폐렴을 일으키는 기회감염 진균(opportunistic fungi)이다. 원래 원충 trypanosoma로 생각하였으나 정확하게 *P. jiroveci*의 분류 범위에 속하는 것으로 밝혀졌다. 항원충제에 반응하고 항진균제에는 반응이 약하다. 비록 *Pneumocystis jiroveci*가 진균의 특성을 나타내지만 다른 진균들과 구별되는 점은 *P. jiroveci*의 세포벽은 ergosterol보다 cholesterol을 함유하고 있다는 점이다. 또한 유연한 세포벽이 있는 영양체는 삼투압에 민감하다. 이 진균은 리보솜 소단위 유전자를 오직 하나에서 두 개를 가지지만 대부분의 진균들은 많은 유전자를 가지고 있다(그림 7-86, 7-87).

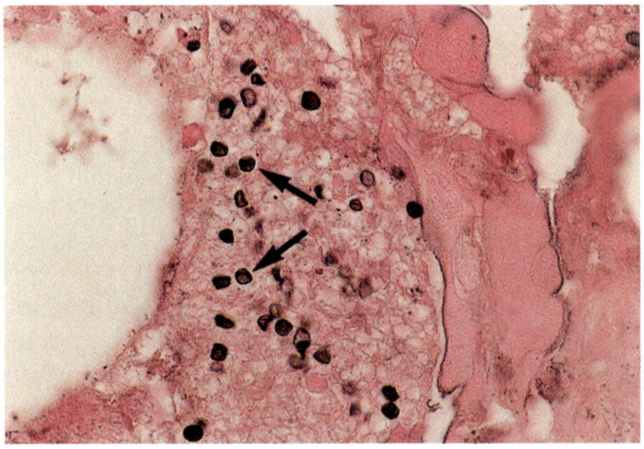

그림 7-86. ***P. jiroveci*의 포낭형**(cystic form 화살표), cyst는 구형 또는 약간 굽은 구형이며 직경 4~7 μm(methenamine-silvernitrate stain 500×)

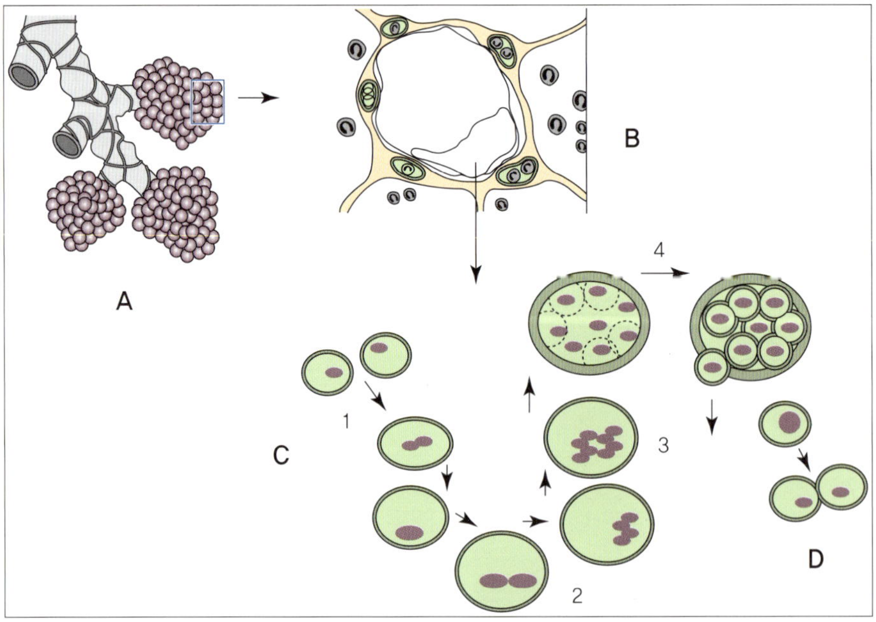

그림 7-87. ***Pneumocystis*의 생활사.** A) *Pneumocystis*의 주된 감염부위는 폐포이다. B) A)의 확대 부위; 폐포세포에 감염된 진균(type I pneumocytes)과 감염되지 않은 세포(type II pneumocytes), C) 폐포에서 *Pneumocystis*의 유성생식 생활사 1) 두 세포의 접합체 형성 2) 접합체는 감수분열에 의해 4개의 핵 형성 3) 핵 분열로 8개의 핵 형성 4) 포자형성 후 자낭에서 유리(증식기: vagetative phase). D) 무성생식생활사. 핵의 이분열로 영양형이 형성된다.

8 항진균요법
(Antifungal therapy)

학습목표

1. 항진균제의 작용기전을 설명할 수 있어야 한다.
2. 항진균제의 종류를 설명할 수 있어야 한다.
3. 항진균제의 독성과 부작용을 설명할 수 있어야 한다.

I 개요

항진균성 화학요법의 시대는 토양 방선균인 *Streptomyces*에 의해 생산된 200개 이상의 **폴리엔 마크로라이드**(polyene macrolide)계 항생제의 경구 투여 가능한 약제를 개발하려는 철저한 시도 끝에 Squibb Laboratories가 1958년에 amphotericin B-deoxycholate를 도입함으로써 효과적으로 시작되었다. 최초의 항진균제인 암포테리신 B 데옥시콜레이트(amphotericin B deoxycholate)는 1958년에 출시되었다. 강력한 광범위한 항진균 활성을 제공하지만 상당한 신장 독성 및 주입 반응과 관련이 관련이 있으며, 1973년에 도입된 피리미딘 유사체인 **플루시토신**(Flucytosine)은 *Candida*와 *Cryptococcus*에 대해 활성이 있지만 약제 내성과 독성의 출현으로 인해 사용이 제한된다. **플루코나졸**(fluconazole)과 **이트라코나졸**(itraconazole)을 포함한 **1세대 아졸**(azole) 약제는 1990년대에 출시되었다. 이 약제는 경구 투여하는 장점이 있으며, 병원성 효모에 대해 좋은 활성을 가지고 있다. CYP 450은 환자가 투여받은 다른 약제 사이에 상호작용이 있어 사용에 제한이 있다. 지질 기반(lipid-based) **암포테리신 B**는 1990년대에 도입되었으며, 독성이 적은 데옥시콜레이트 제제의 강력하고 광범위한 활성을 유지한다. **에키노칸딘**(echinocandin)은 2000년대에 출시되었으며, 약제와 약제 사이에 상호작용이 거의 없어 칸디다에 대한 탁월한 활성을 나타내지만 **비경구적으로만 투여하는 단점**이 있다. **보리코나졸**(voriconazole), **포사코나졸**(posaconazole) 및 **이사부코나졸**(isavuconazole)을 포함한 **2세대 아졸 약제**는 2000년대부터 시장에 출시되었으며, 이 약제의 주요 장점은 사상균에 대한 확장된 활성을 가진다는 점이다(그림 8-1). 이상적인 **화학요법제**(chemotherapeutic agents)는 **선택적 독성**(selective toxicity)을 나

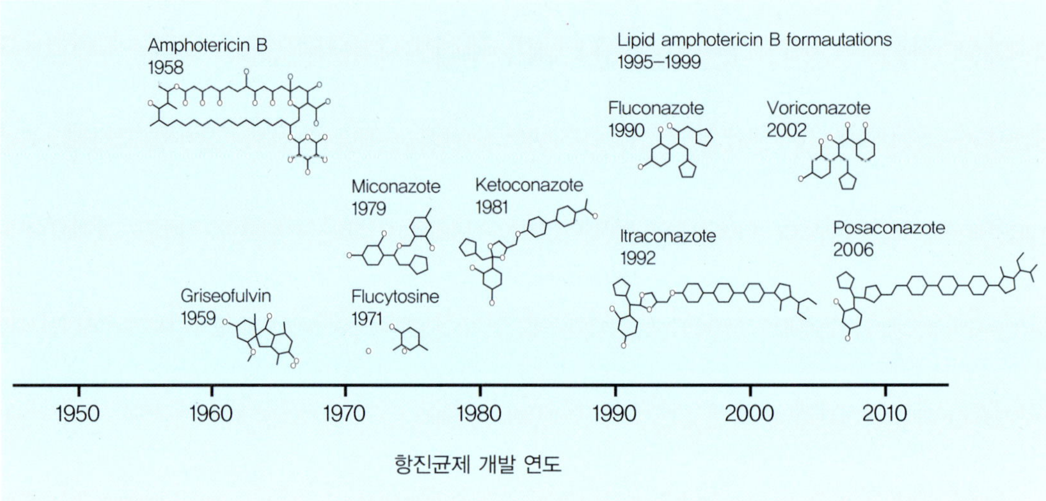

그림 8–1. **항진균제의 개발과정**

타낸다. 다시 말해서 숙주에게는 해가 없고 감염 기생체에만 유해한 약제를 의미한다. **선택적 독성**은 절대적이라기보다 상대적인 경우가 많다. 즉, 이것은 숙주에게는 내성을 가지는 약제의 농도가 감염 기생체에게는 손상을 일으킬 수 있는 것을 의미한다. **선택적 독성**은 **약제 부착**(drug attachment)에 필요한 특이 수용체의 기능일 수도 있고 기생체에 대한 생화학적 현상의 저해에 의존할 수도 있다. 이와 같이 대부분의 항균제의 작용기전은 완전히 이해되지 않고 있다. 특히 **진균**은 **포유동물**과 같은 **진핵생물**에 속해 있기 때문에 질적으로 우수한 선택 독성을 발현하는 약제는 필연적으로 제한되어 있는 것이 현실이다. 지금까지 밝혀진 **항진균제의 작용 기전**과 **선택적 독성**의 발현 기구에 대한 연구는 세균 분야에 비해서 많이 뒤떨어져 있으며 앞으로 병원성 진균들에 관한 **세포 차원** 및 **분자생물학적 수준**의 연구 진전에 따라서, 더욱 이상적인 선택 독성을 발현하는 **항진균 약제**가 개발될 것으로 기대된다.

II 항진균제의 작용기전

1. 개요

현재 연구 중에 있는 항진균제와 지금까지 밝혀진 **항진균제의 작용 기작**은 진균의 세포질막 성분인 **에르고스테롤(ergosterol)의 기능 장해, 에르고스테롤의 합성 저해, 세포벽 합성 효소의 저해** 및 **핵산합성 저해** 등으로 크게 나눠지지만 핵산합성 저해를 제외한 약제들은 모두 진균의 세포질막을 표적 부위로 하고 있다. 여기에서는 지금까지 임상에서 응용하는 데 문제가 되는, 선택 독성의 발현 기구에 대해서 서술한다(그림 8–2).

작용기전	항진균제 계열	항진균제
세포막 합성억제 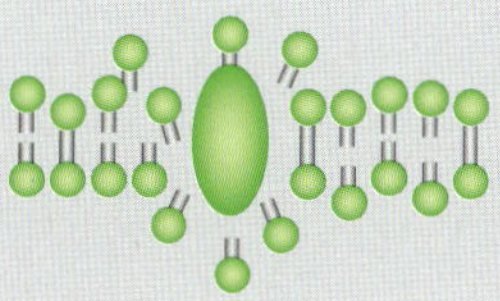 *Ergosterol* 억제/파괴	Azoles계 (14–a–demethylase 억제)	Imidazoles Ketoconazole, miconazole Trizoles voriconazole, posaconazole, isavuconazloe*
	polyenes계 (ergosterol 파괴)	Amphotericin B
	Allylamines계 (스쿠알렌 모노옥시젠아제)	Terbinafine
세포벽 합성억제 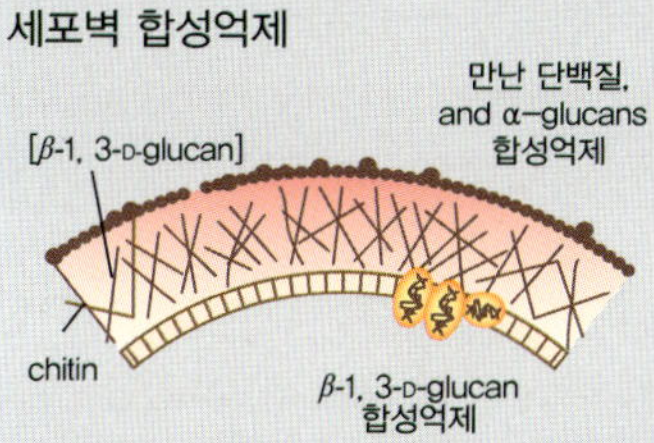	Echinocandins계 (β–1,3 D–glucan 합성억제)	Anidulafungin, caspofungin, micafungin
핵산 합성억제 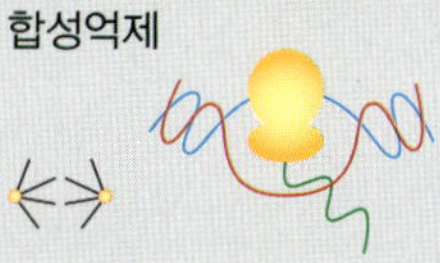	피리미딘, 티미딘 합성억제	Flucytosine
	유사분열억제	Gtriseofulvin

그림 8–2. **항진균제의 작용기전**

2. 진균 세포질막의 ergosterol 기능 장해 작용

Ergosterol은 진균 특유의 sterol이며 인체 세포에서의 **cholesterol**과 마찬가지로 세포질막의 유동성 등 **세포질막의 물리 화학적 상태의 조절**에 관여하고 있다. 세포질막의 비생리적 변화는 세포의 형태, 막 투과성뿐만 아니라 막 결합성 효소의 활성 조절 역시 변화시키고, 진균의 발육을 저해시켜 결국은 사멸에 이르게 한다. 그런데 이 진균 특유의 sterol 성분에 직접 작용하고 **세포질막 장해 작용**을 일으키는 일련의 화합물 군으로써 **폴리엔**(polyene)계 항진균물질을 대표적으로 들 수 있다. 현재까지 70종 가까이 되는 화합물이 발견되었지만 실용화된 것은 불과 6~7종류 밖에 없다(그림 8–3).

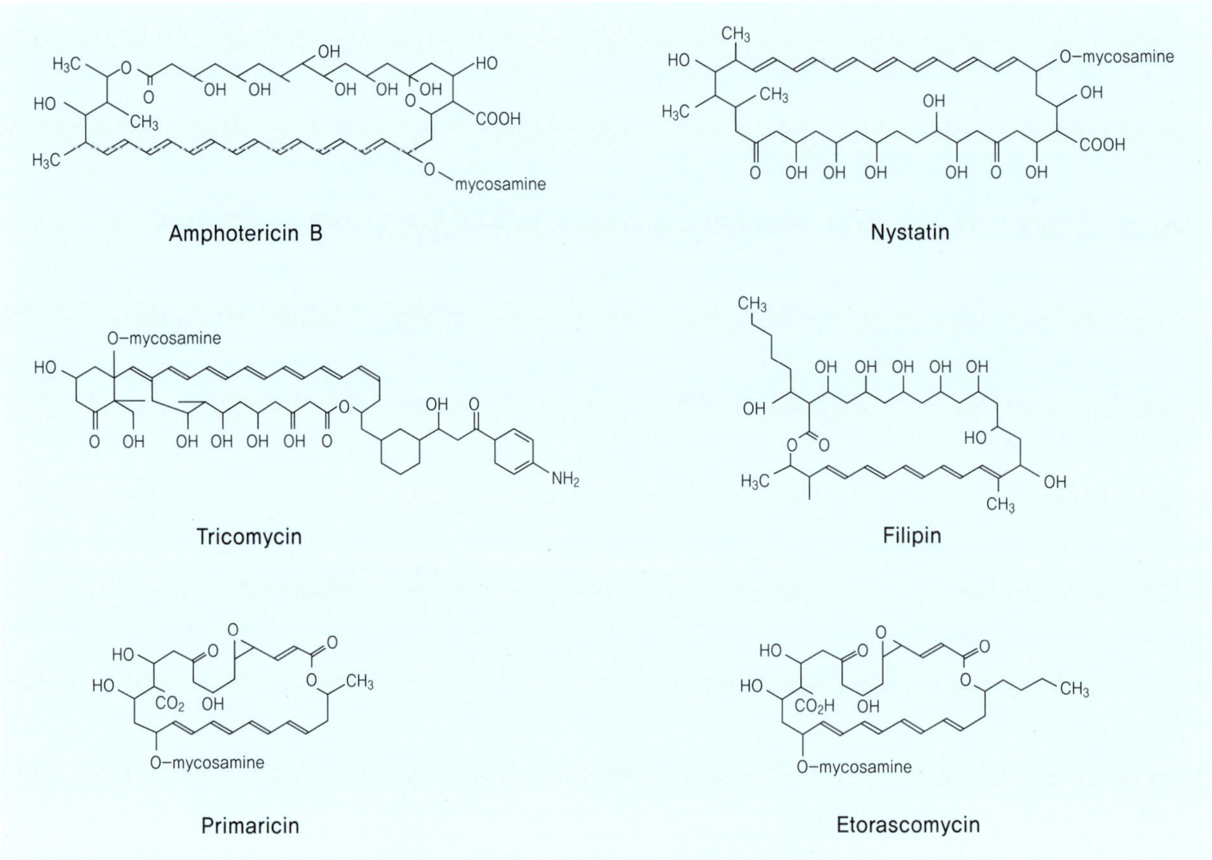

그림 8–3. **Polyene계 항균물질의 화학구조**

이 중 amphotericin B만이 전신성 진균증 치료약으로 사용되고 있다. 이들 화합물은 모두 **마크로라이드**(macrolide) 고리의 한쪽 측면에 수많은 **수산기**(OH기)를 갖고 있으며, 그 반대 측면에는 **이중 결합의 사슬**(polyene)이 있고, 분자 전체로써는 **양측 친매성**을 보인다. 이미 앞에서 기술한 것 같이 스테롤은 세포질 막의 유동성을 조절하는 중요한 역할을 하지만 **폴리엔(polyene) 부분**에 **스테롤 분자**가 **소수결합**하고 **스테롤**과 **인지질**(phospholipid)과의 **정상적인 상호작용을 방해**한다. 그 결과 세포질막의 물리적 성질은 비생리적인 상태로 변화하고 **투과성 이상**이 발생되는 것으로 여겨진다. 그리고 **amphotericin B, nystatin** 등의 분자 내의 2중 결합의 수가 6개 이상인 대형 폴리엔은 **세포질막 스테롤과 작용하여 이온을 투과**하는 pore를 형성한다. 이 pore의 형성은 세포질막의 두께에 따라 결정되며 지질 2중층의 한 층에서만 생기는 불완전형과 지질 2중층을 관통하고 있는 완전형의 pore가 발생한다는 설이 제창되고 있다. 이들의 작용은 먼저 프로톤(proton)에 대한 막의 투과성을 항진하고, 다음으로 양이온 교환에 의해서 세포 내의 K^+ 방출 촉진을 초래하여 세포의 불가역적인 기능 장해를 초래하는 것으로 여겨지고 있다. 그러나 폴리엔계 항진균제는 정도의 차이는 있으나 **동물 세포막**에 함유된 **콜레스테롤에도 상호작용**을 하기 때문에 **부작용**이 나타나게 된다. 다시 말해서 **에르고스테롤과의 친화성**은 **치료 효과를 얻고**, 콜레스테롤과의 친화성은 부작용을 초래하지만 두 스테롤의 구조적 유사성으로 **폴리엔계 항진균물질의 선택 독성이 낮은 이유**도 쉽게 추측할 수 있다. 그림 8–2에 나타난 것 같이 일반적으로 amphotericin B, nystatin 등의 대형 폴리엔은 에르고스테롤에, 필리핀(filipin)은 콜레스테롤에 대해서 비교적 높은 친화성을 보이는 것으로 알려졌다.

따라서 에르고스테롤을 함유한 레시틴 리포솜은 amphotericin B에 의해 현저한 K^+ 누출이 유발되는 것에 비하여, 콜레스테롤을 함유한 세포질 막에서부터의 K^+ 누출은 오히려 필리핀 쪽이 강하다.

이와 같은 결과는 항진균 활성과 부작용을 반영한 것이며 amphotericin B가 임상에서 사용되는 이유가 된다.

3. 진균 세포질막의 ergosterol 합성 저해 작용

앞에서 설명한 폴리엔계 항진균 물질은 진균 세포질막에 존재하는 에르고스테롤과 특이적으로 결합하고 막구조를 파괴하는 작용을 가지는 성질이 있다. 한편 일부 항진균제는 **에르고스테롤의 생합성을 특이적으로 저해하는 작용**을 한다. 이들 항진균제에는 구조에 따라 **피리딘**(pyridine), **피리미딘**(pyrimidine), **아졸**(azole), **피페라딘**(piperadine), **모르포린**(morpholine), **아릴아민**(arylamine) 및 **티오카르바민**(thiocarbamine)산 계열의 7종류로 분류되지만 의약품으로 실용되고 있는 것은 아졸(azole), 아릴아민(arylamine), 모르포린(morpholine), 티오카르바민(thiocarbamine)산계 등이다(그림 8–4, 8–5).

1) 스쿠와렌 에폭시다제(Squalene epoxidase) 저해제

티오카르바민산계 화합물과 아릴아민계 화합물은 모두 *Trichophyton mentagrophytes, Sporothrix schenkii* 및 *Candida albicans* 등에서의 에르고스테롤의 합성을 저해하고 최소 발육억제농도(MIC)의 1/100 이하의 농도로 에르고스테롤 함량의 저하를 나타낸다. 그것에 수반한 스쿠와렌의 축적기작은 *C.albicans*의 무세포 추출계에서의 실험성적에서 스쿠와렌이 스쿠와렌 에폭시다제로의 반응 경로, 즉 스쿠와렌 에폭시다제 저해 작용에 기인한다는 것이 명확하게 밝혀졌다.

그래서 **스쿠와렌 에폭시다제**는 **포유 동물의 콜레스테롤 합성에도 공통적으로 작용**하며, 이 효소 저해 작용을 원리로 하는 항진균 약제의 두 세포계에 대한 감수성이 고려되어야 한다.

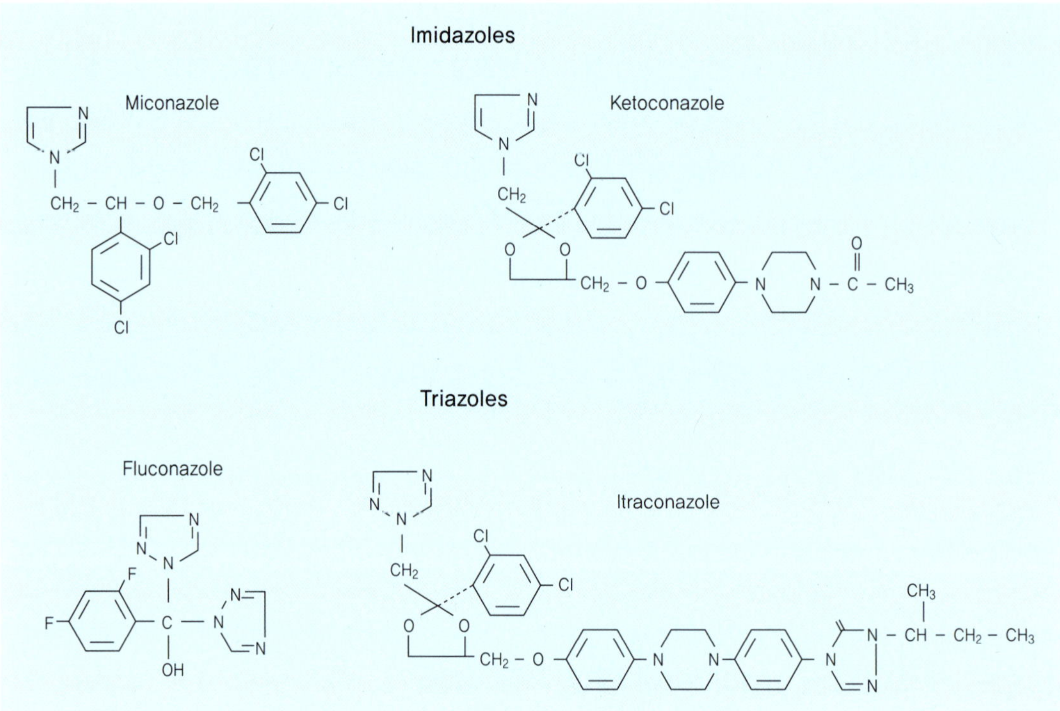

그림 8–4. Azole계 항진균물질의 화학구조

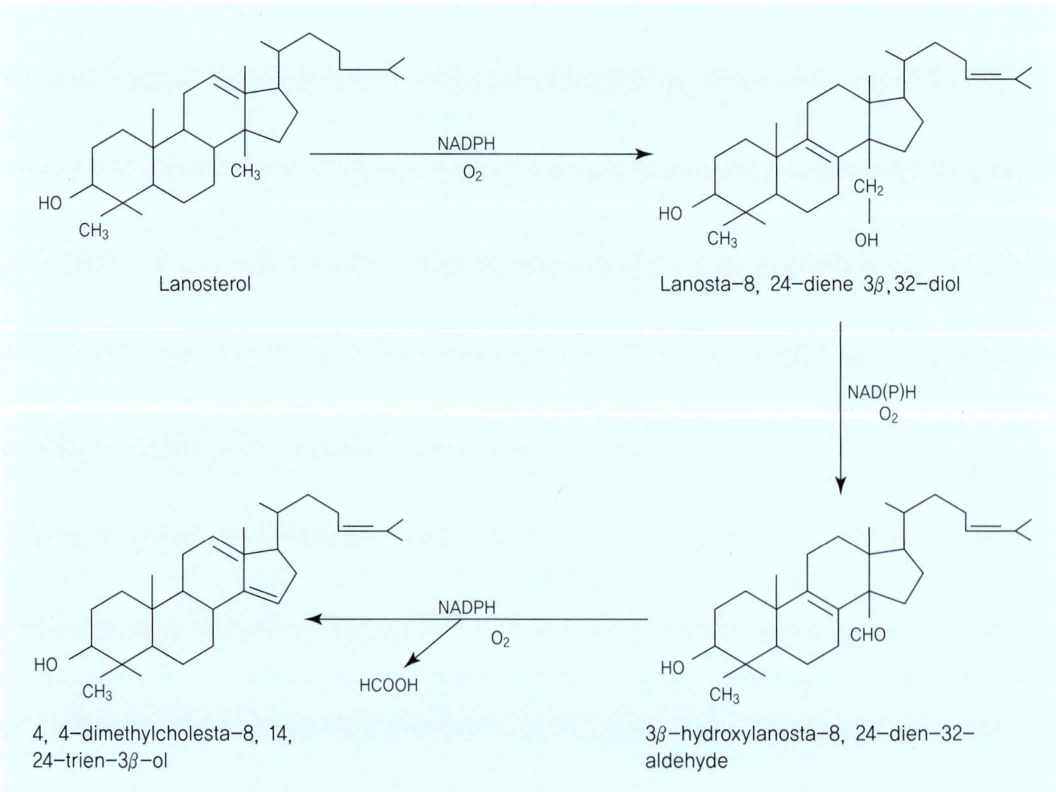

그림 8–5. Ergosterol의 생합성 경로 및 azole과 amphotericin B의 항진균 작용

4. 세포벽 합성 저해 작용

진균 세포의 세포학적 특징은 키틴을 골격으로 하고 글루칸(glucan) 등을 간질 성분으로 한 특유한 세포벽 구조로 되어 있다. 동물 세포에는 이와 같은 세포벽이 존재하지 않기 때문에 세포벽 합성 저해 작용은 선택 독성을 가장 기대할 수 있는 작용 기작의 하나이다.

1) 키틴(chitin) 합성 저해제

키틴 합성 효소를 직접 저해하는 화합물로서는 **니코마이신**(nikomycin)과 **polyoxin-D**가 있는데 모두 *Streptomyces* 속에서 분리된 핵산 펩티드계 항균물질이다. 이들의 화합물은 본래 농업용 항진균제를 목적으로 연구가 이루어진 것이지만 그 과정에서 진균의 세포벽 성분 특히 키틴의 합성을 강력히 저해하는 것이 발견되었다. 니코마이신에 의한 키틴 합성 저해 작용은 polyoxin-D에 비해서 약 10배 강력하다. 그리고 키틴 합성 효소는 UDP-N-acetyl-glucosamine과 N-acetyl-glucosamine을 기질로 하는 전형적인 두 개의 기질 반응을 가지지만 nikomycin 및 polyoxin-D에 의한 저해 방식은 모두 UDP-N-acetyl-glucosamine에 대한 경쟁적 저해이다. 키틴 합성 효소 저해 작용을 지닌 항진균제에는 높은 선택 독성이 기대되나 현재 그 연구 과정은 기초 단계이고, 아직 임상 응용에 이르지 못했다.

2) ß-1, 3 glucan 합성 저해제

진균의 세포벽 합성 과정에서 키틴 합성 효소 저해제와는 다른 **ß-1, 3 glucan 합성 효소만을 특이적으로 저해하는 화합물**로서 ekinocandin B 및 acreosine A를 포함하는 **lipopeptide계** 항진균물질과 ekinocandin B의 반합성 유도체인 **cilofungin**이 알려져 있다. 이들 화합물은 공통적인 펩티드 고리를 가지고 고급 지방산 잔기로 형성된 측쇄 부분을 달리 하지만 ß-1,3 glucan 합성 효소에 대한 저해 양식은 어느 것이나 기질에 있는 UDP-glucose에 대해 비경제적이라는 것이 밝혀지고 있다. 이들 중에서는 cilofungin에 대한 연구가 가장 활발하다.

5. 핵산합성 저해 작용

제암작용을 가진 불소치환 피리미딘 유도체의 검색과정에 발견된 flucytosine은 진균의 핵산 합성을 선택적으로 저해한다. *C. albicans* 등의 감수성세균에 5-fluorocytosine은 cytosine permease(시토신 침투효소)에 의해 세포 내로 흡수된 후 시토신 탈 아미노효소(cytosine deaminase)에 의해 탈 아미노화되고 5-fluorouracil(5-FU)로 된다.

5-fluorouracil은 세포 내에서 5-fluoro-2′-deoxyuridilate(FdUMP)가 되지만 이것이 DNA 합성단계가 되는 tymidine 산(dTMP) 합성 효소를 경쟁적으로 저해하여 **DNA 합성을 억제**한다. 한

편 세포 내의 5-fluorouracil은 FUTP로 대사되고 UTP 대신에 RNA 분자 내에 흡수된 결과 정상적인 **RNA 합성이 저해**된다. 이들 작용은 항종양제로서의 5-fluorouracil의 작용과 마찬가지로 종양세포(동물 세포)에서는 cytosine permease 및 cytosine deaminase가 결여되므로 5-fluorouracil의 작용을 받지 않는다. 또 진균 세포에는 uracil permease가 없어 5-fluorouracil이 세포 내에 흡수되는 일은 없다. 이와 같이 flucytosine은 이상적으로 **선택 독성을 발현하는 유일한 약제**지만 문제점은 **내성세균의 출현**이 잘되기 때문에 임상에서 단독으로 사용되지는 않고, **amphotericin B와 병용요법**으로 사용되고 있다.

III 항진균제(Antifungal agents)의 종류

지금까지 임상에서 사용하고 있는 항진균제로는 크게 **polyene계 항진균물질**인 amphotericinB와 nystatin이 있으며 **spirocyclic 화합물**인 **gryceofulvin** 및 **합성제**인 **5-fluorocytosine**(5-FC), **clotrimazole, miconazole** 및 **ketoconazole**과 **imidazole** 유도체 등이 있지만, **항진균제**들은 대체로 **독성이 강**하고 **부작용이 많**아 아직도 진균 감염증에 안심하고 사용할 만한 항진균제가 많지 않다. 그러나 다행스럽게도 nikomycin과 polyoxin-D는 chitin 합성을 선택적으로 저해하는 것으로 알려졌고, **cilofungin**은 효모의 세포벽 성분인 **ß-1, 3 glucan 합성**을 저해하는 것으로 알려졌다. **pradimycin**도 세균이나 동물세포에는 감수성을 보이지 않고, 진균의 세포질막에 장해를 일으키는 것으로, 종래의 항진균제의 성질과는 다른 선택독성을 가지는 것으로 알려졌다(표 8-1).

1. Amphotericin B

Amphotericin B는 *Streptomyces nodosus*에 의해 생산되는 복잡한 구조를 갖는 polyene계 항진균 물질로서 진균의 세포막에 있는 ergosterol과 결합하여 세포막에 손상을 주어서 진균 세포의 내용물 특히 포도당과 K^+를 유출시켜 항진균 작용을 나타낸다. 약제의 미세 결정을 sodium deoxycholate 및 완충제와 배합한 것을 5% 포도당액으로 용해하여 사용한다. 1일 투여량은 0.4~0.8 mg/kg을 정맥 투여하며 첫 번째 투여량은 1일 5 mg을 주사한다. 수막염의 경우는 하루 걸러 0.8 mg까지 지주막 내(intrathecal)에 주사할 수도 있다. Amphotericin B는 심부 감염증인 콕시디오이데스진균증, 분아균증, 히스토플라스모시스증, 크립토코쿠스증 및 칸디다증, 스포로트리쿰증의 치료에 효과적인 약제로 알려졌다. Amphotericin B와 flucytosine을 **크립토코쿠스성**

표 8-1. 진균감염 치료를 위한 항진균제의 종류

화학적 성분(class)	항진균제	투여경로
Allylamine	Naftifine	T
	Terbinafine	O, T
Antimetabolite	Flucytosine	O
Azole (imidazole)	Bifonazole	T
	Butoconazole	T
	Clotrimazole	T
	Econazole	T
	Ketoconazole	O, T
	Oxiconazole	T
	Sulconazole	T
	Teronazole	T
	Tioconazole	T
Azole (triazole)	Fluconazole	O, IV
	Itraconazole	O, IV, OS
	Voriconazole	O, IV
Echinocandin	Caspofungin	IV
	Micafungin	IV
Polyene	Amphotericin B	IV, T
	Liposomal amphotericin B	IV
	Amphotericin B lipid complex	IV
	Amphotericin B colloidal dispersion	IV
	Nystatin	T, OS
기타	Amorolfine	T
	Butenafine HCl	T
	Ciclopitox olamine	T
	Griseofulvin	O
	Haloprogin	T
	Tolnaftate	T
	Undecylenate	T

IV, 정맥주사; O, 구강투여; OS, 구강이나 그 외; T, 국소적 투여
※ Amphotericin B는 전신성 진균증의 초기치료에 가장 많이 사용한다.
※ Ketoconazole은 전신성 진균증에 효과가 좋지만 간 질환이 있는 환자에 심한 부작용이 있다.

수막염 환자에게 병용하면 좋은 효과를 얻을 수 있다. Flucytosine 외에 rifampin이나 tetracycline을 병합하여도 세포막 투과가 용이하다고 한다.

2. Clotrimazole

효모와 피부사상균에 의해 발생하는 피부나 질의 감염증에 국소적으로 사용되며 아구창(thrush)에는 정제로 사용한다. 부작용이 많기 때문에 전신 감염증에는 사용하지 않는다.

3. Flucytosine(5-fluorocytosine, 5-FC)

Flucytosine은 cytosine deaminase에 의해 amino기가 떨어져서 5-fluorouracil(5-FU)이 되고 이것이 **pyrimidine의 합성을 억제**하여 항진균력을 나타낸다. 비교적 독성이 적고 150 mg/kg/day를 경구 투여하며 ***Candida, Cryptococcus, Nakaseomyces*** 등의 진균류를 억제한다. 혈중 농도를 고농도로 오래 지속시키면 골수 기능의 저하, 탈모 현상, 피부 발진 및 간 기능의 이상을 일으킨다. **내성 변이균**이 생기기 쉬우므로 **amphotericin B와 병용**할 것을 권장한다.

4. Griseofulvin

Griseofulvin은 *Penicillium griseofulvum*에 의해 생산되는 항진균물질이다. 이것은 세균 또는 전신성 진균증을 일으키는 진균에게는 효과가 없지만, **피부사상균** 특히 *Microsporum audouinii*와 *Trichophyton rubrum*에 대해 **효과적**이다. 어른은 1일 1 gm을 4회 나누어 복용하며 **피부 진균증**일 경우 3~4주일간 투약하고, **손바닥, 발바닥 감염증**에는 8주일, **손톱, 발톱 감염증**에는 6~12개월 투여한다. 흡수된 약제는 keratin과 결합하여 병소의 피부에 침착하여 95% 이상이 치유된다. **부작용**으로는 **두통, 졸음, 피부 발진** 및 **위장 장애**가 나타난다. 특히 **간 질환**이 있는 환자에게 주의를 요한다.

5. Azole 제제

Imidazole은 원래 **기생충 치료제**이며 thiabendazole, mebendazole, metronidazole 등이 있지만 thiabendazole과 mebendazole은 진균 억제 능력이 있어 imidazole 제제는 항진균제로 많이 쓰이고 있다. 현재 miconazole과 ketoconazole은 전신성 진균증 치료에 사용되며 clotrimazole, miconazole, ketoconazole은 국소 진균증 치료에 사용한다. 이 약제들은 막 투과성을 증가시키고 진균 세포막에서 ergosterol의 합성을 저지한다. Clotrimazole 10 mg의 작은 정제를 하루 5회씩 경구 투여하면 구강 칸디다증을 치료할 수 있다. 2% miconazole 크림은 피부사상균증(dermatophytosis)과 질 칸디다증(vaginal candidiasis) 치료에 사용한다.

Miconazole은 전신성 감염에 정맥 주사로 사용되기도 하지만 상당한 독성이 있다. Ketoconazole 200~400 mg을 매일 수주일간 경구 복용하면 만성 점막 피부 칸디다증, 질 칸디다증 및 심부진균증인 paracoccidioidomycosis, coccidioidomycosis, histoplasmosis 및 blastomycosis에도 효과적이지만 이들 진균에 의한 수막염에는 효과가 없다. **부작용**은 **메스꺼움, 구토, 두통, 피부 발진, transaminase치 상승, 부신 스테로이드 합성의 저해** 등이 있다. Fluconazole은 점막 및 전신 효모감염에 대해 가장 널리 처방되는 항진균제 중 하나가 되었다. 그러나 기회감염 진균인 *Aspergillus, Mucorales* 및 *Fusarium* 종에 대한 작용의 부족과 일부 Candida 종인 *Nakaseomyces glabratus, Pichia kudriavzevii* 간의 내재적 저항성으로 인해 더 넓은 항균 범위를 가지는 새로운 항진균제가 필요했다(그림 8–6). Itraconazole (1992)은 플루코나졸의 한계에 대한 부분적인 해결책이었다. 약물이 풍토성 진균과 *Aspergillus* 종에 대해 개선된 활성을 보였지만, 경구 투여 캡슐 제형은 불규칙한 흡수와 액체 제형은 유해한 위장 장애를 일으켰다. 보리코나졸은 플루코나졸에서 파생된 2세대 트리아졸(*triazoles*)로 이전 트리아졸에 비해 항진균 범위가 넓어졌다. 침습성 아스페르길루스증과 많은 *Scedosporium, Lomentospora* 및 *Fusarium* 감염의 치료를 위해 선택되는 약물이 될 것이다. 광범위한 스펙트럼의 트리아졸계 약제인 보리코나졸(2002)과 포사코나졸(2006)의 도입은 심각한 면역저하환자의 침습성 진균감염의 관리를 변화시켰다. 보리코나졸은 침습성 아스페르길루스증의 치료에 기존의 암포테리신 B보다 더 효과적인 것으로 나타났으며 푸사리오증(fusariosis)에 유용한 약제인 반면, 포사코나졸은 *Aspergillus* 및 *Fusarium* 종 뿐

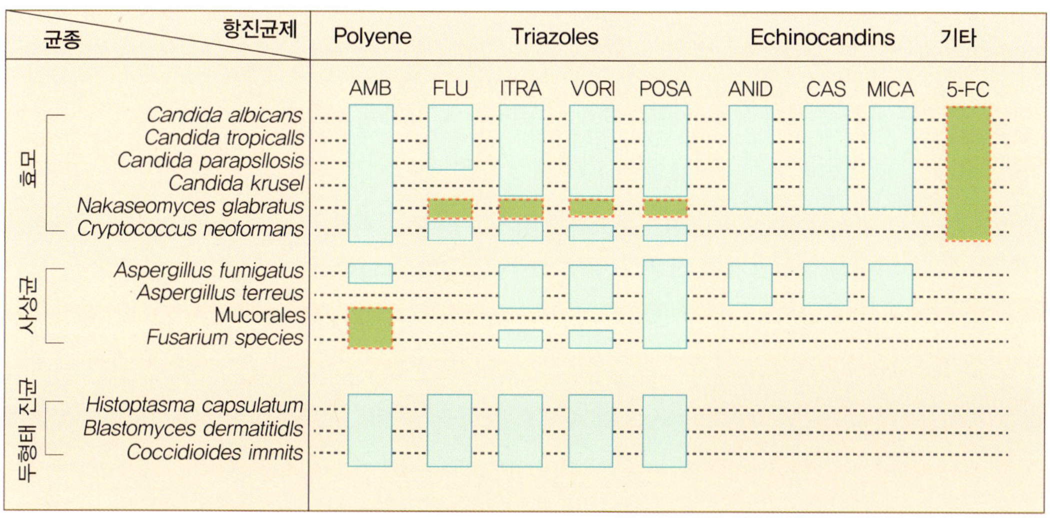

그림 8–6. **다양한 항진균제의 작용 범위와 항진균제 내성**

푸른색 사각형은 항진균제가 미생물학적 및 임상적 효능을 입증한 종을 나타낸다. 점선이 있는 초록색 사각형은 항진균제 저항성이 있는 속/종을 나타낸다. AMB=amphotericin; ANID=anidulafungin; CAS=caspofungin; 5-FC=flucytosine; FLU=fluconazole; ITRA=itraconazole; MICA=micafungin; POSA=posaconazole; VORI=voriconazole.

만 아니라 많은 뮤코랄레스(*Mucorales*) 종을 포함하는 활성 스펙트럼을 가지는 것으로 알려졌다.

6. 에키노칸딘(Echinocandins)

20세기 항진균제 발견의 마지막 이정표는 에키노칸딘 항진균제의 개발이다. 에키노칸딘은 감수성 진균에서 β-1,3-d-glucan의 합성을 억제하여 진균의 세포벽을 손상시키는 반합성 리포펩티드(lipopeptides)이다. 글루칸이 풍부한 진균의 세포벽은 포유류 세포에서 발견되지 않는 표적이기 때문에 이러한 약제는 포유류 세포에서 부수적 독성이 거의 없는 효과적인 항진균제로 입증되었다. 그러나 에키노칸딘은 여전히 일부 일반적인 기회감염 효모인 *Cryptococcus* 종과 일반적으로 검출되지 않은 사상균인 *Fusarium, Scedosporidium* 및 *Mucorales*에 대한 활성이 부족하며, 이는 종종 면역저하환자에서 심각한 감염으로 발전할 수 있다. 환자 특이적 동반질환, 과민성, 약물 상호작용 위험, 면역억제, 감염부위 및 내인성 항진균제 내성 병원체 감염 위험때문에 특정 균증에 대해 모든 환자에게 적합한 단일 항진균제는 없기 때문에 1950년대 항진균요법이 시작된 이래 상당한 진전이 있었지만 현재의 항진균제로는 아직 완벽하지 않다는 것이 오늘날 항진균제의 현실이다.

IV 항진균제의 독성과 부작용

최근 새로운 항진균제의 도입은 침습성 진균증 치료에 혁명을 일으켰으며, 항진균 요법의 안전성과 약제 내성이 상당히 개선되었지만, 면역력이 약한 환자에게는 장기간의 치료 과정 동안 항진균제를 사용하게 된다. 결과적으로 임상의사는 **항진균제의 주입 관련 독성 및 암포테리신 B의 신장 독성, 트리아졸 항진균제를 사용한 경우 간 독성 뿐만 아니라 장기적인 장기 기능장애, 피부 반응 및 악성종양 등**이 있다(그림 8-7). 경구용 이트라코나졸은 시클로 덱스트린(cyclodextrin) 부형제(excipient)와 관련된 메스꺼움 및 위장 장애를 유발하여 장기간 치료 과정을 견디기 어렵게 만든다. 이트라코나졸은 대부분 노인에게서 약물의 부정적인 근육수축력 감소 또는 부신억제와 관련될 수 있는 고혈압, 저칼륨 혈증 및 부종의 독특한 3가지 원인을 일으키는 것으로 알려졌다. 따라서 심부전 병력이 있는 환자에게는 이트라코나졸의 장기간 투여를 권장하지 않는다. 환자의 5~15%에서 모든 항진균제 치료에서 발진이 보고되었지만, **외래 환자의 보리코나졸 치료는 특수한 레티노이드 유사 광독성 반응**(retinoid-like phototoxic reactions)과 관련이 있다. 이 광독성 반응은 자외선 차단제의 사용을 통해 예방되지 않지만 일반적으로 치료를 중단하면 회복된다. 그러나 최근 보고서에 따르면 이 광독성 반응은 **편평세포 악성종양**(carcinoma) 및 **흑색종**(melanoma)의 발생과 관련이 있는 것으로 알려졌다. 장기간 보리코나졸 치료를 받는 모든 환자의 경우 **감광성**(photosensitivity) 또는 **피부 광 손상**(cutaneous photodamage)과 피부암에 대한 신중한 검사를 받아야한다고 한다. 장기 면역억제를 가진 외래 환자들이 장기간 항진균 요법을 받고 있기 때문에 **장기의 독성**이 더 우려되고 있다.

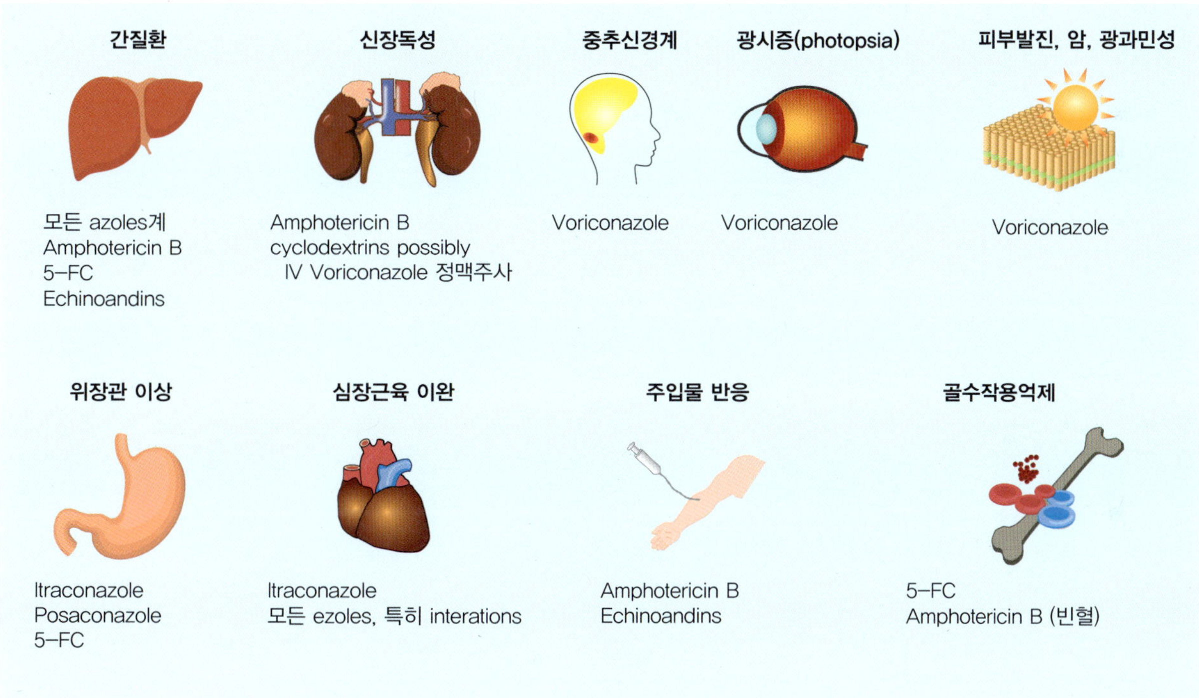

그림 8-7. **항진균제의 일반적인 독성과 부작용**

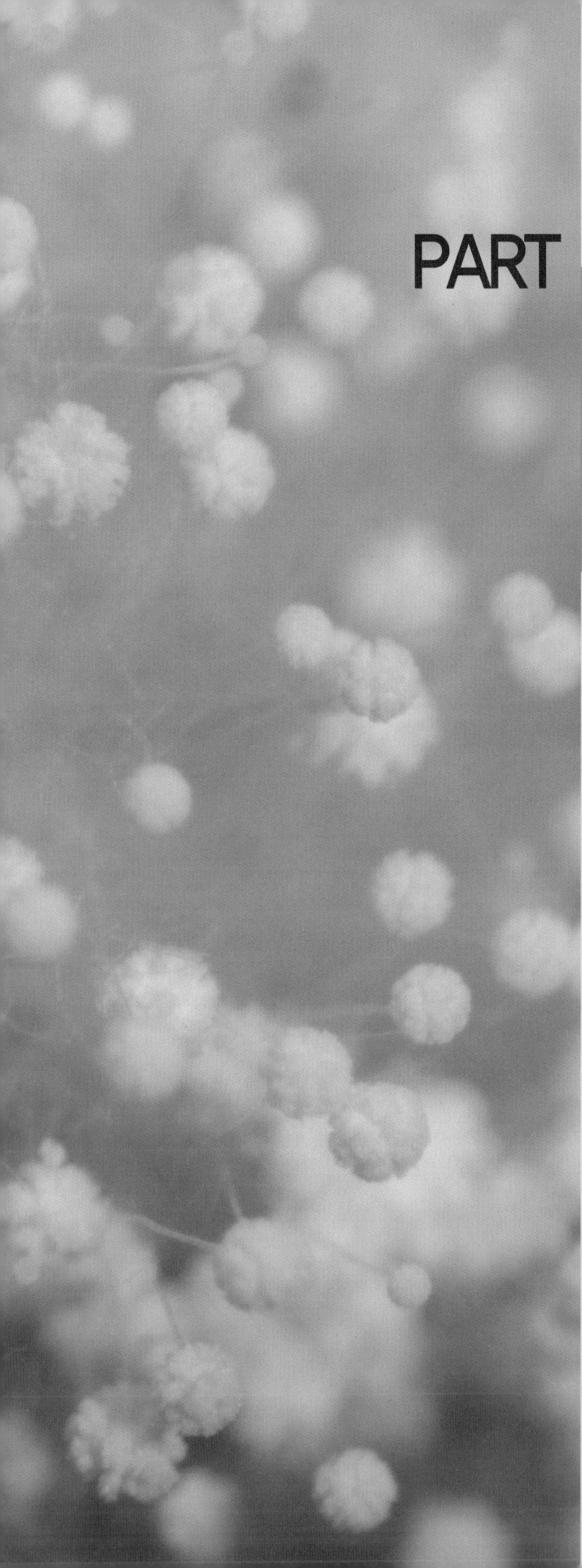

PART 2

실습편

9 진균의 배양과 동정

학습목표

1. 진균의 동정과정을 설명할 수 있어야 한다.
2. 진균의 검체채취와 검체처리방법을 설명할 수 있어야 한다.
3. 진균배양용 배지의 특성을 설명할 수 있어야 한다.
4. 진균의 현미경적 진단법과 염색법을 설명할 수 있어야 한다.
5. 진균의 slide 배양방법을 설명할 수 있어야 한다.

I 개요

역사적으로 볼 때 진균은 그다지 중요하지 않은 감염원으로 취급되어 왔으며 임상연구 분야에서조차 홍밋거리 이상의 내용은 없었다. 그러나 최근에는 진균이 주요 감염원으로써 취급되어 왔으며, 임상 의사들의 공통적인 관심사항이 되었다. 특히 **당뇨병, 코르티코스테로이드**(corticosteroid) 제제나 **항대사억제제**(antimetabolites)의 투여 결과로 생기는 **면역 기능 저하를 일으키는 환자**(immunocompromised patients), 장기간 동안 정맥내 장치 삽입 환자, 위장관의 외과적인 처치 및 장기간 동안 항생제를 투여하는 환자들에게서 과거의 비병원성으로 여겨지던 **부생성 진균**(saprophytic fungi)들에 대한 감염이 많이 증가하고 있다. 문제는 흥미로운 상황을 야기시키는 **임상 검체**로부터 발견된 진균을 언제, **어떤 방법**으로 **어디까지 동정**하는가 하는 것이다. 현재 강조되고 있는 면역기능저하 환자에게서 기회감염성 진균 감염의 지속적인 증가는 임상검체로부터 발견되는 많은 진균에 대해 동정하고 보고해야 할 필요성이 강조되고 있다.

1. 진균 동정의 범위

Murray 등은 기관지 검체에서 분리되는 효모의 동정과 관련된 시간과 비용에 대해 관심을 갖고, 기관지 검체에서 발견되는 모든 진균을 동정해야 하는지에 대한 의문을 제기하고, 효모 동정에 대한 정보의 임상적 중요성을 평가한 후 다음과 같은 내용을 제시하였다. 첫째, 기관지 분비물로부터 분리된 효모의 동정은 *Cryptococcus neoformans*를 제외하고는 정상 균무리(normal flora)로 간주한다. 둘째, 구강오염의 유무에 관계없이 진균 배양을 위해 접수된 호흡기 분비물은 *Histoplasma capsulatum, Blastomyces dermatitidis, Coccidioides immitis* 및 *Sporothrix schenckii*와 같은 병원성 진균의 분리 가능성을 항상 염두에 두어야 한다.

사상균(molds)의 동정에 있어서 동정의 방법과 범위를 정한다는 것은 더욱 어렵다. 많은 임상진균학자들은 일반적으로 분리되는 모든 사상균들이 임상검체의 출처가 어디든 간에 동정하여야 하며, 보고되어야 한다고 주장한다. 그리고 임상적인 중요성 여부는 임상의사의 판단에 맡긴다.

그러나 진균 검사의 이상적인 방법은 모든 검체로부터 분리되는 모든 진균들을 동정해야 하지만, 실제적으로 **경제적인면**과 **시간적인면, 인력** 등의 제한을 고려하여 얼마만큼까지 동정해야 할지를 결정해야 한다. 임상 진균 검사실의 책임자는 임상 전문가의 자문에 따라 **환자 집단의 특성, 검사실의 수준** 및 **경제적인 규모** 등을 신중히 고려하여 **진균 동정의 범위를 결정**해야 한다.

2. 진균 검사실의 안전

임상 검체로부터 진균을 검출하기 위하여 검사실 내에서의 **오염을 방지**하여야 하며 검사실 작업자를 진균 감염으로부터 보호하여야 한다. 따라서 모든 진균의 배양과 임상 검체는 예외 없이 생물학적으로 안전한 cabinet 내에서 취급하여야 한다. 진균 검사실에는 밀폐된 **생물학적 안전 상자(biological safety cabinet이나 laminar flow biological safety cabinet)**가 준비되어야 한다. Bacti-cinerator나 분센버너는 진균 취급 시 사용하는 기구의 오염을 제거하는 데 적당하다. 진균 검사실에서 반드시 준수해야 할 사항들은 다음과 같다(그림 9-1).

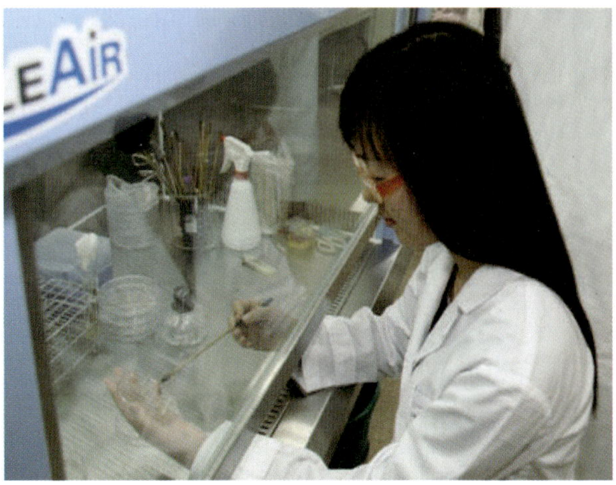

그림 9-1. **Biological Safety Cabinet**

- 일반 수칙 -

1) 실험실에서는 음식을 먹거나 담배를 피워서는 안 된다.
2) 실험실에서 작업할 때는 작업복 또는 실습복을 입는다.
3) 모발, 피부 및 손톱, 발톱 부위를 채취 시는 생물학적 후드 안에서 해야 한다.
4) 피펫을 입으로 빨아서는 안 된다.
5) 작업 중 넘쳐흐르는 것이나 튀는 것은 모두 소독제(특히 5% stephen 또는 amphyl)로 닦아낸다.
6) 실험이 완전히 끝난 후 바닥을 소독제로 깨끗이 닦는다.
7) 실험실을 떠날 때에는 크레졸수 또는 비눗물로 손을 깨끗이 씻는다.

- 진균 검사를 위한 특별 수칙 -

1) Teased preparation이 끝날 때까지 사상균(mold)의 슬라이드 배양을 해서는 안 된다.
2) *Histoplasma capsulatum*, *Coccidioides immitis* 및 *Blastomyces dermatitidis*를 동정하기 위해 슬라이드 배양을 해서는 안 된다.
3) 피부 사상균을 포함한 어떤 병원성 사상균도 scotch tape preparation을 해서는 안 된다.
4) 원심침전한 상청액이나, 사용하고 남은 검체는 소독제가 담겨 있는 용기에 버린다.
5) *Histoplasma capsulatum*, *Coccidioides immitis* 등을 취급할 때는 *Mycobacterium tuberculosis*와 마찬가지로 생물안전상자(biological safety cabinet) 장치 안에서 실시해야 한다.
6) 동정에 사용한 배양접시는 테이프로 밀봉하여 실험실 오염을 방지하여야 한다.
7) 모든 진균의 검사가 끝난 배양물이나 검체는 고압멸균 후 폐기한다.

II 진균학적 검사 순서

1. 개요

채취된 검사 재료는 가급적 신속히 배양하는 것이 필요하며 부득이 보존해야 할 경우에는 검체의 건조를 방지하기 위해 밀봉하여 냉장고에 보존한다. 또한 검체는 원칙적으로 무균적으로 처리해야 한다. 혈액을 제외한 액상의 검체는 3,000 rpm에서 20분간 원심분리하여 그 침사를 배양에 사용한다. 이때 혈액과 마찬가지로 증균 배양을 하는 것이 원칙이다. 가래는 가래 용해제로 처리 후 배양하면 검출률이 높아진다. **혈액**이나 그 밖의 액체 등 면역학적 검사에 사용되는 검체는 즉시 다른 용기에 나누어서 그 일부를 **냉동**(-80℃)해 두면 재검사가 필요할 경우 다시 사용할 수 있다. 전 처리된 검체는 **무염색 표본**, **염색 표본** 및 **먹물 표본** 등을 만들며, 일반적으로 염색 표본을 사용한다. 대개 염색은 Gram 염색으로 충분하며 병원체의 종류에 따라서 Gram 염색 소견에 숙달해 두는 것이 중요하다. *Cryptococcus*가 의심되는 경우는 **먹물 표본**, **흑색 진균증**이 의심될 경우는 **무염색 표본**, **항산성균**이 의심될 경우는 **항산성 염색표본**을 병합하여 검경한다. 진균의 분리 배양에 사용되는 배지는 반드시 무균 시험을 해둔다. 일반적으로 항생제를 첨가한 Sabouraud 우무 배지를 사용하지만 이 배지는 제조원에 따라서 집락 성상이 다른 경우가 있다는 것을 염두에 두어야 한다. 방선균류를 목적으로 하는 경우는 당연히 항생제를 첨가하지 않지만 특히 ***Actinomyces***가 의심되는 경우는 **혈액우무배지**가 유용하게 사용된다. 진균류의 동정은 형태학적 성상이 그 기본이 된다(표 9–1).

따라서 어떻게 진균들 간의 형태학적 유사점과 차이점을 보다 많이 표출해 내는가가 진균 동정의 열쇠가 된다. 한편 **효모**와 **효모양진균**은 주로 **생리**, **생화학적 성상**에 따라서 동정되지만 결코 형태학적 성상을 무시해도 좋다는 것은 아니며, 오히려 **형태학적 성상 관찰**은 기본이고, 이것으로 분류가 곤란한 부분을 생리, 생화학적 성상에 의존한다. 혈청학적 방법에 의한 균종 간의 동정은 ***Candida***속의 **혈청형 진단** 등이 많이 보급되어 있다. 그러나 항원적으로 변이주의 존재나 슬라이드 응집 반응의 결과가 불명료한 균종이 있다는 것에 유의해야 한다. **진균증의 확정 진단**은 세균 감염증과 마찬가지로 **반복 검사**를 통한 병원성 **진균의 분리와 동정**이 중요한 진단 근거가 되며, **면역 혈청학적 검사**는 **보조적인 수단**이 된다. 그렇지만 병원성 진균의 대부분이 생체의 내외에 부생적(saprophytic)으로 널리 분포하고 있어, 배양에서 어떤 종류의 진균이 검출된다 해도 그 진균이 곧 진균증과 관련되었다고 단정할 수는 없다. 이러한 경우에는 혈청 내의 특이 항체와 특이 항원을 검출하는 면역학적 검사가 때에 따라서는 진단적 근거가 된다. 감염 병소에서 증식형으로 존재하는 병원성 진균을 직접 검출하는 **병리 조직학적 진단**은 당연히 **확실한 진단법**이 된다. 반면에 이러한 생검(biopsy) 재료에 의한 병리 조직학적 진단은 조직편의 채취 시에 환자에 고통을 주기도 하고 병소에 따라서는 시행이 불가능한 것도 있으며, 경우에 따라서는 조직 내에서 진균 요소를 발견하지 못할 때가 있다.

진균증의 최종 진단은 지금까지 소개한 여러 종류의 검사 성적을 **종합적으로 평가**하여 **판정**하고 **치료 방침**을 결정한다. 대부분의 **항진균제**는 비교적 **강한 부작용**을 나타내기 때문에 **신장 기능**이나 **간 기능 검사**를 실시한 후 약제 투여 방침을 결정한다. 부작용을 감소시키기 위해 항진균제를 국소 투여하는 경우가 있다(그림 9–2).

표 9-1. 진균 검사실에서 검사진행과정(이론편 표 3-9, 6-1 참조)

사상균 (MOLDS)

- **무격막균사 (Aseptate hyphae)** → Zygomycetes
  - 자주 발견되는 균
    - *Rhizopus*
    - *Mucor*
  - 드물게 발견되는 균
    - *Syncephalastrum*
    - *Circinella*
    - *Cunninghamella*
    - *Absidia*
    - *Rhizomucor*
- **유격막균사 (Septate hyphae)**
  - **흑색균사 (Dematiaceous)**
    - 여러 개의 분생자
      - *Alternaria*
      - *Stemphylium*
      - *Epicoccum*
      - *Curvularia*
      - *Drechslera*
    - 한 개의 분생자
      - *Cladosporium*
      - *Nigrospora*
      - *Aureobasidium (Pullularia)*
    - *Pycnidia*의 생산
      - *Phoma*
    - *Perithecia*의 생산
      - *Chaetomium*
    - 지연발육균
      - *Cladosporium carrionii*
      - *Phialophora verrucosa*
      - *Exophiala jeanselmei*
      - *Fonsecaea pedrosoi*
  - **초자양균사 (Hyaline)**
    - 정낭(vesicle)이 부풀어 있음.
      - *Aspergillus* species
        - *A. fumigatus*
        - *A. flavus*
        - *A. niger*
        - *A. terreus*
    - 가지친 분생자자루
      - *Penicillium*
      - *Purpureocillium*
      - *Scopulariopsis*
    - 분생자가 덩어리짐.
      - *Acremonium*
      - *Trichoderma*
      - *Gliocladium*
      - *Fusarium*
    - *Chrysosporium*
    - *Sepedomium*
    - *Scedosporium(conosporium) apiospermum (Scedosporium boydii)*
  - **피부사상균 (Dermatophytes)**
    - *Microsporum* species :
      - *M. audouinii*
      - *M. canis*
      - *Nannizzia gypsea*
    - *Trichophyton* species :
      - *T. mentagrophytes*
      - *T. rubrum*
      - *T. tonsurans*
      - *T. verrucosum*
      - *T. schoenleinii*
      - *T. violaceum*
    - *Epidermophyton* species :
      - *E. floccosum*
  - **두 형태 진균 (Dimorphic molds)**
    - *Blastomyces dermatitidis*
    - *Histoplasma capsulatum*
    - *Coccidioides immitis*
    - *Paracoccidioides brasiliensis*
    - *Sporothrix schenckii*
    - 방선균
      - *Actinomyces*
      - *Nocardia*
      - *Streptomyces*

효모 (YEASTS)

- Cornmeal Tween 80 agar에서 균사 형성
  - 가성균사 :
    - *Candida* species :
      - *C. albicans*
      - *C. tropicalis*
      - *C. parapsilosis*
      - *C. pseudotropicalis*
      - *Pichia kudriavzevii*
      - *C. quilliermondii*
  - 분절포자
    - *Geotrichum*
    - *Trichosporon*
- Cornmeal Tween 80 agar에서 균사 없음.
  - *Cryptococcus*
  - *Rhodotorula*
  - *Nakaseomyces glabratus*
  - *Saccharomyces**

From Koneman, E.W., and Roberts, G.D. 1985. Practical laboratory mycology, ed. 3.
*퇴화한 균사에서 나타난다.

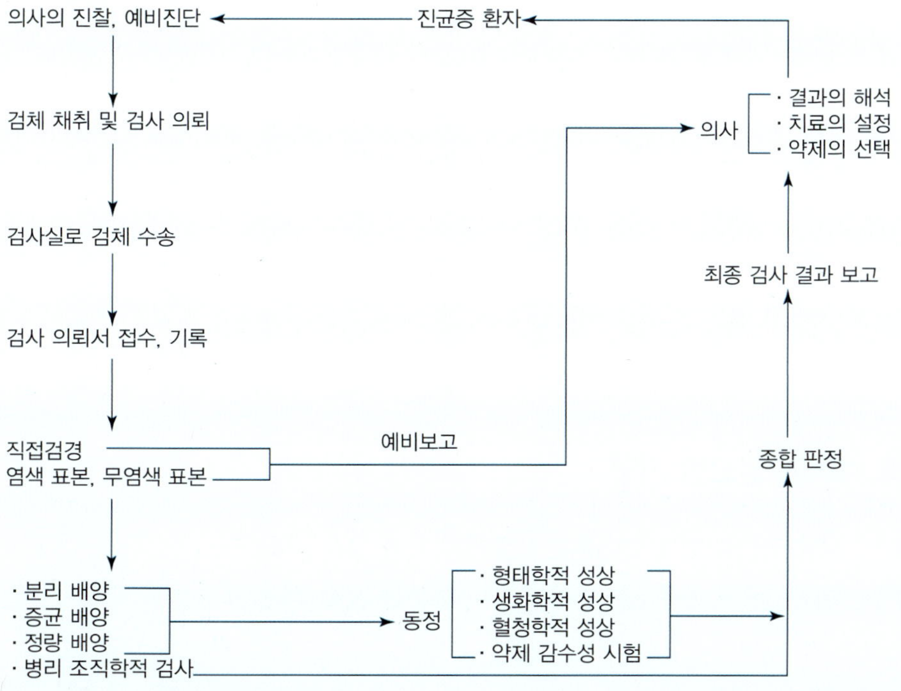

그림 9-2. 진균검사의 진행과정

2. 진균 검사에 필요한 기구 및 시약

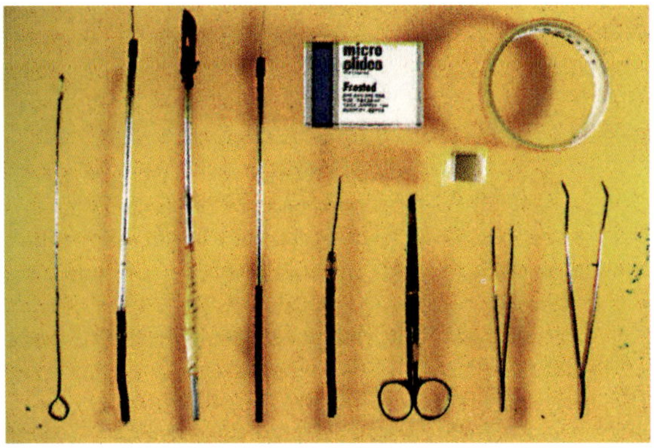

그림 9-3. **진균검사에 사용하는 기구**

진균학적 검사에 필요한 기구는 핀셋, 메스, 가위, 백금구(갈고리 모양), 백금이, 여과지, 슬라이드그라스, 카바 슬립, 중형 또는 소형 시험관, 멸균 배양접시, 주사기, 원심분리용 시험관, 10~20% KOH 용액, lactophenol cotton blue 시약, India ink 용액, 알코올 솜, 가스버너, 그람염색 시약, 항산성 염색시약, 기타 진균 배양용 배지, 봉입제 등을 준비한다. 또 목적에 따라 배지에 항생제 또는 혈액을 첨가하여 검사에 사용한다(IV. 진균의 배양 참조). 10% KOH 용액은 피부과 영역의 임상 검체를 직접 검경할 경우에 꼭 필요하지만 심부 진균증의 경우에도 생검 재료나 부검 재료의 무염색 표본을 검경할 때에 편리하다. 백금이는 통상 사용하는 것보다 약간 큰 내경 2~3 mm의 것을 준비한다. 또 백금구나 백금선의 윗부분을 2~5 mm 정도 길이로 직각이 되게 구부려 두는 것이 사용하기에 편리하다. 와권형 백금이는 포자를 검사하는 데 편리하다. 이 기구들은 두께 0.8 mm 전·후의 니크롬선을 사용한다(그림 9-3).

III 검체의 채취

임상적으로 진균 감염증이 의심될 경우에는 병적 재료의 직접검경으로 진균 요소를 확인하는 것과, 분리 배양에 의하여 병원성진균을 동정하는 것이 질병의 진단과 치료에 매우 중요하다. 따라서 검체를 채취할 때 일반적인 검사재료별 검체채취법과 더불어 각 질환 등의 임상적 진균학적 특징을 숙지하여 검사 재료의 종류와 채취시기 등을 유의하여 검색에 힘써야 한다.

1. 검체 채취에 필요한 기구

1) 메스 : 칼날 부분을 연마하여 톱날 모양처럼 만든 것을 사용한다.
2) 핀셋 : 작은 것으로 중앙부가 강하고 끝이 뾰족한 것이 좋다.
3) 털 뽑는 기구
4) 안과용 작은 가위

5) 손톱깎이

6) 스카치테이프

7) 멸균 배양 접시

8) Wood's lamp 등

2. 검체 채취 시 일반 수칙

진균 배양을 위해 검체를 채취할 때 일반적으로 지켜야 할 수칙은 다음과 같다.

1) **적절한 검체를 얻기 위해서는 가장 손상된 병소에서 항진균제 치료 전에 채취해야 한다.**
예를 들면 모발 감염이 의심될 때 모발의 선택은 모발이 부스러진 부위나 인설 부위를 채취한다. 왜냐하면 이런 것들은 감염 진균이 함유될 가능성이 가장 높기 때문이다. 가래 채취는 침이 들어가지 않도록 기침을 하여 심부에서 나오는 가래를 채취한다.

2) **무균적으로 검체를 채취한다.**
검체에 있는 어떤 진균은 검체 채취 시 손에 묻으면 감염을 일으킬 수 있다. 피부 또는 화농병소에서 채취 시 정상 균무리가 혼입되지 않도록 깨끗이 소독 후 채취한다. 반드시 화염 멸균하여 식힌 핀셋과 멸균 면봉과 검체 용기를 사용한다.

3) **가능하면 검체를 반복 채취하여 원인 진균을 찾도록 노력한다.**

4) **검체는 충분한 양을 채취한다.**
가끔 의사들은 한 개의 면봉만을 채취하여 일반 세균 검사, 결핵균 검사 및 진균 검사를 동시에 요구하는 경우가 있다. 그 면봉은 여러 종류의 배지에 접종되기 때문에 면봉에 어떤 종류의 미생물이 존재한다 하더라도, 뒤에 접종된 배지에서는 균이 증식하지 않을 수 있다. 만약 여러 종류의 배양이 필요하다면 진균배양에 사용될 검체는 추가로 요구해야 한다.

5) **검체는 검사실에 신속하게 운반되어야 하고 검사실에 도착 즉시 검체를 처리해야 한다.**
성장 속도가 느린 병원성 진균들은 세균이나 오염된 진균의 발육에 의해 동정이 실패하는 경우가 있다. 만약 즉시 처리할 수 없는 경우 냉동 보존하면 병원성 진균은 살아 있는 상태로 유지되고 세균이나 오염 진균의 수는 줄어든다. 또한 검체의 냉동 보존은 검체 속에서 특징적으로 증식하는 *Candida albicans* 같은 효모균의 증식을 방지할 수 있다. 만일 검체를 먼 곳에 수송할 경우에는 penicillin 50,000 units/mL와 streptomycin 100,000 μg/mL를 검체에 첨가하든지 chloramphenicol 0.2 mg/mL를 첨가해야 한다.

6) **검체에는 의사가 의심하는 질병이 기록된 label을 신속하게 붙인다.**
왜냐하면 어떤 진균증의 진단에는 특별한 절차가 필요하다. 예를 들면 actinomycosis가 의심될 때는 그 검체는 항상 무산소성 조건하에서 검체 조작이 이루어지고 배양되어야 한다. 실험실의 수칙 이행과 숙련된 검체의 처리만이 정확한 최종 검사 결과를 낼 수 있다는 것을 잊어서는 안 된다.

3. 검체별 채취법

1) 혈액 및 골수(Blood, Bone marrow)

패혈증(septicemia), **진균혈증**(fungemia)을 의심하는 경우 혈액 배양을 한다. 항생제에 반응하지 않는 발열이라든가, 중심 정맥 카테터 유치에서 볼 수 있는 발열에는 *Candida*가 검출될 가능성이 높다. 이런 검체들은 세균 검사실에서와 같은 방법으로 무균적으로 채취한다. 혈액 10 mL 또는 적당량의 골수를 채취하여 한 방울을 슬라이드 글라스 위에 놓고 도말한다. 나머지 검체는 brain heart infusion(BHI) agar와 BHI broth 100 mL가 함유된 **biphasic bottle**에 주입한다. 슬라이드는 건조시킨 후 Wright stain하여 진균이 있는지 관찰한다. 특히 *Histoplasma capsulatum*의 세포내 효모형균을 관찰한다. Biphasic culture bottle은 공기가 통할 수 있도록 하고 액체 배지와 우무 표면을 기울이면서 매일 성장 과정을 조심스럽게 관찰한다. 진균은 액체 배지에서 세균처럼 혼탁하게 되지 않기 때문에 액체 배지를 자주 그람염색하여 관찰한다. 가능하면 **membrane filter technique**을 사용하며 혈액이나 뇌척수액을 농축하는 데 사용된다. 이 방법으로 많은 진균을 발견할 수 있을 뿐만 아니라 18시간 내지 24시간 이내에 성장을 나타낸다. 반면 고전적 방법으로는 3~4일이 소요된다. 혈액 배양은 2회 이상 반복하며, 한 번 채혈 시 **가능한 두 개 이상을 채취**하는 것이 감염균의 검출률을 높이고, 오염균과 원인균을 구별하는 데 도움이 된다.

2) 모발, 각질 및 피부(Cutaneous : hair, nails, skin)

모발은 멸균된 핀셋으로 모근까지 뽑는다. 모발에 감염된 많은 진균들은 Wood's lamp(366 nm)로 비추면 형광빛을 나타낸다.

형광빛을 띠는 모발은 선별하여 검체로 쓴다. 만일 형광빛을 띠지 않는다면 비듬이나 부러진 모발을 선택한다. 모근에 감염된 경우 가위로 자른 모발은 검사 재료로 적합하지 않다. 검체를 멸균된 배양 접시에 놓고 검사를 진행한다. 각질 부위는 70% alcohol로 깨끗이 닦고 멸균된 칼날(blade)로 각질의 외층을 긁어낸 다음, 각질 안쪽의 감염된 부분을 긁어 멸균된 배양 접시나 두 장의 슬라이드 글라스 사이에 넣든지, 종이에 싸서 운반하여 직접 검경 또는 배양한다. 피부는 처음 70% alcohol로 닦아내어 피부 표면에 있는 정상 균무리를 제거한다. 만일 백선이 있으면 멸균된 칼날로 적색환의 바깥 부분을 긁어낸다. 만약 적색환이 없으면 가장 감염이 심한 부위를 긁어낸다. 멸균된 배양접시에 긁어낸 검체를 놓고 검사를 진행한다. 수포, 농포의 경우 포막을 멸균 핀셋으로 잡아 뜯어내든가, 작은 가위로 끊어낸다. 수포나 농포의 내용액에는 백선균과 *Candida*는 대부분 존재하지 않는다. 또 손가락, 발가락 사이 또는 간찰부 병변의 침윤, 백색으로 팽화된 각층에는 균의 양이 적으므로 그 하층의 각질 근연부의 인설을 검사 재료로 한다. 소아로부터 검체를 채취하거나, 검사 재료가 적은 **전풍**(**어루러기**) 병변으로부터 재료를 채취할 경우 **스카치테이프**를 **병변부**에 붙인 후 인설을 벗겨내는 방법이 사용되고 있다. 그러나 이 방법은 직접 검사에는 유용하지만 배양에는 적합하지 않다. 검사실에서 큰 피부나 각질은 작게 자른 다음 표본을 만든다. 작은 연질 피부나 모발은 potassium hydroxide 용액에 혼합한다. 반면 단단한 피부나 각질 부위는 potassium hydroxide-dimethyl sulfoxide 용액에 넣은 다음 coverslip을 덮고 검경한다.

나머지 검체는 Sabouraud dextrose agar (SDA)와 cycloheximide와 chloramphenicol이 함유된 SDA배지(SDA-C&C)에 접종한다. 만일 심부 감염으로 전신성 병원성이 의심된다면 혈액을 첨가한 brain heart infusion agar(BHIAB)-C&C에 접종한다. 만일 *Malassezia furfur*가 의심된다면 SDA 표면에 olive oil을 덮어 준다.

Membrane filter technique

1. 검체 채취

1) 혈액

① 1.7 mL의 SPS (Sodium Polyanethol Sulfonate)가 함유된 진공 시험관(vacutainer)에 혈액 8.5 mL을 채취하고 잘 혼합한다. 37℃ 배양기에 시험관을 놓고 1시간 이내에 검사를 진행한다.

2) 뇌척수액(CSF) 무균적으로 뇌척수액 3 mL을 채취하여 2,000 rpm에서 15분간 원심분리하고 pasteur pipette으로 상청액을 제거한다. 침전물을 슬라이드글라스에 놓고 직접 검경한다.

2. 시약 제조

1) 0.2% Triton ×-100 solution

Triton ×-100(octylphenoxy polyethoxyethanol) 0.4 g

Distilled water 500 mL

위 시약을 혼합하고 15 1bs 121℃ 에서 15분간 고압 멸균한다.

2) 0.08% Sodium carbonate solution

Sodium carbonate 0.4 g

Distilled water 500 mL

위 시약을 혼합하고 151bs 121℃ 에서 15분간 고압 멸균한다.

3. 실험 방법

1) 0.45 μm membrane을 permanent filter 장치에 놓거나 Falcon disposable filter No 7102를 사용한다.
2) 진공시키기 전에 멸균된 0.2% Triton ×-100 용액 50 mL를 funnel 속에 넣는다.
3) 혈액 4 mL 또는 CSF를 Triton ×-100 용액 속에 넣고 조심스럽게 혼합한다.
4) Funnel에 멸균된 0.08% sodium carbonate 50 mL를 첨가하고 적혈구가 용해될 때까지 2~3분간 방치한다.
5) 진공 장치를 이용하여 funnel의 내용물이 여과된 후에 membrane filter를 멸균 증류수 50 mL로 씻어낸다.
6) 진공 장치를 끄고 여과막(membrane filter)을 떼어낸 후 Sabouraud dextrose agar 또는 혈액을 함유한 BHI agar 평판 배지 위에 올려놓는다.
7) 습도를 유지하기 위해 플라스틱 용기에 우무 평판을 넣고 30℃에서 배양하며 매일 진균의 발육을 관찰한다.

3) 호흡기 검체(Bronchial washings, sputum, throats, transtracheal aspirates)

일반적으로 호흡기 감염은 흡입에 의하여 감염된다. 많은 진균증들은 폐에서 유래되며 신체의 다른 부위에 확산된다. 기관지 세척액은 환자의 인후를 통하여 기관지에 카테터를 넣어 채취한다. 폐에 적은 양의 멸균생리식염수를 주사한 후 검체를 흡입한다. 카테터관이 인후를 통과하기 때문에 기관지 세척액은 항상 인후 정상 균무리에 오염되어 있다. 가래채취 때와 같이 아침에 일어난 후 식사 전에 검체채취를 한다. 아침에 일어나자마자 채취한 가래는 폐에서 밤새 증식된 진균을 분리 배양하는 데 적합하다. 24시간 가래는 세균과 오염 진균의 증식 때문에 권장하지 않는다. 환자는 검체 채취 전에는 아무것도 먹지 않아야 한다. 환자는 양치를 하고 입안을 씻어낸 다음, 깊은 기침을 해서 가래를 받는다. 이 검체는 멸균 용기에 넣고 즉시 검사실로 운반한다. 가래는 인후를 통해 나오기 때문에 인후 정상 균무리에 오염된다. 인후 검체는 음식을 먹기 전에 감염된 부위에서 두 개의 멸균 면봉으로 채취한다. 면봉은 0.5 mL의 멸균생리식염수에 적신 후 검체를 채취한다.

만일 *Candida* 배양을 원한다면 *Candida*는 면봉에 잘 붙지 않을 것이다. 그러므로 멸균 설압자로 긁은 후 멸균 시험관에 설압자를 넣고 즉시 검사실로 운송한다. 경기관 흡인(transtracheal aspirates)는 기관지와 폐 분비액을 천자하기 위하여 목을 통하여 작은 관을 넣는다. 이 방법 또한 폐 분비물이 증강될 때인 아침에 실시한다. 이 방법은 인후를 피해 사용하기 때문에 인후 정상 균무리는 볼 수 없다. 만일 방선균증을 의심한다면, 기관지 세척액이나 경기관 흡인이 검사실에 도착 즉시 무산소성 배양을 해야 하므로, "**Actinomyces 배양용**"이라고 명백하게 표시되어야 한다. 호흡기 검체를 채취한 면봉은 채취 즉시 **무산소성 이동 장치**에 넣어둔다. 만일 주사기를 사용했다면 **고무**나 **코르크 마개**로 바늘구멍을 막아야 한다. 한편 검사실에서는 기관지 세척액, 가래, 경기관 흡인은 직접 도말검경하고 혈액, 고름, 조직괴사 검체는 SDA와 BHIAB-C&C에 접종한다. 만일 방선균증을 의심한다면 다른 진균용 배지에 접종하기 전에 **무산소성 조건**으로 된 BHIAB에 접종한다. 가래와 인후 검체에는 무산소성 정상 균무리가 많기 때문에 *Actino-*

myces 배양을 실시해서는 안 된다. 만일 검체가 점액성이거나 결핵균 배양에 사용할 것은 동량의 N- acetyl-L-cysteine(NALC) 용액으로 처리하고 vortex mixer를 이용하여 액화시킨다. Sodium hydroxide는 독성이 강해서 진균을 파괴하기 때문에 sodium hydroxide로 처치한 검체는 사용해서는 안 된다. NALC로 처리된 검체는 50 mL 원심 시험관에 넣고 0.07 M phosphate buffer(pH 6.8~7.1)로 50 mL까지 채운 후 혼합한다. 만일 그 검체가 **결핵균 배양**을 위해 사용되었다면 두 개의 시험관에 검체를 나누어 처리하고 2,100 rpm에서 15분간 원심 분리한 다음 상층액을 버린다. ***Nocardia***나 ***Actinomyces***가 의심되면 침사를 7H10 agar나 혈액이 함유된 BHI agar에 접종한다. Chloramphenicol을 최종 농도가 0.1 mg/mL가 되도록 mycology tube 7H10에 첨가한다. 한편 침사 한 방울을 슬라이드 글라스 위에 놓고 coverslip을 덮고 현미경으로 출아 세포, 균사 등을 관찰한다.

또한 여러 종류의 염색 및 직접 검경법을 사용한다. 인후 도찰물 두 개를 준비하여 하나는 슬라이드에 도말하여 염색 및 직접 검경법으로 관찰하고, 다른 하나는 SDA 배지와 SDA-C&C 배지에 접종한다. 설압자에 있는 것은 한편은 무균적으로 슬라이드에 도말하여 관찰하고 나머지는 SDA 배지와 SDA-C&C 배지에 접종한다. 채취한 검체는 즉시 검사해야 하며, 그렇지 못할 경우는 냉장고에 보존해야 하는데 12시간 이상 보존은 피하는 것이 좋다.

4) 조직, 생검 조직(Tissue, Biopsy)

조직 검체는 환부와 정상 조직이 포함되어야 하며 의사가 채취한다. 채취한 조직편은 두 개로 나누어 **하나는 배양**에, 다른 하나는 **조직학적 검사**에 사용한다. 배양할 검체들은 검사가 준비될 때까지 멸균 생리식염수로 적신 거즈 위에 놓고 수분을 유지시켜 준다. 병리조직학적 검사를 할 경우 10% formalin액에 고정한다. 조직은 농양이거나 괴사의 과립이 있는지 멸균 배양 접시에서 무균적으로 관찰한다. 과립이 있다면 상처, 피하 부위와 점액 피하 부위로 생각한다. 농양이나 괴사 부위라면 이 검체들을 직접 SDA, SDA-C&C 그리고 무산소성 BHIAB에 접종하고, 일부는 슬라이드 도말을 만들어 potassium hydroxide 표본과 염색 표본을 만들어 관찰한다. 농양이나 괴사의 과립이 없으면 조직을 멸균 glinder로 분쇄한 후 다른 검체와 같이 배지에 접종하고 도말 표본을 만들어 관찰한다.

5) 담즙(Bile)

무균적으로 채취하는 경우에는 검출된 균이 담즙의 감염균으로 생각해도 좋지만, 담즙 채취 시 구강, 인두 정상 균무리의 부착, 십이지장 내에 존재하는 세균 및 진균이 담즙과 함께 흡인되는 것을 고려해야 한다. 즉시 검사하지 못할 경우는 냉장하여 보존, 수송한다.

6) 분변(Stool)

분변에는 *Candida*가 상재하고 있어 정량적으로 10^6/g 이상이 있으면 이상 증식이라고 생각해도 좋다. 직장(rectum)에서 직접 채변 또는 배변 직후의 대변을 멸균 배양접시 또는 멸균 유리 용기에 채취한다.

7) 오줌(Urine)

오줌은 아침 첫 요를 카테터로 받는 것이 가장 좋다. 24시간 요는 비뇨생식기 정상 균무리로 오염되기 때문에 권장하지 않는다. 오줌 검체는 멸균 용기에 담아 즉시 검사실로 보낸다. 검사실에서는 약 10 mL를 취하여 원심 침전시켜 침사를 습윤 표본과 염색 표본을 만들어 관찰하고 진균이 관찰되면 의사에게 1차 결과를 보낸다. 통상적으로 오줌은 세균 검사에서와 같이 표준 백금이로 원침시키지 않은 요를 1백금이 채취해 혈액 우무 배지에 접종하여 진균이 증식되면 정량적으로 동정한다. 정량적으로 분리된 진균의 영향에 대해서 의문시해 왔다. 일반적으로 오줌 중에 한 종류의 진균이 10^5/mL 이상이면 **감염 오줌**으로 생각한다. 10^3~10^4/mL은 **감염이 의심**되고 10^3/mL 이하 또는 3종 이상의 세균이나 진균이 발견되면 **생식기 오염균**으로 간주한다. 감염의 의의에 대해서는 각 검사실의 특성과 임상의사의 판단에 맡긴다. 방광 천자에서 채취한 오줌에서 발견된 어떤 진균은 의의가 있는 것이 있으며 반드시 동정해야 한다. 만일 비정상적인 진균이 의심되면 검출률을 높이기 위해 원침한 침사를 SDA와 SDA-C&C에 접종한다. 이 방법은 진균 수를 계산하는 데는 사용해서는 안 되며, 어떤 종의 진균이든 간에 동정해야 한다.

8) 생식기(Vaginal, Uterine cervix)

생식기에는 정상적으로 효모가 포함되어 있다. 통상적으로 효모균 특히 *Candida albicans*가 감염을 일으킬 수 있는 양이 자라는지를 관찰하기 위해 검사한다. 감염 부위를 두 개의 멸균 면봉으로 채취하여 Stuart's 또는 Amie's 같은 수송 배지에 접종한 후 냉장고에 보관한다. 냉장고에서 효모는 서서히 증식한다. 검사실에서 면봉 한 개는 wet mount와 염색을 하고 나머지 면봉은 SDA와 SDA-C&C에 굴리면서 접종한다. 어떤 진균이든 반정량적으로 many, moderate, few 등으로 표기하고 동정한다.

9) 고름액, 피하 조직, 점막 조직(pus, mucous membrane)

화상, 손상된 조직 같은 창상 부위는 감염에 매우 민감하며 기회감염균이나 효모균들이 쉽게 침입한다. 또한 심부 궤양이나 피하조직, 점막 조직은 일부 곰팡이에 의해 감염된다. 멸균된 칼(scalpel)로 감염 중앙 심부와 가장자리 표피부분을 긁어낸다. 멸균생리식염수 1 mL에 검체를 넣고, 추가로 더 긁어내고 주사기로 감염 부위 고름을 천자한다. 만일 여러 색깔의 과립이나 작고 검은 점 같은 것이 있으면 감염 부위 끝에 멸균 생리수로 적신 거즈를 올려놓은 다음 거즈에 묻은 검체를 채취한다. *Actinomyces*에 의한 감염이 의심될 때 모든 검체는 무산소성 용기에 넣어야 한다. Scraping한 것과 **천자한 검체**는 **KOH 표본**과 염색표본을 만들어 진균체를 찾는다. 원인체를 찾기 위해서 과립의 색깔에 주의해서 관찰해야 한다. 현미경으로 세균, 균사체, 후막포자 등이 있는지 관찰한다. 일부 과립은 시멘트처럼 보이거나 중앙부가 괴사된 부스러기가 관찰된다. Potassium hydroxide-dimethyl sulfoxide 표본에서 검정색의 점을 관찰할 수 있는데 그것은 2~4개의 세포로 된 두꺼운 벽과 **암갈색체**(sclerotic bodies)를 가진다. 표본을 만들고 남은 skin scraping과 천자 및 **검은 반점**(black dots)들은 SDA, SDA-C&C와 무산소성 BHIAB에 접종한다. 과립은 멸균생리식염수로 여러 번 씻어내어 배양 전에 오염균을 제거한다. 검체는 혈액을 첨가한 BHI agar에 접종하고 즉시 무산소성 조건을 유지해야 함을 명심해야 한다.

10) 뇌척수액(Cerebrospinal fluid)

뇌척수액은 세균 검사에서와 마찬가지로 무균적으로 3~5 mL를 채취한다. 검체를 원심침전하여 슬라이드 위에 한 방울을 놓고 현미경으로 관찰한다. *Cryptococcus neoformans*와 *Candida* 속을 좀 더 확인하기 위해서는 먹물 표본, Wright stain 등을 실시하고, 남은 검체는 SDA와 BHIAB에 접종한다. 만일 *Actinomyces*가 의심된다면 BHIAB에 접종한 후 무산소성 상태에서 배양한다(표 9-2).

표 9-2. **검체에 따른 분리배지 및 분리가능한 진균** (계속)

검체	정상 균무리 진균	병원성 진균	분리배지
혈액, 골수	없음	*Candida* spp. *Histoplasma capsulatum* *Cryptococcus neoformans* 기타 전신성 진균증을 일으키는 진균 *Blastomyces dermatitidis*	BHIB
뇌척수액(CSF)	없음	*Coccidioides immitis* *Histoplasma capsulatum* *Actinomyces* *Nocardia* *Candida* spp. *Cryptococcus neoformans* 반복해서 분리되는 진균	SDA BHIAB ABHIAB
모발	약간의 오염균	흔히 발견 : *Trichophyton* *Microsporum* 드물게 발견 : *Piedraia hortai* *Trichosporon beigelii*	SDA SDA-C&C
점액표피	없음	*Candida* spp. *Paracoccidioides bransiliensis* *Rhinosporidium seeberi* 의 현미경 관찰	SDA SDA-C&C

표 9-2. **검체에 따른 분리배지 및 분리가능한 진균** (계속)

검체	정상 균무리 진균	병원성 진균	분리배지
손톱, 발톱	없음	*Candida* spp. *Trichophyton* *Epidermophyton* *Aspergillus* *Scopulariopsis*	SDA SDA-C&C
피부	약간의 *Candida* 및 오염균	흔히 발견 : *Candida* spp. *Trichophyton* *Microsporum* *Epidermophyton* 드물게 발견 : *Cryptococcus* *Malassezia furfur* *Exophiala werneckii* *Blastomyces dermatitidis* *Coccidioides immitis* Chromoblastomycosis의 병원체 (*Fonsecaea*, *Phialophora*, *Cladosporium*) mycetoma의 병원체(*Scedosporium*, *Exophiala*, *Nocardia*, *Streptomyces*, *Acinomyces*)	SDA SDA-C&C BHIAB-C&C SDALO
가래, 기관지 세척액	*Candida* 오염균	흔히 발견 : *Candida* spp. (대량의 진균이 반복 분리될 때 병적 의의) *C. albicans*, *Nakaseomyces glabratus*(과거 명칭; *C. glabrata*), *Aspergillus*, *Rhizopus*, *Mucor*, *Penicillium*, *Geotrichum* 드물게 발견 : *Nocardia* *Actinomyces* *Cryptococcus neoformans* *Blastomyces dermatitidis* *Paracoccidioides brasiliensis* *Coccidioides immitis* *Histoplasma capsulatum* *Sporothrix schenckii*, *Saccharomyces*(대량검출)	SDA BHIAB-C&C ABHIAB
피부농양, 피하조직	없음	*Candida* spp. chromoblastomycosis의 원인체가 반복적으로 분리될 때(*Fonsecaea*, *Phialophora*, *Cladosporium*) *mycetoma*의 원인균(*Scedosporium*, *Exophiala*, *Nocardia*, *Streptomyces*, *Actinomyces*) *Sporothrix schenckii* *Coccidioides immitis* *Blastomyces dermatitidis* *Cryptococcus neoformans* *Histoplasma capsulatum* *Wangiella*	SDA SDA-C&C ABHIAB

표 9-2. **검체에 따른 분리배지 및 분리가능한 진균** (계속)

검체	정상 균무리 진균	병원성 진균	분리배지
인후	오염균	흔히 발견 : *Candida albicans* (대량검출) 드물게 발견 : *Geotrichum candidum* (대량검출) *Saccharomyces cerevisiae* (대량검출) *Paracoccidioides brasiliensis* (lymph nodes) Zygomycosis의 원인체(*Rhizopus, Mucor, Absidia, Mortierella, Cunninghamella*)	SDA SDA-C&C SDA SDA-C&C ABHIAB
조직, 생검조직	없음	Mycetoma의 원인체로 반복적으로 분리될 때 (*Scedosporium, Nocardia, Streptomyces, Actinomyces*) *Rhinosporidium seeberi* 의 현미경 관찰	
기관지천자액	없음	가래, 기관지 세척액과 같다.	SDA BHIAB-C&C ABHIAB
요	카테터 오줌에서는 없음	흔히 발견 : *Candida* spp. *C. albicans* 및 *Nakaseomyces glabratus*(과거 명칭; *C. glabrata*)의 집락수가 10^5/mL 이상일 때 드물게 발견 :	SDA SDA-C&C SDA
질, 자궁경부도찰액	*Candida*	흔히 발견 : *Candida albicans*, *Nakaseomyces glabratus*(과거 명칭; *C. glabrata*) 드물게 발견 : *Geotrichum candidum*	SDA SDA-C&C
창상(Wound)	없음	*Candida* spp. 기타 오염균이 반복적으로 분리될 때	SDA SDA-C&C

Sabouraud dextrose agar : SDA
Sabouraud dextrose agar with cycloheximide & chloramphenicol : SDA-C&C
Brain heart infusion agar : BHIA
Brain heart infusion broth : BHIB
Brain heart infusion agar with blood : BHIAB
Brain heart infusion agar with blood cycloheximide and chloramphenicol : BHIAB-C&C
Anaerobic brain heart infusion agar with blood : ABHIAB
Sabouraud dextrose agar layered with olive oil : SDALO

4. 질환별 검체 채취 방법

1) 백선(Tinea, dermatophytosis)

진균증 가운데 백선은 발생 빈도가 가장 높은 질환이다. 그 병원균인 피부사상균은 피부 각층, 모발, 손톱, 발톱에 기생하여 질병을 일으킨다. 백선균성 육아종(granuloma trichophyticum)을 일으킨다. 대부분의 백선균증은 KOH 법에 의한 직접 검경이 가장 중요하고 진단 가치가 높다.

(1) **두부 백선**(tinea capitis)에서 모발을 검사할 때에 인설, 표피 검사만으로는 불충분하다. 그 이유는 본질적으로 모발에 감염이 없는 것은 두부의 백선(완선형)이라고 한다. 또 두부 백

선은 의외로 비듬에서는 원인균 검출이 잘 되지 않는 것으로 알려졌다(그림 9–4, 9–5).

(2) **심재성 백선**(tinea profunda)은 Kerion celsi 또는 **백선성 모창**(sycosis trichophytica, tinea barbae)을 의미한다. 이 양 질환의 농포의 중심부에서 털을 뽑아 검사하는 것이다. 또 털과 함께 농즙을 검체로 사용한다.

(3) **체부 백선**(tinea corporis)은 반점 모양의 수포성 백선과 완선형을 가지는 것이 있다. 이런 병형은 동물기생성(zoophilic) 혹은 토양기생성(geophilic) 진균에 의해 발생하는 경향이 많다. 병소 주변의 인설 및 수포를 검체로 사용하면 쉽게 균을 검출할 수 있다. 완전히 하얗게 박탈된 재료보다 박리되기 시작하는 부분을 보고 정상으로 보이는 각층 부분까지 포함하여 채취하는 것이 좋다(그림 9–6).

(4) **수부 백선**(tinea manus)은 수포가 있을 때는 수포를 각질 증식이 강한 것은 각층을 깎아내어 채취한다. 수부 백선은 족부 백선, 손톱, 발톱 백선을 동반하는 경우가 많으므로 이 부위에서도 검체를 채취하여 검사한다.

(5) **족부 백선**(tinea pedis)은 통상 발가락 사이(지간)형, 수포성형 또는 각화형으로 나누어지는데 지간형일 경우는 침윤 부위를 피하여 그 하층이나 혹은 그 주변 부위의 정상으로 보이는 각층부에서 검체를 채취하는 것이 좋다. 수포성형은 수포 또는 농포의 포막과 인설도 동시에 채취하여 검사한다. 각화형의 경우에는 손 백선의 경우와 같이 각층부를 깎아 낸 것을 검체로 사용한다.

(6) **심재성 백선**에서 **백선균성 육아종**의 경우에 병소의 조직을 채취하여 검체로 사용한다. 또한 농양을 형성하고 있는 경우에는 고름을 채취하여 검체로 사용한다. 백선균성 육아종은 표재성 백선을 동반하는 경우가 많으므로 그 경우에는 **표재성 백선**(tinea superficialis)에 대해서도 검사해야 한다.

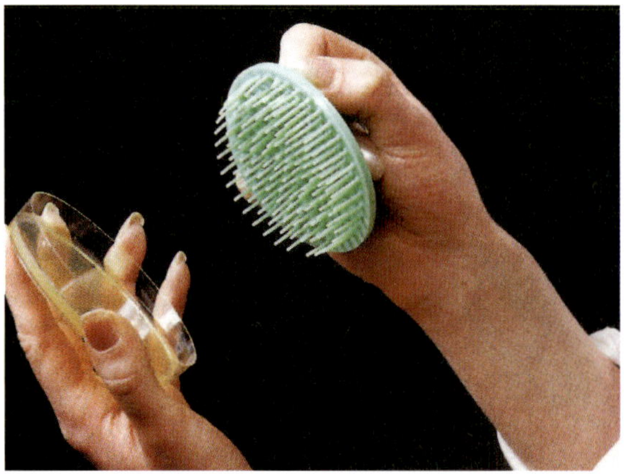

그림 9–4. **두부 백선의 채취**. 두부 백선균의 검체배양을 위해 멸균된 플라스틱 브러시로 환부를 긁는다.

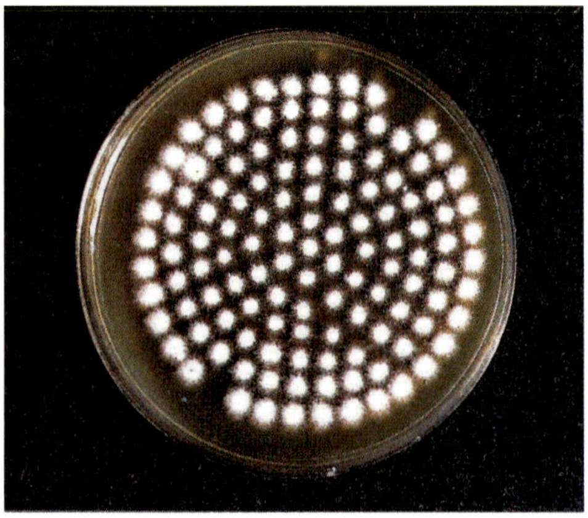

그림 9–5. **두부 백선 검체의 배양**. 채취된 검체를 SDA에 가볍게 눌러서 접종 후 28℃에서 1~2주간 배양한다.

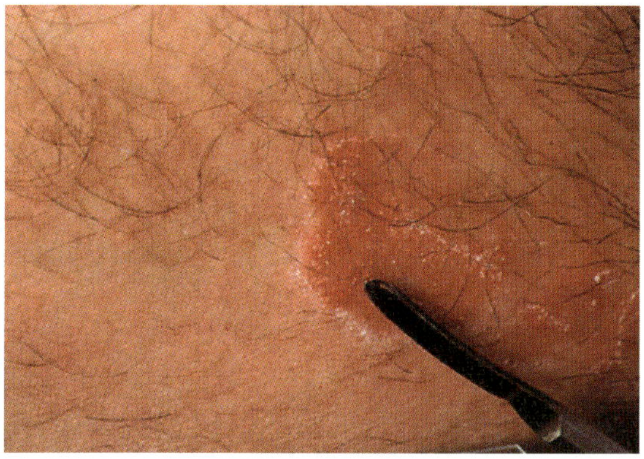

그림 9-6. **체부 백선 검체의 채취.** 슬라이드배양과 표본관찰을 위해 scalpel을 이용하여 환부를 긁어낸다.

(7) **황선**(favus, tinea favosa)은 대부분이 두부에 나타나지만 임상적으로 황색, 모공에 침입하여 균사체 껍질을 형성하는 것이 특징이다. 검체는 껍질(딱정이) 외에 감염된 모발, 표피 등을 채취하는 것이 좋다.

2) 칸디다증(Candidiasis, Candidosis)

피부칸디다증(Cutaneous candidiasis)은 일반적으로 피부가 접하는 부위에 병소를 형성하는 경우가 많다. 검체로는 농포 또는 수포의 포막이 가장 좋으며 홍반이나 낙설인 경우는 피부의 찰과물을 사용한다. 손톱과 발톱의 농양인 경우 고름을 검체로 사용한다. **구강 칸디다증**(oral candidiasis) 및 **질 칸디다증**(vulvovaginal candidiasis)은 백태를 검체로 사용한다. **만성 점막 칸디다증**(chronic mucocu-taneous candidiasis)은 구강, 손톱과 같은 방법으로 채취한다.

3) 어루러기(Tinea versicolor, Pityriasis versicolor)

어루러기는 담갈색 반점이 없고 엷은 탈색소 반점이 있는 질환으로써, 이 부분을 긁어내어 검체로 사용한다. 검체를 얻기 어려운 경우에는 **스카치테이프** 법을 이용한다.

4) 흑선(Tinea nigra palmaris)

흑선은 주로 손에 갈색 반점 또는 흑갈색 반점을 나타내는 질환이며 색소 반점 부위를 긁어내어 검사 재료로 사용한다. 흑선은 흑색 진균 감염증의 하나로서 검체를 KOH 용액과 함께 검경하여 갈색을 띠는 균사체를 관찰한다.

5) 스포로트리쿰증(Sporotrichosis)

Sporotrichosis는 주로 심재성 진균증으로 이 질환의 성질상 확정 진단에는 조직편을 채취하여 검사 재료로 할 필요가 있다. 이 질환은 KOH 표본으로 직접 검경하는 것은 매우 곤란하지만, 배양 검사를 하면 인설, 고름, 표피로부터 진균을 분리할 수 있다.

6) 흑색 진균 감염증(Chromoblastomycosis and Phaeohyphomycosis)

이 질환의 병명에는 여러 가지 설이 있어 아직 확정지을 수는 없지만, 여기서는 흑색 진균 감염증으로 서술한다. 넓은 의미로는 앞에서 서술한 손의 흑색선 등이 흑색 진균 감염증으로 분류된다. 본 감염증에는 KOH 직접 검경이 진단상 대단히 중요하다. **무염색의 표본**에서 **갈색을 띠는 균사** 및 두꺼운 막의 격벽이 있는 Sclerotic cells이 발견되는 것이 특징이다. 다른 진균증에서는 무염색에서 갈색을 띠는 균사체를 볼 수 없기 때문에 쉽게 구별된다. 일반적으로 피부에 침윤하는 경우가 많기 때문에 표피에서 채취한 검체를 사용하기도 하고, 피하 농양 없이 피하 낭종을 형성할 때는 낭종 내용액을 흡인하여 직접검경 또는 배양을 실시한다. 임파절이나 다른 장기에 전이하는 일이 간혹 있기 때문에 경우에 따라서 확정 진단을 위해서는 조직편을 채취하여 배양 및 조직학적 검사를 시행한다.

7) 균종(Mycetoma)

균종은 **방선균성 균종**(actinomycotic mycetoma)과 **진정 균종**(eumycotic mycetoma)으로 나누어지며 엄밀한 진균종은 진정 균종을 의미한다. 방선균성 균종, 진정 균종 어느 경우에나 농삼출액, 흡인액, 누공벽의 육아종, 조직편 등을 멸균 배양 접시에 담아 특징적인 과립이 존재하는지 여부를 조사하는 것이 중요하다. 과립이 있으면 크기, 색을 관찰하고 직접 검경 및 배양을 실시한다. 과립이 없으면 배양 및 조직학적 검사를 시행한다.

8) 피부 크립토코커스증(Cutaneous cryptococcosis)

피부 크립토코커스증은 피부 조직편 채취, 병소 표면의 표피 또는 점조성 삼출액, 고름 등을 채취하여 검사 재료로 사용한다.

9) 각막 진균증(Keratomycosis)

각막 진균증은 각막의 혼탁 및 궤양을 초래하므로 그 병소의 조직편을 깎아내든지 잘라내어 검사 재료로 사용한다.

IV 검체의 직접 검경법(Direct microscopic examination of specimens)

각 검체는 배양하기 전에 **현미경으로 관찰**하는 것이 매우 중요하다. 직접 검경한 내용은 즉시 의사에게 보내야 하며 자신이 관찰한 것이 어떤 것인지 가능하다면 genus(속)까지 보고해야 한다. 직접 검경 결과가 병원성의 의의가 있다고 판단되면 빨리 **적절한 배지에 접종**하고 그 **균종**

은 동정해야 한다. 급성 질환 환자는 직접 검경 결과가 환자의 생명을 구할 수 있다. 진균이 발견된 보고를 받으면 의사는 즉시 치료에 들어가야 한다. 일부 병원성 진균은 성장에 3~4주간의 오랜 배양 시간이 걸리는 것이 있다. 이때 환자는 이미 사망하고 난 후의 진균의 분리와 동정은 그 환자에게 아무런 도움이 되지 못한다. 실제 부검에서 진균의 발현 빈도는 3~13% 정도이다. 반면 직접 검경에서 진균이 발견되지 않아도 의사는 항진균제를 투여할 수 있으나, 일반적으로 독성에 의한 부작용이 있고 치료 기간도 길어지기 때문에 신중하게 판단해야 한다. 한편 의사는 결핵과 같은 다른 가능한 질병을 생각하게 된다. 따라서 직접 검경법을 가능한 한 종류 이상의 방법을 실시함으로써 감염균의 발견 빈도를 높여야 한다. **진균의 직접 검경법**의 종류와 장·단점은 다음과 같다(표 9–3).

표 9–3. 임상 검체에서 진균의 직접 현미경 검출법

검사방법	용도	시간	장점	단점
Acid-fast stain, partial acid fast stain	Mycobacteria와 *Nocardia* 검출	12분	*Nocardia* spp. 검출과 일부 *B. dermatitidis* 의 동정	배경염색 때문에 조직염색에서 세균 관찰이 어려움
Calcofluor white	진균의 관찰	1분	KOH를 혼합하면 밝은 형광 때문에 진균을 빠르게 관찰	형광 현미경의 사용이 요구되고 배경이 형광색으로 두드러지게 나타나고 진균은 매우 짙은 형광으로 존재함; 질 분비물은 판단이 어려움
Gram stain	세균의 관찰	3분	세균학적 검사를 위해 가장 일반적인 검체에서 흔히 수행되고, 가장 일반적인 진균도 검출할 수 있음	몇몇 진균은 염색이 잘 됨. 그러나 *Cryptococcus* spp.는 콤마처럼 보이고 약하게 염색됨. *Nocardia* 동정은 염색이 안되거나 염색이 약하게 된다.
India ink	CSF에서 *C. neoformans*의 검출	1분	CSF에 존재하면 수막염 진단	수막염 환자의 50% 이하에서 양성. non-HIV 환자에서 민감도가 없다.
Potassium hydroxide (10% KOH)	검체에서 이물질을 제거함으로써 진균요소를 신속하고 뚜렷하게 관찰	5분	신속하게 진균요소를 검출	진균 외의 이물질이 존재할 경우 관찰이 어려움; 이물질을 제거할 경우 시간이 연장됨
Methenamine silver stain	조직절편에서 진균 검출	1시간	진균 성분을 검출하는 가장 좋은 염색법	특수염색법이 요구되는데, 보통 세균 실험실에서는 시행하지 않음
Papanicolaou stain	악성종양세포가 존재하는 분비물의 검사	30분	세포검사기사가 진균의 성분을 검출할 수 있음	진균의 요소 염색 시 pink~blue색

표 9-3. **임상 검체에서 진균의 직접 현미경 검출법(계속)**

검사방법	용도	시간	장점	단점
Periodic acid-Schiff (PAS) stain	진균 검출	20분; 대조 염색 시 5분 더 요구	진균요소가 잘 염색됨; 사상균의 균사와 효모는 빠르게 구분됨	*Nocardia* spp.는 염색이 잘 되지 않음
Wright stain	골수 또는 말초혈액 도말검사	7분	*H. capsulatum*과 *C. neoformans*의 검출	파종성 질환에서 *H. capsulatum*과 *C. neoformans*가 가장 흔하게 검출

1. 식염수 현적 표본법(saline wet mount)

진균 요소인 분아 세포, 진성균사와 가성균사, 분생자, 진균양 세균(funguslike bacteria), 과립 또는 *Coccidioides immitis*의 구상체 등이 발견된다.

생리 식염수 습윤 표본 제작법(Saline wet mount)

1. 시약 제조

Sodium chloride ········ 0.85 gm
Distilled water ········ 100 mL

Sodium chloride를 증류수에 잘 녹인다.

2. 실험 방법

1) 깨끗한 slide glass 위에 검체 한 방울과 생리 식염수 한 방울을 놓고 혼합한다.
2) Coverslip으로 덮고 현미경의 저배율과 고배율을 사용하여 낮은 조명에서 관찰한다. 미생물들은 굴절되고, 반사 광선을 나타내고 엷은 녹색으로 관찰된다. 효모 세포는 적혈구 또는 공기 방울과 구별해야 한다. 즉, 효모는 봉입체를 함유하지만 다른 것에는 없다.

2. Lactophenol cotton blue(LPCB) 염색 표본 제작법

염색 시약 성분 중 phenol은 **세포를 사멸시키는 역할**을 하며 lactic acid는 **진균의 구조를 보존하는 역할**을 한다. Cotton blue 염색액은 **진균 세포벽의 키틴을 염색**한다. 식염수 현적 표본법으로도 똑같은 진균 구조를 관찰할 수 있지만 lactophenol cotton blue 염색법은 **영구 보존용 표본**을 만드는 데 좋다(그림 9-7, 9-8, 3-20 참조).

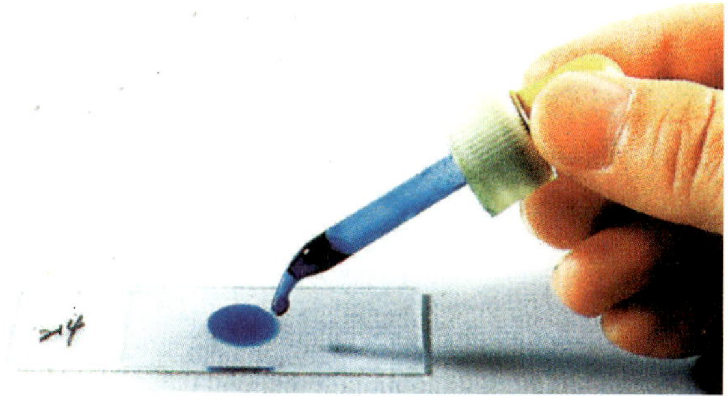

그림 9-7. Slide glass 위에 LPCB염색액 1방울을 적하한 후 검체를 혼합한다.

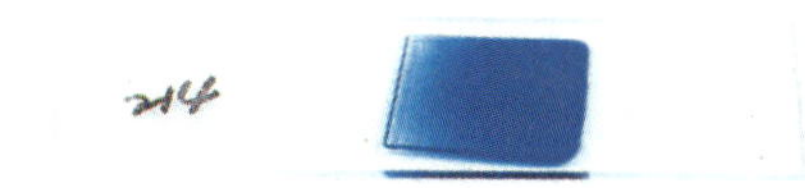

그림 9-8. Coverslip으로 덮은 후 검경한다.

Lactophenol cotton blue(LPCB) 습윤 표본 제작

1. 시약 제조

Phenol	20 mL
Lactic acid	20 mL
Glycerol	40 mL
Cotton blue(china blue)	0.05 gm
Distilled water	20 mL

주의 : Cotton blue를 증류수에 잘 용해한 후 나머지 시약을 가한 다음 잘 혼합한다.

2. 실험 방법

1) Slide glass 위에 검체를 한 방울 놓고 LPCB 용액 한 방울을 가한다. Pleural fluid 같은 일부 검체는 이 염색에서 침전이 일어난다.
2) 시약과 검체를 잘 혼합한 후 coverslip을 덮는다.
3) 현미경으로 100×, 400×로 균사와 포자의 형태를 관찰한다.
4) 영구 표본 제작을 위해 permount나 매니큐어로 가장자리를 봉입한다.

주 : Cotton blue는 발암 물질이기 때문에 취급에 주의해야 하며 cottonblue 대신에 trypan blue 또는 anlilne blue를 사용해도 된다.Lactophenol aniline blue가 상품화되어 있다.

3. Potassium hydroxide(KOH) 표본 제작법

만일 검체가 피부, 모발 또는 각질이라면 그 세포 조각들이 진균 입자를 덮어 버리기 때문에 potassium hydroxide는 이런 검체들에서 **keratin을 녹여 진균 관찰을 더욱 용이**하게 한다. 만일 질 분비물이나 가래에 많은 세포들이 함유되어 있으면 KOH로 녹인 후 관찰하면 효모(yeasts)는 더욱 관찰이 잘 된다. 그러나 검체에서 상피세포, 백혈구 또는 *Trichomonas*의 수를 관찰하기 위해서는 식염수 표본을 다시 만들어서 관찰한다. 손톱, 발톱 부위나 아주 단단한 피부, 찰과물 또는

chromoblastomycosis의 sclerotic body의 검사에는 KOH 대신 potassium hydroxide-dimethyl sulfoxide(KOH-DMSO)를 사용한다(표 9-3, 9-4, 그림 9-9, 9-10, 9-11, 9-12, 9-13).

Potassium hydroxide(KOH) 습윤 표본 제작법

1. 시약 제조

Potassium hydroxide(KOH) ············ 10 gm
Glycerol ············ 20 mL
Distilled water ············ 80 mL

주 : KOH를 증류수에 용해한 후 glycerol를 가한다. Glycerol은 용액에 결정이 생기는 것을 방지한다. KOH 표본 제작된 것은 2일간 건조하지 않도록 유지된다. 상품화된 10% KOH 용액도 있다.

2. 실험 방법

1) Slide glass 위에 검체를 얇게 도말한다.
2) 10% KOH 용액을 한 방울 떨어뜨리고 혼합한 후 coverslip을 덮는다.
3) 알콜 램프에 2~3회 통과시키면서 가볍게 가열시킨다. 이때 끓지 않도록 주의한다.
4) 약 20분 후 검체가 투명해졌을 때 진균 요소들을 저배율(100×)과 고배율(400×)로 관찰한다.
5) 결과 관찰

균사, 분절포자 및 효모의 형태를 관찰하고, 검체가 모발인 경우 **모외 사상균**(exothrix invasion)인지, **모내 사상균**(endothrix invasion)인지 관찰한다.

주 : 생리 식염수 표본과 마찬가지로 진균이 염색되지 않기 때문에 굴절되게 관찰되지 않는다. 현미경으로 진균을 관찰할 때는 조명의 밝기를 약하게 하는 것이 좋다.

Potassium Hydroxide-Dimethyl Sulfoxide(KOH-DMSO) 표본 제작법

1. 시약 제조

Dimethyl Sulfoxide(DMSO) 수용액 ············ 40 mL
Distilled water ············ 60 mL
Potassium hydroxide(KOH) ············ 10 gm

주 : ① filler를 사용하여 증류수에 DMSO를 옮긴다. ② 용액에 KOH를 녹인 후 잘 혼합한다.

2. 실험 방법

1) Slide glass 위에 작게 자른 검체나 피부 찰과 검체를 약간 올려놓는다.
2) KOH-DMSO 한 방울을 가한 후 coverslip을 올려놓고 열을 가하지 않는다.
3) 제작된 표본은 20분 이내에 검사되어야 한다. 10% KOH 표본과 마찬가지로 관찰한다.

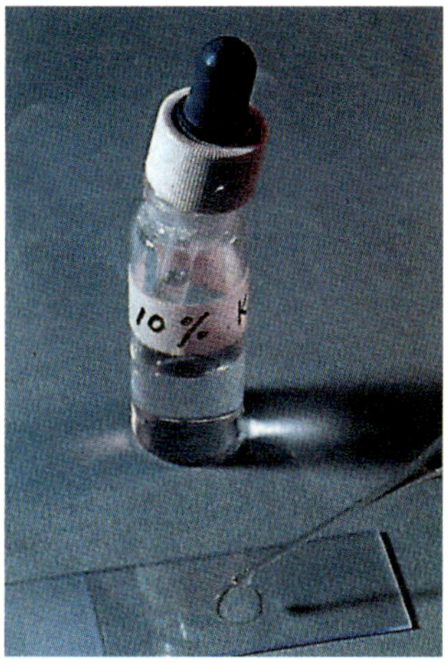

그림 9-9. **Slide glass 위에 검체 1방울을 적하한다.**

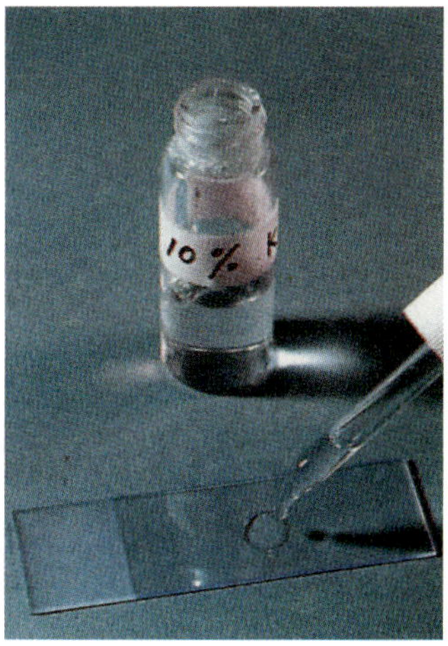

그림 9-10. **그 위에 10% KOH 용액 1방울을 적하한다.**

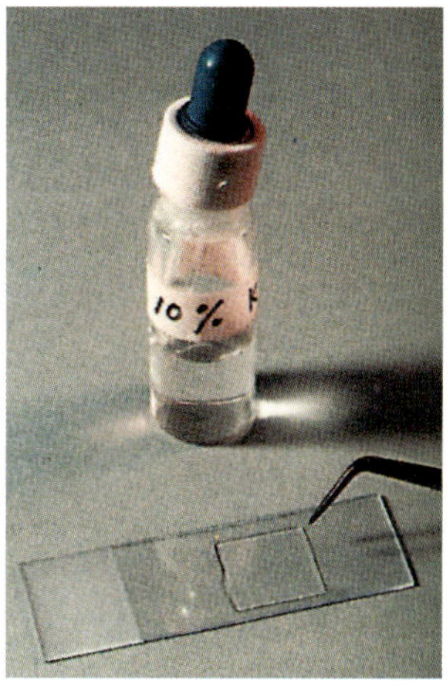

그림 9-11. **Coverslip으로 덮은 후 검경한다.**

4. Gram stain

일반검체는 세균검사에서 사용되는 Gram 염색을 실시함으로써 진균을 관찰한다. 진균은 Gram 염색에서 Gram 양성 또는 청색을 나타내며 효모(yeasts)와 가성균사(pseudohyphae)가 가장 많이 발견된다. 효모(yeasts)는 Gram 양성알균보다 2~3배 더 크고 주로 발아 세포를 나타낸다. 질 분비물 또는 요도 분비물의 Gram 염색 도말에서 발아하지 않는 효모는 꼬리가 없는 정자와 혼돈하지 않도록 주의해야 한다. 호흡기 또는 CSF 검체에서 *C. neoformans*의 협막이 효모(yeasts)의 염색을 방해하기 때문에 쉽게 관찰이 가능하다. 이 점은 진균 배양이나, 조직 염색을 요구하지 않고 환자의 질병이 정확하게 진단되지 않은 상태에 있는 담당 의사에게 아주 중요한 정보를 제공하게 된다. Gram 염색에서 *C. neoformans*의 세포는 원형의 엷은 자색으로 Gram 양성을 나타낸다. 균사(hyphae)는 Gram 양성막대균의 넓이보다 2~3배 더 넓고, 간혹 단단한 안쪽 면은 염색되지 않고 과립을 나타낸다(그림 7-19).

5. 항산성 염색(Acid-fast stain)

진균양 세균의 하나인 *Nocardia*는 부분적으로 항산성을 나타내기 때문에 Mycobacreria와 혼돈하기 쉽다. 그러나 *Nocardia*는 막대균과 마찬가지로 가지 친 분지상(branching filament)을 나타낸다. Mycobacteria 염색을 위한 항산성 염색 방법은 *Nocardia*를 과탈색시키기 때문에 위음성을 나타낼 수 있다. 따라서 만일 *Nocardia* 감염이 의심된다면 슬라이드 도말을 하나 더 만들어 변법 Kinyoun 항산성 염색법을 실시한다. *Nocardia* 감염증은 결핵과 아주 유사하기 때문에 결핵 환자를 검사할 때는 항상 *Nocardia*를 염두에 두어야 한다. 좀 더 자세한 내용은 각론 nocardiosis에서 언급할 것이다(그림 4–38).

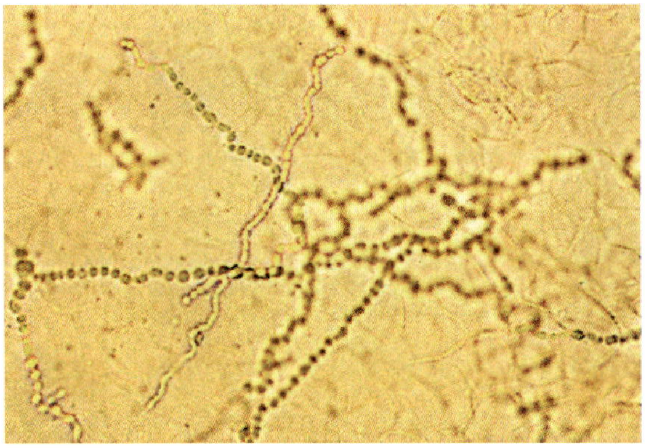

그림 9–12. **10% KOH 슬라이드 표본.** 피부 찰과물을 10% KOH 표본제작했을 때 폭이 규칙적이고, 격막, 분절포자, 가지 친 균사를 관찰할 수 있다.

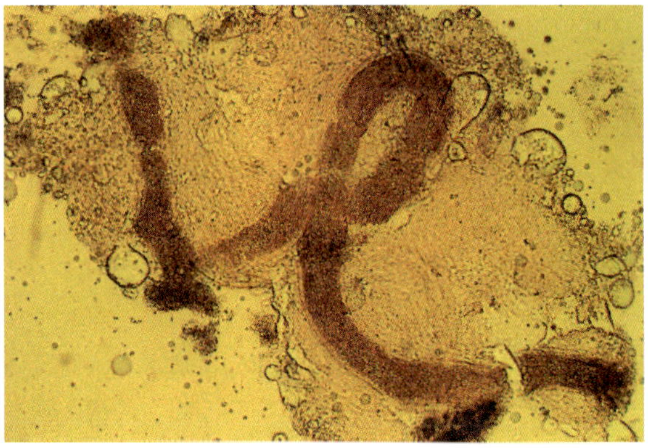

그림 9–13. **감염된 모발의 10% KOH 표본.** 손상된 모발이 인설로 둘러싸여 있는 것이 관찰된다.

Modified Kinyoun 항산성 염색법

1. 시약 제조

1) Kinyoun's carbolfuchsin 용액

Basic fuchsin	4 gm
95% ethyl alcohol	20 mL
Phenol crystals	8 gm
Distilled water	100 mL

주 : ethyl alcohol에 basic fuchsin을 용해한 후 조심스럽게 물과 phenol을 가하여 혼합한다.

2) 50% ethyl alcohol

100% ethyl alcohol	50 mL
Distilled water	50 mL

3) 1% sulfuric acid

Sulfuric acid(conc)	1 mL
Distilled water	100 mL

4) Methylene blue 용액

Methylene blue	2.5 gm
95% ethyl alcohol	100 mL

2. 실험 방법

1) 검체를 도말하여 열로 고정한다. 이때 양성 대조와 음성 대조를 함께 도말한다.
2) Kinyoun's carbolfuchsin 용액을 slide glass에 충분히 가한 후 5분간 염색한다.(이때 열을 가하지 않는다.)
3) 흐르는 물에 수세한다.
4) 모든 과잉 염색제가 제거될 때까지 50% ethanol을 slide glass 위에 첨가한다. 이때에 배경의 많은 찌꺼기들과 침전된 염색제들이 제거된다.
5) 흐르는 물로 수세한다.
6) 1% 황산 용액으로 3분간 탈색시킨다.
7) 흐르는 물로 수세한다.
8) Methylene blue로 1분간 대조 염색한다.
9) 흐르는 물로 수세하고 공기 중에서 slide glass를 건조시킨다.
10) 결과 Nocardia는 적색으로 염색되고, 기타 세균과 진균은 청색으로 염색된다. 만일 효모의 자낭포자 증식을 위해 사용했다면 자낭은 적색, 분아포자는 청색으로 염색된다.

6. 먹물 표본 제작법(India ink preparation)

이 방법은 효모(yeasts)의 협막을 관찰하기 위해 사용되어 왔으며, 특히 CSF에서 *Cryptococcus neoformans*의 관찰을 위해 사용한다. 불행하게도 모든 세균과 진균은 협막을 가지는 것과 가지지 않는 것이 있으며, India ink는 세포벽이나 협막을 침투하지 못하기 때문에 배경색이 검정색으로 명확하게 나타난다. 그러므로 India ink 방법은 협막만을 관찰하는 데 아주 유용하다. *Klebsiella* 같이 협막을 가지는 세균은 효모와 혼돈하기 쉽지만 세균의 크기는 효모의 1/4밖에 되지 않으며 발아하지 않는다는 점으로 구분된다. 검사실에서는 일반적으로 *Cryptococcus neoformans*를 진단하기 위하여 India ink 표본 제작법을 사용하는데, *C. neoformans* 외에 협막을 형성하는 다른 *Cryptococcus* spp., *Rhodotorula* spp., *Candida* (*Torulopsis*) spp., *Sporobolomyces* spp., *Trichosporon beigelii* 와 *Prototheca stagnora* 등과의 감별 동정을 위해 탄수화물 이용능시험 및 배양의 특성 등을 추가로 관찰해야 한다(그림 6-17, 9-14, 9-15, 9-16).

India ink 표본 제작법

1. 시약제조

India ink 또는 Nigrosin 용액

주 : Nigrosin은 배경이 균질하고 협막 관찰에 용이하기 때문에 India ink보다 선호하는 경향이 있다.

2. 실험방법

1) Slide glass 위에 검체 침전물을 한 방울 놓고 India ink 또는 nigrosin 용액 한 방울을 혼합한 다음 cover-slip을 덮고 10분간 방치 후 관찰한다.

2) 출아하는 효모주위의 협막 관찰을 위해서 광원을 최대 밝기로 하고 집광기를 올리고 표본을 관찰한다.

3) 결과

협막부위는 투명하게 관찰된다.

3. 관찰 : capsule을 유의하여 관찰, 적혈구 및 백혈구와 감별주의

4. 보고 : ( ) capsulated organism observed

No fungus like organism observed

※ ( )안에는 균의 수를 기록한다.

※ CSF에서 효모가 보이면 주치의에게 전화로 보고한다.

◎ 기타 *Cryptococcus* spp나 *Rhodotorula* spp, *Torulopsis* spp도 capsule이 관찰될 수 있다.

5. 배양

1) 검체 : 검체에 따른 normal flora와 분리될 수 있는 가능성 검토 검체의 질(quality)

2) 배지 : 항생제 미 함유 배지

항생제 함유 배지(antibacterial)

항진균제 함유배지(antifungal)

※ 항생물질 : CM(16 μg/mL), GM(5-100 μg/mL), P(20 μg/mL), SM(40 μg/mL), CH(500 μg) pathogenic fungi inhibited by CH & CM

CH-sensitive: *C. neofromans*, *C. parapsilosis*, *C. krusei*, *C. tropicalis*, *T. cutaneum*

CM-sensitive: *Norcardia*, *Streptomyces*, *Actinomyces*

CH; Cycloheximide, CM; Chloramphenicol

7. 기타 염색법

진균을 검출하기 위한 염색은 미생물 검사실 외에 조직검사실에서도 이뤄진다. 진균과 Actinomycetes는 Gomori methenamine silver(GMS) 염색에서 녹색 배경에 흑색을 나타낸다. *Cryptococcus*가 의심되면 Mayer의 mucicarmine 염색을 할 수도 있다. *Cryptococcus*의 협막은 황색 배경에 적색을 나타내는 반면, 유사한 형태를 가진 진균은 적색으로 염색되지 않는다. Hematoxylin

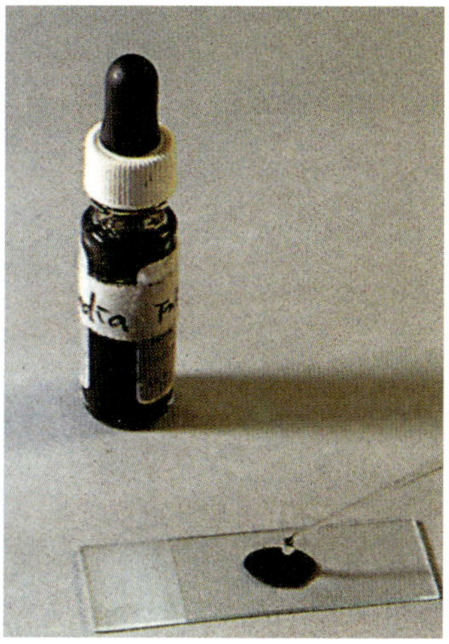

그림 9-14. **슬라이드글라스 위에 검체 1방울을 적하한다.**

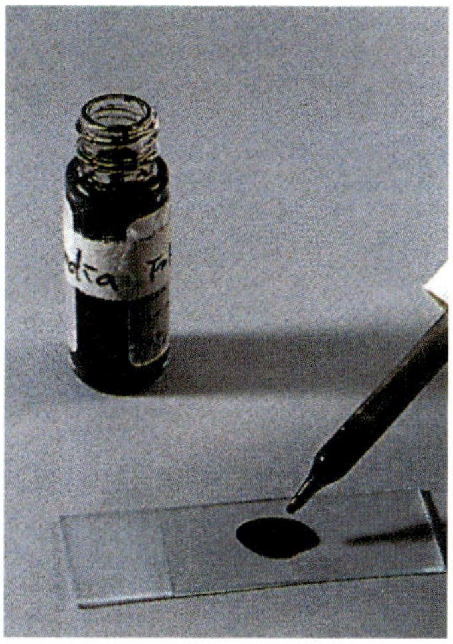

그림 9-15. **India ink 1방울을 적하한다.**

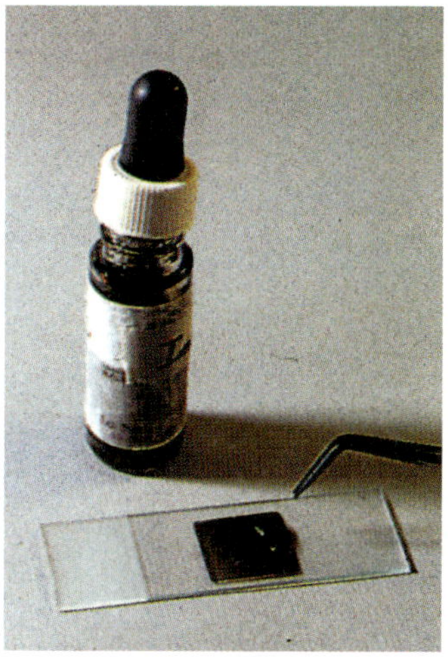

그림 9-16. **Coverslip으로 덮은 후 검경한다.**

& Eosin(H&E) 염색에서 분홍(pink) 배경에 조직의 핵과 진균은 자색을 나타낸다(제12장 조직학적 검사 참조).

H&E 염색의 유리한 점은 *Blastomyces*, *Cryptococcus*, *Candida*, *Aspergillus*, *Coccidioides*, *Paracoccidioides* 및 드물게 *Histoplasma*는 밝은 형광빛을 나타내지만 조직과 배경은 흑색으로 나타나 관찰이 용이하다. 혈액과 골수 표본은 혈액학 검사실에서 사용하는 Wright 염색을 하면 *Histoplasma capsulatum*의 효모형은 다핵 중성구와 단핵구의 안쪽에 자색으로 염색되어 나타난다. 최근 새로 개발된 형광 현미경 표본 제작법은 매우 감수성이 강하여 진균의 구조를 관찰하는 데 우수한 방법으로 평가된다(표 9-4, 9-5).

표 9-4. 임상 검체의 직접 검사에서 관찰되는 진균의 특징

검체에서의 형태	관련 진균	크기 (직경 μm)	형태적 특징
효모양 세포 (Yeastlike cell)	*Histoplasma capsulatum*	2~5	작고 타원형의 둥근 출아세포. 종종 대식세포 내에서 밀집되어 발견되고 적게 존재할 때 검출이 어렵다.
	Sporothrix schenckii	2~6	작고 타원형의 둥근 cigar-shaped; 단일 또는 다수의 출아세포가 존재; 임상검체에서는 흔치 않음
	Cryptococcus neoformans	2~15	다양한 크기의 세포가 존재; 보통 둥글거나 미식축구공 모양(football-shaped), 출아세포는 단일 또는 다수 존재, 협막은 존재하거나 존재하지 않음. 때때로 CSF에서 협막이 있거나 없는 효모형 보임
	Malassezia furfur (진균혈증)	1.5~4.5	작고, 병모양세포, 출아세포는 격벽으로 모세포 로부터 분리됨
	Blastomyces dermatitidis	8~15	세포는 보통 크고, 이중 굴절력이 있음. 출아세포는 보통 단일이나 몇몇은 모세포에 부착하여 남아있다.
효모양 세포 (Yeastlike cell)	*Paracoccidioides brasiliensis*	5~60	세포는 보통 크고 작은 출아세포로 둘러싸임("배선장실 타륜"); 작은 세포가 존재하고(2~5 Mm) *H. capsulatum*과 닮음; 출아세포는 "서양배" 형태를 가지고 있음
구상체(Spherules)	*Coccidioides immitis*	10~200	다양한 크기의 구상체; 몇몇은 내생포자를 포함하고 다른 것들은 비어 있음; 인접한 구상체는 *B. dermatitidis*와 비슷; 내생포자는 *H. capsulatum*과 비슷하나 출아의 증거를 보여주지 못함; 습윤표본 슬라이드배양에서 24시간 이상 배양 후 관찰하면 구상체는 다수의 발아관을 형성함
	Rhinosporidium seeberi	6~300	포자낭포자를 포함하고 있는 크고, 두꺼운 세포벽을 가진 포자낭(sporangia)이 존재; 성숙한 유주자낭은 *C. immitis*의 구상체보다 크다; 균사는 비강환부에서 관찰됨
효모, 가성균사, 균사(Yeast, pseudohyphae, hyphae)	*Nakaseomyces glabratus*(과거 명칭; *C. glabrata*)를 제외한 *Candida* spp.	5~10 (가성균사), 3~8(효모)	세포는 보통 단일 출아세포가 존재하고; 가성균사가 존재할 때 연결부위가 소시지처럼 잘록하게 연결
	M. furfur	2.5~4	짧고 만곡된 균사존재, 구형 효모세포가 덩어리져 나타남
무격막균사 (Pauciseptate hyphae)	접합균류(Zygomycetes); *Mucor, Rhizopus*, 기타 속들	10~30	균사는 크고 리본모양으로 꼬인 형태, 상대적으로 작은 균사는 *Aspergillus flavus*와 혼돈되기 쉽다.

표 9-4. **임상 검체의 직접 검사에서 관찰되는 진균의 특징**

검체에서의 형태	관련 진균	크기 (직경 μm)	형태적 특징
초자양 격막균사 (Hyaline septate hyphae)	피부와 손톱, 모발의 피부사상균(Dermatophytes)	3~15	초자양 격막균사가 관찰, 분절 포자가 연결되어 나타남. 모내사상균인 경우 모발내에 포자발견
	Aspergillus spp.	3~12	격막균사, 45도로 분지를 나타냄. 큰 균사는 접합균류와 비슷
	Geotrichum spp.	4~12	사방형 분절포자, 드믈게 구형, 불규칙형
	Trichosporon spp.	2~4×8	사방형 분절포자, 드믈게 구형, 분아포자 형성

그림 9-17. **10% KOH 습윤표본에 현미경적 진균구조의 특성(모발, 각질 및 피부의 검체)**

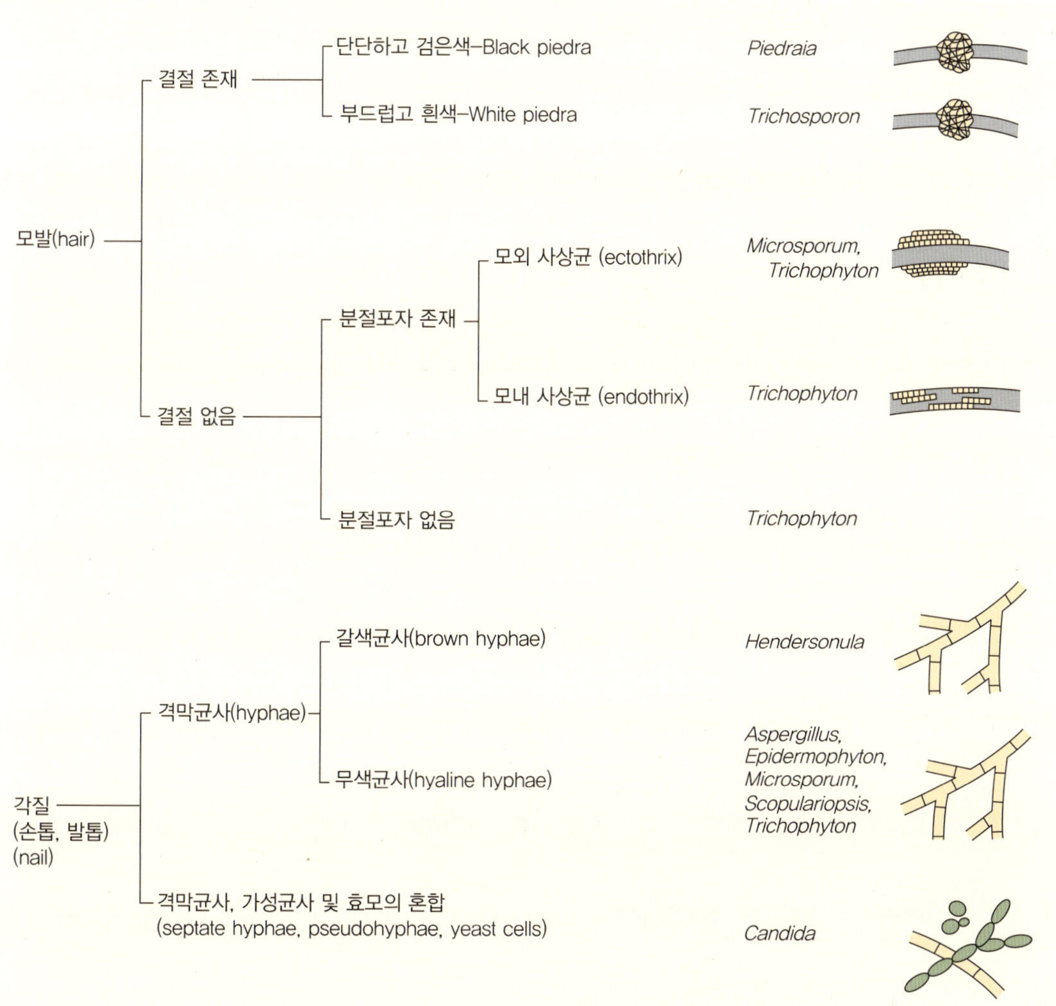

그림 9-17. 10% KOH 습윤표본에 현미경적 진균구조의 특성(모발, 각질, 피부의 검체)(계속)

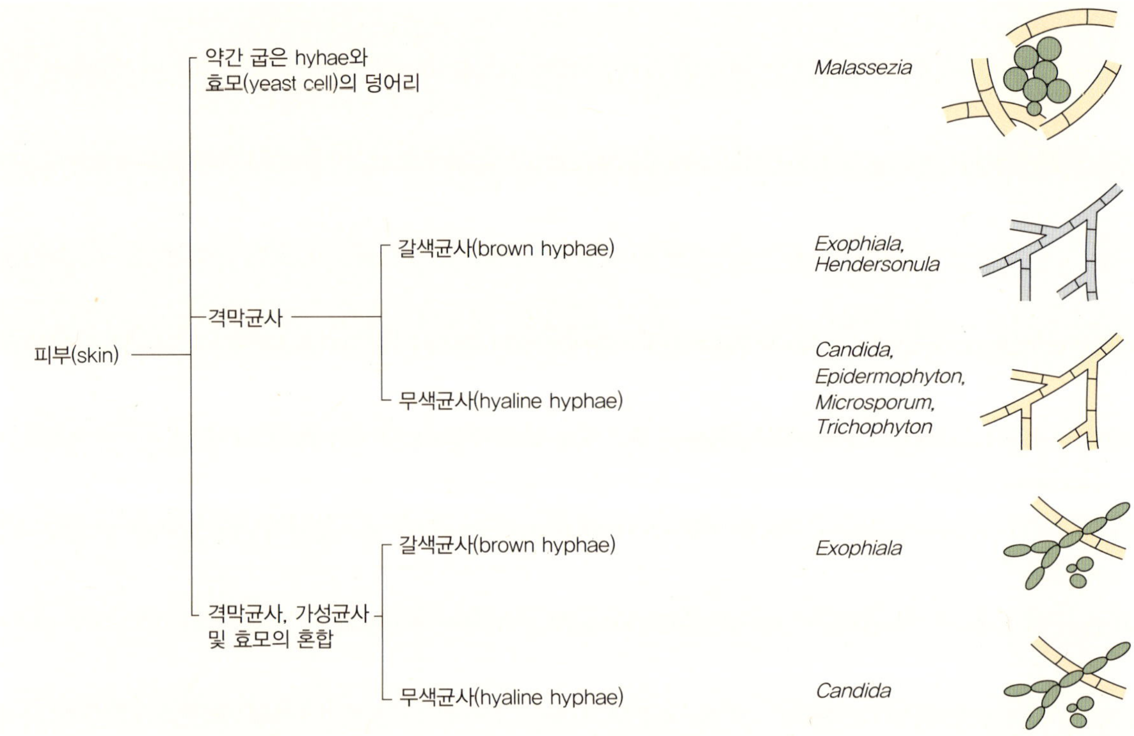

* Modified from McGinnis(1980).

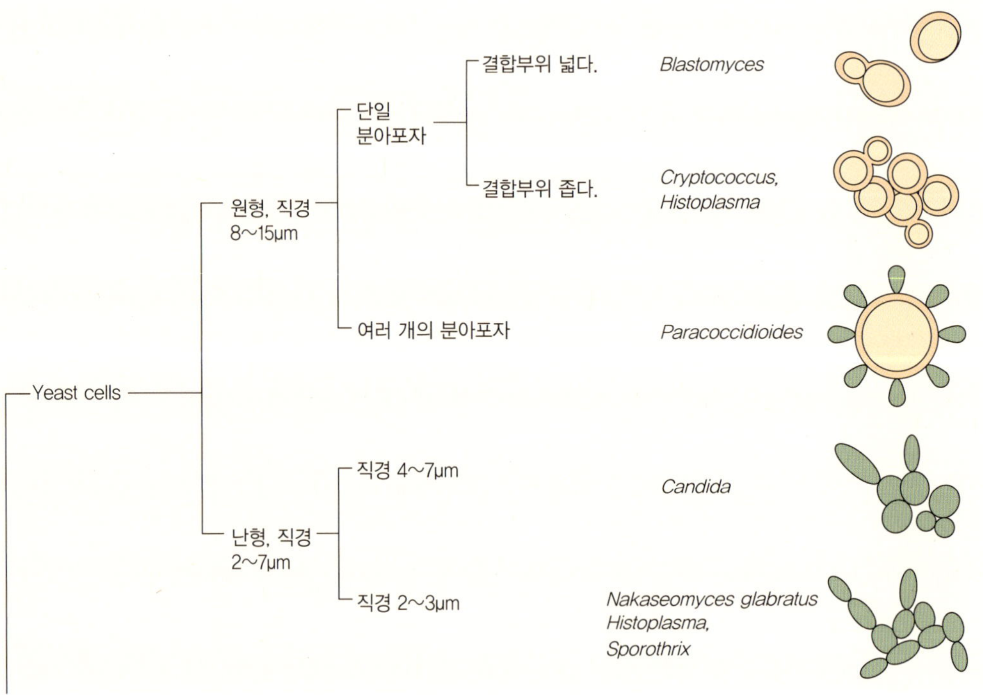

그림 9-17. **10% KOH 습윤표본에 현미경적 진균구조의 특성(모발, 각질, 피부의 검체)**

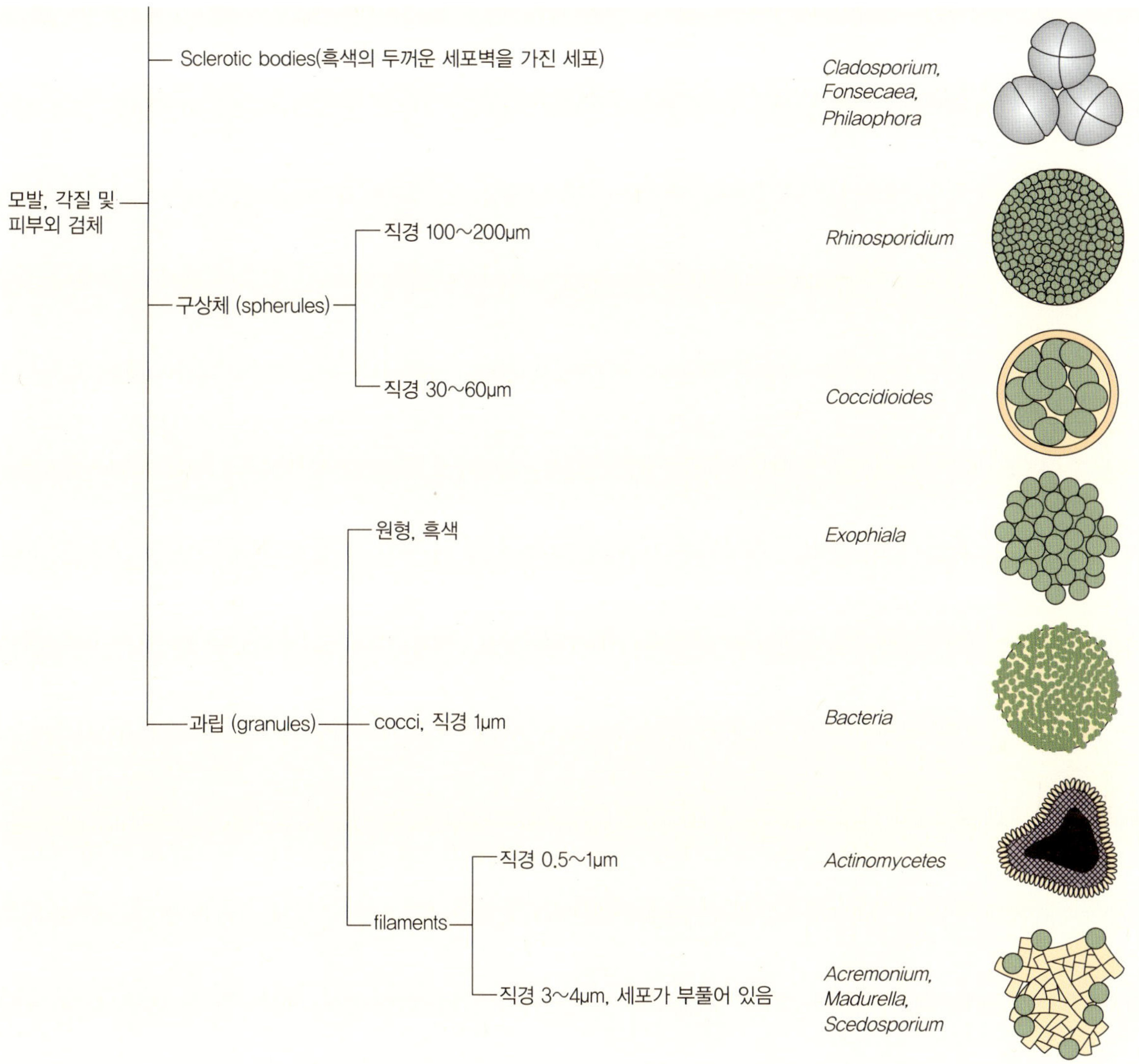

V 진균의 배양

1. 개요

진균증의 진단은 그 임상적 배경과 함께 임상 증상이 유사한 다른 질환과의 감별 진단을 소홀히 해서는 안 된다. 검사를 하는 환자에 대한 정보가 풍부해야 분리 배양된 진균에 대한 병원균으로써의 평가를 내리는 데 매우 중요하다. 검사를 진행함에 있어 병원 내에는 저항력이 매우 낮은 환자가 있다는 것을 충분히 인식하여, 채취된 검체의 조작에서부터 증균 배양된 진균에 의한 환경오염 방지와 감염에 각별한 주의가 필요하다. 진균은 배양 시간이 길기 때문에 공기 오염을 방지하고, 생식 구조의 변화 관찰 및 배지의 건조를 막기 위해 평판 배지보다는 사면 배지를 많이 사용한다. 특히 *Coccidioides immitis*는 공기 흡입에 의해 감염되기 때문에 평판 배지를 사용해서는 안 된다. 검사실 감염을 방지하기 위해서 항상 미생물학적 안전 장치에서 비닐장갑을 끼고 실험해야 하며 실험이 끝나면 그 부위는 매일 소독하고 사용한 배지와 검체는 고압 멸균 처리해야 한다.

Sabouraud dextrose agar(SDA)

1. 배지 성분

Dextrose	40 gm
Neopeptone(Difco)	10 gm
Agar	15 gm
Distilled water	1,000 mL

2. 배지 제조

1) 위 성분을 혼합한 후 열을 가해 용해시킨다.
2) 시험관에 15 mL씩 분주한 후 15 lbs 121℃에서 10분간 고압 멸균한다.
 고층이 약 3 cm 되도록 사면시킨 후 냉장고에 보관한다.

3. 실험 방법

1) 배지를 실온이 되도록 한 후 배지 사면의 전 표면에 면봉으로 도말 접종한다.
2) 검체 조각(절편)들은 약간 힘을 주어 배지 표면에 꽂아 넣는다.
3) 만일 항생제가 함유된 배지에 접종하려면 먼저 항생제가 함유되지 않은 SDA배지나 혈액이 첨가된 BHI배지에 접종한 후 사용한다.
4) 마개를 느슨하게 한 후 30℃에서 한 달간 관찰한 후 멸균하여 폐기한다.

2. 진균 배양용 배지

진균 배양용 배지는 목적에 따라 일차 증식용 배지와 감별배지로 나눌 수 있다(표 9-6).

표 9-6. 진균배양용 배지와 특성

배지	용도
일차 증식용 배지	
Brain-heart infusion agar	부생성 진균과 병원성 진균 배양
항생제 첨가한 Brain-heart infusion agar	피부사상균을 제외한 병원성 진균 배양
BHI 이상(biphasic) 혈액배양병	혈액 진균 배양
Dermatophyte test medium	피부사상균 배양, screening medium
Inhibitory mold agar	피부사상균을 제외한 병원성 진균 배양
Potato flake agar, Sabouraud dextrose agar	부생성 진균과 병원성 진균 배양
Mycosel	피부사상균 배양
SABHI agar	부생성 진균과 병원성 진균 배양
Yeast-extract phosphate agar	피부사상균을 제외한 병원성 진균 배양
감별배지	
Ascospore agar	*Saccharomyces* spp. 같은 자낭포자나 자낭포자를 가지는 효모의 검출
Tween 80, trypan blue를 포함한 Corn meal agar	*C. albicans*의 후막포자 형성 진단; 현미경적 형태로 *Candida* 동정
Cottonseed conversion agar	사상형에서 효모형으로 전환하는 두형태 진균인 *B. dermatitidis* 진단
Czapek's agar	*Aspergillus* spp. 동정
Niger seed agar	*C. neoformans* 동정
Nitrate reduction medium	*Cryptococcus* spp의 nitrate 환원능 시험
Potato dextrose agar	*T. rubrum*의 적색색소 검출; 피부사상균의 포자형성이나 슬라이드 배양(microslide culture)
Rice medium	*Microsporum audouinii*의 동정
Trichophyton agar 1-7	*Trichophyton* 속 동정
Urea agar	*Cryptococcus* spp, *Trichophyton mentagrophytes* 동정
Yeast fermentation broth	효모의 발효능 검출
Yeast nitrogen base agar	효모의 탄소 동화능 검출

1) Sabouraud dextrose agar(SDA)

SDA 배지는 pH 5.6으로 산성이며 영양원이 빈약하다. 이런 조건은 많은 세균의 발육을 억제하지만 *Histoplasma capsulatum*과 *Nocardia asteroides*를 제외한 오염 진균과 병원성 진균이 발육한다.

2) Cycloheximide와 Chloramphenicol을 함유한 Sabouraud dextrose agar(SDA-C&C)

SDA-C&C 배지에 함유된 cycloheximide와 chloramphenicol은 대부분의 세균과 오염 진균의 증식을 억제시키지만 일부 병원성 진균들은 발육이 증진된다(표 9-7). 일부 병원성 진균은 이 배지에서 증식이 억제되기 때문에 SDA-C&C 배지는 주로 피부, 모발 및 손톱, 발톱 등 각질 검체에서 피부 사상균(*Trichophyton, Epidermorphytom, Microsporum*)이나 *Candida albicans* 등이 의심될 때 사용된다.

이런 진균들은 cycloheximide와 chloramphenicol에 감수성이 없기 때문에 증식이 잘 된다. 피부 검체는 SDA-C&C 배지 대신 dermatophyte test medium(DTM)이 사용된다. DTM배지에는 지시약 phenol red가 들어있는데 피부 사상균이 증식하면 배지는 황색에서 적색으로 변한다. 일부 진균은 피부 사상균과 함께 증식할 수 있다. 만일 항생제가 함유된 SDA 배지에 피부, 모발 및 조·갑 각질 외의 검체가 사용되는 경우는 추가적으로 SDA 배지에 접종하면 *Histoplama capsulatum*과 *Nocardia asteroides*를 제외한 많은 진균을 분리해 낼 수 있을 것이다.

표 9-7. Cycloheximide와 Chloramphenicol에 억제되는 병원성 진균

Cycloheximide 억제	Chloramphenicol 억제
Cryptococcus neoformans	*Nocardia asteroides*†
Cryptococcus spp.	*Nocardia brasiliensis*
Candida parapsilosis	Other funguslike bacteria
Pichia kudriavzevii	Yeast phases*
Candida tropicalis	
Diutina rugosa	
Nakaseomyces glabratus	
Yeast phases*	
Actinomyces spp.	
Nocardia spp.	
Streptomyces spp.	
Aspergillus fumigatus†	
Pencillium spp.	
Geotrichum spp.	
Scopulariopsis spp.	
Saccharomyces spp.	
Absidia spp.	
Mucor spp.	
Rhizopus spp.	

† 부분적으로 억제

* Yeast phases는 37℃에서만 억제되고 25℃에서는 억제 안 됨

Sabouraud dextrose agar with cycloheximide and chloramphenico(SDA-C&C)

1. 배지 성분

Dextrose	40 mg
Neopeptone(Difco)	10 gm
Agar	15 gm
Distilled water	1,000 mL
Cycloheximide	500 mg
Acetone	10 mL
Chloramphenicol	50 mg
95% ethyl alcohol	10 mL

상품화된 배지 : BBL-Mycosel
Difco-Mycobiotic

2. 배지 제조

1) 처음 4종의 성분을 혼합하여 끓인다.
2) Acetone에 cycloheximide를 용해한다.
3) Ethyl alcohol에 chloramphenicol을 녹인다.
4) 2)와 3)을 1)에 잘 혼합한다.
5) 시험관에 15 mL씩 분주한 후 15 lbs 121℃ 10분간 고압 멸균한다.
6) 고층이 약 3 cm되도록 사면시킨 후 냉장고에 보관한다.

3. 실험 방법

1) 배지를 실온이 되도록 한 후 배지 사면의 전 표면에 면봉으로 도말 접종한다.
2) 마개를 느슨하게 한 후 30℃에서 한 달간 관찰한 후 멸균하여 폐기한다.

3) 혈액을 첨가한 Brain heart infusion agar(BHIAB)

Brain heart infusion agar는 영양이 풍부한 배지이며 혈액이 첨가되어 영양이 더욱 풍부해졌다. 세균, 오염 진균 및 *Histoplasma capsulatum*과 *Nocardia asteroides*를 포함한 병원성 진균은 호기성 상태에서 잘 발육한다. BHIAB 배지에서는 오염균들이 잘 자랄 수 있기 때문에 사용에 한계가 있다. 이 배지는 정상적으로 무균인 검체에서 *Histoplasma*와 *Nocardia*를 분리할 목적으로 사용되며, 두 형태 진균이 사상균형(mold phase)에서 효모형(yeast phase)으로 전환하는 것을 관찰할 수 있다. *Actinomyces*를 의심할 때는 다른 진균용 배지에 접종하기 전에 BHIAB 배지에 접종하여 무산소성 상태(N_2 95%, CO_2 5%)에서 배양한다.

Brain heart infusion agar with blood(BHIAB)

1. 배지 성분

Brain heart infusion ······ 37 gm
Agar ······ 20 gm
Distilled water ······ 1,000 mL
탈섬유 양혈구 ······ 100 mL

2. 배지 제조

1) 증류수에 BHI와 agar를 녹인 후 121℃ 15 lbs에서 15분간 멸균한다.
2) 50℃로 식힌 다음 양혈구를 첨가한다.
3) Flask를 조심스럽게 흔들면서 무균적으로 평판과 시험관에 분주하고 사면시킨다.
4) 완전히 굳은 다음 냉장고에 보관한다.
5) 만일 무산소성 Actinomycetes를 배양하려면 접종하기 전에 무산소성 chamber 안에서 미리 환원시킨다.

3. 실험 방법

1) 배지를 실온이 되게 한다.
2) 만일 무산소성 Actinomycetes를 분리하려면 미리 환원시킨 평판의 1/3을 면봉으로 도말하고 분리를 위해 streak한다.
3) 검체에 있는 과립은 멸균생리식염수로 여러 번 세척해서 분쇄하고 분리 배양을 하기 전에 우무 평판의 1/3에 면봉으로 도말한다.
4) 모든 검사 진행 과정은 무산소성 조건에서 한다.
5) 37℃ 무산소성 chamber 안에서 7~10일간 배양한다.
6) 동종 이형 진균의 전환 관찰은 전신성 진균증에서 언급한다.

4) 혈액, Cycloheximide 및 Chloramphenicol을 함유한 Brain heart infusion agar (BHIAB-C&C)

지금까지 설명한 내용은 *Histoplama capsulatum*과 *Nocardia asteroides* 같이 영양 조건이 까다로운 균의 배양을 위해 BHI agar에 혈액을 첨가해 사용한 것이다. 그러나 이 배지에 cychloheximide와 chloramphenicol을 첨가함으로써 세균과 *Nocardia asteroides*를 포함한 일부 병원성 진균과 오염 진균의 발육을 억제하고, 발육 속도가 느린 병원성 두 형태 진균(dimorphic pathogens)의 발육을 촉진한다.

즉 세균이나 진균으로 오염된 검체에 *Histoplasma*가 함유되었다고 의심될 경우 BHIAB-C&C 배지를 사용한다. Chloramphenicol은 두 형태 진균의 효모형(yeast phase)을 억제시키고 사상형(mold phase)만을 발육시킨다는 점에 유의해야 한다. BHIAB-C&C 배지는 SDA-C&C 배지를 대체해서 사용할 수도 있다.

Brain heart infusion agar with blood, cycloheximide and Chloramphenicol(BHIAB-C&C)

1. 배지 성분

Brain heart infusion	37 gm
Agar	20 gm
Distilled water	1,000 mL
Cycloheximide	500 mg
Acetone	10 mL
Chloramphenicol	50 mg
95% ethyl alcohol	10 mL
탈섬유된 양혈구	100 mL

2. 배지 제조

1) BHI와 agar를 증류수에 넣은 후 끓을 때까지 가온한다.
2) Acetone에 cycloheximide를 용해한 다음 용해된 배지에 잘 혼합한다.
3) 121℃ 15 lbs 15분간 고압 멸균 후 50℃로 식힌다.
4) 양혈구를 첨가한 후 잘 흔들면서 평판과 시험관에 무균적으로 분주하고 사면으로 굳힌다.
5) 완전히 굳은 다음 냉장고에 보관한다.

3. 실험 방법

1) 배지를 실온이 되게 하고 배지의 전 표면에 면봉으로 도말한다.
2) 마개를 느슨하게 하고 30℃에서 한 달 동안 배양한다. 만약 *Histoplasma*가 의심되면 12주간 배양한다.

3. 배양 검사

1) 분리 배양

세균의 증식을 억제할 목적으로 필요에 따라서 진균 분리용 배지에 chloramphenicol 200 μg/mL를 첨가하여 사용한다. Chloramphenicol에 내성세균 특히 *Pseudomonas aeruginosa*의 증식을 보이기는 하지만 분리 배양에 큰 지장을 초래하지는 않는다. 더욱이 배양을 할 때에 병원 진균의 추정이 불가피할 경우는 항생제가 첨가된 배지와 첨가하지 않은 배지 두 개를 병용한다. 분리 배양은 단포자 분리(mono-spore isolation)가 목적이기 때문에 대개의 경우는 우무 평판을 사용한 획선 배양법을 이용하게 되지만, 검체가 혈액이나 천자액 등 정상적으로 무균인 검체는 Sabouraud 액체 배지에 증균 배양을 병합해서 실시하면 검출률이 높아진다. 진균 배양은 일반적으로 30℃에서 배양하며 실내 온도(25℃)도 가능하지만 25℃에서는 일부 진균은 증식이 늦어지는 것도 있다. 37℃에서는 발육이 억제되는 진균이 있다. 두 형태 진균은 25℃ 또는 30℃에서는 사상균상(mold phase)으로 발육하지만, 37℃ 배양에서는 효모상(yeast phase)으로 전환된다. *Actinomyces*는 37℃에서 무산소성으로 배양해야 한다. 이상적인 배양은 25℃와 37℃ 양쪽에서 배양해야 하지만, 37℃에서 2일간 배양 후 25℃에서 배양을 추천하는 경우도 있다. 배양 시간은 일부 진균은 3~4일 만에 증식하지만, 어떤 것은 3~4주간만에 증식한다(표 9–8).

표 9–8. 발육육속도에 따른 진균의 분류

발육속도	사상균(Molds)	효모(Yeasts)	진균양 세균 (Funguslike bacteria)
신속 발육균 (5일 이내)	오염진균 : *Lichtheimia, Acremonium, Alternaria, Aspergillus, Aureobasidium, Chrysosporium, Cladosporium, Curvularia, Drechslera, Fusarium, Mucor, Nigrospora, Purpureocillium, Penicillium, Rhizopus, Scopulariopsis, Sepedonium, Syncephalastrum, Trichoderma* 피하진균 : 두형태 진균–*Sporothrix schenckii*	*Candida* *Cryptococcus* *Geotrichum* *Rhodotorula* *Saccharomyces* *Trichosporon* 피하진균 : 두형태 진균–*Sporothrixschenckii* 전신성 : 두형태 진균–*Blastomyces dermatitidis*	*Actinomyces* (무산소성에서만 발육) *Nocardia* *Streptomyces*
중간 발육균 (6~10일)	피부사상균 : *Epidermophyton floccosum* *Microsporum canis, distortum, gypseum, nanum, vanbreuseghemii* *Trichophyton ajelloi, mentagrophytes* 피하진균 : *Scedosporium boydii* 전신성 : 두 형태진균–*Coccidioides immitis*	전신성 : 두형태 진균–*Histoplasma capsulatum*	
지연 발육균 (11~21일)	피부사상균 : *Microsporum audouinii* *Trichophyton rubrum, schoenleinii, tonsurans, verrucosum, violaceum* 피하진균 : *Cladosporium carrionii* *Exophiala jeanselmei* *Fonsecaea compacta, pedrosoi* *Phialophora verrucosa* 전신성 : 두형태진균–*Blastomyces dermatitidis, Histoplasma capsulatum, Paracoccidioides brasiliensis*		

배양 속도는 사용 배지의 조건, 배양 온도, 환자 검체에 있는 억제제에 따라서 다양하게 나타난다. 위음성 보고를 줄이기 위해서는 배양 7일 경에 중간 보고를 하고 최종 보고를 하기 전 최소한 한 달간 배양을 관찰한 후에 배지를 버린다. *Histoplasma capsulatum*이 의심되는 검체는 12주간 관찰 후 최종 음성 보고를 한다. 접종된 배지의 습도를 유지시켜 주면 진균의 발육이 촉진된다.

분리 배양된 진균은 그 일부를 백금구(갈고리모양)로 채취하여 즉시 균속을 추정해 두지만, 이 경우에 좋은 표본만을 필요로 하는 것이 아니고 현미경상에서 특징적인 형태나 기관이 확인된다면 충분하다. 더욱이 이 단계에서 분리 배양된 균종이 어느 병소에서 유래되었는가에 따라 기준을 정하고 필요에 따라서 순배양용 배지에 거대 배양을 한다. 그리고 형태학적 특징을 상세히 관찰할 필요가 있는 경우에는 슬라이드 배양법 등의 특수 배양을 병행한다.

2) 순수배양(거대 배양)

순수배양의 목적은 분리배양된 병원균의 동정과 그 보존에 있다. 순수배양된 균종은 각각 그 일부를 채취하여 검경하고 그 속(genus)을 결정한다. 즉 슬라이드 글라스 위에 LPCB (lactophenol cotton blue) 1~2방울을 떨어뜨린 다음 배지에 증식한 집락의 일부를 채취하여 균괴를 푼 다음, 그 위에 coverslip을 얹은 후 검경한다. 그리고 슬라이드 글라스를 약간 가온하면 혼입된 공기를 제거하기 쉽고, 균체가 어느 정도 팽화하여 검경이 쉬워진다. 또한 분리 배양된 세균이 상식적으로 병원균이라고 생각되지 않는다 하더라도, 같은 환자의 같은 검체에서 여러 차례에 걸쳐서 같은 균이 분리되는 경우에 병원균을 의심할 수 있다.

VI 배양된 진균의 동정(Molds)

1. 개요

성숙한 집락이 형성되면 육안적으로 집락의 특징을 관찰한다. 집락의 관찰은 진균을 동정하는 데 크게 도움이 된다. 그러나 집락의 형태는 배양 온도, 사용 배지, 그리고 진균 균종에 따라서 매우 다양하다. 사상진균(molds)을 최종 동정하기 위해서는 기본적으로 현미경적 형태 관찰에 의존하며 추가적으로 몇 가지 생화학적 검사를 필요로 한다. 몇 가지 생화학적 검사들은 효모와 진균양 세균을 동정하는 데 기본적인 요소들이며 균종에 따라서는 혈청학적 동정법을 병행해서 진단에 이용한다.

2. 육안적 관찰

우무 배지상 집락의 육안적 관찰은 발육의 속도(집락의 직경), 집락의 색상 및 그 변화(양면 관찰) 및 집락 표면 및 가장자리의 성상 등을 관찰해야 한다. *Aspergillius* 속 및 *Penicillium* 속의 관찰에는 Czapek-Dox 우무 배지, 그 외의 진균은 Sabouraud dextrose agar에서 거대 집락의 성상을 관찰한다. 단지 방선균류일 경우는 brain heart infusion 배지를 사용한다.

3. 현미경적 관찰

우선 진균의 형태를 관찰하기 위해서 집락은 저배율(실체 현미경)에서 관찰한다. 각 균속에 특징적인 균사나 포자 혹은 포자 지지기관을 찾아내는 것이 중요하며 저배율에 의한 관찰로 균속 확정이 가능한 수가 많다. 다음으로 배양 집락의 일부를 직접 채균하여 표본을 제작하지만 상세한 형태의 관찰은 슬라이드 배양법을 사용한다.

1) Tease Mount Method

이 방법의 장점은 처음 분리 배지에서 진균 집락이 자란 후 직접 검사할 수 있다는 것이다. 그러나 단점으로는 표본 제작 시 coverslip에 압력을 가해야 하고 물리적인 힘이 가해져서 포자의 배열이 흩어지고, 균사가 엉켜서 분생자(conidia)의 구조 관찰을 방해하므로 정확한 구조를 식별할 수 없다는 것이다(그림 9-18, 19, 20).

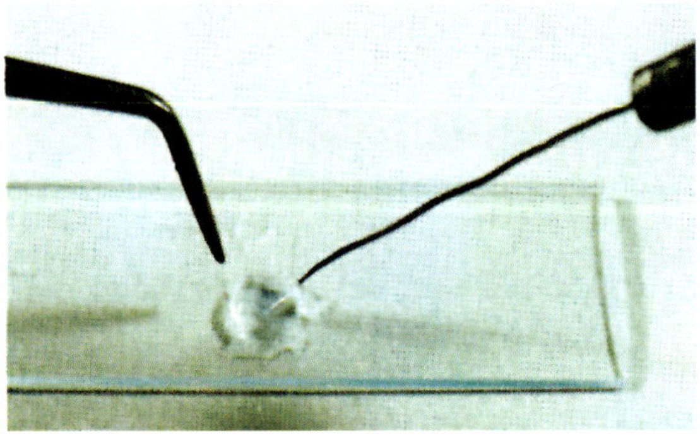

그림 9-18. **Slide glass 위에 균괴를 놓고 작게 자른다.**

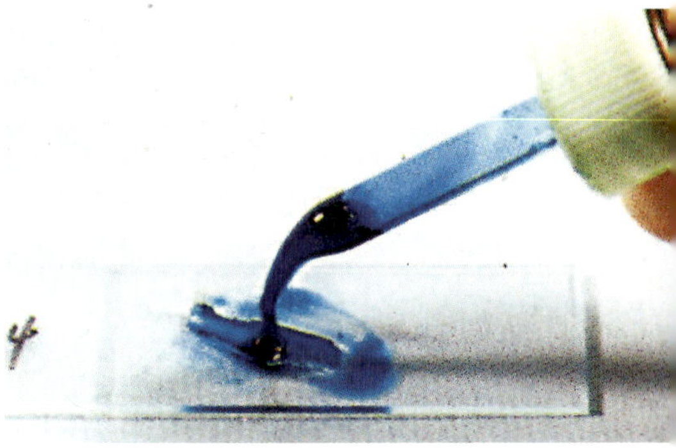

그림 9-19. **LPCB 염색액을 1방울 적하**

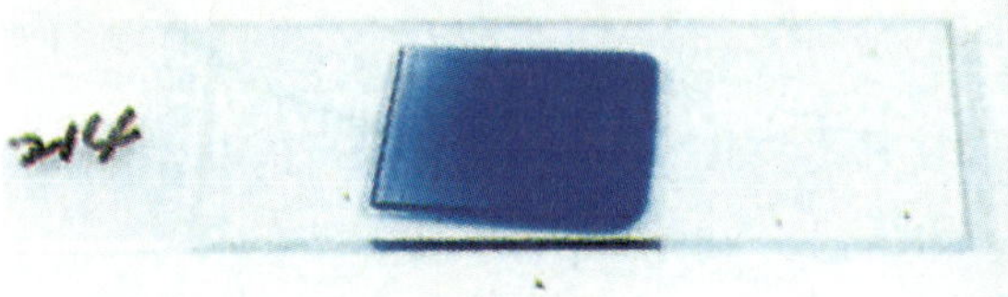

그림 9-20. **Coverslip으로 덮은 후 검경한다.**

Tease Mount 제작법

1. 시약 제조

Lactophenol cotton blue(LPCB 습윤 표본 제작법 참조)

2. 실험 방법

1) Slide glass 위에 LPCB 염색 시약 한 방울을 떨어뜨린다.
2) 화염 멸균하여 식힌 구부러지지 않는 두꺼운 백금선으로 기중균사와 영양균사체가 포함되도록 진균 집락의 일부를 채취한다.
3) 집락의 중앙부는 너무 오래되어 균사가 소멸되고, 반면에 가장자리는 너무 어려서 증식구조물들이 아직 형성되지 않았기 때문에 이런 부위들은 검체로 적당하지 못하다.
4) LPCB에 집락 조각을 놓고 다른 백금선으로 얇게 되도록 hyphae를 얇게 쪼갠다.
5) Coverslip을 놓고 진균이 퍼지도록 힘을 주어 눌러준다.
6) 증식 구조를 현미경으로 관찰한다.
7) 영구 표본 제작을 위해 coverslip 가장자리를 permount로 봉입한다.

2) 슬라이드 배양법

이 방법은 **습윤 표본**이나 **스카치테이프법**에서 동정될 수 없을 때 사용하며 진균을 **접종한 위치에서 발육하고 유지된다는 장점**이 있기 때문에, **보다 쉽게 형태학적으로 진균을 동정**할 수 있다. 또한 한 개의 배양으로 **두 개의 슬라이드 표본**을 만들 수 있다. 그러나 진균을 동정하기 전에 일차 분리 배지에 배양하기 위해서는 슬라이드 **배양 시간 동안** 기다려야 하고 **전문적인 기술을 요구하는 단점**이 있다. 또한 Zygomycetes 같은 솜털형 집락(cottony colony)을 나타내는 진균은 생식구조를 형성하기 전에 coverslip의 가장자리에서 자란다(그림 9-21, 22, 23, 24, 25, 26).

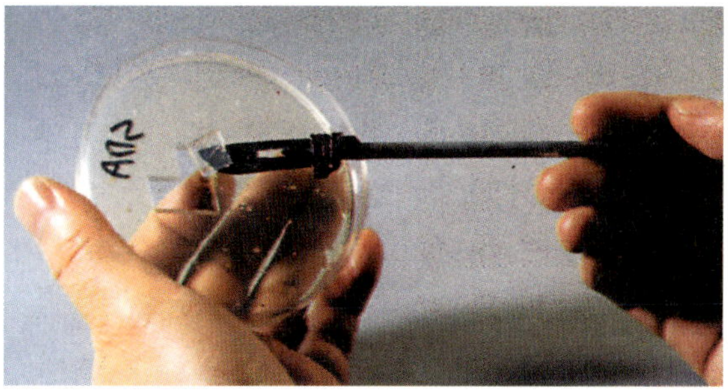

그림 9-21. **SDA를 10×10 mm 크기로 자른다.**

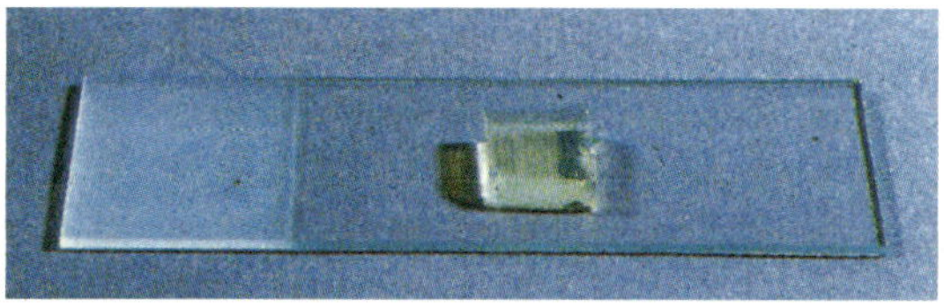

그림 9-22. **Agar block을 slide glass 위에 놓는다.**

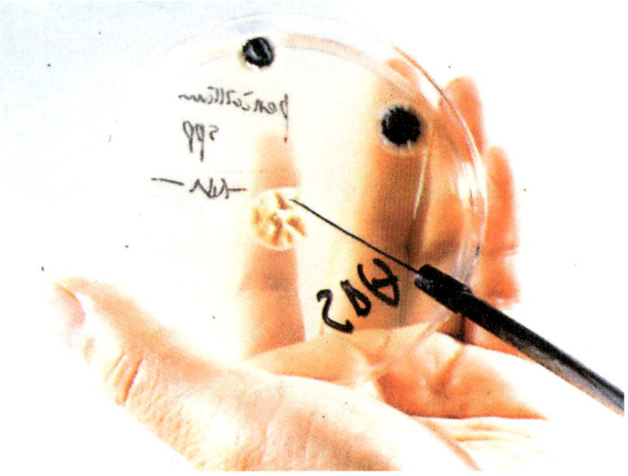

그림 9-23. **순수배양된 균집락을 채취**

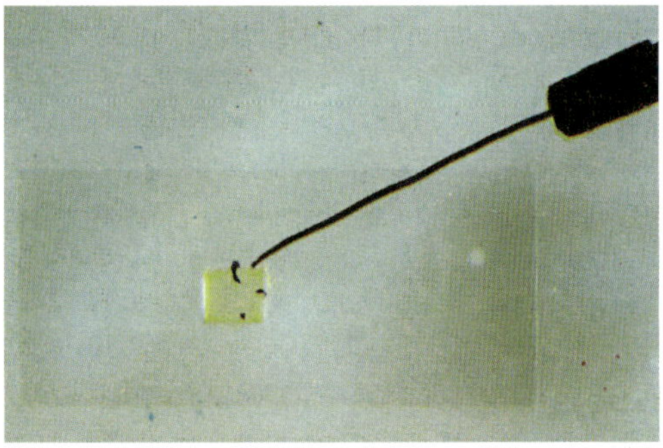

그림 9-24. **SDA block의 4면에 접종한다.**

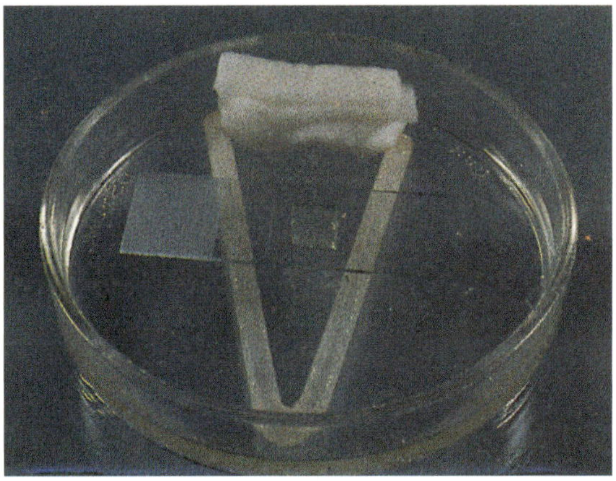

그림 9-25. **습도를 유지할 수 있는 Petri-dish에 배양한다.**

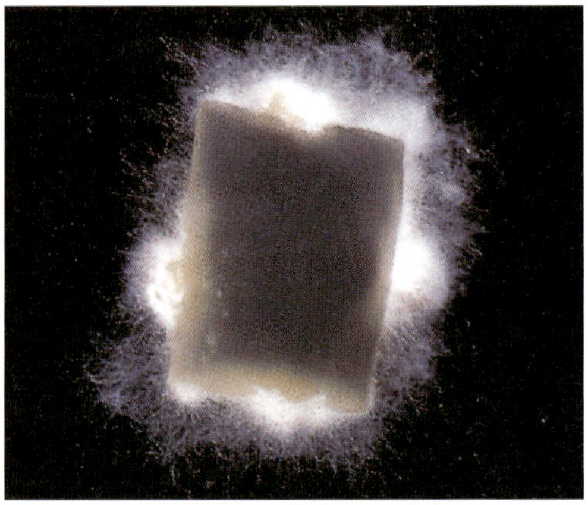

그림 9-26. **슬라이드 배양 결과.** 균사가 자란 것을 확인한 후 깨끗한 slide glass 위에 LPCB 한 방울을 놓고 핀셋으로 cover glass를 떼어 조심스럽게 올려놓고 검경한다.

슬라이드 배양법(Slide culture)

1. 배지 성분(potato dextrose media(PDA))

Potato flakes .... 20 gm
Glucose .... 10 gm
Agar .... 15 gm
Dlstilled water .... 1,000 mL

주 : 이 배지는 제조 방법이 쉽고, 포자 생성을 촉진시키는 것으로 알려졌다.

2. 제조 방법

1) 위 성분을 잘 혼합 후 녹인 다음 121℃, 15 lbs에서 15분간 고압 멸균한다.
2) Flask를 자주 흔들면서 평판에 4 mm 두께가 되도록 분주한 다음, 완전히 굳은 후 냉장고에 보관한다.

3. 실험 방법

1) 배지를 실온이 되도록 한다.
2) 배양 접시, V자형 유리봉, slide glass, coverslip, 거즈, 멸균 증류수, 핀셋 등을 멸균하여 준비한다.
3) V자형 유리봉을 물에 적신 거즈 위에 놓는다.
4) Slide glass에 환자의 이름을 적고, 알코올에 담갔다가 불꽃에서 건조시키고 V자형 유리봉 위에 올려놓는다.
5) SDA 또는 PDA를 한 변이 1 cm의 정사각형이 되도록 잘라서 block를 만들고 그 block을 slide glass 위에 올려놓는다.
6) 무균적으로 원래 배지에서 진균 집락을 조금 떼어 우무 block의 네 모퉁이에 접종한다. 접종할 때는 기중 균사뿐 아니라 영양균사를 얻을 수 있도록 집락을 찌르면서 접종한다.
7) 분리 배지에서 집락의 중앙부나 가장자리에서 진균을 채취하면 안 된다.
8) coverslip을 덮고 배양 접시의 뚜껑을 덮고 실온에 배양한다. 시간이 오래되어 물이 증발하면 보충한다.
9) 진균은 처음 우무의 한쪽 면에서 발육하기 시작한 후 나중에는 slide와 coverslip 위로 발육한다. 주기적으로 현미경을 통해 slide 배양을 관찰하여 진균의 증식 구조를 확인한다.
10) 진균이 분명하게 성숙했을 때 slide 배양에서 균이 묻은 coverslip을 떼어내어 LPCB 한 방울을 떨어뜨린 깨끗한 slide glass 위에 올려놓는다.
11) 한편 slide glass위에 있는 우무 block을 제거하여 소독조에 버리고 이 slide glass 위에도 LPCB 한 방울을 떨어뜨린 다음 깨끗한 coverslip을 조심스럽게 덮는다.
12) 균사와 증식 구조물에서 공기 거품과 농축된 염색제가 빠져 나가도록 위에서 제작된 LPCB 표본들을 서서히 가온한 다음 현미경으로 균사의 구조를 관찰한다.
13) 영구 표본 제작을 위해 permount로 coverslip의 모서리를 봉입한다.

3) Coverslip 샌드위치 방법

이 방법에는 여러 가지 장점이 있는데 **두 개 이상의 표본**을 만들 수 있으며, 슬라이드 배양법보다 더 **쉽게 조작**할 수 있고, **균사의 생식구조 관찰**은 슬라이드 배양법만큼 우수하다. 그러나 coverslip을 우무 배지에 넣었다 빼는 과정에서 깨지기 쉽고, 솜털 집락을 나타내는 진균은 생식구조를 형성하기 전에 coverslip의 가장자리를 지나서 자라고, 일차 분리 배지에 배양하기 위해서는 potato dextrose agar에 배양하는 동안 기다려야 한다는 단점이 있다. 우무 아래의 coverslip

위에 형성된 진균은 영양균사임을 인식해야 하며, 단지 그 공중균사의 구조는 진균학적인 동정을 위하여 관찰해야 한다(그림 9-27, 28).

Coverslip sandwith technique

1. 배지 성분 및 제조 방법

Potato dextrose agar(PDA) 슬라이드 배양법 참조

2. 실험 방법

1) PDA를 실온이 되게 한다.
2) 처음 분리 배지에서 진균 집락을 조금 분리해서 PDA 배지 표면 위에 접종한다. 집락을 채취할 때는 기중균사와 영양균사까지도 채취할 수 있도록 한다. 또한 집락의 중앙부 또는 가장자리에서 채취해서는 안 된다.
3) PDA에 진균을 접종한다.
4) 22×22 mm coverslip을 alcohol에 담갔다가 화염 멸균 후 식힌 다음 45° 각도로 진균을 접종한 배지의 우무 속으로 끼워 넣는다. 2~3개를 반복하여 시도한다.
5) 배양 접시 뚜껑을 덮고 실온에서 배양한다. 진균은 처음에 우무 위에서 자라고, 결국에는 각 coverslip의 양면 위에 자라게 된다.
6) 진균이 성숙하게 자랐다고 판단될 때 핀셋으로 coverslip을 서서히 빼낸 후, 깨끗한 slide glass 위에 LPCB 한 방울을 떨어뜨린 위에 coverslip을 올려놓는다. Coverslip 위에 다시 2~3방울의 LPCB를 떨어뜨리고 좀 더 큰 coverslip(24×40 mm)을 올려놓는다.
7) 22×22 mm coverslip은 큰 coverslip과 slide glass 사이에 샌드위치가 된다.
8) 현미경으로 관찰한다. 이때 작은 coverslip 양면에 진균의 성장이 있기 때문에 두 개의 초점으로 주의 깊게 관찰한다.
9) 만일 진균의 증식 구조물이 관찰되면 PDA에서 다른 coverslip을 제거하여 6)의 과정을 반복한 후 봉입한다.
10) 만일 진균 구조물이 관찰되지 않았다면 PDA 평판에 다시 배양하고 진균이 성숙되었을 때 coverslip 표본을 만든다.
11) 영구 표본 제작을 위해 permount로 coverslip 모서리를 봉입한다.

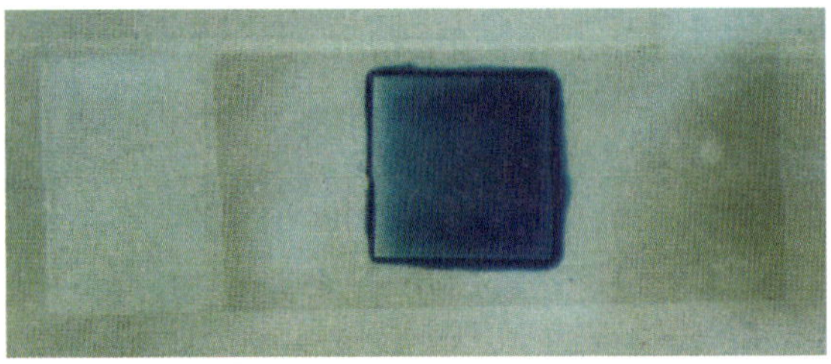

그림 9-27. **Slide glass 위에 LPCB 염색액을 1방울 적하한 후 균사가 붙어있는 coverslip을 놓는다.**

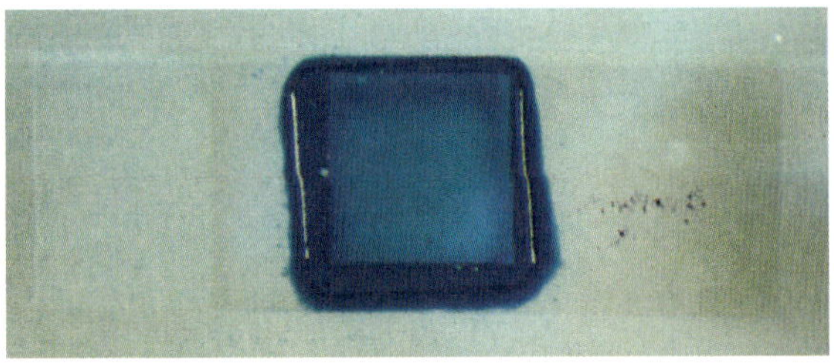

그림 9-28. **다시 LPCB 1방울을 적하한 후 다른 coverslip로 덮은 후 검경한다.**

4) 스카치테이프 또는 셀로판테이프 표본 제작법 (Scotch tape or Cellophan tape preparation)

이 방법은 배양된 진균의 현미경적 동정을 위한 가장 적당하고 쉽고 경제적인 방법이다. 이 방법은 검사실 규모와 관계없이 임상 미생물 검사실에서 일상적으로 사용된다. 이 방법의 장점 중의 하나는 배양 과정에서 성장하는 사상균을 현미경으로 대략적인 형태 관찰이 가능하다.

이때 포자(spores)의 형태는 대개 완전하며 사상균의 현미경적 동정이 쉽게 이루어질 수 있다. 만일 스카치테이프가 집락 표면에 충분히 압착되지 않았다면 이 표본은 동정에 적합하지 못하다. 포자가 관찰되지 않았을 때는 습윤 표본(wet mount)을 제작해서 관찰해야 한다. *Histoplasma capsulatum*의 대분생자(macroconidia)는 습윤 표본에서는 관찰할 수 있지만 스카치테이프 방법에서는 단지 균사(hyphae)만 관찰된다. 반면 포자형성(sporulation)이 심한 곳에서는 스카치테이프 방법으로는 분생자(conidia)만 관찰된다. 이런 경우는 포자형성이 심하지 않은 집락 주변에서 스카치테이프 방법을 다시 실시해야 한다(그림 9-29, 30, 31, 32).

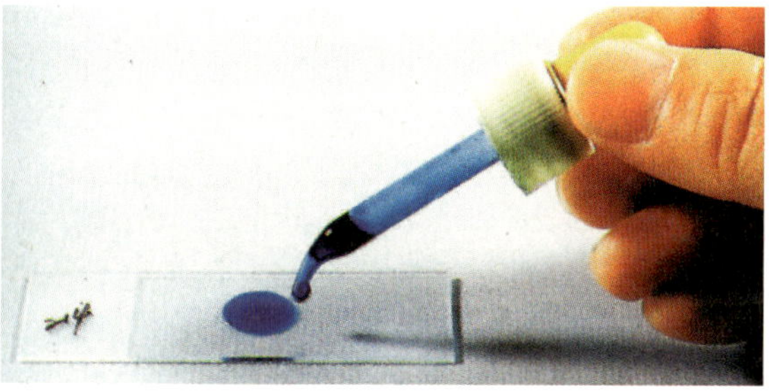

그림 9-29. Slide glass 위에 LPCB 염색액 1방울 적하한다.

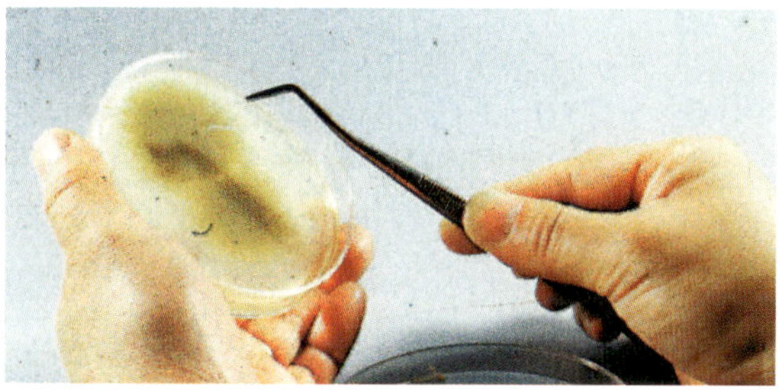

그림 9-30. Scotch tape로 균사를 채취한다.

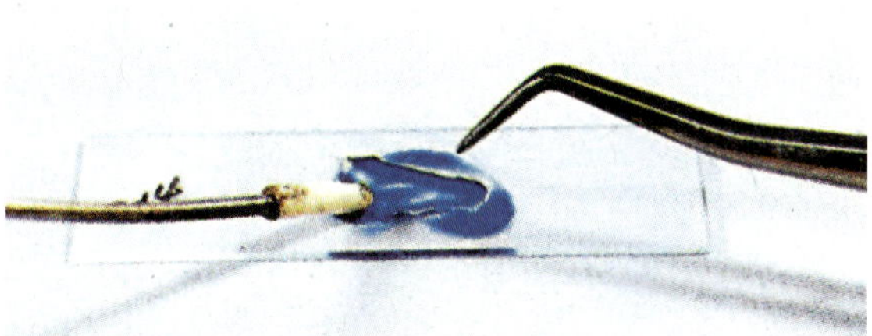

그림 9-31. Slide glass 위에 Scotch tape를 붙인다.

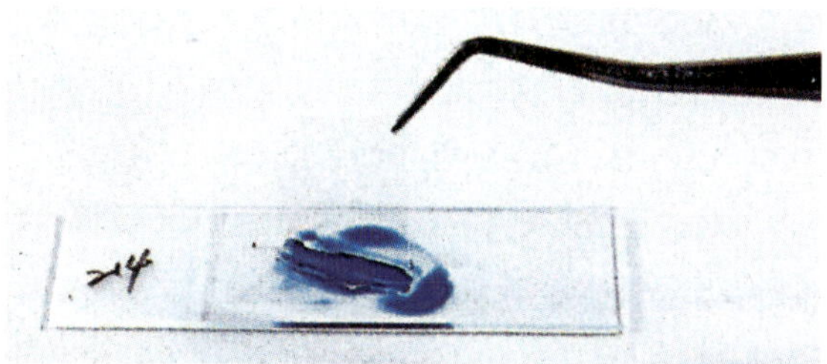

그림 9-32. Scotch tape를 넓고 평평하게 붙인다.

* 검사 방법

(1) Lactophenol cotton blue 시약이나 aniline blue를 슬라이드 글라스 위에 한 방울 떨어뜨린다.

(2) 약 1 cm 넓이의 투명한 스카치테이프의 접착면을 집락 표면에 압착시킨다.

(3) 스카치테이프를 슬라이드 글라스 위에 부착시킨다.

(4) 현미경을 이용하여 저배율 및 고배율로 포자의 형태 및 배열의 특징을 관찰한다.

4. 생화학적 검사 및 기타 검사

효모 및 효모양 진균의 동정은 주로 생화학적 검사에 의해서 이루어지는 것이 일반적이지만 형태학적 성상을 무시해도 좋다는 것은 아니며 영양 세포의 형태 또는 그 증식법 혹은 혈액 배양에서의 발육 성상 등은 각각 그 속(genus)이나 종(species)의 구별에 매우 중요한 지표가 되는 경우가 있다(표 7–2).

5. 혈청학적 균종 동정법

혈청학적으로 병원성 진균을 구별하려고 하는 시도는 오래 전부터 시행되어 왔지만 진균 상호 간에 **교차반응**이 강하고 또한 높은 역가의 혈청을 얻는 것이 곤란하여, 지금까지 일반적으로 행해지지는 않지만 이열성 항원(heat labile antigen)이나 내열성 항원(heat stable antigen)의 항원 구조에 의지하여 항혈청을 제조하고, 이것들에 의해 효모 특히 *Candida* 속을 구별하는 방법이 널리 보급되어 있다. 최근 항원적으로 변이 균주로 생각되는 균주가 분리되기도 하고 또 배양 성상에 따라서 슬라이드 응집 반응이 명확하지 못한 균종도 발견되고 있다. 각각의 균종의 동정에 대해서는 실습편 2장과 3장에서 설명한다.

VII 균주의 보존

방선균류를 포함한 모든 병원성 진균은 그 성상이나 병원성을 유지한 상태로 장기 보존할 수 있는 정해진 완전한 보존법은 없다. 과거부터 행해지고 있는 몇몇 보존법에는 각기 장점과 단점이 있고 각각 그 균주에 가장 적합한 보존법을 선택하고, 더욱이 몇몇 보존법을 조합하여 보존하는 것이 이상적이다. 그러나 실제적으로는 계대에 의한 단기적 보존과 년(year) 단위로 보존하는 데 최적이라고 생각되는 장기보존법의 한 가지를 병용하는 것이다. 중요한 보존법의 내용은 다음과 같다.

1. 보존 배지에 의한 계대 보존법

계대 보존을 목적으로 하는 배지는 원칙적으로 저영양 배지가 바람직하며 일반적으로는 1% 포도당을 가한 Sabouraud 배지나 potato dextrose 배지 등이 흔히 사용된다. 사면배지에 접종하여 충분히 포자가 형성되었다는 것을 확인한 후 공기가 잘 통하는 실내에 보존하고 **약 3개월**마다 **계대 배양**한다. 냉장 보존할 경우 계대 배양은 약 **4개월마다** 계대해도 좋지만 **피부사상균**은 냉장보존이 부적합하다. **방선균류의 계대 배양**은 brain heart infusion 반고체 배지를 사용하여 **천자 배양**하여 **실온에 보존**한다. 냉장 보존을 해서는 안 된다.

2. 장기 보존법

1) 동결법

보존균주를 사면 배지에 접종하고 -20~-25℃에서 보존한다. 이 경우도 충분히 포자가 형성되어 있는 것을 확인해 두는 것이 중요하지만 사상균에는 별로 적당한 방법은 아니다.

이 방법은 두 형태 진균(dimorphic fungi)이나 효모 등을 1~2년 동안 보존에 적합하다고 하지만 일반적으로 권장할 방법은 아니다.

2) 동결 건조법

이 방법은 다른 방법에 비하여 조작이 복잡하지만 보존균주가 변이를 일으키기 어렵고, 여러 해 동안 보존되고 효모류나 방선균류의 보존에는 가장 적절한 장기 보존법이다. 그러나 사상균류 특히 피부사상균류 등 대형 포자를 형성하는 것에는 부적합하다. *Aspergillus*나 *Penicillium* 등 소형 포자를 형성하는 것은 어느 정도 보존을 기대할 수 있으나 이 경우 될 수 있는 한 많은 포자(10^6cells/mL)를 20% skim milk와 혈청을 1:3의 비율로 하거나 7.5% 포도당액에 부유시켜서 동결 건조하여 냉암소에 보존한다.

3) 광유 중층법

보존이 간단하고 많은 효모나 사상균에 좋은 방법이다. 반사면에 가까운 Sabouraud 고층 배지의 사면에 균을 접종하여 충분히 포자가 형성된 것을 확인한 후 멸균된 유동 paraffin으로 약 1 cm 높이로 중층하고, 마개를 한 후 **실온 암소**에 보존한다. 수년간을 보존할 수 있다. 기타 젤라틴 디스크법이나 멸균한 모래 및 토양을 사용하는 방법도 있다.

3. 균주 보존의 주의점

가능한 균주가 변이를 일으키지 않도록 하고, 그 병원성 등 보존균주의 성상을 어떻게 오래도록 유지하는가가 균주 보존의 가장 큰 문제이다. 가장 일반적으로 시행하고 있는 계대 배양에 의한 보존을 할 경우 문제가 되는 것은 포자 형성능의 저하와 진드기에 의한 오염이다. 포자 형성능의 회복은 1% Sabouraud 우무 배지나 potato dextrose 우무 배지에서 형성한 거대 집락에 백금선으로 그어서 배지에 흠집을 내고, 간혹 태양 광선에 노출시키면서 실온에서 며칠간 배양한다. 실체 현미경으로 집락 표면에 손상된 부분을 격일로 관찰하면, 그 손상된 부위에 포자가 형성되어 있는 것을 발견할 수 있다. 멸균생리식염수로 적셔 놓은 백금이로 포자를 가급적 많이 긁어내어 **저영양 배지에 계대**하면, 대개의 경우 **포자형성 능력이 회복**된다. 경우에 따라서는 같은 조작을 여러 번 반복한다.

이와 같이 계대 배양에 의해서 포자형성 능력이 저하할 때는, 대개의 경우 채균할 때에 균에 함유된 포자의 양이 적을 때에 발생하기 쉬우므로, 계대할 때에는 포자의 형성을 확인하고 나서 포자가 많은 가장자리에서 충분한 양의 포자를 채균하는 것이 중요하다. 또한 계대 보존 시에 진드기(mite)에 의해 오염되는 경우가 가끔 있다. 곰팡이 종류는 진드기의 좋은 먹이가 되며, 한번 혼입되면 제거하기 어렵다. 진드기에 의한 오염을 피하기 위해서는 자주 점검하는 것과 배지가 붙어 있는 솜마개를 사용하지 않는 것이 필요하며 오염이 관찰된 경우는 오염된 시험관을 격리하는 동시에 살충제(파라디크롤-벤젠 등)를 묻힌 솜마개를 하고 보존하고 있던 배양기 또는 보존 상자 전체를 살충제로 약 4시간 동안 훈연한다.

VIII 동물 접종

동물 접종은 대부분 임상 검사실 능력 범위 밖의 사항이다. 동물 실험을 위해서는 축사가 필요하고 환자에 직접적인 도움이 되기까지는 많은 시간이 요구된다. 그래서 동물 실험은 주로 연구 목적 또는 reference laboratory에서 이용한다. 간혹 검체에서 진균 배양에 실패할 때, 그 검체를 감수성 동물에 접종하면 진균이 증식하여 질병을 일으킨다. 접종 동물이 죽으면 감염 조직 표본을 만들어 염색하고 진균 형태를 관찰한다. 동물 접종은 두 형태 진균이 사상균상(mold phase)에서 효모균상(yeast phase)으로 전환되는 것을 관찰하기 위해 사용된다. 특히 *Coccidioides im-*

*mitis*는 시험관 배양에서는 효모균상으로 쉽게 전환되지 않기 때문에 ***Coccidioides*** 감염 시 동물 실험을 실시한다. 접종된 동물에 대한 진균의 병원성 및 명백한 질병의 증후를 관찰하기 위해 사용된다. 만일 질병의 증후가 없고 염색된 조직 표본에서 진균이 많이 증식되어 있는 것이 관찰되면 증상이 없는 감염이 된 것으로 간주한다.

10 진균의 항원검사

학습목표

1. 진균의 항원에 의한 진균증 진단의 원리를 설명할 수 있어야 한다.
2. Latex 응집반응 검사를 설명할 수 있어야 한다.

I 개요

심부진균증의 병원 진단은 **병리 조직학적 방법**이 가장 확실한 방법이 되지만 일반적으로는 임상 재료의 **반복 검색**에 의한 **진균학적 검사**에 의존하지 않을 수 없는 것이 현실이다. 그러나 임상 검사 재료에서 발견되는 진균 요소는 일반적으로 적은 것이 통례이고, 칸디다증을 제외하면 본 검사에 의한 진단 효율은 결코 만족할 만한 것이 못 된다. 이와 같은 현실 때문에 보조적 진단법이기는 하지만 **면역 혈청학적 진단법**을 개발하게 되었다. 특히 최근에는 보다 실제적인 조기 진단법으로써 진균 항원이나 진균의 대사 산물을 검출하는 방법의 확립이 요구되고, 그 실용화를 위한 연구와 개발에 대한 지식이 축적되어 가고 있다. 그러나 우리나라에서의 현실은 극히 제한적인 실정이다. 본 장에서는 항원 검출을 목적으로 한 그 원리와 실제 방법들에 대해 간략히 소개한다.

II 항원 검출에 의한 진균증의 진단

1. 칸디다증

심부 칸디다증은 1958년경부터 중증의 질병을 일으키는 것으로 주목되고 있다. 칸디다증은 다른 심부 진균증과 마찬가지로, 조기 진단이나 조기 치료의 시작이 그 질병의 예후를 크게 좌우하지만, 항체의 검출은 임상적 의의에 문제가 있고 항원이나 칸디다가 생산한 대사 산물의 검출이 신속 진단의 주축이 되어가고 있다. 칸디다 항원의 검출법에는 **적혈구 응집 저지 반응**(hemmagglutination inhibition: HAI), **역면역 전기 영동법**(counter immunoelectrophoresis: CIE), **라텍스 응집 반응**(latex agglutination: LA), **방사 면역 측정법**(radio immunoassay: RIA), **효소 면역법**(enzyme linked immunosorbent assay)이 있으며, 또 항원 이외의 검출 방법으로 감염 진균의 세포벽 구성 성분인 (1-3)-β-D glucan을 간접적으로 측정하는 리므루스 테스트(endotoxin test D) 또는 칸디다의 대사 산물인 아라비니톨이나 만노스를 가스크로마토그라피로 직접 정량하는 방법, 혹은 이것을 간편화한 kit 제품이 상품화되어 있다. 이들 중 사용하기에 가장 간편하고 널리 쓰이고 있는 것은 LA이다. 당단백 항원을 검출하는 LA 시약으로는 CAND-TEC이 있으며, 이 시약은 10분 내에 결과를 얻을 수 있는 간편한 방법으로 널리 쓰이고 있으며, 이열성의 당단백 항원을 검출하기 때문에 혈청을 비동화하지 않아도 된다는 장점이 있다. 그러나 류마티스 인자 등을 함유한 위양성 반응이 문제가 된다. 한편 mannan 항원은 진단학적으로 특이성이 높은 것으로 항원 검출 방법에서 연구의 주류를 차지해 왔으며, Mannan 항원 검출용 LA 시약의 장점은 류마티스 인자 등의 비특이적 반응 인자 등의 제거나, 면역 복합체를 유리시키기 위해 혈청의 전처치가 필요하다. 자세한 사용법은 뒤에서 설명한다.

2. 아스페르길루스증

폐 아스페르길루스증 중에서 임상적으로 치유할 수 있는 진단 가능한 병형은 폐 균구(fungus ball)증이다. **폐 균구증**은 질병 발생 과정이 오래 걸리기 때문에 혈청 검사에서 항체 양성률이 높고 그 진단적 의의도 대단히 높다. 기타 조직 침습형은 매우 불규칙하게 진행되기 때문에 그 대부분이 환자가 사망한 후에 확정 진단을 하게 된다. 그러나 최근에는 심부 진균증에 대한 인식이 향상됨에 따라 비교적 질병의 초기에 진균 감염증을 의심하게 되고, 부작용이 적은 항진균제의 개발에 따라서 즉시 항진균제를 투여함으로써 조직 침습성 폐 아스페르길루스증이라도 과거에 비해서 오랫동안 임상경과의 관찰이 가능하게 되었다. 즉 폐 아스페르길루스증이 임상적으로 확정 진단이 되고 질병의 초기에 치료가 시작되므로 그 치유도 가능하다고 인식하게 되었다. 조직 침습형 아스페르길루스증의 면역학적 진단은 현 단계에서 항체의 검출과는 거의 의미가 없고, 항원이나 그 대사산물의 검출법이 검토되고 있다. 항원 검출법으로는 CIE, ELISA 및 RIA가 주된 것이지만 최근에는 immunoblot법이나 LA에 의한 검출도 시도되고 있으며, 제조된 LA 시약으로 실험적으로 아스페르길루스증을 대상으로 검색한 결과 민감도 97.6%, 특이성 96.2%의 높은 결과 보고도 있다. 여기에서 검출 대상이 되고 있는 항원은 주로 galactomannan이지만 침습형 폐 아스페르길루스증 환자의 오줌에는 7종류의 비 galactomannan 항원만이 존재하는 것을 확인하는 동시에 galactomannan이 음성이고, 비 galactomannan 항원만이 양성으로 판명되었던 예도 있다. 그리고 아스페르길루스증 환자에게서 얻어진 사람의 폴리크로날 항체(polyclonal antibody) 및 galactomannan을 감작해서 얻어진 모노크로날 항체(monoclonal antibody)를 이용하여 ELISA 방법으로 검사한 결과 두 항체 모두 민감도 95%, 특이성 100%의 우수한 성적을 보이고, 그 항원 검출률은 혈청과 요에서 거의 비슷한 일치율을 보이는 것으로 보고된 바 있다. 실험 동물을 이용한 Immunoblotting 방법으로 정맥내 접종이나 기관 내 접종 중, 어느 것이나 요 중에서의 항원 검출률이 혈청 중에서보다 빠르다는 보고가 있다. 이들 일련의 보고는 침습형 아스페르길루스증에서의 항원 검출에 있어서 요 검사의 의의가 높고, galactomannan 항원만을 대상으로 하면, 간혹 항원의 검출에 실패할 수 있는 가능성이 있다는 것을 시사하고 있다.

3. 크립토코커스증(Cryptococcosis)

크립토코커스증의 항원 검출법은 민감도와 특이성이 매우 높은 LA (라텍스 응집반응)법이 널리 쓰이고 있다. 크립토코커스증에서 LA법에 의한 항원 검출 방법은 폐 균구증에서의 항체 검출과 마찬가지로 진단학적으로 높은 의의를 가지지만 진단뿐만 아니라 항원가의 추이에 따라서 병세나 항 진균제에 의한 치료 효과의 판정에 대한 지표가 된다. 더욱이 크립토코커스성 수막염 환자에 있어서 치료에 의한 항원의 소실은 뇌척수액 안의 항원에 비해서 혈류 중의 항원이 지연되는 것이 알려졌으며, 역시 감염 실험에 있어서도 생균 유무에 관계없이 혈청 중에 다당체 항원이 장기간 잔류하는 것이 확인되고 있다. 이것은 항원가의 추이에 따라서 항 진균제 투여의 중지 시간을 판단할 때에 고려하여야 한다는 것을 시사하고 있다(표 10-1).

표 10-1. **심부 진균증의 중요 항원 검출 방법**

진균증	검출 방법
칸디다증	Latex 응집 반응(LA): 단백질 항원 검출용 효소 면역법(EIA, ELISA, AB-ELISA) 역면역 전기 영동법(CIE) 방사 면역법(RIA) 적혈구 응집 저지 반응(HAI) Gas chromatography: D-arabinitol 형광 정량
아스페르길루스증	Latex 응집 반응(LA) 효소 면역법(ELISA, inhibition-ELISA) 역면역 전기 영동법(CIE) 방사 면역법(RIA) Immunoblot 테스트
크립토코커스증	Latex 응집 반응(LA)

III 진균의 항원검사

1. Latex 응집 반응(LA시험)

검사의 민감도 뿐만 아니라 간편성 때문에 kit화된 제품이 일상 검사에 응용되고 있다. 여기서는 *Candida* 항원 및 *Cryptococcus* 항원 검출용 LA 시약들의 개요에 대해서 기술한다.

1) CAND-TEC 시험(Ramco 제품)

본 검사에 사용하는 검체는 혈청에 국한되며 비동화나 단백 처리 등의 전처치를 필요로 하지 않는다. 즉 혈청 100 μL를 직접 첨가한 희석액(glycine 완충액)을 사용하여 2배로 희석 조제한 것 20 μL를 반응판 위에 떨어뜨리고, 동량의 LA 시약을 가한 후, 수평 진탕기로 140 rpm으로 10분간 반응시킨 후 응집 유무를 판정한다. 2배 희석 검체에서 양성을 나타낼 때는 다시 2배수 희석하여 검사하고, 응집을 보이는 최고 희석 배수를 항원가로 한다. 2배 이상의 항원가를 양성으로 하고 4배 이상 항원가를 나타내는 것은 전신성 칸디다증을 의심한다.

2) Mannan 항원 검출용 LA 시험(극동 제약)

본 시약은 항 칸디다 전균체 토끼항혈청에서 얻어진 IgG 분획을 mannan affinity chromatography를 통해서 mannan 특이 IgG를 분획하여 Latex 입자에 감작시킨 것이다. 검체에 프로나제 용액(최종 농도 0.5 mg/mL)을 첨가한 후 56℃에서 15분간 가온한 후 효소 반응의 정지와 불활성화를 목적으로 끓는 물에 5분간 두었다가 식힌 용액 25 μL와 동량의 LA 시약을 혼합하여 반응판 위에서 5분간 수평 진탕한 후, 응집의 유무를 관찰하고 응집될 때 양성으로 판정한다.

3) Crypto-LA 시험(IBL 제품)

비동화된 검체 50 μL를 반응판의 두 곳에 떨어뜨리고 항체 감작 LA 시약과 대조 LA 시약 50 μL를 각각 혼합하고 수평 진탕기에서 160 rpm, 10분간 반응시켜 응집 유무를 판정하고 양성이면 계열희석하여 시험한 후 그 최고 희석 배수를 항원가로 한다. 더욱이 대조 LA 시약에서도 양성으로 나타나면 그 응집가를 조사하고 항체 감작 LA시약에 대한 응집가가 4배 이상으로 높으면 양성이라고 판정한다.

4) Serodirect Cryptcoccus 시험(榮研)

미리 조정된 프로나제 용액 50 μL에 검체 300 μL를 첨가하여 56℃에서 30분간 반응 후 100℃에서 5분간 가열한 것을 검체 원액으로 하고, 이 원액과 원액을 8배로 희석한 검체 75 μL를 각각 반응판 위에 두 군데에 떨어뜨리고, 항체 감작 LA 시약 각 1방울을 원액 검체와 희석 검체에 각각 떨어뜨림과 동시에 대조 LA 시약도 마찬가지로 1방울을 검체액에 떨어뜨리고, 수평 진탕기에서 125 rpm 10분간 반응시켜 응집의 유무를 판정한다. 특히 혈청에서는 원액이나 8배 희석법에서 응집되는 경우 양성으로 판정한다. 뇌척수액에서는 원액만으로 응집된 때는 판정을 유보하고 다음날 재검하여 판정한다.

11 진균의 항체검사

학습목표

1. 진균의 항체에 의한 진단방법의 원리를 설명할 수 있어야 한다.
2. ELISA 법에 의한 진단법을 설명할 수 있어야 한다.

I 개요

진균증의 확정 진단은 병소의 발견과 그곳에서의 **배양 검사**나 **병리 조직학적 검사**에 의해 이루어지지만, 어떤 경우에도 정확한 진단을 하기란 결코 쉬운 일이 아니다. 그러므로 진균증의 조기 진단에는 환자의 혈청이나 여러 종류의 검체중에서 진균의 항원, 대사산물 혹은 항체의 검출이 필요하게 되고 여러 가지 방법이 연구되어 왔다. 그러나 어떤 방법도 단독으로는 아직 결정적인 검사법이 될 수 없다. 항원 혹은 진균의 대사 산물의 존재를 확인함으로써 진균 감염의 가능성을 나타내지만, 감염 초기 혹은 감염 병소가 작은 경우 혈액 중에 항원이나 대사 산물의 이행 여부가 분명하지 않다. 따라서 이와 같은 경우에는 거의 효과가 없다.

한편 항체 검출법으로는 **면역이 약화된 환자**(immunocompromised host)의 경우에는 거의 항체 생산능력을 기대할 수 없기 때문에, 진균 감염과 항체 생성과는 거의 관계가 없다. 정상 균무리를 구성하는 진균 특히 칸디다의 경우에는 건강인이라도 항체 보유자가 많으며, 1회만의 항체가 측정이나 양성의 판정에는 신중을 요한다. 따라서 항체 검출 방법으로는 항체 생산 능력을 지닌 숙주에게 감염되어서 항체가가 상승하는 경우에만 유효한 검사 방법이 될 수 있다. 본 장에서는 진균 감염에 대한 항체 검사 방법과 그 임상적 의의에 대해 설명한다.

II 항진균 항체의 검출 방법

항진균 항체의 검출 방법으로는 **균체응집반응, 침강반응, 면역확산법**(immunodiffusion: ID), **정량 슬라이드 응집반응, 보체결합반응, 라텍스 응집반응**(latex agglutination: LA), **역면역 전기영동법**(counter immunoelectrophoresis: CIE) 혹은 **적혈구 응집 반응**(hemagglutination: HA) 등이 있고 최근에는 간편하고 민감도가 높은 ELISA(enzyme linked immunosorbent assay)법이 보급되었고, 더욱 특이성이 높은 immunoblot법 등이 있다. 현재 이들 중 일상적인 임상 검사 방법으로 널리 사용되고 있는 것은 ID법, LA반응 혹은 HA반응 등이 있으며, 비교적 조작이 간단한 방법과 감도가 높은 ELISA(EIA)법 등이 있다. ID법은 민감도는 낮으나 특이성이 높다.

LA법은 ID법이나 CIE법과 비교하면 민감도는 높지만 약간 비특이적이고, Cryptococcus증이나 결핵 환자의 혈청과 교차 반응성이 있는 것으로 지적되고 있다. 정량 슬라이드 응집 방법은 Cryptococcus증의 감염의 진행이나 회복의 경과 관찰을 위해 추천되고 있다. 적혈구 응집 반응을 원리로 한 HA test(로슈 제품)는 진균의 추출 물질인 polysaccharide를 피복하여 formalin 처리한 양 적혈구(항원 시약)와 항체(검체 혈청)의 응집 반응을 보는 것이며, 특히 IgM형 항체에 대하여 민감도가 높으며 칸디다증 및 아스페르길루스증의 조기 진단에 활용하고 있다. 감도는 ID법이나 CIE법보다 높다. 그리고 ELISA 방법은 진균 추출 항원과 항체(검체 혈청)와의 반응 후 peroxidase를 label시킨 anti-human immunoglobulin에 의한 sandwich법에 의해 항진균 항체가 높은 감도로 측정된다. 항체 검사에 의한 조기 진단은 이론적으로는 IgM형 항체의 측정이 유리하다고 생각되지만 실제로 진균 감염에서의 면역 글로불린 분획의 측정 데이터는 아직은 미미한 편이다. 현 단계에서는 주로 IgG형 항체의 측정법이 많이 시행되고 있다(그림 11-1~11-6).

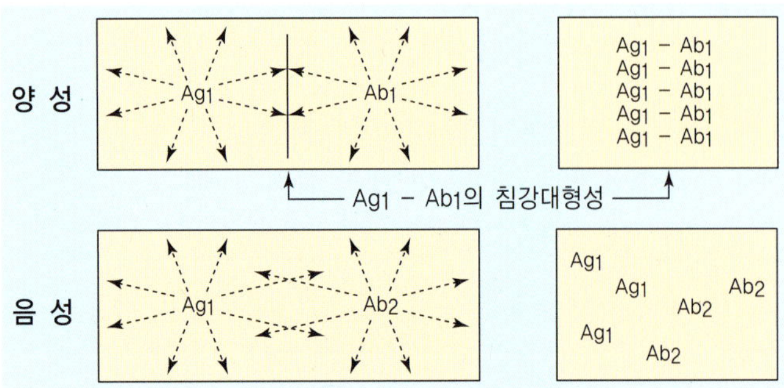

그림 11-1. **면역확산법에 의한 환자항체 진단**

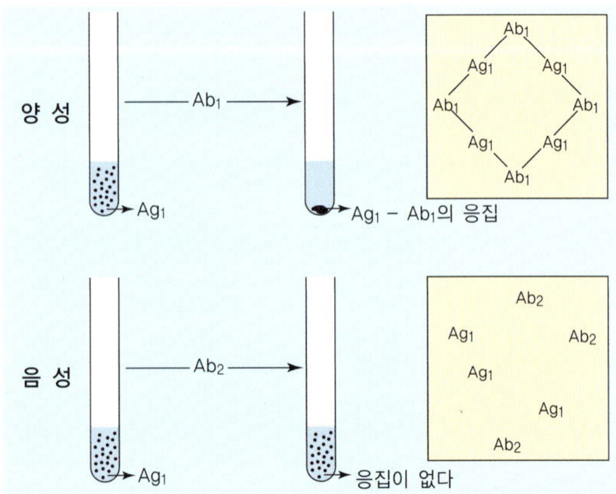

그림 11-2. **시험관 응집법에 의한 환자항체 진단**

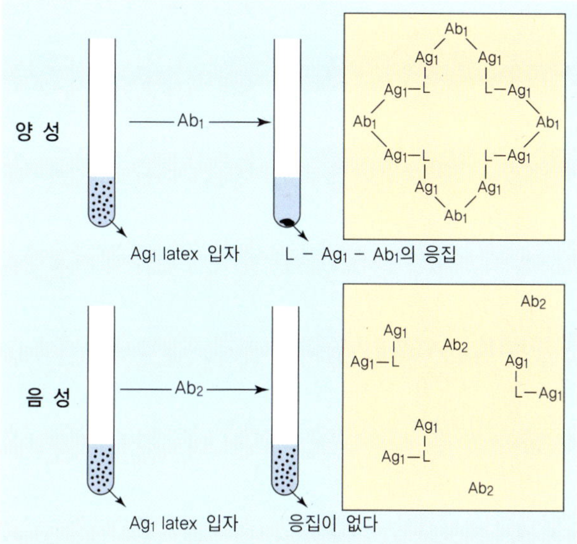

그림 11-3. 간접라텍스 응집법에 의한 환자항체 진단

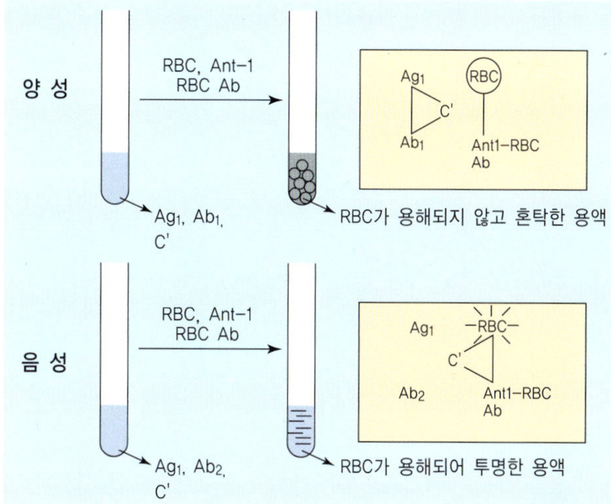

그림 11-4. 보체 결합반응에 의한 환자항체 진단

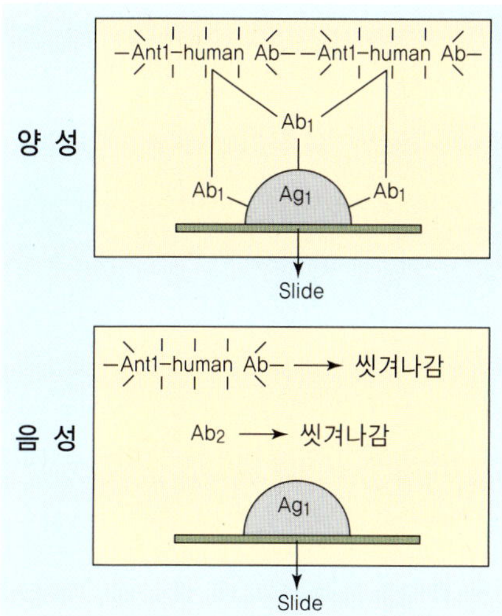

그림 11-5. 간접 형광항체법에 의한 환자항체 진단

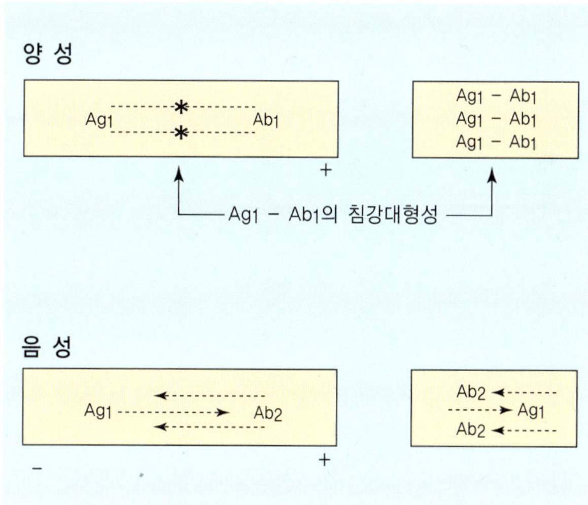

그림 11-6. 면역 전기 영동법에 의한 환자항체 진단

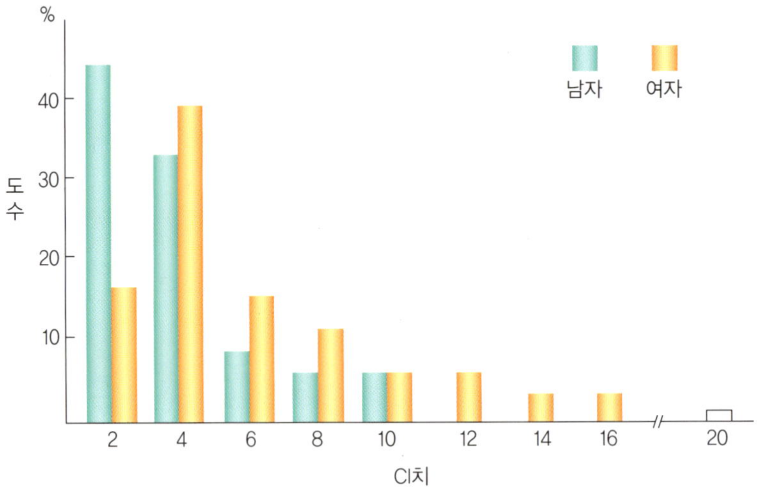

그림 11-7. **건강인 남녀별 칸디다항체가 분포**

III 건강인의 항진균 항체와 그 변동

*Candida*에 대한 자연항체가 건강자에게 존재하는 것은 오래전부터 알려져 왔지만 통계 자료 및 그 변동에 관한 보고는 적다. 진균증의 원인균 중에서 *Candida*는 사람의 정상 균총의 하나로써 구강, 질, 피부 등에 널리 분포되어 있기 때문에 건강인의 자연 항체 보유율이 높다. CIE법에서 건강인의 4.6%, HA시험에서 응집소가 320배 이상을 나타내면 양성으로 하고, 양성자는 건강인의 6% 정도 존재한다. ELISA법에 의한 결과는 표 11-1에 나타난 것 같이 CI 표시법으로 건강인의 항체가는 대략 1.0~20.1 범위 내에서 대수 정규 분포하고 있으며 평균 CI는 4.3이다. 남녀별 분포는 그림 11-7에 있는 것 같이 여성에서 CI치 8.0 이상으로 높은 사람이 12.9%인 것에 비해서 남성에서는 낮은 수치를 나타내며, 각각 평균치는 여성 5.3, 남성 3.1을 나타냈다. 그러므로 여성에서는 *Candida*에 대한 자연 항체가 높은 사람이 비교적 많은 것으로 나타냈으며 건강인 중에서 *Candida* 이외의 진균에 대한 자연 항체 보유율은 극히 적은 것으로 알려졌다. *Aspergillus*에 대한 항체 보유율은 HA법에 의한 응집소치가 40배 이상을 보이는 양성자는 6%이고, *Cryptococcus*에 대한 명확한 보고는 없다.

표 11-1. **건강인의 칸디다 항체의 분포**

CI치	0~2	2~4	4~6	6~8	8~10	10~12	14~16	16 이상
건강인 107명	31	40	13	10	7	3	2	1

IV 진균증에서 항체 검출의 임상적 의의

항체 검출 방법에 의하여 면역 응답을 정상으로 나타내는 환자는 항체가가 상승하는 경향을 앎으로써 비교적 조기에 진균증의 존재를 추측하는 것이 가능하다. 그러나 인체에 정상 균무리를 구성하는 진균에 대해서 **건강인**에서도 나타나는 **자연항체**가 존재하고 있는 경우가 많으므로 1회의 항체 측정치가 높아도 진균증을 확정 진단하는 것은 불가능하다. 따라서 진균증의 발생이 예측되는 환자에서는 입원할 때에 항체가를 측정해두면 다음 검사에 중요한 기준이 된다. 우리나라에 발생하는 진균증 중에서 특히 칸디다증은 발생 빈도가 높고, 건강인에 자연항체 보유자가 많으므로 주의할 필요가 있다. 한편 항체생산이 검출 수준까지 생산되지 않는 **면역이 약화된 환자**(immunocompromised patients)에서는 항체측정이 불가능하게 될 가능성이 높다. Matthews 등은 전신성 칸디다증의 생존환자 28명(검사대상 92명) 중에서 칸디다 항원(47 kDa)에 대해서 항체 생산능을 조사한 바 항체생산을 전혀 검출되지 못한 환자는 18명이고 그중 15명은 혈액 질환이 있는 것으로 보고되었다. 그리고 혈액 질환자 중 HA시험으로 한 항체가의 측정에서 명확한 칸디다 감염증을 나타낸 17명 중 15명이 320배 이상의 항체가를 나타내었고 2명은 거의 항체가를 볼 수 없었다고 보고했다. 그 밖의 의의로써는 Kurup 등이 폐 아스페르길루스증과 알레르기성 기관지 폐 아스페르길루스증 및 기타 폐 질환의 면역 글로불린 분획을 측정하여 감별하는 실험이 이루어지고 있다.

V 진균증의 항체 검출에 의한 조기 진단

최근 항체 검출 검사가 면역 약화 환자의 진단에 불리하다는 인식을 가지는 경향이 있어 진균증의 조기 진단은 항원 검출 쪽에 비중이 커져가는 경향이 있다. 그러나 항원 검출 방법에도 문제점이 없는 것이 아니며 면역 응답이 정상이고 진균증의 발증이 의심되는 환자에게는 민감도가 예민한 **방법**을 이용하여 혈청 항체가의 변동을 추적하면 조기에 진균증의 진단이 가능하다. HA시험을 이용한 항체가 측정에서 응집소치가 160배 이하를 음성, 320배 이상을 양성으로 하고, 임상 경과를 추적하는 경우는 항체가의 변동을 중요시한다. 그리고 ELISA법을 사용하여 IgG형 항체가를 CI치로 표시하는 방법에서는 단기간 내에 볼 수 있는 자연 항체가의 변동치보다 높으면 칸디다 감염 가능성이 높다. 기타 각종 면역 글로불린 분획 측정에 의한 시도가 이루어지고 있으며, 대표적으로 galactoxylomannan 항원을 사용한 EIA법에 의해 크립토코커스증 환자의 IgM형 항체를 검출하는 방법이 있다.

VI 진균 항체 검사의 실제

1. ELISA법에 의한 항체의 측정

1) 방법

(1) Immunoplate(Nunc 제품)에 항원의 흡착 *Candida albicans* MCLS-2 phenol 추출 물질을 항원으로 사용한다. 항원을 10 μg/mL 농도가 되도록 0.05 mol/l 탄산 완충액 pH 9.5로 용해한 것을 항원액으로 하여 각 well에 100 μL씩 분주하여 4℃에서 하룻밤 동안 방치하여 흡착시킨다.

(2) 0.05% Tween 20 함유 0.2 mol/l 인산 완충액 pH 7.4(phosphate buffer solution: PBS)에서 4회 세정한다.

(3) 검체 혈청을 66,000배로 희석한 것을 100 μL씩 분주하고 실온에서 2시간 동안 반응시킨다.

(4) PBS로 4회 세정한다.

(5) Peroxidase 표식 anti-human IgG 토끼 혈청(DAKO 제품, 800배 희석), 그리고 토끼의 항체가를 측정할 때는 peroxidase 표식 anti-rabbit IgG 돼지 혈청(DAKO 제품, 800배 희석)을 각 well에 100 μL씩 분주하고 실온에서 2시간 동안 반응시킨다.

(6) PBS로 4회 씻어낸다.

(7) 기질액 O-phenylenediamine액(0.4% H_2O_2함유)을 100 μL 분주하고 실온에서 30분간 반응시킨다.

(8) 2.5 mol/l 황산액으로 반응을 정지시킨다.

(9) 492 nm의 파장으로 흡광도를 측정한다.

2) 판정

판정 표시 방법은 건강인의 혈청 중에서 낮은 수치를 나타내는 검체의 pool serum의 흡광도를 검체의 흡광도로 나누고 cut off index:CI(cut off 지수)로 표시한다.

2. 항체 검출법에서 사용되는 항원

일반적으로 각종 진균 세포벽의 추출 물질인 mannan이라든가 성질이 명료하지 않은 세포질 추출 물질의 분획, 또는 배양 여액에서 추출한 항원 등 각종 균체 성분이 사용되고 있다. 그러나 이들 추출 항원에는 각종 진균 간의 공통 항원이 있을 수 있으며 원인균이 되는 균종의 동정에는 이 종 간의 교차성을 염두에 둘 필요가 있다. 표 11-2에서 일반적인 진균 간의 침강 반응에서 교차 반응을 보인다. 그밖에 최근에는 진균증 환자에서 생성된 특이 항체에 대응하는 항원을 immunoblot법으로 해석하여, 특이성이 높은 항체 검사법의 검사가 이루어진다. 이와 같이 항체 검출법으로 사용되는 항원 물질은 다양하다. 그리고 항원의 차이에 따라서 검출 감도가 상이한 경우도 있다. 칸디다증의 진단에서 항-mannan항체와 항 세포질항체에 대하여 ELISA법이 사용되고 있다. 항-mannan항체가 검출에 민감도가 높은 것으로 알려졌다. 히스토플스마증의 면역 확산법에서는 시판되고 있는 항원에 감수성이 상당한 차가 있는 것이 보고되고 있다. 또한 affinity 크로마토크라피에 의해 추출된 세포질 단백 항원(분자량 54,300)을 사용한 측정에서는 검출 민감도가 낮은 것으로 알려졌다. 그밖에 동물 감작 실험 및 항원의 차이에 따라서 항체 출현 시기에 약간의 차이가 있기 때문에 사용하는 항원의 특징을 충분히 파악하고 있지 않으면 안 된다.

표 11-2. **각 항체의 침강 역가**

항체 / 항원	A	F	Ca	Cg	Cr	R
A	1:16	–	1:4	–	–	–
F	–	1:32	1:4	1:4	–	–
Ca	1:2	–	1:64	1:32	–	1:4
Cg	–	–	1:16	1:32	–	–
Cr	–	–	1:4	–	1:64	–
R	1:8	–		–	–	1:32

A: *Aspergillus fumigaus*, F: *Fusarium anthophilum*, Ca: *Candida albicans*, Cg: *Candida grabrata*,
Cr: *Cryptococcus neoformans*, R: *Rhizopus arrhizus*

* Kobayashi, K, et al 1988, Mycopathologia 102

3. 항체가 표시법

예전부터 항체가의 표시 방법은 혈청 희석 배수로 표시되어 왔지만 감도가 낮은 측정법에서는 문제가 있기 때문에 ELISA법과 같은 고감도의 측정이 이루어지는 경우에는 항체가 변동의 추이를 연속적 수치로 표시할 수 있는 좋은 것, 그리고 자연 항체가 존재하는 것에는 정상치의 설정이 곤란한 것 등의 이유로 최근에는 CI(cut off index)에 의한 표시법이 이용되고 있다.

12 진균의 조직학적 검사

학습목표

1. 진균증이 의심되는 병소의 특징을 설명할 수 있어야 한다.
2. 조직 내 진균의 동정과 검출과정을 설명할 수 있어야 한다.
3. 효소항체법에 의한 조직의 진균 진단방법을 설명할 수 있어야 한다.

I 개요

진균증의 진단법에 있어서 **피부진균증**이나 **심부진균증**의 어떤 경우에도 기본적으로 원인균의 검출과 동정이 필요하지만, **배양이 불가능할 경우 조직 절편**이나 **도말 표본** 등으로 진단을 해야 하는 경우가 많다. 그리고 배양으로 얻은 균종이라 하여도 그 병소에서 직접 채취하지 않은 때에는 이른바 오염 진균으로 발견될 가능성이 있다. 따라서 진균증의 진단에는 가능한 많은 진단 기술을 이용하여 최종 판단을 내리지 않으면 안 된다. 진균증은 원인균에 따라서 어느 정도 특이한 증상을 나타내고, 그 증상이 진단의 근거가 되는 것은 당연하지만, 한편으로 대개의 진균들이 유사한 증상을 나타내는 것으로 알려져 있다. 특히 기회감염 진균(opportunistic infection)과 같이 그 감염의 진균측 요인보다도 **숙주측의 요인**에 의해서 규정되는 때가 자주 있다. 따라서 진균증 진단에서 가장 중요한 것은 특징적인 증상 이외에 숙주 조건, 특히 방어 능력의 저하 등을 정확히 파악한 후 시작해야 한다. 거기에다 진균증의 존재를 의심하는지 여부에 따라 진단율이 크게 다르게 된다. 이와 같은 입장에서 더욱이 병소의 적절한 검색과 조직 내에서 진균 요소의 검출 및 동정을 위하여 필요한 검색을 함으로써, 비로소 진균증의 진단이 가능하게 된다. 예를 들면 진균에 의한 병소가 명확하게 존재하여도 그것이 단순히 출혈병소이거나 세균에 의한 화농병소로써 처리되고, 후에 재검사한 결과 그 중에 대량의 진균 요소가 발견된 예가 의외로 많다고 지적되고 있다. 따라서 본장에서는 조직병소에서 진균 요소의 검출 및 동정 과정에 대해서 서술한다.

II 진균증의 병소

진균증의 조직 병소는 진균 측 요인과 숙주 측 조건에 따라서 차이가 많으며 완전히 무반응한 병소로부터 여러 종류의 염증 형태를 보인다. 그와 같은 경우에 감염증의 정확한 진단을 내리기란 매우 어렵다. 또한 원인이 되는 진균 요소도 통상적으로 사용하는 Hematoxylin—Eosin 염색에서는 대부분 지나치기 쉽기 때문에 의식적으로 진균 염색을 하여 진균 요소를 발견하는 것이 필요하다. 여기에서는 진균증에서 각종 조직 병소와 그 증례에 관해서 기술한다.

1. 비염증성 병소(Non-inflammatory lesion)

*Cryptococcus*증의 낭포양 병소(cystoid lesion)와 젤라틴양병소(gelatinous lesion) 및 기회감염(opportunisitic infection)에서의 일부 병소는 대부분 염증 세포의 침윤이 없다.

2. 괴사성 병소(Necrotic lesion)

주로 기회감염성과 염증성세포 침윤의 유무에 관계없이 병소가 괴사에 빠지고 진균 요소가 풍부한 병소이다.

3. 화농성 병소(Suppurative lesion)

급성, 만성의 화농성염증, 방선균증(actinomycosis), 노카르디아증(nocardiasis) 등은 주변 조직의 침윤이나 육아종을 지니는 경우가 많다. 아스페르길루스증(aspergillosis), 칸디다증(candidiasis), 콕시디오이데스증(coccidiomycosis)의 일부에서 볼 수 있다.

4. 비특이성 비화농성 만성염증병소(Non-specific, non-suppurative chronic inflammatory lesion)

임파구나 형질 세포 및 조직구의 미만성 침윤, 크립토코커스증(cryptococcosis)의 수막 병소나 피부 사상균증(dermatophytosis)의 일부가 있다.

5. 화농성 육아종성 병소(Suppurating granulomatous lesion)

중심부에 화농 병소가 있고 그것을 육아종이 둘러싸는 형태로 suppurating tubercle 또는 suppurating pseudotubercle이라고 한다. 진균증 중에서 가장 많은 병소를 일으킨다. 스포로트리쿰증(sporotrichosis) 블라스토마이세스증, 파라콕시디오이데스증(특히 구상체(spherule)가 파열된 경우), 색소진균증, 균종(mycetoma) 등의 일부가 포함된다.

6. 조직구성 육아종성 병소(Histocytic granulomatous lesion)

성숙한 대식세포(macrophage)가 모여 형성된 육아종이며 히스토플라스마증(histoplasmosis), 크립토코커스증, 색소진균증(chromomycosis) 등의 일부가 포함된다.

7. 결핵결절양 육아종성 병소(Tuberculoid granulomatous lesion)

전형적인 결핵결절(tubercle) 모양의 병소로 중심부에 건락괴사가 있고, 유상피 세포, 다핵거대세포 등이 둘러싸고, 또다시 그 주위를 임파구의 침윤으로 둘러싸여 있으며 때로는 석회화되어 있다. 히스토플라스마증, 콕시디오이데스증 등의 일부가 포함된다.

8. 싸코이드양 병소(Sarcoid-like lesion)

중심부에 괴사가 없는 유상피세포가 모여 형성된 육아종이며 크립토코커스증, 히스토플라스마증 등으로 매우 드물게 나타난다.

9. 이물형 육아종성 병소(Foreign-body type granulomtous lesion)

백선성육아종(granuloma trichophyticum), 색소진균증, 만성육아종증(chronic granulomatous disease) 등에 나타나는 진균 병소

10. 기타

1) 혈전성 혈관염(Thrombotic vasculitis)

혈전, 화농성 혈전, 출혈 및 경색 등을 수반한다. 조균증(phycomycosis) 혹은 모균증, 아스페르길루스증, 후사리움증 등이 있다.

2) 위상피종성 병소(Pseudoepitheliomatous lesion)

Hyperkeratosis, parakeratosis, 표피의 위상피종성비후 등과 피부의 심재성 진균증에 많다. 블라스토마이세스증, 파라콕시디오이데스증, 색소진균증, 콕시디오이데스증 등에서 볼 수 있다.

III 진균증이 의심되는 각 장기 부위의 병소

피부에서는 피부사상균증의 병형이 다수 존재하고 이들에 대해서는 피부사상균 장에서 상세하게 논했기 때문에 여기서는 생략한다. 표재성 진균 감염증으로는 비특이적인 급성 내지 만성 형태로 나타나고 조직학적으로는 결정적인 진단법이 없다. 심부 백선의 경우 모발 주위의 이물형 육아종(foreign body type granulomatous lesion)이 형성되고 그 밖의 일반적인 염증 세포도 존재하며 신체의 어느 곳에서나 진균 요소가 많이 발견된다.

1. 피부 및 피하 진균증

우췌상구진, 농포, 궤양, 결절형성 등이 있고, 표피의 위상피종성 비후(pseudoepitheliomatous hyperplasia)나 심부의 화농성육아종 및 이물형육아종 등이 형성된다. 스포로트리쿰증(sporotrichosis)에는 sclerotic cell이라고 하는 갈색의 진균세포가 각질이나 거대세포 내에 존재하며 무염색 표본으로도 관찰된다. 균종(mycetoma)은 발이나 손 등에 광범위한 종창경결이 생기고 누공을 형성한다. 피부에서부터 뼈에 이르기까지 병소가 생기며 많은 작은 농양을 함유하고 있다. 많은 종류의 진균이나 방선균류에 의해서 생기며 농양 내에는 이른바 과립(granule)도 존재한다.

2. 상기도 및 소화관 등의 점막

궤양이나 이끼 모양의 부착물에 의한 우췌상병소(칸디다증)가 생기고 점막 내에 수직으로 침입한 진균요소와 비특이적인 염증이 나타난다. 또 출혈성 병소인 모균증(mucormycosis) 또는 조균증 등에서 혈관의 안팎에 균사가 신장되어 있다.

3. 기관지 및 폐

진균병소가 가장 많은 장기이며, 다양한 병소를 형성한다. 기관지염이나 기관지 폐렴(칸디다증, 아스페르길루스증, 블라스토마이세스증, 콕시디오이데스증 등)과 농양(방선균증, 노카르디아증, 칸디다증, 아스페르길루스증, 블라스토마이세스증 등), 출혈성 괴사 병소(모균증, 조균증), 젤라틴양 병소(크립토코커스증), 균구 형성(아스페르길루스증), 육아종 형성(아스페르길루스증, 크립토코커스증, 색소진균증, 파라콕시디오이데스증 등), 석회화 병소(히스토마플라스마증, 콕시디오이데스증 등), 공동 형성(아스페르길루스증, 콕시디오이데스증, 방선균증 등), 더욱이 전 폐엽에 병소가 확산하는 급성 파종성 병소 등도 나타난다.

4. 중추 신경계

농양(칸디다증, 아스페르길루스증), 육아종성(색소진균증), 낭포양 병소(Cryptococcus증) 등이 있으며 수막에는 화농성 염증, 아급성 내지 만성 비특이성 염증, 혹은 육아종성 염증 등이 있고 크립토코커스증이 많다.

5. 방광, 요도, 질 등

궤양이나 이끼 모양의 병소가 많다(칸디다증). 각막이나 결막의 혼탁, 궤양 및 중이염 등(아스페르길루스증)이 있다.

6. 전신성 진균증

농양 형성, 육아종 형성, 반응이 결핍된 균체를 중심으로 하는 파종성 병소 등이 있고 균종과 숙주의 조건에 따라서 결정되는 기회감염(opportunistic infection) 등 다양한 병소를 형성한다.

IV 조직 내 진균의 검출과 동정

기본적으로는 조직 재료의 배양에 의해서 검출 동정하는 것이 바람직하지만, 이미 고정된 재료로는 가능한 많은 조직 절편에서 진균 요소를 관찰하고 그곳에서 관찰된 진균의 형태를 다각적으로 검토하는 것이 필요하다. 예를 들면 균사의 형태가 횡단면인지, 포자가 분리된 것인지, 또는 균사가 발육하는 방향, 격벽의 유무, 분지의 방식 혹은 전체의 굵기나 크기 등에도 주목할 필요가 있다. 진균의 조직 염색에는 Grocott 염색, PAS 염색, Gridley 염색 등이 일반적으로 사용되고 있지만 *Cryptococcus*에는 Mayer의 mucicarmine 염색이 사용된다. *Actinomyces*나 *Nocardia* 등의 세균류는 Gram염색이 우수하지만 *Nocardia*에는 항산성 염색의 변법인 Kinyoun 방법에 의해 염색한다.

1. 진균 염색 방법과 진균 요소의 염색성

1) Hematoxylin–Eosin(H&E) 염색

조직 반응의 관찰에는 필수적이지만 진균 요소는 대부분 염색되지 않는다. *Candida*의 포자가 호산성으로 염색되는 경우가 있고 각종 asteroid body가 호산성(acidophilic)으로 염색된다. *Aspergillus*의 균사가 hematoxylin에 엷게 염색되는 경우가 많다.

2) Grocott(Gomori의 methenamine silver nitrate) 염색

파손된 진균요소를 포함한 모든 진균요소와 *Actinomyces, Nocardia*의 filaments는 흑갈색으로 염색된다. 스크리닝 검사에 매우 우수한 것으로 알려졌다. H–E염색과 병행하여 사용하면 조직 병소의 관찰이 가능하다. *Pneumocystis jirovecii(carinii)*도 마찬가지로 염색되고 점액이나 적혈구 및 교원 섬유 등도 염색되기 때문에 주의를 요한다.

3) Gridley, PAS 염색

대부분의 진균 요소를 적자색으로 염색하지만 효모양 균체나 포자 등에 비교해서 균사 또는 이미 사균 상태에 있는 진균요소의 염색성은 나쁘다. PAS 염색은 점액을 비롯한 조직 성분이나 세균류를 많이 염색한다.

4) Mayer의 mucicarmine, alcian blue 염색

Cryptococcus, Rhinosporidium 및 *Blastomyces* 등의 균체나 협막을 선택적으로 적홍색으로 염색한다. 특히 *Cryptococcus*의 동정에 우수하다. 또 동시에 점액을 염색한다.

5) Gram 염색

*Actinomyces*나 *Nocardia*는 청자색으로 염색되지만 사상진균류는 대체로 염색되지 않고 효모는 Gram 양성으로 염색된다.

6) Kinyoun의 항산성 염색

Nocardia asteroides, Nocardia brasiliensis 및 *Nocardia caviae*의 검출에 유효하지만 조직 내 균체는 때로 항산성을 나타내지 않는다.

이와 같이 특수염색에 의해 염색된 진균요소의 형태 관찰로 원인균의 속(genus), 경우에 따라서 종(species)을 결정할 수 있지만 진균 상호 간의 형태학적 유사성으로 그 판정이 곤란할 경우가 있다. 또 진균요소가 극히 적은 경우는 진균을 검출하였지만 전혀 동정할 수 없는 경우도 있다. 이와 같은 재료로 할 수 있는 최후의 방법은 **면역조직화학적 염색방법**이 있다. 오늘날 일반적으로 **형광항체법**과 **효소항체법**이 사용되고 있지만 이들은 조직 내에 존재하는 진균요소의 항원성을 검출하는 방법이다. 따라서 진균요소가 다른 염색에 의해서 확인되어도 항원성이 소실되어 있는 경우에는 소용이 없다. 다음으로 진균류들 사이에는 현저한 공통 항원이 존재하고 있는 것으로 본법에 사용되는 항체의 특이성이 충분히 확인되어 있지 않으면 잘못된 판정을 내릴 가능성이 있다. 더욱이 실제로 염색할 때에는 대조를 만들고 사용하는 항체의 유효성을 반드시 확인하는 것이 필요하다. 지금까지 밝혀진 면역조직화학적 염색에서 조직 내에 있는 진균요소를 관찰하는 데 염두에 두어야 할 사항은 다음과 같다.

(1) 검체 채취 시 이미 사멸된 상태에 있는 균체라도 항원성이 반드시 소실된 것은 아니다.
(2) 진균의 항원성은 세포막의 다당체에 존재하므로 formalin 고정 재료라도 항원성은 소실되지 않는다. 특히 paraffin block화된 재료는 오랫동안 사용해도 항원성이 존재한다.
(3) 세포막의 다당체가 손상을 입은 경우에는 항원성이 소실된다. 예를 들면 석회화 병소에서의 *Histoplasma*의 균체나, Grocott염색, PAS염색 및 Gridley염색을 행한 조직 절편 등은 항원성이 소실된다.
(4) 현재 일부 진균 속에 대한 특이 염색이 가능하지만 종(species)의 동정은 거의 불가능한 경우가 많다.

2. 형광항체법의 단점

형광항체법의 기술은 어느 정도 확립되어 있지만 효소항체법과 비교하면 다음과 같은 결점이 있다.

(1) Paraffin 절편을 쓰는 경우를 제외하고는 병소를 동시에 관찰할 수 없다.
(2) 형광염색의 관찰은 쉽게 눈의 피로를 가져온다.
(3) 지금까지의 검토에서 간접 형광항체법은 진균 요소의 검출 특히 매우 작은 진균 요소의 검출에는 부적당하다.
(4) 관찰에 의해 형광이 소실된다.
(5) 영구표본제작이 불가능하다.

3. 효소항체법의 장점

효소항체법은 형광항체법에 비해 다음과 같은 장점이 있다.

(1) 조직 절편 전체가 가시화되고 배경의 병소를 동시에 관찰할 수 있다.
(2) 보통 광학현미경으로 관찰할 수 있다.

(3) 현미경사진 촬영 시 보통 염색 절편과 같은 방법으로 가능하다.

(4) 영구표본제작이 가능하다.

(5) 효소항체 간접법으로 진균 요소의 검출에 사용 가능하다.

현재 *Aspergillus* spp., *Candida* spp., *Cryptococcus* spp.에 대한 항체가 시판되고 있지만 다른 진균류들 사이에 교차 반응성을 가지는 것이 있고 사용 전에 교차 반응을 제거할 필요가 있다.

4. 주요 진균의 조직내 형태

조직 내에 감염을 일으키는 주요 진균의 조직 내 형태와 진균 요소의 특성을 요약하면 다음과 같다.

1) 방선균증(Actinomycosis)

유황과립(sulfur granule)이 관찰되며 H-E염색에서 hematoxylin에 진하게 염색된다. 밀집된 균사의 덩어리가 관찰되며 그 주변에는 "clubs"이라고 하는 구조물이 둘러싸여 있으며 eosin에 의해 적색으로 염색된다. filaments는 직경 1 μm 내외이고, Grocott염색이나 PAS염색법으로 염색되지만 Gram염색으로 가장 선명하게 염색된다(그림 12-1).

2) 노카르디아증(Nocardiasis)

화농 병소에서 많은 분지를 가지는 filaments가 관찰되며 1 μm 전·후의 굵기를 나타낸다. H-E, PAS, Gridley 등의 염색법에 염색되지 않지만, Gram염색 및 항산성 염색법 및 Grocott 방법으로 염색된다.

H-E염색 표본에서 관찰되지 않는 경우가 많다(그림 12-2).

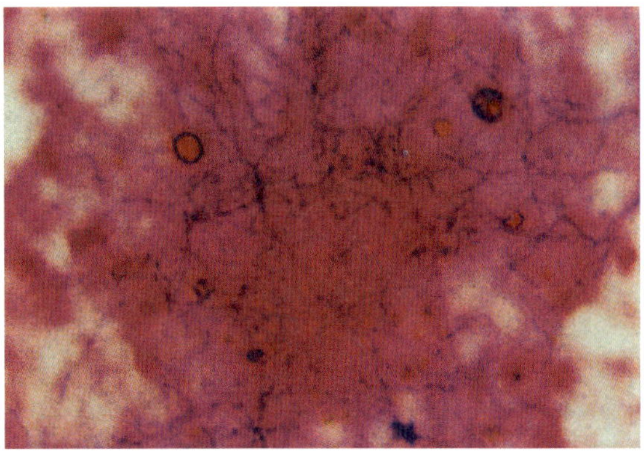

그림 12-1. **폐 생검(biopsy) 표본에서 *Actinomyces* sp.의 분지된 균사**

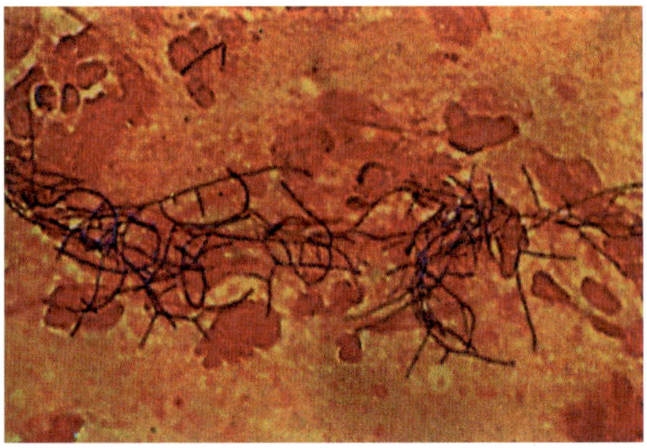

그림 12-2. **가래에서 *Nocardia* sp.의 분지된 Gram 염색표본**

3) 칸디다증(Candidasis)

가늘고 길게 신장된 균사가 위균사(pseudohyphae)이고 직경이 약 3~5 μm로 사슬을 이루는 경우가 많다. 또 직경 3~4 μm의 분아포자가 부착되어 있다. H-E 염색법으로는 약간 염색될 정도이고, 다른 진균 염색법으로는 명확하게 염색된다(그림 12-3, 12-4, 12-5).

4) 아스페르길루스증(Aspergillosis)

끝 부분이 약 45°로 분지된 균사가 있으며 병소의 중심부에서 주변 가장자리를 향하여 방사상으로 신장한다. 직경이 약 3~6 μm로 비교적 일정한 형태를 나타내지만 오래되면 단축되거나 뒤틀리거나 구상이 되기도 한다. 폐포 내나 폐공동 내에서는 가끔 분생자두나 분생자 등도 존재한다. H-E 염색으로는 일부를 제외하고는 염색되지 않는다. Grocott 염색법으로 염색이 잘되지만 PAS, Gridley 등의 염색법으로는 염색성이 좋지 않다(그림 12-5, 6, 7, 8).

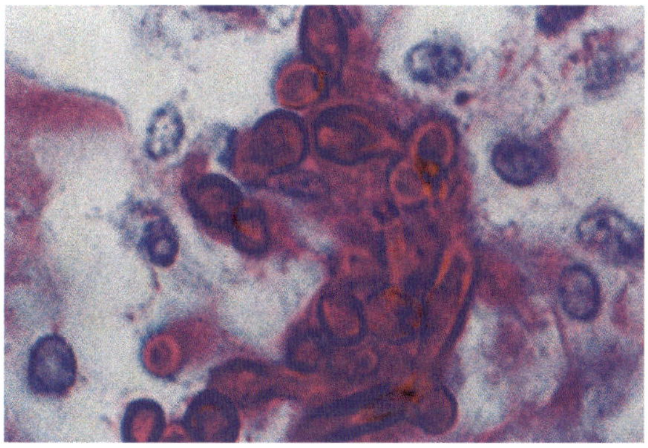

그림 12-3. **폐칸디다증 환자의 폐괴사병소**(PAS 염색, ×500)

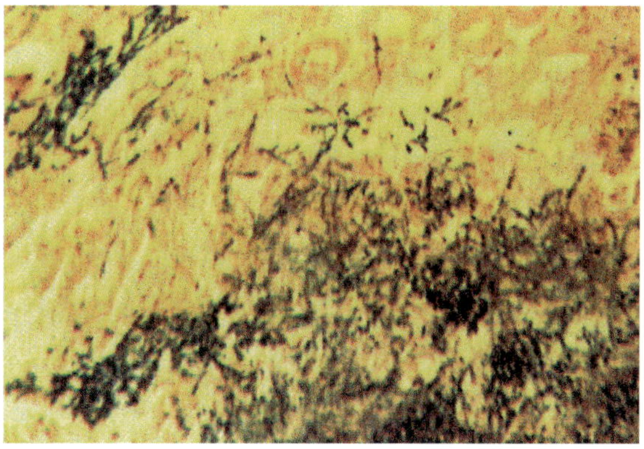

그림 12-4. **칸디다성 신장염 환자에서 *Candida*의 가성균사는 진단에 유용하다.** 분아세포가 다수 존재(Gomori methenamine-silver 염색, ×200).

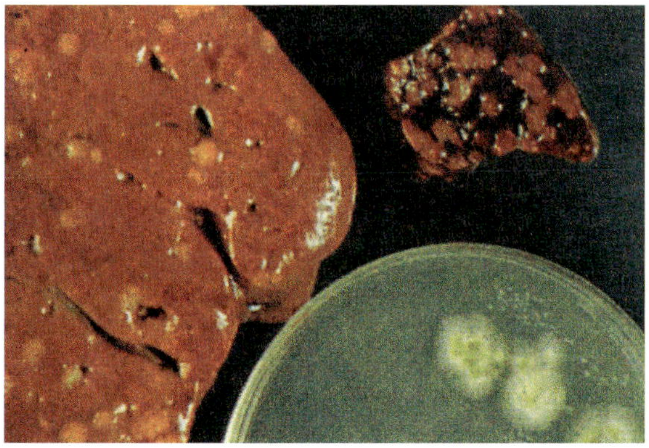

그림 12-5. **간(liver)과 신장(kidney)에서 칸디다증과 아스페르길루스증 병소.** 주로 면역이 약화된 환자에 발생한다.

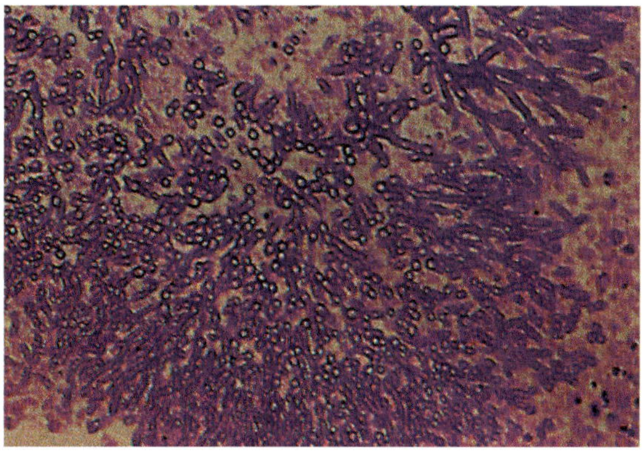

그림 12-6. ***A. fumigatus*의 침습형 폐 아스페르길루스증 환자의 폐병변 조직**에서 Y자형 분지를 나타낸다(H&E 염색, ×200)

5) 크립토코커스증(Cryptococcosis)

조직 내에서 효모형 세포의 크기가 2~20 μm로 폭이 다양하며 원칙적으로 원형이지만 그중에는 컵형 내지는 반달 모양의 형태도 가진다. 협막이 풍부한 균주는 세포 표면에 방사상으로 염색된다. Mucicarmine 염색으로 균체와 협막이 잘 염색된다. Grocott와 PAS 염색으로는 협막 염색이 잘되지 않는다. Alcian blue 염색으로도 잘 염색된다(그림 12–9).

6) 색소진균증(Chromomycosis)

이 진균증만은 H–E 염색법으로 진단이 가능하다. 큰 세포 내 또는 세포 밖에 갈색의 두꺼운 벽을 가진 진균 세포가 덩어리져 나타난다. 이것은 무염색 표본에서도 관찰되고, 두꺼운 벽을 가지는 것을 sclerotic cell이라고 하며 2~3개로 분할되는 세포가 관찰된다. 이것은 직경이 5~12 μm의 거대한 세포로 되어 있다. 괴사 조직이나 뇌실 등에서는 균사 형성도 있지만 비교적 가늘고 직경이 거의 일정하다. 이 균사형에도 갈색이 존재하며 진균 염색법으로 잘 염색된다(그림 12–10).

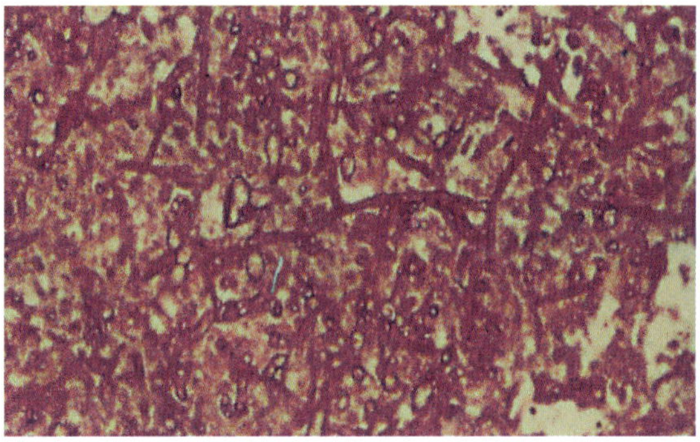

그림 12–7. **아스페르길루스증 환자의 조직병소에서 *Aspergillus* sp.의 균사 덩어리**(PAS 염색, ×200)

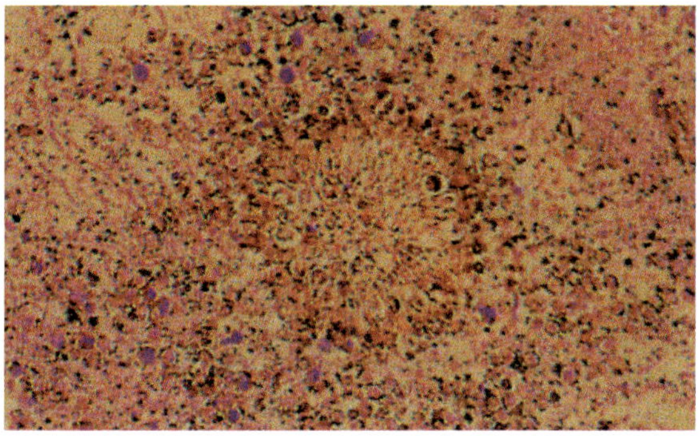

그림 12–8. **침습형 폐 아스페르길루스 환자의 폐공동에 괴사물질을 함유하고 있다.** 갈색을 나타내는 것은 *A. niger*의 정낭(vesicles)과 분생자이다(PAS 염색, ×200).

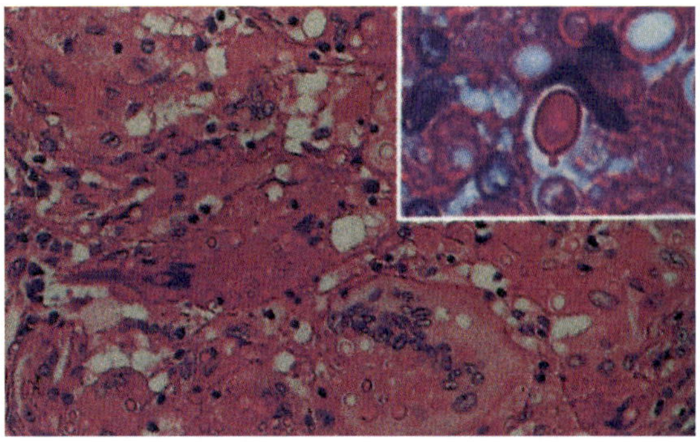

그림 12–9. ***Cryptococcus neoformans* 크립토코커스증 환자의 폐병소조직.** 육아종을 형성하는 큰세포와 PAS 염색에서 양성을 보이는 효모세포가 관찰된다. 협막은 투명하게 나타난다(PAS 염색, ×200, ×500).

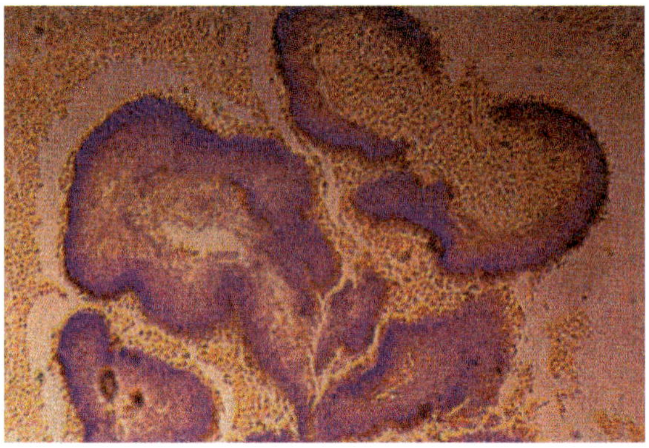

그림 12–10. ***Mycetoma* 환자의 조직병소에서 과립 Sclerotic body라고 하는 원형,** 암갈색, 두꺼운 세포벽을 이루는 세포가 1개 또는 덩어리져 나타난다(Gridley 염색, ×400).

7) 조균증(Phycomycosis) 또는 모균증(Mucormycosis)

조직 내에서는 얇은 벽의 형태가 일정하지 않은 균사가 신장되어 있는 것이 특징이고, 발육에는 전혀 방향성이 없다. 균사의 직경은 3~25 μm이고 평균 12 μm를 나타낸다. 불규칙하게 분지하고 대부분 격벽이 없는 것도 특징의 하나이다. 균사는 혈관 내에서 주위 조직에 길게 뻗어 있고 그 길이가 200 μm에 달하는 것도 있다(그림 12-11).

8) 스포로트리쿰증(Sporotrichosis)

원형 내지 난원형이고 약간 길게 뻗은 진균 세포는 2~6 μm 혹은 그 이상의 직경이고 조직 내에서는 적다. 이와 같은 효모양 세포 이외에 진균 세포를 둘러싸고 있는 방사상의 구조물을 관찰한다. Eosin에 염색이 잘되고 광채가 나는 것을 "asteroid body" 또는 "Splendore-Hoeppli's material"이라고 한다. 크기는 100 μm까지 달하는 것도 있다. 이 물질들은 Grocott와 다른 진균 염색법으로 염색되지 않는다. 그러나 균체는 진균 염색법으로 염색된다(그림 4-49).

9) 히스토플라스마증(Histoplasmosis)

대형 조직구 속에 많은 효모 세포가 halo를 형성하고 H-E 염색으로 엷게 염색된다. 세포벽은 2~5 μm이며 진균 염색법으로 잘 염색된다(그림 12-12).

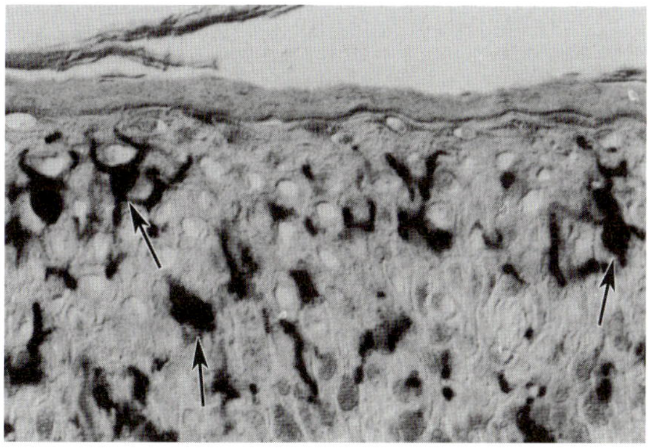

그림 12-11. ***Lichtheimia (Absidia)* spp.** 모균증 환자의 폐 병소조직의 무격막성 균사가 불규칙한 폭을 나타내고, 직각에 가까운 분지를 나타낸다(Grocott 염색, ×200).

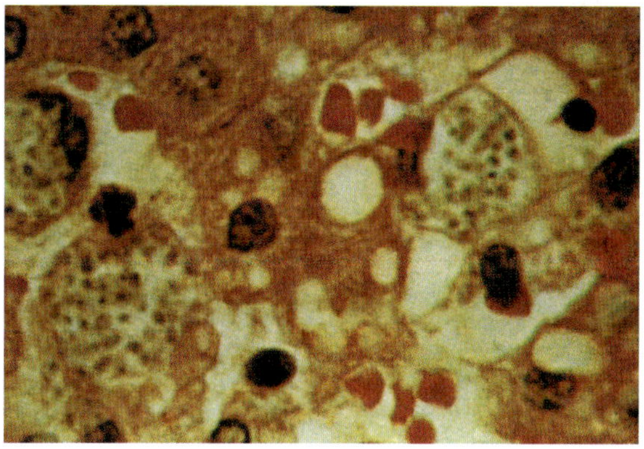

그림 12-12. ***H. capsulatum*에 감염된 조직.** 병소에서 난원형의 분아세포가 대식세포의 안팎에 존재한다. 분아세포의 접착부위가 매우 좁다(H&E 염색, ×1000).

10) 브라스토마이세스증(Blastomycosis)

H-E 염색법에서 세포질이 호염기성으로 약간 염색되고 그 주위에 두껍고 뚜렷하게 빛이 굴절하는 무염색의 세포벽이 확인된다. 효모 세포벽은 2~4 μm를 나타내는 것과 20~30 μm를 나타내는 것이 있다. 분아세포를 나타내기도 하지만 출아나 균사 형성은 극히 드물다. 진균 염색으로 잘 염색된다(그림 12-13).

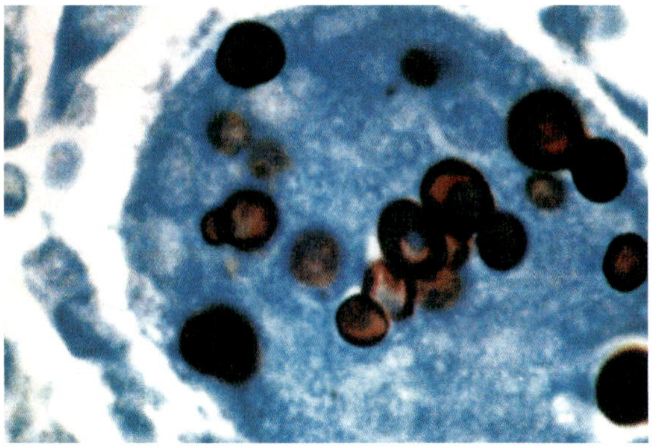

그림 12-13. ***Blastomyces dermatitidis*****의 조직병소에서 두꺼운 세포벽.** 구형으로된 7~20μm 크기의 분아효모세포가 관찰된다. 세포벽은 이중으로 두껍게 보이고, 모세포와 결합부위가 넓다(×1,200).

11) 콕시디오이데스증(Coccidioidomycosis)

직경 2~5 μm의 내생포자를 함유하는 구상체(spherule)가 20~200 μm의 크기로 병소 내에 존재한다. 미숙한 구상체에는 내생포자가 들어있으며, 성숙한 구상체는 터져서 포자를 주위에 방출한다. H-E 염색으로 포자와 구상체의 세포벽이 호염기성으로 염색된다. 진균 염색 방법에 의해 잘 염색된다(그림 12-14).

12) 파라콕시디오이데스증(Paracoccidioidomycosis)

다수의 분아포자를 수반한 효모양 세포는 원형 내지 난원형이고 직경 약 5~6 μm이다. 이 형태를 "steering wheel"형이라고 한다. 분아포자는 큰 것이 10 μm 정도이며 유리된 형태로 존재하는 진균 세포벽은 직경 2~5 μm 정도이다. 균사 발육은 매우 드물다. 진균 염색법에 잘 염색된다(그림 12-15).

13) 피부사상균증(Dermatomycosis)

표재성 피부사상균 중에서는 각화층 등에 직경 3 μm 전·후의 가늘고 긴 균사가 뻗어있다. 격벽을 가지며 모발 등에 직경 5 μm 이하의 분절 포자도 형성한다. 이들은 H-E 염색으로 약간 염색되지만, 기타 진균 염색법을 필요로 한다.

14) 전신성 백선(Deep trichophyticum)

표재성 백선에 비해서 형태가 약간 불규칙하고 진균요소도 약간 굵어 보인다(그림 12-16).

15) 리노스폴리움증(Rhinosporidiosis)

구상의 자낭(sporangium)이 존재하며 미숙한 세포에서 성숙한 세포에 이르기까지 직경 60~300 μm 정도이다. 성숙한 세포는 포자낭포자(sporangiospore)를 가진다. 직경 6~7 μm의 10개 이상으로 된 원형의 eosin 친화성 포자를 함유하고 있다. 병소를 관찰할 때는 H-E 염색으로 진단이 가능하지만 Grocott 방법으로 염색하면 염색이 잘 된다(그림 12-17).

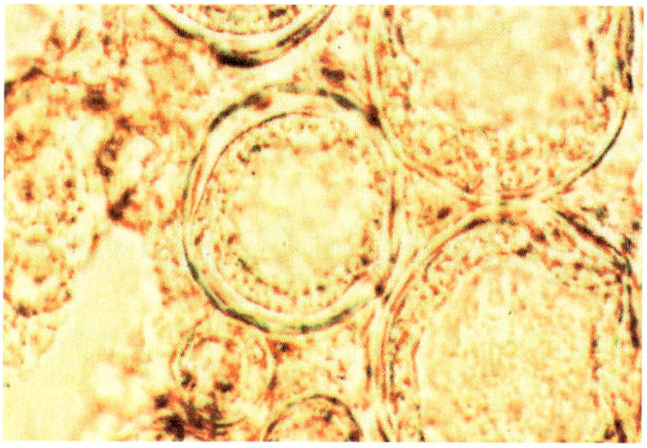

그림 12-14. ***Coccidioidomycosis.*** 환자의 조직병소에서 미성숙 구상체. 성숙 구상체는 평균 20~80 µm이며 두꺼운 세포벽을 가졌고 그 안에는 많은 내생포자가 존재한다(×1,200).

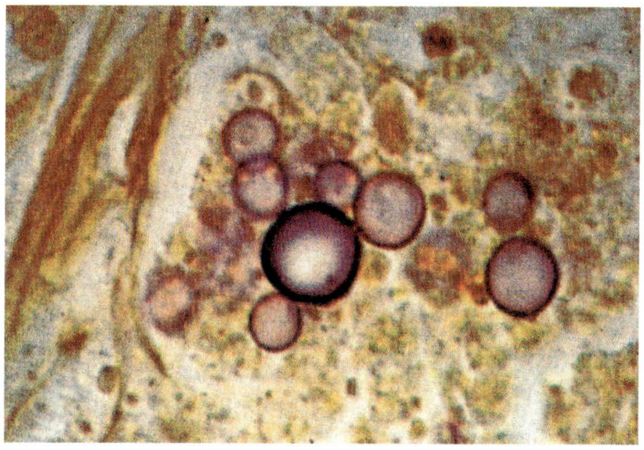

그림 12-15. ***Paracoccidioidomycosis.*** 환자의 조직병소에서 여러 개의 분아세포가 모세포 둘레에 싸여 있다. 구형, 두꺼운 세포벽의 효모(10~16 µm).

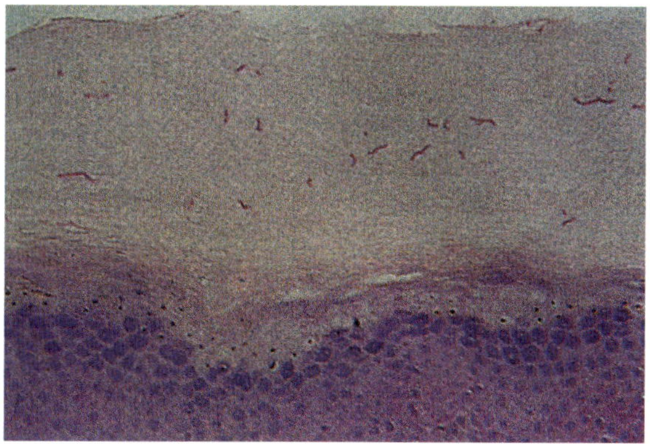

그림 12-16. **족부 백선.** 환자의 표피각질층내 피부사상균이 비교적 짧은 필라멘트가 다수 관찰된다(PAS 염색, ×100).

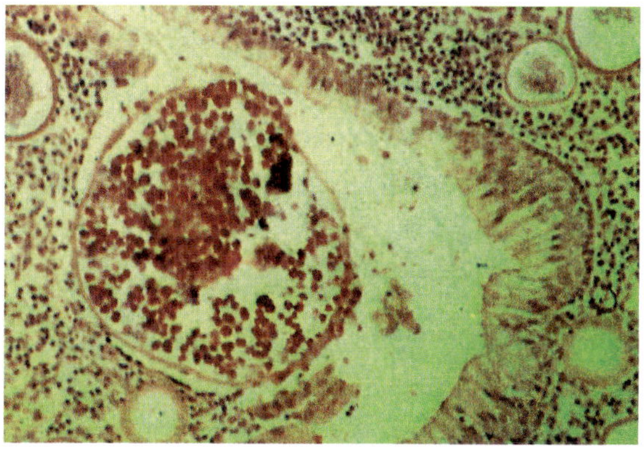

그림 12-17. **Rhinosporidiosis.** 환자의 조직병소에서 원형의 큰 구상체(300 µm) 안에는 많은 내생포자가 들어 있다. *Coccidioides*는 구상체의 크기가 80 µm 정도이므로 구분된다.

V 효소 항체법에 의한 염색 방법

항진균 토끼항체는 침강 항체가로 32배 이상이고 일부 진균 간에 교차 반응성이 존재한다. 항체의 흡수에 의해 교차 반응성은 제거되고 또다시 효소 항체 간접법의 1차 항원으로써 1,000배 이상의 희석에 의해 각각 다른 진균속과의 교차 반응성이 존재하지 않는 것이 확인되었다.

1. 시약의 제조

1) 완충액 제조 방법

(1) PBS(0.01M Phosphate Buffered Saline pH 7.2)

NaH_2PO_4, H_2O ········· 9.0 g

Na_2HPO_4, $2H_2O$ ········· 65.54 g

NaCl ········· 160 g

D.W ········· 20 L

대량으로 사용할 때는 10배 농도의 PBS 원액을 제작 보존하여 사용시 10배로 희석한다.

(2) 0.05M tris-HCl buffer pH 7.6

Tris(hydroxymethyl) aminoethane(tris 염기)········· 6.06 g

이온 교환 증류수 ········· 100 mL

위 시약을 혼합하고 0.1N HCl로 pH 7.6으로 조정 후 증류수로 1 L되게 한다.

2) 0.01% trypsin solution

Trypsin ········· 10 mg

Calcium chloride ········· 10 mg

0.05 M tris-HCl buffer ········· 10 mL

3) DAB 발색 반응액

3.3' diaminobenzidine 4base ········· 20~30 mg

0.05M tris-HCl buffer ········· 100 mL

용해후 5% H_2O_2를 0.1 mL 내지 30% H_2O_2를 20μl 첨가한다.

4) Methyl-green solution

Sodium barbital ························ 1.65 g
Sodium acetate 3hydrate ························ 1.09 g
D.W ························ 200 mL
0.1 N HCl ························ 120 mL
Methyl green ························ 4 gm
여과하여 사용한다.

5) Peroxidase 표식 항체 20배 희석

2. 염색 방법

(1) 10% formalin으로 고정한 후 paraffin으로 포매하여 3~5 μm의 절편을 만든다.
(2) 탈파라핀, 수세
(3) 37℃로 가온한 0.05M Tris-HCl buffer pH 7.6에 넣는다.
(4) 0.1% trypsin 용액 속에 30~60분간 넣어둠(37℃)
(5) 수세
(6) 0.3% H_2O_2를 가한 methanol 용액에 30분간 넣어둔다(내인성 peroxidase를 저지).
(7) 탈이온수로 3~5회 수세한 후 PBS로 씻어낸다.
(8) 절편 주위 여분을 닦아내고 1차 항체액을 절편 전체에 가한 후 30~60분간 습윤챔버에서 반응시킨다.
(9) 절편 위의 1차 항체액을 씻어낸 후 PBS로 5분 간격으로 3회 세척한다.
(10) Peroxidase 표식 항체(2차 항체액)를 (8)과 같은 방법으로 반응시킨다.
(11) (9)와 같이 표식 항체를 씻어낸다.
(12) DAB 반응액에서 5~10분간 반응시킨다.
(13) Methyl green 혹은 hematoxylin으로 5분가량 핵염색을 한다.
(14) 탈수한 후 투명, 봉입하여 관찰한다.
(15) 결과 : 양성 부위는 다갈색으로 염색된다.

* 주의

항혈청은 얼음 속에서 사용하고 기타는 실온에서 조작한다. 대조로 양성과 음성을 동시에 염색한다. 또 (3), (4), (5)를 생략해도 좋지만, 그 조작을 통해 좋은 결과를 얻을 수 있다. 진균류의 염색 방법에는 형광 색소에 의한 간단한 염색 방법으로, 이것은 이른바 스크리닝의 목적으로 사용되지만 일상적으로 사용되는 방법은 아니다. 앞에서 기술한 것처럼 우선 채취된 검체에 진균 감염이 되었는지 여부를 의심하는 것이 진단의 첫 단계이며, 다수의 절편을 특수 염색하여 병소 내에서 진균 요소를 발견하고, 그 병변과 진균 요소의 형태적 특징에서 진단을 결정한다. 또 보조적으로 면역 염색법 등으로 진단의 정확성을 높이는 것이 바람직하다.

13 항진균제 감수성 시험

학습목표

1. 항진균제 감수성 시험의 원리를 설명할 수 있어야 한다.
2. 항진균제 감수성 시험의 과정을 설명할 수 있어야 한다.

I 개요

최근 오염균으로 분류되었던 진균에 의한 기회감염의 증가와 전신성 진균증 환자의 증가에 따라 **항진균 화학요법**의 중요성과 항진균제의 개발이 활발하게 진행되고 있으며, 적절한 항진균제 및 그 투여량을 선택하기 위하여 **약제 감수성 시험**의 중요성이 높아가고 있다. 지금까지 진균증에 대한 치료제의 개발은 amphotericin B를 포함하여 flucytosine 및 azole계 항진균제 등 다수의 항진균제가 개발되어 진균증 치료를 위한 약제의 선택을 가능하게 하였지만, 항진균제는 항 세균성 약제와는 달리 약제 감수성 시험이 복잡하기 때문에 세계적으로 통일된 실험법이 아직 확립되지 않았다.

현재 미국, 영국 및 일본 등지에서 병원성 진균들에 대한 약제 감수성 시험의 표준화가 검토되고 있다. **항진균성 화학요법제**에 대한 연구의 초기단계에서 amphotericin B의 항진균력 측정에 필요한 배지와 접종균량 등의 여러 조건과 측정 결과와의 관계는 큰 문제가 되지 않았지만, flucytosine 및 azole계 항진균제의 개발로 배지나 접종 균량에 따라 시험관 내 항균력에 영향을 미치는 것이 인식되었다. 그리고 화학요법제는 투여한 약제가 생체 내에서 치료약으로써 항진균력을 발휘하는 것을 목적으로 하는 것이기 때문에 시험관 내 항진균력의 측정을 통하여 그 화합물이 치료제로 사용할 수 있는지의 여부와, 투여량이 어느 정도 필요한가를 예측하지 않으면 안된다. 한편 azole계 항진균제 중에는 시험관내 실험 결과에서는 항진균력이 약해도 생체 내에서는 항진균력이 현저하게 높게 나타난다는 것이 알려져서 종래의 실용적인 항진균 활성의 지표가

되어온 **최소발육억제농도**(minimum inhibitory concentration : MIC)나 **최소살균농도**(minimum fungicidal concentration: MFC)에서의 결과가 절대적인 약제 선택지표는 아니라는 것을 항상 고려해야 한다. 본 장에서는 임상 진균에 대한 약제 감수성 시험법에 대하여 지금까지 가장 잘 알려진 진균의 최소발육억제농도(MIC)의 측정법과 **균액의 조제** 및 **약제의 계열 희석, 배지의 조제** 및 **배양 조건** 등에 대해 서술한다.

II 약제 감수성 검사 실시 전의 준비

최소발육억제농도의 측정에서 재현성 및 신뢰성은 매우 중요하다. 그러나 실험 성적의 변동 인자는 여러 가지이며, 그 모든 것을 잘 파악하여 관리하는 것은 매우 곤란하기 때문에 일정한 측정 방법을 세워서 실시할 필요가 있다. 그런 측정 조건 설정에 고려할 사항으로는 시험균주, 배지, 항진균제, 배양 조건 및 판정 방법 등을 들 수 있다.

1. 시험균주

진균은 효모, 사상균 및 동종 이형진균으로 분류된다. **효모**는 세균과 유사하게 취급할 수 있기 때문에 비교적 취급이 용이하지만, **사상균**은 **균사형**과 **분생자**가 혼합되어 있고 크기도 다양하다. **두 형태 진균**은 배양 온도에 따라 효모형과 균사형을 취한다. 같은 균종에서도 이들의 형태의 차이에 따라 약제 감수성의 차이가 있다고 하며, 어떤 형태의 진균을 사용할 것인가에 따라 MIC의 결과에 큰 차이가 있다. 진균은 검사 균주의 배양 시간에 따라서 약제 감수성의 차이가 있고, 대수 증식기의 세포는 감수성이 높고 극기 정지기의 세포는 감수성이 낮다. 따라서 효모는 대수 증식기의 균주를 사용하고, 사상균에서는 신선한 분생자나 균사에 맞추는 것이 가장 좋다.

약제 감수성에 크게 영향을 미치는 것 중 하나는 접종 균량이다. 일반적으로 접종 균량이 증가하면 MIC도 상승하고, 균량이 감소하면 MIC도 저하하는 경향이 있으므로 접종 균량을 표준화할 필요가 있다. 액체 배지에서는 접종균의 최종 농도가 10^3CFU/mL 이상 10^5CFU/mL 이하의 범위가 적당한 것으로 알려졌다.

1) 효모(Yeasts)

우무 사면배지에서 증식한 대수증식기의 효모를 백금이로 소량 채취한다. 채취한 균주는 소량의 멸균생리식염수가 들어 있는 시험관에 균액이 균등하게 되도록 시험관벽을 사용하여 현탁시킨다(그림 13–1).

효모 중에서도 균이 단단하여 우무에서 용이하게 분리되지 않는 경우는 사상균과 마찬가지 방법으로 현탁액을 만든다. 현탁액의 일부를 무균적으로 채취하여 혈구 계산판 등으로 균수를 측정한다. 생균수의 측정도 병행해서 한다. 신선한 균주일 경우 두 균수는 그다지 차이가 없다.

이렇게 조제된 균주를 접종에 필요한 농도까지 멸균생리식염수로 희석하여 감수성 검사에 사용한다. 균 농도는 최종 필요 농도부터 산출한다.

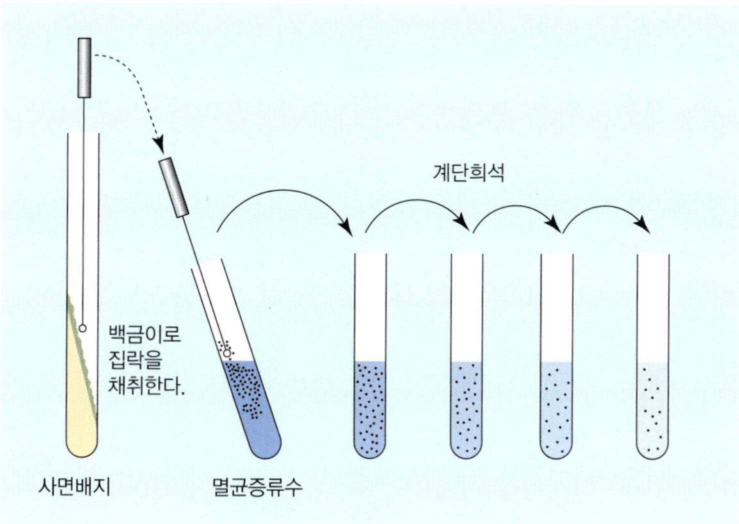

그림 13–1. **효모의 균액조정**

2) 사상균(Molds)

사상균의 사면 배지에 0.05% Tween 80을 첨가한 멸균 생리 식염수를 3~5 mL 첨가하여 가능한 우무에 상처를 내지 않을 정도로 사면 배지에서 분생자 및 균사를 백금이로 부유시킨다. 이 부유액을 멸균한 여과기에서 여과한다. 여과기는 분생자의 크기에 따라 여과면의 구멍의 크기를 선택한다(표 13–1).

표 13-1. **여과기 구멍(Pore)의 크기**

pore 번호	표준최대 pore의 크기(μm)
G 1	150~250
G 2	100~150
G 3	40~100
G 3.5	16~ 40

여과액을 무균적으로 일부 채취하여, 대부분이 분생자인 경우 혈구 계산판에서 농도(cells/mL)를 측정하고 접종에 필요한 농도를 멸균생리식염수로 조제한다. 균사(molds)일 경우는 분광 광도계로 탁도를 측정하고 다른 균종에서 이미 농도가 알려져 있는 분생자의 탁도를 이용하여 조제한다. 접종에 필요한 농노는 필요 접종 균량에서 역으로 계산한다(그림 13-2).

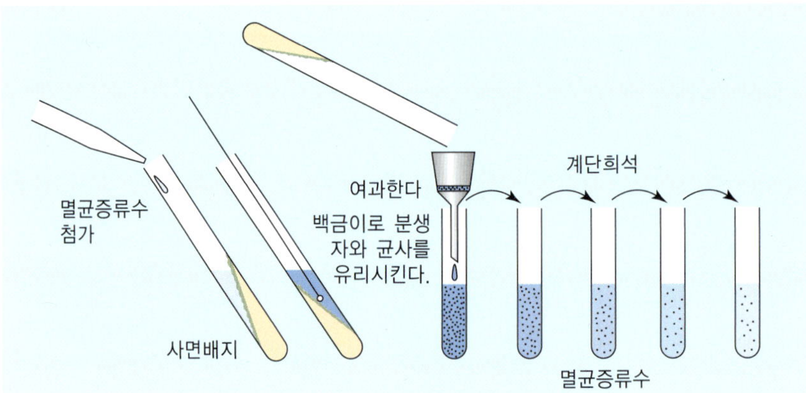

그림 13-2. **사상균의 균액조정**

2. 배지의 제조

진균의 약제 감수성 검사에 사용하는 중요한 배지는 시판되고 있으며 표 13-2에 상용 배지를 표시했다. **배지 선택**에서 **중요한 기준**은 첫째, **진균의 발육성이 양호**해야 하며, 둘째, **약제와 길항하지 않을 것**, 셋째, **로트(lot)차가 적을 것**, 넷째, **구입이 용이할 것** 등을 들 수 있다. 배지는 처방에 따라서 제조하거나 완충제를 사용하여 pH를 7.0~7.4 범위로 조제한다. 배지에 따라서는 성분이 침전하기 때문에 그때는 상기의 pH와 비슷하게 맞춘다. 특히 액체배지를 사용할 경우 2배 농도로 제조해 두면 약제나 균액을 혼합할 때 필요에 따라 희석하여 사용하면 좋다. 배지는 특별한 지시가 없으면 121℃에서 15분간 멸균하지만 액체배지일 경우 열에 약한 것은 여과·멸균한다.

표 13-2. **진균의 약제감수성 시험에 사용하는 배지**

우무배지	액체배지
Sabouraud dextrose agar	Sabouraud dextrose broth
Potato dextrose agar	Potato dextrose broth
Brain heart infusion agar	Brain heart infusion broth
Sensitivity test agar	Sensitivity test broth
Antibiotic medium 19(Nystatin assay agar)	Antibiotic medium 3(Antibiotic assay agar)
Casein-yeast extracts glucose agar	Casein-yeast extracts glucose broth
Kimmig agar	Kimmig broth
Casitone agar	Casitone broth
Yeast morphology agar(YMA)	Yeast nitrogen broth(YNB)
	Synthetic amino acid medium, fungal(SAAMF)
	RPMI 1640 medium

3. 항진균제의 선택

1) 항진균제의 일반적 주의사항

항진균제의 원료분말을 사용하는 것도 좋지만, 시판하는 것이 적기 때문에 구입이 곤란한 경우가 있다. 의약품으로 시판되고 있는 항진균제들은 대부분이 수용성으로 되어 있으므로 매우 편리하며, 특히 주사제는 무균 상태이기 때문에 약제를 멸균할 필요가 없다. 현실적으로 임상에서 사용하는 약제를 사용하는 것이 재현성의 문제가 적다. 그러나 약제의 운송과 보존에는 충분한 주의를 요한다. 수용성 약제를 멸균 증류수로 용해할 때는 약제에 부착되어 있는 세균을 제거하기 위해 여과멸균을 한다. 그 밖에 물에 용해되지 않는 약제의 용해는 에탄올, 메탄올, 희석 염산용액, 희석 수산화나트륨 용액 등에 용해한다. 용액의 양은 배지 내의 최종 농도가 1% 이하가 되도록 한다. 산(acid)이나 알칼리(alkali)는 물질의 분해나 배지의 pH에 영향을 끼치지 않도록 주의한다. 멸균 증류수나 용매에 용해가 곤란한 약제는 가열, 가온 또는 초음파를 이용해서 물리적으로 용해를 촉진시키는 경우가 있지만, 약제의 분해를 수반하는 경우가 많으므로 신중히 하지 않으면 안 된다. 약제 중에는 빛에 불안정한 물질도 많으며 빛의 직접 조사를 피하여 알루미늄호일 등으로 차광시키기도 한다. 공기 중의 산소에 의한 산화는 단시간으로는 악조건이 중복되지 않는 한 대체로 문제는 없다. 약제의 저장은 습기를 피하고, 냉장고 등의 냉암소에 보관하고 가능하면 냉동고에 보존하는 것이 좋다. 한번 용해한 약제는 원칙적으로 한 번만 사용해야 하지만 부득이한 경우는 -70℃에 보존한다.

2) 약제의 계열 희석

약제의 계열 희석은 통상 2배 계단 희석이 사용된다. 가장 오래 전부터 사용되는 희석법은 100 μg/mL를 기준으로 하여 100, 50, 25, 12.5, 6.25, 3.12, 1.56, 0.78, 0. 39, 0.2, 0.1 μg/mL이다. 또한 100 μg/mL 이상의 농도를 사용하는 경우는 200, 400, 800, 1,600 μg/mL를 사용한다. 또 최근에는 액체배지에 128, 64, 32, 16, 8, 4, 2, 1, 0.5, 0.25와 1 μg/mL를 기준으로 하는 방법이 사용되고 있다.

항진균제의 준비는 항진균제를 시험관에 0.1 mg 단위까지 정확히 칭량한다. 수용성 약제는 멸균 증류수로 물에 용해되지 않는 약제는 적절한 용제로 최종 농도의 100배 농도까지 용해한다. 배수계단 희석을 위하여 미리 용액을 넣어둔 시험관에 차례로 희석해 나간다. 각 시험관의 약제 농도는 배지를 넣은 최종 농도의 계열 희석의 100배 농도가 된다. 우무 희석법을 사용할 경우 배수 희석된 약제 용액을 멸균 증류수로 각각 10배로 희석한다. 이때 약제의 최종 농도의 배수 희석한 약제 용액을 20배 농도로 제조해 두면 편리하다.

3) 현재 사용되고 있는 항진균제

현재 임상에서 사용하고 있는 항균제의 감수성 시험에 필요한 특징과 주의점은 다음과 같다.

(1) Amphotericin B

Amphotericin B의 사용에 가장 주의를 요하는 것은 빛에 의한 분해이다. 약제의 칭량에서 배양이 끝날 때까지 빛에 노출되지 않도록 한다. 또 이 항진균물질은 2중 결합이 많아 pH의 변화로 산화되기 쉬우므로, 배지의 pH 변화에 주의를 요한다. 시약으로 시판되는 것도 있지만 보존 상태에 주의한다.

(2) Flucytosine

화학 합성 제품이며 비교적 안전하여 시약으로 시판되고 있다. 항진균제 중 유일한 수용성 약제이며 취급이 용이하다. 이 물질은 천연 배지에서 MIC를 나타내지 않고 포도당을 첨가한 yeast nitrogen broth나 yeast morphology agar 같은 합성 배지를 사용하여 MIC를 측정한다.

(3) Fluconazole

통상적인 MIC 측정법으로는 명쾌한 결과가 나타나지 않고 시험관내 항진균력과 생체내 저항력의 사이에는 상관관계가 없는 것으로 알려졌다. 이 약제는 시험관내 항진균력에 대해 IC_{99}로 표시할 것을 제안하고 있다. IC_{99}는 일정 시간 배양 후 약제를 첨가하지 않은 대조 균주에 대하여 약제첨가 계열 희석에서 1% 이하의 균수, 즉 99% 이상의 균수가 발육 저지된 것을 표시하는 최소농도를 말한다. 그러나 fluconazole에 제안되고 있는 조건은 상당히 복잡하다.

(4) Miconazole

Azole계 항진균제 중에서는 비교적 항진균력(MIC)도 강하여 측정되기 쉽지만, flucytosine에 사용되는 yeast nitrogen broth나 yeast morphology agar에서는 종말점이 뚜렷하지 않고 영양이 풍부한 천연 배지 쪽의 결과가 판독하기 쉽다.

4. 배양 조건

배양 온도, 배양 시간 외에 우무 평판인 경우 균종의 영향, 배양 환경(O_2 및 CO_2) 등의 배양 조건들도 측정 결과에 영향을 미치는 인자들이다. 진균류는 산소성 또는 통성 무산소성이지만 통상적으로 약제 감수성 시험은 산소성 조건에서 실시한다. 결과에 가장 영향을 끼치는 것은 배양 온도와 배양기간이다. 배양 온도는 25~30℃의 범위에서 측정되고 있는 경우가 많지만 사람에게 심재성 진균 감염증을 일으키는 진균의 약제 감수성을 측정하는 데는 35~37℃가 적당하다. 배양 시간은 항진균제를 첨가하지 않은 대조시험관에서 충분히 발육한 시점이지만, 이 시간을 정확히 표시하기는 곤란하다. 진균종에 따라서 48시간 또는 72시간 배양한다.

5. 결과의 판정

직접적으로는 개인의 주관에 따라 가장 영향을 미치며 발육 종말점의 기준 통일은 실제문제로써 해결해야 할 과제이다. 논리적으로는 우무 희석법에서는 균의 집락이 보이지 않는 **최소 억제 농도**(MIC)라고 하지만 약제의 작용 기작에 의해 일단 증식한 후 발육 저해가 생기는 약제도 존재하므로, 진균의 집락이 관찰되어도 진균 집락의 성상이 왕성하지 않을 경우는 발육 음성으로 판정해야 한다. 액체배지를 사용했을 경우 배지가 혼탁을 보이지 않는 것은 당연히 발육 음성이지만 약제의 계열 희석 전체의 탁도에서 명확하게 증식이 있어도 무시해도 될 정도의 발육은 음성으로 판정한다. 2단계 증식을 보이는 것은 sub-MIC의 측정도 필요할 것이다. 동일 균종에 대한 결과의 비교는 동일 조건(형태, 배지, 온도, 시간, 판정 기준)에 맞추어 판정한다. 성적의 기록은 검사 균주, 배지, 접종 균량, 배양 온도, 배양 시간 또는 판정 시간 등을 상세히 기록한다(표 13-3).

표 13-3. 병원성진균의 발육억제농도

진균	Amphotericin B		Flucytosine(5-FC)		Miconazole		Ketoconazole
	MIC (μg/mL)	MFC (μg/mL)	MIC (μg/mL)	MFC (μg/mL)	MIC (μg/mL)	MFC (μg/mL)	MIC (μg/mL)
Pathogenic yeasts							
Cryptococcus neoformans	0.05~0.78[†]	0.1~12.5	0.10~100[††]	0.39~>100	0.05~3.13	0.05~25	0.1~32
Candida albicans	0.2~0.78[§]	0.39~0.78	0.05~12.5[††]	0.10~>100	0.10~2.0[§]	0.1~10	<0.1~80
Candida spp. *not C. albicans*	0.2~1.56[§]	0.39~6.25	0.10~50[††]	0.20~>100	<0.1~2.0	0.1~>10	<0.1~64
Nakaseomyces glabratus	0.1~0.4	0.2~0.78	0.05~1.56	0.4~>100	0.5~10	2~10	1~64
Trichosporon spp.	0.78~3.13	1.56~3.13	25~100	>100	0.2~25	0.2~>100	
Geotrichum spp.	0.4~1.56	0.78~3.13	1.56~12.5	25~>100	0.1~2	0.5~>100	
Filamentous fungi							
Scedosporium boydii	1.56~>100[††]	>100	Resistant		0.05[‖]	0.05	0.1~4[††]
Aspergillus spp. *including A. fumigatus*	0.05~8	6.25~>100	0.2~1.56[††]	>100	0.4~>100	0.8~>100	0.1~100[¶]
Blastomyces dermatitidis	0.05~2	0.1~0.4	Resistant		≤0.25	ND	0.1~2
Cladosporium trichoides	3.13~>100	3.13~>100	3.13~12.5[††]	12.5~>100	0.5~>64	ND	0.1~64
Coccidiodes immitis	0.1~0.78	0.78~1.56	Resistant		0.25~1.0	ND	0.1~0.8
Histoplasma capsulatum	0.05~1.0	0.05~0.2	Resistant		≤0.25	ND	0.1~0.5
Phialophora spp. *and other dematiaceous fungi*	0.05~>128	6.25~>1.28	Variable susceptibility	Resistant	0.05~32	ND	0.1~64
Sporothrix schenckii	1.56~12.5	3.13~>100	Resistant		1~2	ND	0.1~16
Zygomycetes	0.78~1.56	1.56~>100	Variable susceptibility	Resistant			
Dermatophytic fungi							
Epidermophyton floccosum					0.5~10	2~10	0.1~8
Microsporum spp.					0.5~10	0.5~>10	0.1~64
Trichophyton spp.					0.5~10	0.5~10	<0.05~128
대조균주							
S. cerevisiae ATCC 36375	0.1	0.2	0.05	0.10	0.20	0.39	0.20
C. pseudotropicalis ATCC 28838			0.05	0.10	0.10	0.20	0.05

From Shadomy, S., Espinel-Ingroff, A., and Cartwright, R. Y. 1985. Susceptibility testing with antifungal drugs. In Lennette, E. H., Balows, A., Hausler, W. J. Jr., and Shadomy, H. J., editors. Manual of clinical microbiology, ed. 4. American Society for Microbiology, Washington, D. C.

* Based upon both data obtained at the Medical College of Virginia, Virginia Commonwealth University, Richmond, and a review of the literature. In vitro data for nystatin is not included because of the narrow clinical spectrum of this agent; however, most isolates of Candida species should be clinically susceptible(MIC[minimum inhibitory cncentration] of ≤ 10 μg/mL) to nystatin. MFC, Minimal fungicidal concentration; ND, not determined.

[†] Expected ranges of MICs and MFCs.

[††] Resistance not uncommon.

[§] Resistance reported but rare.

[‖] Only limited data available.

[¶] In vitro susceptibility of Aspergillus spp. to ketoconazole is highly species dependendnt.

III 항진균제 감수성 검사

1. 우무배지 희석법

최종 농도의 10배 농도로 희석한 각 농도에서 1 용량(예를 들어 1 mL)을 취하여 미리 각각의 약제명과 농도를 기재한 배양 접시에 분주한다. 멸균하여 60℃ 정도로 식힌 우무 배지 9 용량(9 mL)을 각 농도의 약제가 들어 있는 배양접시에 분주하고, 신속하게 우무와 약제를 혼합한다. 반드시 대조를 위해 약제를 첨가하지 않은 배지를 준비한다. 배양 접시는 뚜껑을 약간 열어 배양 접시 안의 수증기를 빼내고 우무가 완전히 굳고 표면이 건조할 때까지 그대로 둔다. 검사 균주의 접종은 일정한 농도로 조제한 검사 균주의 현탁액 1 백금이를 평판의 가장자리에서 중앙을 향하여 방사상으로 1~2 cm 획선도말하거나, 접종 장치로 접종한다. 배양접시의 뒷면에는 검사 균명이 확인될 수 있도록 표기해 둔다. 균을 접종한 위치도 확인해 두어야 한다. 우무 평판은 접종한 균액이 건조한 후 검사 균주의 최적 온도 및 규정시간 동안 부란기에서 배양한다. 판정은 약제가 들어 있지 않은 대조가 충분히 발육한 후에 측정한다.

2. 미량액체배지 희석법

미량액체배지 희석법은 시험관 액체배지 희석법을 미량화한 것이다. 실험 과정은 시험관 대신에 조직배양용 96홀의 마이크로 프레이트를 이용한다. 마이크로 프레이트의 최종 배지 용량은 50~200 μL 범위 내에서 한다. 검사 균액을 micropipete 등으로 첨가할 때에는 최종 농도의 20배 농도로 조제한 약제 계단 희석액을 각각 대응하는 각 홀에 0.5 용량을 분주하여 충분히 배지와 혼합한 후 여기에 검사 균액을 0.5 용량 첨가한다. 검사 균액을 접종한 후 최적 온도에서 배양하고 판정은 육안으로 현탁 발육 유무를 관찰하거나, 또는 microplate reader에 의해 탁도를 측정한다. 또한 **최저살균농도**(minimum fungicidal concentration; MFC)를 측정할 때에는 완전히 균의 발육이 보이지 않는 투명한 홀을 모두 찾아낸 후 충분히 진탕하여 일정량을 채취하여 약제가 들어 있지 않은 새로운 배지에 접종한다. 우무 배지에서는 충분한 기간 동안 30℃에서 배양하고 전혀 집락의 발육이 없는 약제의 농도를 MFC로 판정한다.

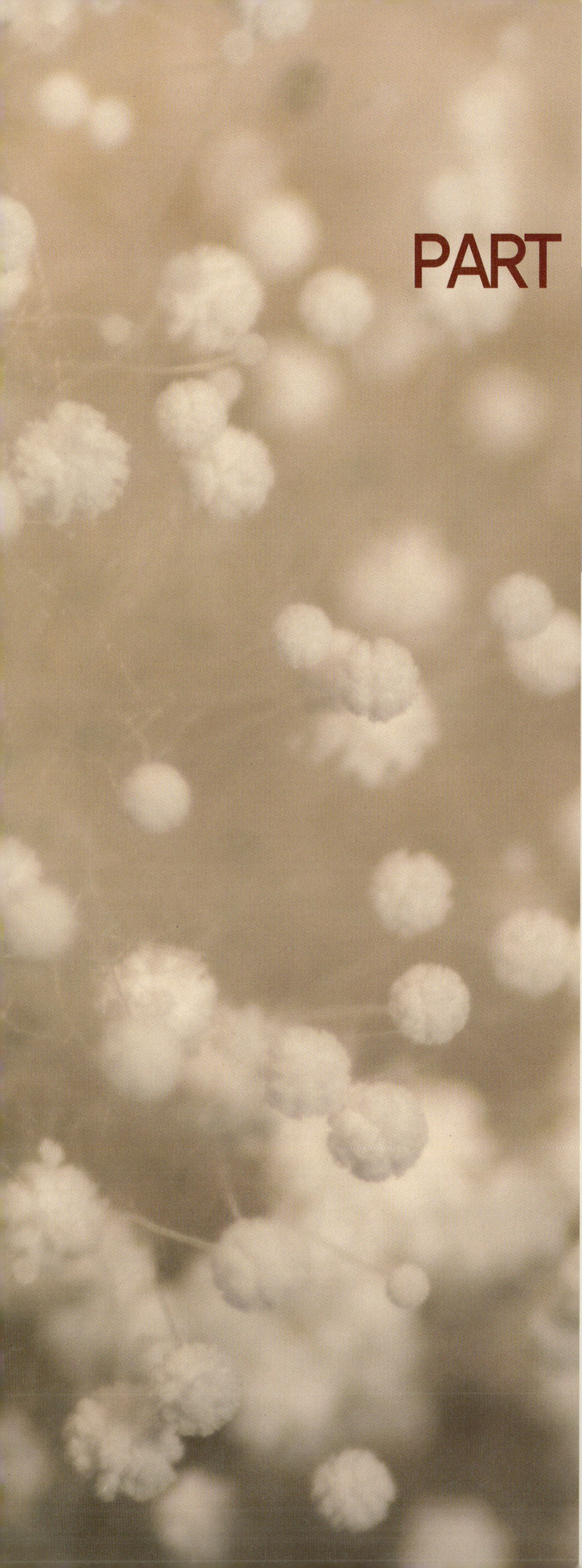

PART 3

부록편

I 진균학에서 사용하는 동의어

동의어(Synonym)	최근 사용하는 용어(Currently Accepted Name)
Acrotheca sporulation	*Rhinocladiellalike conidial formation*
Actinomadura	*Nocardia*
Allescheria boydii	*Scedosporium boydii*
Bifidobacterium eriksonii	*Bifidobacterium adolescentis*
Blastomyces brasiliensis	*Paracoccidioides brasiliensis*
Candidiasis	Candidosis
Cephalosporium	*Acremonium*
Cerebral chromomycosis	Phaeohyphomycosis
Chromomycosis	Chromoblastomycosis
Cladosporiosis	Phaeohyphomycosis
Cladosporium bantianum	*Cladosporium trichoides*
Cladosporium werneckii	*Exophiala werneckii*
Helminthosporium	misidentified isolates of Drechslera
Hormodendrum	*Cladosporium*
Madura foot	Mycetoma
Maduromycosis	Mycetoma
Monilia	*Candida*
Moniliasis	Candidosis
Monosporium apiospermum	*Scedosporium apiospermum*
Mucormycosis	Zygomycosis
North American blastomycosis	Blastomycosis
Petriellidium boydii	*Scedosporium boydii*
Phaeomycotic cyst	Phaeohyphomycosis
Phialophora dermatitidis	*Wangiella dermatitidis*
Phialophora gougerotii	*Exophiala jeanselmei*
Phialophora jeanselmei	*Exophiala jeanselmei*
Phycomycosis	Zygomycosis
Pityrosporum orbiculare	*Malassezia furfur*
Pityrosporum ovale	*Malassezia furfur*
San Joaquin Valley fever	Coccidioidomycosis
South American blastomycosis	Paracoccidioidomycosis
Sterigmata(on *Aspergillus*, *Penicillium*)	Phialides
Streptomyces madurae	*Nocardia madurae*
Streptomyces pelletierii	*Nocardia pelletierii*
Tinea versicolor	Pityriasis versicolor
Torulopsis candida	*Debaryomyces hansenii*
Torulopsis globrata	*Nakaseomyces glabratus*
Trichosporon capitatum	*Magnusiomyces capitatus*
Trichosporon cutaneum	*Cutaneotrichosporon cutaneum*
Trichosporon penicillatum	*Geotrichum penicillatum*

II 진균학 용어 정의

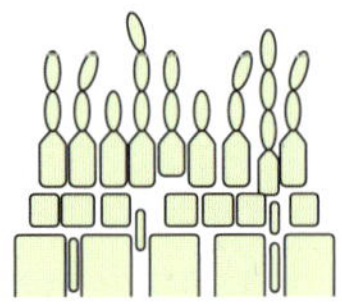

1. **Acervulus(분생자상**(分生子床)**)**(Pl. acervuli) : 불완전 균류인 *Melanconiales*목의 균주가 형성하는 분생포자과(conidial sporocarp). 두꺼운 균사층이 분생자를 받쳐주는 것. 불완전균의 증식기관.
2. **Actinomycetes(방선균**(류)**)** : 방선균의 총칭으로 *Actinomycetes*에는 *Nocardia, Streptomyces, Actinomyces, Dermatophilus* 등이 있다.
3. **Actinomycosis(방선균증)** : 무산소성 funguslike bacteria에 의해 발생된 질병으로 가장 일반적인 증상은 안면부(lumpy jaw : 방선균병), 폐, 복부 등에 나타나며 농양의 특성은 sulfur-colored granule이다. 대표적인 병원균은 *Actinomyces, Bifidobacterium, Arachnia* 등이다.
4. **Actinomycotic mycetoma(방선상균종)** : fungilike bacteria에 의해 발생되는 균종(菌腫)으로 여러가지 색의 과립이 관찰된다.

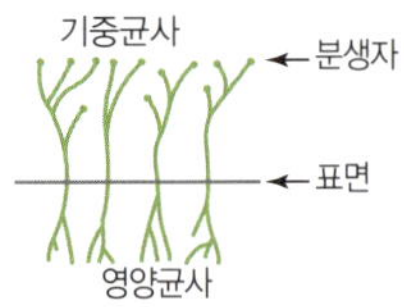

5. **Aerial mycelium(기중균사)** : 배지표면 위에 자라는 균사로 주로 생식에 관여한다.
6. **Ampulla**(Pl. ampullae) **(팽대**(부)**)** : 모세포 위에 부푼 분생자발생세포(conidiogenous cell).

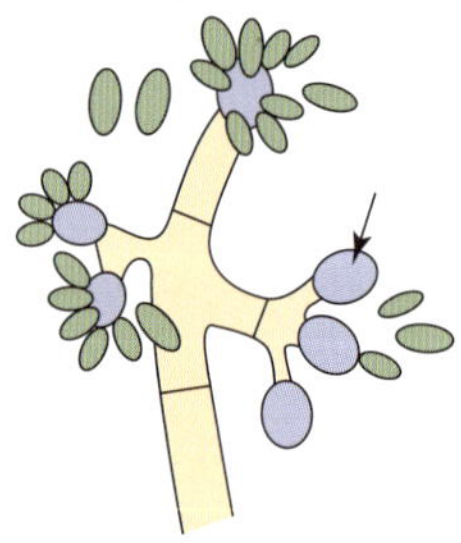

7. **Anamorph(무성생식세대)** : fungus의 무성생식세대
8. **Annellide(환문)** : 관 또는 화병모양의 conidiogenous cell. 분생자가 떨어져 나간 후에도 계속 자라 끝 부분에 환문이 생긴다.
9. **Annelloconidium(아넬로분생자)** : Annellide에서 생성된 conidium으로 첫 번째 것은 holoblastic하게 자라지만 나머지는 enteroblastic하게 자란다.

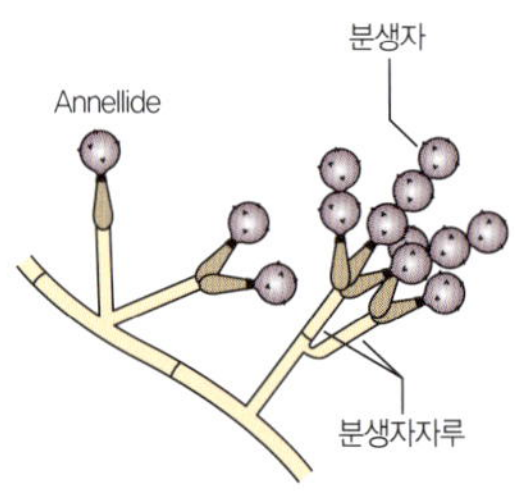

10. **Annellophore(아넬로분생자자루)** : Annellides를 받쳐주는 줄기 또는 conidiophore(분생자자루)
11. **Annular frill(윤상장식)** : 고등담자균인 버섯에서 균모 아래에 형성되는 스커트 형태의 윤상구조

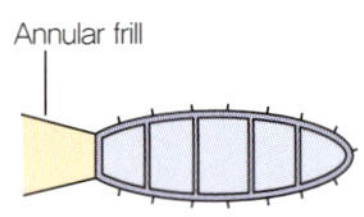

12. **Antheridium(장정기, 정포낭)** : Ascom ycotina에 의해 생성된 웅성 생식세포
13. **Arthric conidiogenesis(분절포자 형성)** : 균체가 성장하여 생긴

딸세포로 분산되기 전에 hyphae strand(균사) 안에 존재한다. 그들은 holoarthric하거나 enteroarthric하다.

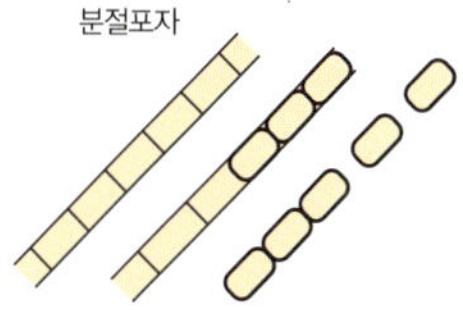

14. **Arthroconidium(Pl.arthroconidia)(분절포자)** : Arthric conidium은 균사의 격막을 따라 형성된 분절포자를 의미한다.

15. **Arthrospore(분절포자)** : Arthroconidium

16. **Ascocarp(자낭과)** : Ascomycotina에서 ascospores와 asci를 보호하는 주머니, Asci는 ascocarp 벽으로부터 낭의 중앙으로 밀린다. 그 낭이 파괴될 때 asci는 유리된다. 본래의 낭이라면 완전하게 밀폐되어 있는데 그것을 폐자낭각(cleistothecium)이라고 한다.

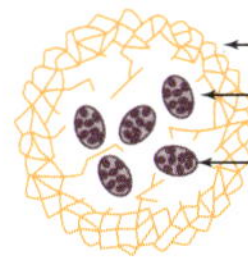

17. **Ascogonium(조낭기)** : Ascomycotina에 의해 생성된 자성생식세포

18. **Ascomycotina(자낭균 아문)** : 유성생식포자가 ascospore인 곰팡이류

19. **Ascospore(자낭포자)** : Zygote에서 웅성핵이 자성핵 속에 들어가 핵이 융합되어 형성된 생식포자, 모세포나 ascus는 감수분열에 의해 2, 4, 8개의 ascospore를 생산한다. asci는 보호 ascocarp에 의해 둘러싸여 있다.

20. **Ascus**(Pl. asci) **(자낭)** : 안쪽에는 ascospores를 형성하고, 바깥쪽은 ascocarp에 의해 보호되는 생식모세포로써 Subdivision Ascomycotina에 속해 있다.

21. **Aseptate hyphae(무격막균사)** : 격막이 없는 균사로 핵과 세포질이 자유롭게 세포 내에서 움직인다. 대표적인 것은 Subdivision Zygomycotina이다.

22. **Asexual reproduction** : 무성생식

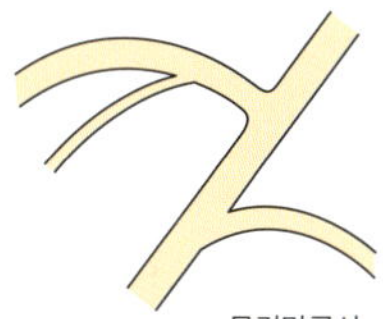

23. **Aspergilloma(아스페르길루스종)** : *Aspergillus*에 의해 생긴 종양. 특히 *A. fumigatus*와 *A. niger*가 주원인체이다.

24. **Aspergillosis(아스페르질러스증)** : *Aspergillus*의 여러 종에 의해 발생된 기회감염. 가장 중요한 질병은 초기에 폐에 침투하는 aspergillosis이다. 후기에는 혈관을 통하여 신체의 다른 부위에 파종된다.

25. **Assimilation(동화작용)** : 산소의 존재하에서 영양을 이용하는 곰팡이의 능력. 동화시험은 어느 탄수화물 한 가지 혹은 질산염을 이용해서 자랄 수 있는지를 보는 시험으로 효모형 진균의 동정에 이용된다.

26. **Auxanography(영양요구성)** : 어떤 영양소를 최소 우무배지에 넣고

미생물을 배양했을 때 그 배지에서 미생물이 자라면 그 미생물은 성장에 그 영양소를 필요로 하는 것을 의미한다. 진균학에서 auxanography는 진균실험에서 탄수화물과 질산을 이용하는지를 본다.

27. **Ballistoconidium(발리스트 분생자)** : 강력하게 분출된 conidium, ballistoconidia는 효모 *Sporobolomyces* spp.에서 발견되며 모세포 주변에서 각각 성장한다. 이런 분출력을 실험하기 위하여 yeast가 자란 집락이 있는 배지를 새로운 배지 위에 엎어놓고 배양하면, Ballistoconidia는 새로운 배지에서 자란다.

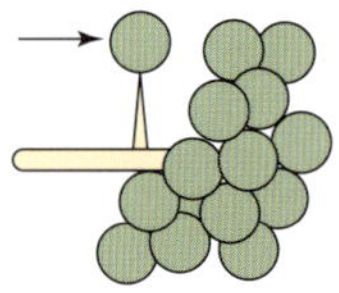

28. **Basidiocarp(담자기과)** : basidia와 basidiophore의 보호구조로써 버섯의 cap은 basidiocarp의 일종이다.

29. **Basidiomycotina(담자균 아문)** : 유성생식을 통하여 담자포자(basidiospores)를 생산하는 곰팡이의 한 종류.

30. **Basidiospore(담자포자)** : 두 개의 대립된 핵의 융합에 의해 형성된 유성생식포자로써 접합자(zygote) 안에 있다. basidium과 basidiospore는 외부 basidiocarp에 의해 보호받는다. 이들은 Basidiomycotina에서 발견된다.

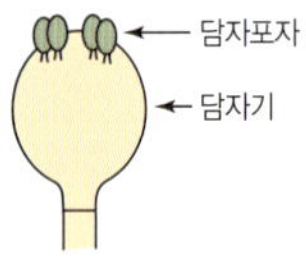

31. **Basidium**(Pl. basidia) **(담자기)** : 방망이 모양의 모세포로 2곳에서 basidiospore가 나온다. 이 구조는 둘 다 Basidiomycotina에서만 발견된다.

32. **Black dot(흑색반점)** : Chromoblastomycosis에서 발견되는 흑색의 단단한 물체이다. 이것은 tinea capitis의 black dot type과는 다르며, 두부의 모발에 감염되어 모발이 부서지면서 나온다.

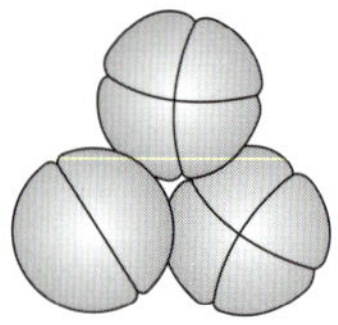

33. **Black piedra(흑색사모증)** : 두부 모발 주변에 돌같이 검은 결절, 이 결절은 *Piedraia hortai*에 의해 생긴다.

34. **Blastic conidiogenesis(분아포자 형성)** : 모세포가 신장함에 따라 분생자가 형성된다. 그때 딸세포가 신장된 자리에 격막이 나누어진다. 그 딸세포는 모세포로부터 분리되기 전에 성장하기 시작한다. Blastic conidiogenesis에는 holoblastic과 enteroblastic이 있다.

35. **Blastoconidium**(pl;blastoconidia) **(분아포자)** : 분아(budding)에 의해 형성된다. Yeasts는 blastoconidia를 가지는 대표적인 예이며 *Cladosporium*, *Aurebasidium*과 *Nigrospora*는 molds 중에서 대표적으로 blastoconidia를 가진다.

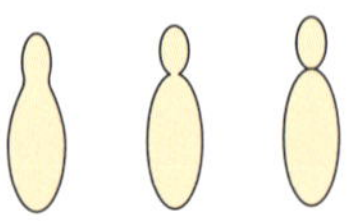

36. Blastomycosis(분아균증) : *Blastomyces dermatitidis*에 감염된 것을 의미하며 초기에는 폐 감염을 일으키지만 그 환자가 쇠약해지면 뼈, 피부 등 신체에 전반적으로 감염된다.

37. Blastospore(분아포자) = Blasotoconidium

38. Candidiasis(칸디다증) = Candidosis

39. Candidosis(칸디다증) : *Candida*에 의해 형성된 질병. 주로 기회감염이며 암치료, 쇠약 또는 항생제에 의해 정상 균총과의 균형에 깨졌을 때 *Candida*가 정착하는 곳에서 증식한다.

40. Chlamydoconidium(pl;chlamydoconidia) (후막포자) : 불리한 환경 조건에서 형성된 두꺼운 벽의 conidium을 말하며, 다시 좋은 환경이 되었을 때 발아하여 conidia를 형성한다. 과거에 chlamydospore는 일반 명칭이었으나, chlamydospore는 성숙했을 때 발아하지도 conidia로 성장하지도 않는다. chlamydospore는 yeast에서 발견되고, chlamydoconidia는 mold에서 발견된다.

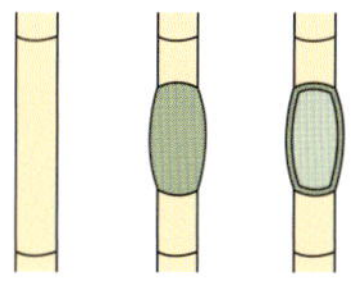

41. Chlamydospore(후막포자) : *Candida albicans*와 일부 다른 yeast에서 영양형 세포로부터 생기는 막이 두꺼운 벽으로 된 포자이다. 이것은 성숙했을 때 condia를 형성하지도 발아하지도 않는다.

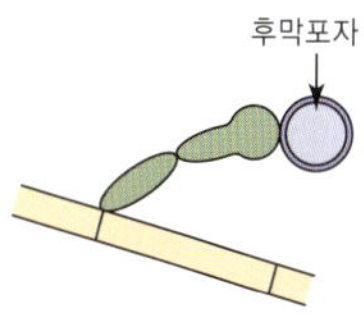

42. Chromoblastomycosis(크로모블라스토미세스증, 색소효모균증) : 피하조직에 진균이 감염되어 서서히 진행되는 것으로 결과적으로 조직표면에 black dot을 형성하는 질병

43. Cigar body(시가체) : *Sporothrix schenckii*의 yeast형으로 형태가 담배와 유사하다는 데서 유래.

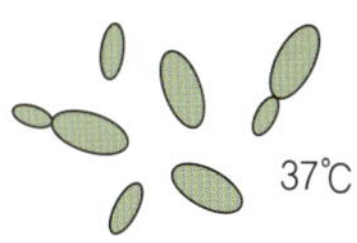

44. Clamp connection(꺽쇠연결, 겸자연결) : 인접한 두 개의 세포가 대립된 핵을 취하여 한 쌍을 이룬다. 꺽쇠연결은 담자균류의 생식방법의 하나이다.

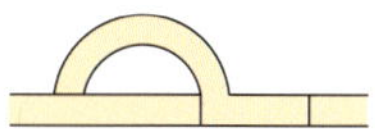

45. Cleisothecium(pl;cleistothecia) **(폐자낭각)** : asci와 ascospores를 함유한 완전히 밀봉된 ascocarp을 말한다.

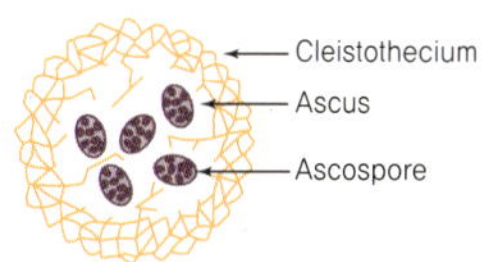

46. Coccidioidomycosis(콕시디오이데스 진균증) : *Coccidioides immitis*에 의한 감염으로 초기에는 인프렌자 호흡기 감염 같은 증상을 보이다가 환자가 쇠약해지면 몸 전체로 확산되는데 특히 뇌에 침범한다.

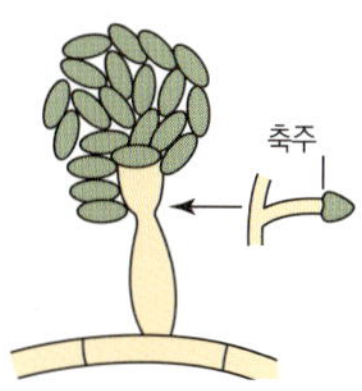

47. Collarette(잔고리, 깃) : 작은 원형으로 phialide의 끝이나 columella

의 밑에 있다.

48. **Columella**(pl;collumellae)**(축주)** : Sporangium의 밑이나 sporangiophore의 끝에서 받쳐주는 것이 대부분이며 Zygomycetous fungi는 collumellae를 가진다.

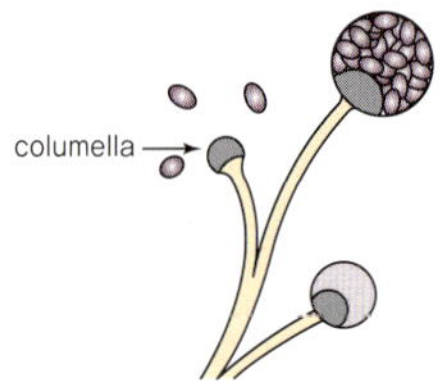

49. **Conidiogenesis(분생자 형성과정)** : Conidium을 형성하는 과정

50. **Conidiogenous cell(분생자 형성세포)** : Conidia를 직접 만드는 모세포, 대표적인 예는 annelides와 phialides이다.

51. **Conidiophore(분생자자루)** : Conidia가 발육하는 곳에 있는 줄기를 말하며 어떤 conidiophore는 conidiogenous cell을 받쳐준다.

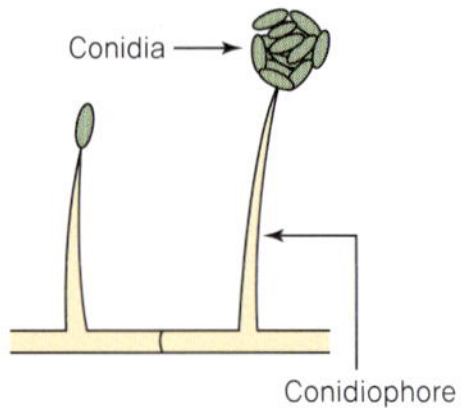

52. **Conidium(pl;Conidia) (분생자)** : 비운동성이며 주로 모세포에서 분리되는 무성생식포자이다.

53. **Cottony texture(솜털형 집락)** : Conidia가 성장하기 전에 균사가 솜처럼 배지표면에 집락을 형성하는 것으로 주로 오염된 곰팡이가 많고 병원성인 것은 거의 없다.

54. **Cryptococcosis(크립토코쿠스증)** : *Cryptococcus neoformans*가 원인이 된 질병. 초기에는 새의 분변 속에 들어있는 곰팡이가 호흡을 통해 감염되며 환자가 쇠약해지면 폐에서 뇌까지 신체 전체에 확산된다.

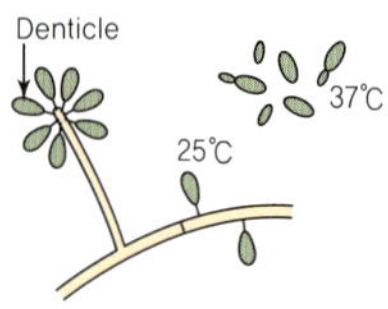

55. **Cutaneous mycosis(피부 진균증)** : 피부, 모발, 각질의 곰팡이 질환으로 표피 진균증(superficial mycosis)보다 많은 조직을 파괴한다.

56. **Dematiaceous(흑색의)** : 현미경으로 관찰했을 때 hyphae나 conidia가 검정색 계통으로 다양하게 나타나는 것.

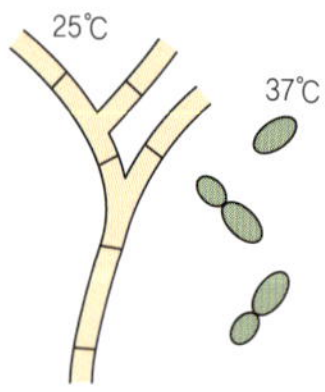

57. **Denticle(소치돌기)** : 아주 작고 모발모양의 줄기(병)

58. **Dermatomycosis(피부진균증)** : 모발, 피부, 또는 각질에 곰팡이가 질병을 일으키는 것

59. **Dermatophyte(피부사상균)** : 모발, 피부, 각질(손 · 발톱)에 감염을 일으키는 곰팡이로 대표적인 속(Genus)에는 *Epidermophyton, Microsporum, Trichophyton*이 있다.

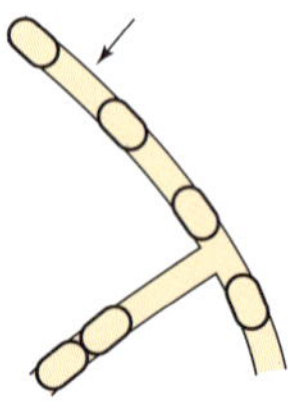

60. **Deuteromycotina(불완전 균류)** : 유성생식세대가 없거나 발견되지 않은 곰팡이류로 유성생식세대가 발견되면 대부분 Basidiomycotina나 Ascomycotina에 속한다.

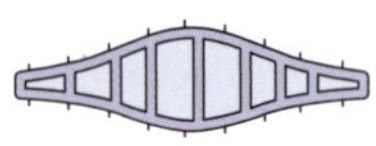

61. **Dimorphism(두 형태 형성)** : 25℃에서는 mold phase(사상)형을 나

타내고 37℃에서는 yeast(tissue) phase(효모형)를 나타내는 진균

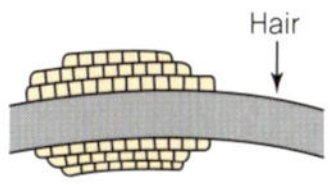

62. **Disjunctor cell(유리세포)** : Conidia 사이에 있는 비어 있는 세포로 부러지거나 용해될 때 conidia가 유리된다.

63. **Echinulate** : 가장자리가 거칠고 뾰족하다.

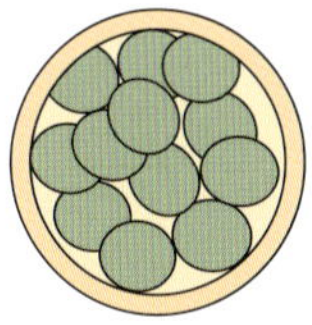

64. **Ectothrix(모외 사상균)** : 모발의 외측에 기생하는 진균. 곰팡이는 처음 모발 안쪽에서 모근 쪽으로 침투한다. 그러나 arthroconidia는 모발 외측으로 침범한다. cuticle은 이런 곰팡이의 침범에 의해 파괴된다. ectothrix의 성질은 검체를 직접 검경하여 관찰해야 한다. 배지에 접종하면 모발에서는 관찰되지 않는다.

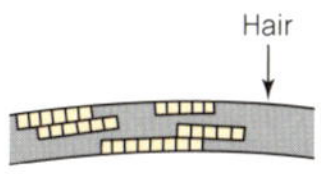

65. **Endogenous(내인성)** : 내부에서 유래된 것

66. **Endospore(내생포자)** : *Coccidioides immitis*처럼 구상체 안에 있는 포자

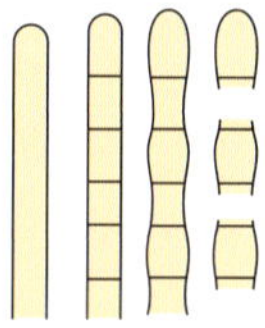

67. **Endothrix(모내 사상균)** : 모발의 속에 기생하는 진균 Arthroconidia는 모발 안쪽에 감염되며 cuticle은 파괴되지 않는다.

68. **Enteroarthric conidiogenesis** : 모세포의 안쪽세포 벽층만이 분절 딸세포 성장을 가진다. 예를 들면 *Coccidioides immitis*의 분절포자가 대표적이다.

69. **Enteroblastic conidiogenesis** : 모세포의 안쪽 세포벽층만이 분아 딸세포의 성장을 나타낸다. 예를 들면 phialoconidia와 annelloconidia가 대표적이다.

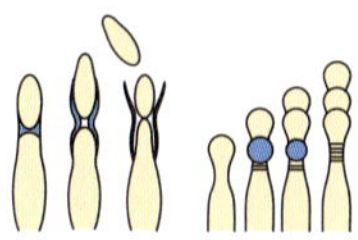

70. **Epidemiology(역학)** : 질병의 지역분포 및 감염경로 등을 연구하는 학문

71. **Erythema** : 홍조(redness).

72. **Etiologic agent(병원성 인자)** : 질병을 일으키는 미생물

73. **Eukaryotic(진핵의)** : 진핵이 핵막으로 둘러싸여 있는 것. 세균이나 바이러스는 핵막이 없어서 핵을 볼 수 없다.

74. **Eumycotic mycetoma(진균성 균종)** : True fungus에 의해 생긴 mycetoma, 원인체에 따라 과립은 여러 가지 색으로 관찰된다.

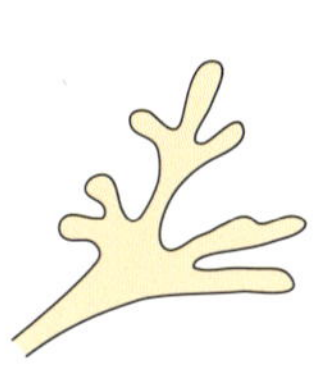

75. **Favic chandeliers(황실 샹드리에)** : 수사슴 뿔모양의 가지 친 균사. 오래된 배양에서 관찰되지만 *Trichophyton schoenleinii*에서 특징적으로 나타난다.

76. **Fermentation(발효)** : 산소가 결핍된 가운데 어떤 요소(예; 포도당)를 이용하기 위한 미생물의 능력.

77. **Foot Cell(병족세포)** : *Aspergillus* spp.에서는 분생자자루 밑에 있는 균사. *Fusarium* sp.에서는 macroconidium의 끝이 날카롭게 생겼다. 기저세포.

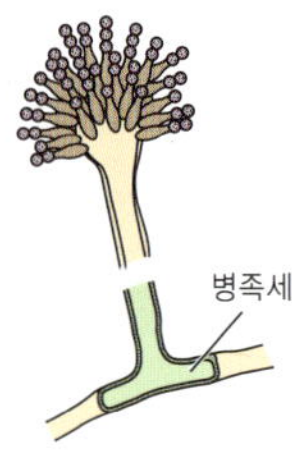

78. **Fungi Imperfecti(불완전균류)** = Deuteromycotina.

79. **Fungus**(pl;Fungi) **(진균)** : 진핵을 가지며 chlorophyll이 없으며 모든 영양을 환경에서 얻을 수 있으며 특히 유기물질을 분해하는 미생물의 kingdom, fungi는 생활사가 다양하다.

80. **Fungus ball(균구**(菌球)**)** : 곰팡이에 의한 폐농양, 혈관 주변에 침식하여 계속하여 전파된다. 일부 곰팡이가 균구(fungus ball)를 형성하며 *Aspergillus*와 *Pseudallescheria*가 대표적이다.

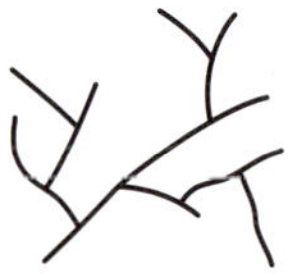

81. **Fungilike bacterium(진균양 세균)** : 직경이 1 μm의 세균으로 conidia를 생성하고 곰팡이 같은 질병을 일으킨다.

82. **Geniculate(슬상**(膝狀)**의)** : 굽은 무릎모양으로 hyphae에서 conidium은 엇갈리게 자란다. sympodial이라는 용어와 함께 쓰인다.

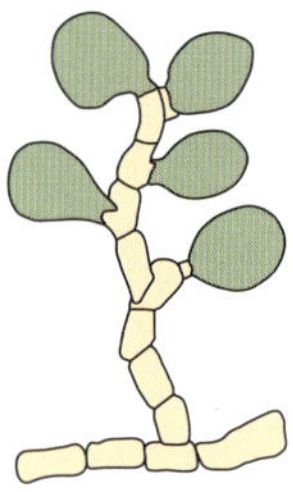

83. **Geotrichosis(지오트리쿰증)** : 기회감염성 *Geotrichum candidum*이 여러 부위에 감염을 일으킴. 주로 병원성 인자와 정상 균무리의 불균형에 의해 발생된다.

84. **Glabrous texture(광택형 집락)** : 주로 yeasts에서 나타나는 집락으로 기중균사를 갖지 않는 집락.

85. **Granular texture(과립형 집락)** : 집락의 끝에 설탕과립 같은 conidia가 조밀하고 풍부한 집락.

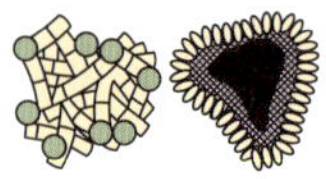

86. **Granule(과립)** : 균사의 덩어리 넓이가 1~2 mm이고 조밀한 덩어리에는 부푼 세포들이 있거나, funguslike bacteria가 괴사된 부위의 중앙에서 외측으로 방사상을 나타낸다. 시멘트 같은 물질이 존재하며 과립은 감염인자에 따라 여러 가지 색이 나타나며, mycetoma 환자의 조직에서 관찰된다.

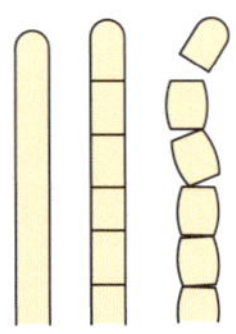

87. **Granulomatous(육아종성의)** : 종양모양의.

88. **Histoplasmosis(히스토플라스마증)** : *Histoplasma capsulatum*에 감염된 것으로 초기에는 약한 호흡기 감염을 일으키다가 환자가 쇠약해지면 전신성으로 심하게 발전한다.

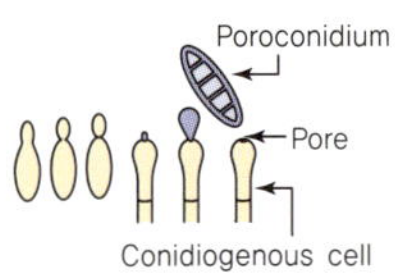

89. **Holoarthric conidiogenesis** : 모세포의 모든 세포벽층이 분절 딸세포벽으로 되며 *Geotrichum* sp.의 분절포자가 대표적인 예이다.

90. **Holoblastic conidiogenesis** : 모세포의 모든 세포벽층이 분아 딸세포벽으로 전환되며 blastoconidia와 poroconidia가 대표적인 예이다.

91. **Holothallic conidiogenesis** : 모세포의 모든 세포벽층이 엽상체 딸세포 성장에 포함되며 macroconidia와 chlamydoconidia가 대표적인 예이다.

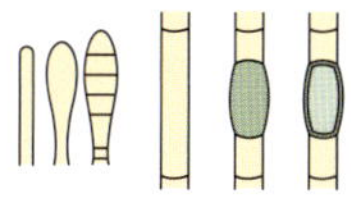

92. **Hyaline(유리질)** : 현미경적으로 관찰할 때 hyphae와 conidia가 투명하게 보이는 것(초자양)

93. **Hypha**(pl;hyphae) **(균사)** : 세포가 긴 줄기모양으로 격막이 있는 것도 있고 없는 것도 있다.

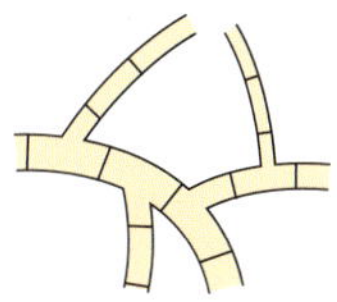

94. **Imperfect fungi(불완전 균류)** = Fungi Imperfecti, 불완전 균류

95. **Induration(경화 혹은 경결)** = Hardness, 충혈이나 염증으로 조직이 단단해진 것(예, 투베르쿨린 반응의 경결)

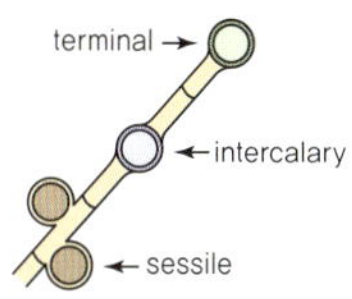

96. **Inflammatory(염증)** : 농양세포가 생기는 것

97. **Intercalary(중간후막포자)** : 균사의 중간에서 후막 포자가 형성된 것

98. **Intermediate growth rate(중간발육속도)** : 배양 6~10일 후에 성숙한 집락이 형성

99. ***In Vitro*** : 배지상에서의, 숙주 밖의

100. ***In Vivo*** : 숙주 내에서의

101. **Lumpy jaw(턱 종양)** : 턱 부분이 단단하고, 부어있는 것으로 *Actinomyces* 감염에 의해 발생된다. 주로 발치 후에 잘 생긴다.

102. **Macroaleuriospore(대분생자)** = Macroconidium.

103. **Marcroconidium**(pl; macroconidia) : Hyphae가 macroconidium으로 전환될 때 halothallic한 여러 개의 conidium이 존재한다. macro-라는 접두어는 더 작은 microconidia가 존재할 때만 사용된다. Macroconidia는 세포벽이 두껍거나 얇기도 하고, 평활하거나 거칠며, 방망이 모양을 나타내기도 하고, 방추형이나 난원형, 한 개씩 또는 덩어리져서 나타난다.

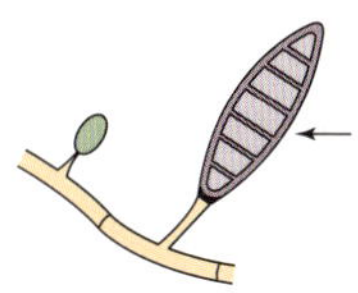

104. **Meiosis(감수분열)** : 핵과 세포질이 감수분열되어서 2배체의 zygote가 반수체의 딸세포들을 생산하는 것으로 두 모세포의 유전정보를 갖고 있다. 성생식세포분열에서 관찰된다.

105. **Merosporangium(부분포자낭)** : 관 모양의 sporangium에 sporangiospores가 한 줄로 들어 있으며 주로 *Syncephalastrum* spp.에서 관

찰된다.

106. Microaleuriospore = Microconidium.

107. Microconidium(복수; microconidia) **(소분생자)** : hyphae가 microconidium으로 전환될 때 holothallic한 단일세포(간혹 두 개가 있는 경우가 있음)의 conidium이 존재한다. micro-라는 말의 접두어는 macroconidia가 존재할 때만 사용한다. Microconidia는 난원형 또는 곤봉모양으로 한 개씩 또는 덩어리져 나타난다.

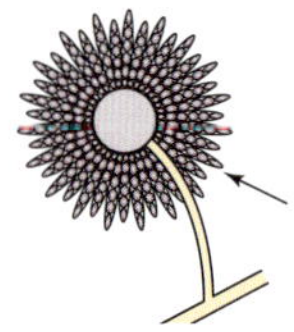

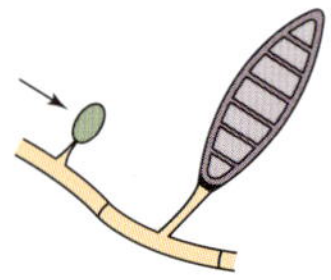

108. Mitosis(유사분열) : 핵과 세포질의 분열로 두 개의 딸세포를 만드는데, 한 개의 모세포의 유전정보를 갖고 있다. 이것은 체세포 분열로 증식되며 사람의 피부세포가 대표적인 예이다. 진균학에서 유사분열은 주로 무성생식세포에서 발견되며 hyphae 증식 때 나타난다.

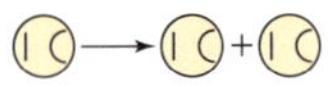

109. Mold(사상균) : 집락이 hypha(균사)로 형성된 균류

110. Moniliasis(칸디다증) = Candidiasis.

111. Muriform : 격막이 수평과 수직으로 나눠짐

112. Mycelia sterilia : 포자가 아닌 균사의 분절에 의해 증식하는 불완전균류의 한 강(class). 대표적으로 *Rhizoctonia*가 있으며 난초와 공생관계에 있는 것도 있다. 생식구조는 없이 격막균사만 존재한다.

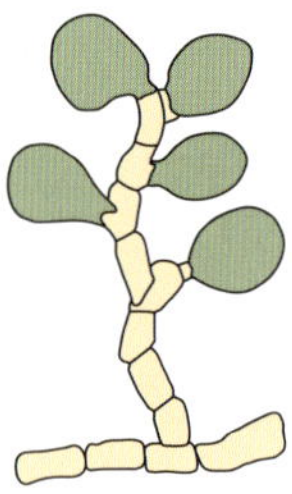

113. Mycelium(pl;mycelia) **(균사체)** : 많은 균사(hyphae)가 엉켜서 두꺼운 덩어리를 형성한다.

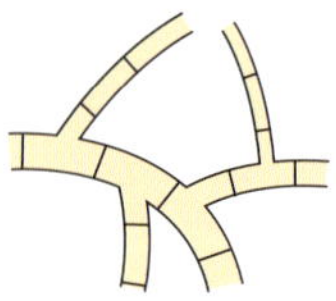

114. Mycetoma(균종(菌腫)) : 여러 가지 진균에 의한 만성 감염으로 피부에 서서히 자라는 특성이 있으며 뼈나 누선에서 과립을 가진다. Eumycotic mycetoma는 진균에 의해 생기며 actinomycotic mycetoma는 진균양 세균에 의해 발생한다.

115. Mycosis(pl;mycoses) **(진균증)** : 진균 감염에 의해 생긴 질병

116. Mycotic keratitis(진균성 각막염) : 눈의 각막에 기회성 진균감염

117. Necrosis(괴사) : 조직이 죽어서 파괴되는 것

118. Neurotropic(향신경성) : 신경조직 특히 뇌에 침범하는 경향의

119. Nocardiosis(노카르디아증) : *Norcardia* spp.에 의한 감염으로 처음에는 주로 폐농양이 나타나고 차츰 몸 전체로 확산된다. 과립은 관찰되지 않는다.

120. Nodular organ(결절형 진균) : 오랜 배양에 의해 균사가 엉켜있는 덩어리

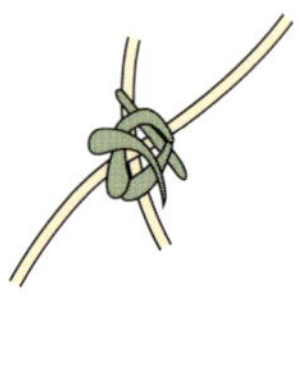

121. **Ontogeny(개체발생)** : 미생물의 성숙에 관한 연구

122. **Onychomycosis(손(발)톱 진균증)** : 곰팡이에 의한 각질감염. 효모균에 의해 피부에 감염되면 원을 이룬다. 따라서 onychomycosis의 다른 이름을 tinea unguium 또는 각질 ring worm이라 한다.

123. **Opportunistic pathogen(기회병원성)** : 정상적으로는 질병을 일으키지 않지만 숙주가 만성질환으로 쇠약해지거나 항암제 치료, 항생제 스테로이드제제 등을 사용했을 때 감염을 일으키는 것

124. **Otomycosis(외이도 진균증)** : 외이도의 진균감염

125. **Paracoccidioidomycosis(파라콕시데오이데스증)** : *Paracoccidioides brasiliensis*에 의한 감염. 주된 감염부위는 구강점막, 폐와 장관이다. 임파절을 따라 전신성으로 확산된다.

126. **Penicilliosis(페니실리움증)** : *Penicillium, Purpureocillium* 및 *Scopulariopsis* 속에 의한 기회감염으로 가장 중요한 감염은 기관지 폐렴이며 전신성으로 확산된다.

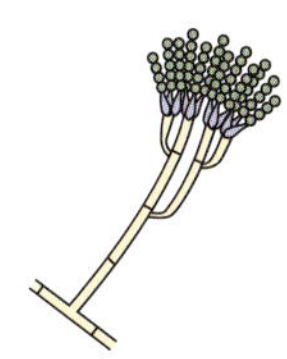

127. **Penicillus**(pl; Penicilli) **(추상체)** : Conidiophore가 여러 층으로 가지쳐 브러시 모양을 나타낸다.

128. **Perfect fungi(완전균류)** : 유성생식하는 곰팡이로 Zygomycotina, Basidiomycotina 및 Ascomycotina가 대표적인 예이다.

129. **Phaeohyphomycosis(색소효모균증)** : Cladosporosis의 한 부류인 Chromoblastomycosis라고 불렸었다. *Cladosporium trichoides*가 주된 병원체로 피하농양, 특히 뇌농양을 일으키며 조직절편에서 가지 친 균사(hyphae)와 구형세포(spherical cell)가 보이며 sclerotic body와 과립은 없다.

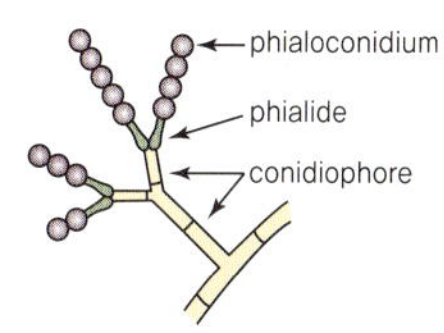

130. **Phialide(경자)** : 관 또는 화병모양의 분생자를 직접 만드는 세포이다. 첫 번째 phialoconidium은 holoblastic하고 나머지는 enteroblastic하다. Phialide는 컵모양의 collarette에 의해 꼭대기에서 원을 이룬다.

131. **Phialoconidium**(pl;phialoconidia) **(피아로 분생자)** : phialide에서 생긴 conidium

132. **Pityriasis versicolor(어우러기, 전풍)** : 예전에는 tinea versicolor라고 불렸으며, 주로 피부에 감염을 일으키며 적갈색, 또는 백색의 반점이 나타나며 주된 원인균은 *Malassezia furfur*이다.

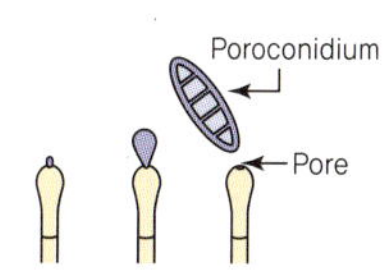

133. **Poroconidium**(pl;poroconidia) **(포로분생자)** : Holoblastic conidium이 모세포의 pore를 통해서 생기는 것.

134. **Powdery texture(분말형 집락)** : 집락 위에 퍼진 conidium이 밀가루 모양을 나타내는 것

135. **Pseudohyphae(가성균사, 위균사)** : 일부 효모균에 의해 신장된 blastoconidium으로 균사의 접촉부분이 오목하게 조여져 있지만 진균사(true hyphae)는 그렇지 않다.

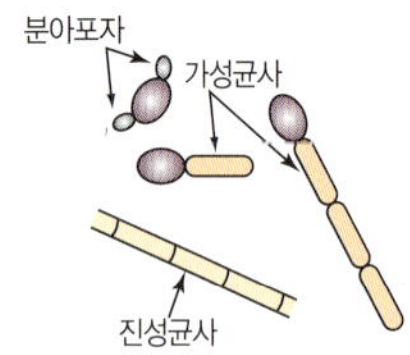

136. **Pycnidium(분포자기)** : 분생자가 들어 있는 무성생식낭

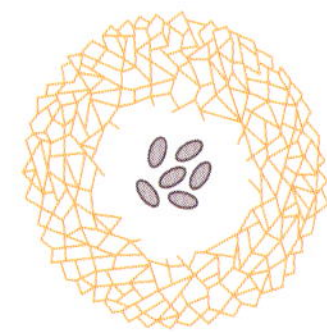

137. **Racquet hyphae(라켓형 균사)** : Hyphae의 모양이 테니스라켓과 유사하게 생겼으며 가끔 오래된 배양에서 관찰된다.

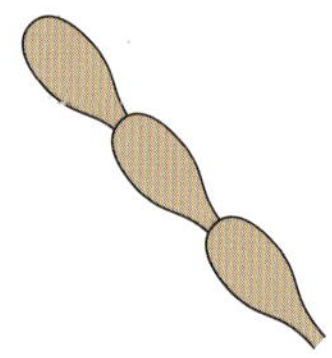

138. **Rapid growth rate(신속발육진균)** : 배양 5일 이내에 성숙한 집락 형성

139. **Rhizoid(가근)** : 진균의 뿌리모양

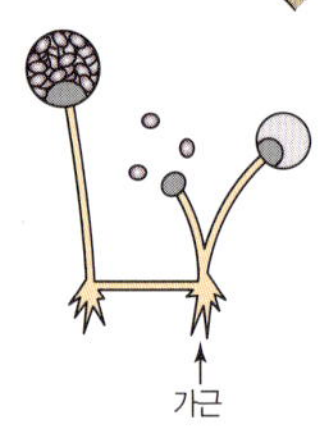

140. **Ringworm(백선)** : *Epidermophyton, Microsporum, Trichophyton*에 의해 감염된 질병

141. **Rugose topography(주름형 집락)** : 집락의 중앙부가 방사선 모양으로 나타난 것

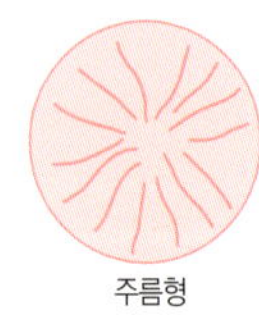

142. **Saprobe(사물기생체)** : 토양에서 유기물을 분해하며 살아가는 미생물로 대부분의 오염된 곰팡이들이 여기에 속한다.

143. **Sclerotic body(스크레로틱체)** : 조직에서 흑색, 두꺼운 세포벽으로 수평 또는 수직의 격막형성, 주로 chromoblastomycosis에서 관찰된다.

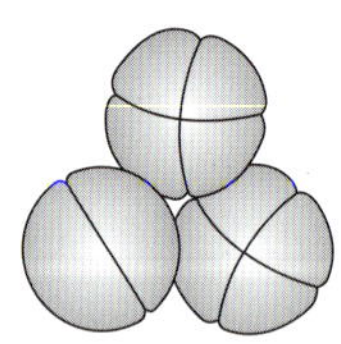

144. **Septate(격막)** : 균사(hyphae), conidia 또는 spores에 있는 차단벽

145. **Septum**(pl;Septa) : 균사, 포자, 분생자에 있는 차단벽으로 격막공을 통하여 균사내 세포운동을 한다.

146. **Seromycology(진균 혈청학)** : 진균의 항원, 항체에 대한 연구

147. **Sessile(무병)** : 균사의 측면에서 포자가 생기는 것

148. **Sexual reproduction** : 유성생식

149. **Shield cell** : 생식구조를 가진 두 개의 가지로 된 conidia 발생세포, 주로 *Cladosporium* spp.에서 발견된다.

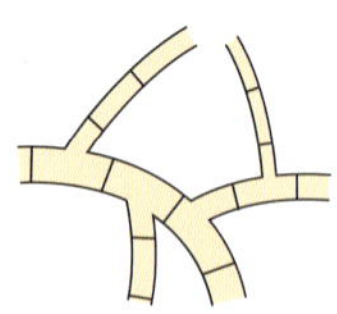

150. **Sinus tract(누관)** : mycetoma, actinomycosis, nocardiosis일 때 감염된 부위에서 구멍을 뚫고 농을 배출시키는 것

151. **Slow growth rate(지연발육진균)** : 배양 11~21일에 성숙한 집락을 형성하는 것

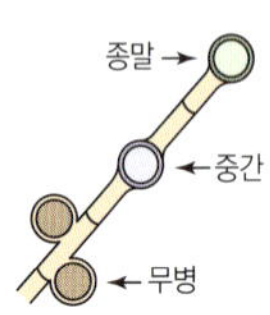

152. **Spherule(구상체)** : 조직에서 생성된 두꺼운 벽으로 된 구형구조물

로 *Coccidioides immitis*에서 발견되며, 초기에는 spherule이 비어있지 만 오래되면 endospores로 가득 차게 된다.

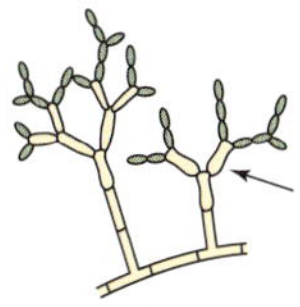

153. **Spindle-shaped(방추형)** : 중앙부가 신장되고 끝은 뾰족한 것

154. **Spiral hyphae(나선형 균사)** : 균사가 나선모양으로 납작하거나 코르크마개 뽑이처럼 생겼다.

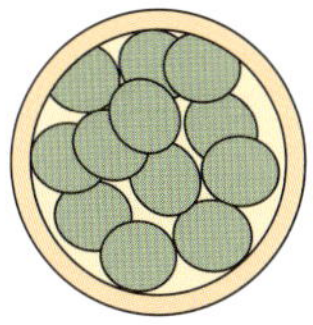

155. **Sporangiolum**(pl;sporangiola) **(포자낭)** : 작은 sporangium을 1개 혹은 몇 개의 sporangio-spores를 갖고 있다. *Cunninghamella* spp.가 대표적이다.

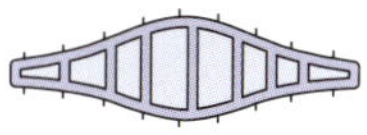

156. **Sporangiophore(포자낭자루)** : Sporangium을 받쳐주는 무성생식 가지로서 분지되지 않은 것도 있다.

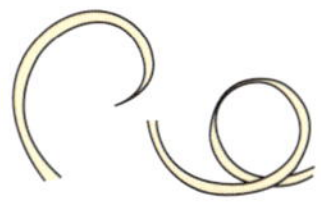

157. **Sporangiospore(포자낭포자)** : Sporangium 내용물이 쪼개지면서 형성된 무성생식포자

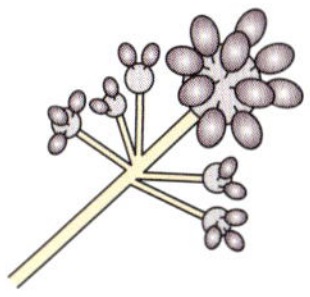

158. **Sporangium(포자낭)** (pl;sporangia) : Sporangiophore의 끝에서 무성생식낭 같은 구조로 그 안에서 sporangiospores가 성장한다.

159. **Sporodchium(스포로드치움)** : 짧은 conidiophores와 conidia로 덮인 조밀한 균사 덩어리

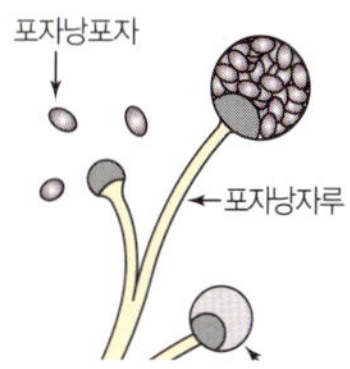

160. **Sporotrichosis(스포로트리쿰증)** : *Sporothrix schenckii*가 주된 원인체로 피하에 단단하고, 흑색의 괴사를 나타낸다. 그러나 과립은 관찰되지 않는다.

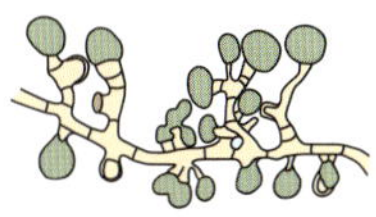

161. **Sterigma**(pl;sterigmata) **(경자)** : 이 용어는 지금 basidium의 끝에서 basidiospore를 받쳐주는 구조로 쓰인다. *Aspergillus*나 *Penicillium*에서 사용되어 왔던 sterigmata라는 용어는 phialides라는 용어로 대체되었다.

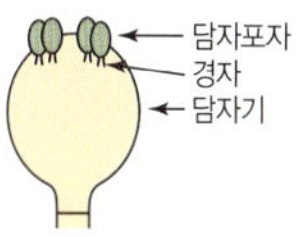

162. **Stolon(줄기, 주근**(走根)**)** : Sporangiophores끼리 연결해주는 균사 덩굴. 그 덩굴은 담쟁이 가지와 유사하다.

163. **Subcutaneous mycosis(피하 진균증)** : 피부, 근육, 피부 바로 밑의 결체조직의 진균질환

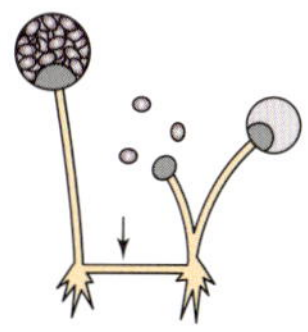

164. **Superficial mycosis(표재성 진균증)** : 피부 또는 모발의 가장 외층의 진균질환으로 병원성이 적거나 병원적 의의가 없다.

165. **Sympodial(심포디오 분생자)** : 첫 번째 자라는 conidium이 hypha의 한쪽 측면에서 자라고, 다음 것은 반대편 쪽에서 엇갈리게 자라는 현상

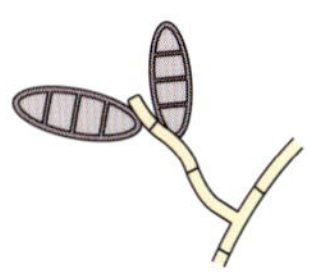

166. **Synnema**(pl;Synnemata) **(신네마)** : Conidiophore가 평행하게 뭉쳐

져서 자라는 것으로 *Graphium* sp.가 대표적이다.

167. Systemic mycosis(전신성 진균증, 심부진균증) : 신체의 깊은 조직이나 장기에 진균이 감염된 것으로 피하와 피부 외에 침투하여 질병을 일으킨다.

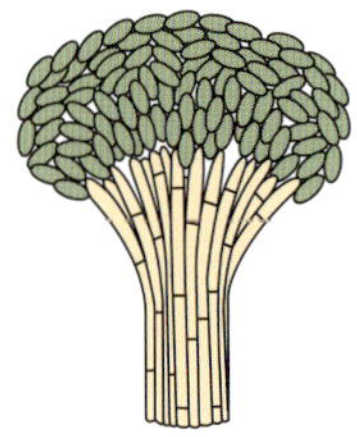

168. Taxonomy(분류) : 계, 문, 강, 목, 과, 속, 종으로 계통적으로 생물을 분류하는 것

169. Teleomorph : 유성생식명

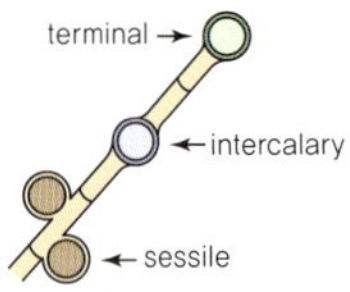

170. Terminal(종말후막포자) : 균사의 끝에 후막포자형성

171. Texture(집락구조) : 집락 위에 기중균사의 높이를 나타내는 용어

172. Thallic conidiogenesis(엽상체 분생자 형성) : 모세포의 끝에서 격막을 먼저 형성하고 난 후에 딸세포가 생긴다.

173. Thrombosis(혈전증) : 혈액응고로 산소의 부족 때문에 조직주변이 괴사된다.

174. Thrush(아구창) : 구강에 *Candida*가 감염을 일으킨 것으로 *Candida* 질염이 있는 모체로부터 신생아나 쇠약해진 환자에 감염된다.

175. Tinea : 백선(ringworm) 혹은 윤선으로 피부사상균증을 말하며 두부백선, 체부 백선, 족부 백선 등이 있다.

176. Tinea barbae : 모창, barber's itch

177. Tinea corporis : 체부백선

178. Tinea cruris : 서혜부백선(jock itch)

179. Tinea pedis : 족부백선(athlete's foot)

180. Tinea unguium : 조 · 갑백선(onychomycosis)

181. Tinea versicolor(어루러기, 전풍) : Pityriasis versicolor의 옛 명칭

182. Topography(집락구조) : 곰팡이 집락이 언덕이나 골짜기 모양을 나타내는 것

183. Torulopsosis(톨루롭시스증) : *Nakaseomyces glabratus*에 의해 생긴 기회감염 질환의 한 종류로 전신성으로 나타나며 주로 폐와 신장에 질병을 일으킨다.

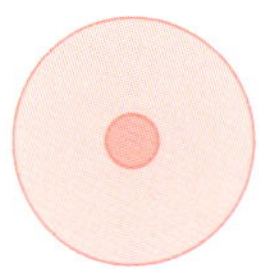

배꼽형

184. Umbonate topography(배꼽형 집락) : 진균집락 중앙부가 단추 또는 배꼽모양을 나타내며 가끔 융단모양의 고랑을 나타내기도 한다.

185. Vegetative(영양균사) : 영양을 흡수하는 균사의 한 부분. 우무배지의 밑에서 자라며, 집락의 뒷면에서 관찰이 잘된다.

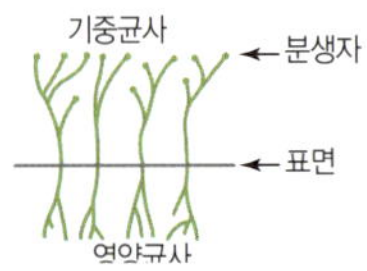

186. Velvety texture(벨벳형 집락) : 기중균사가 배지바닥에 융단모양으로 아주 늦게 자란 진균집락 모양

187. Verrucose topography(사마귀형 집락) : 집락표면이 깊게 둘둘 말리고 주름 잡힌 모양

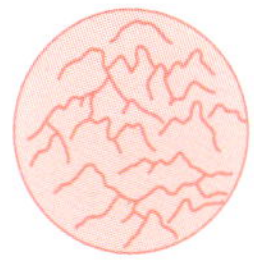
사마귀형

188. Vesicle(소포, 소낭) : *Aspergillus* spp. 의 conidiophore의 끝이나, *Syncephalastrum* sp. 의 Sporangiophore의 끝에 나타나는 원형으로 부풀은 균사

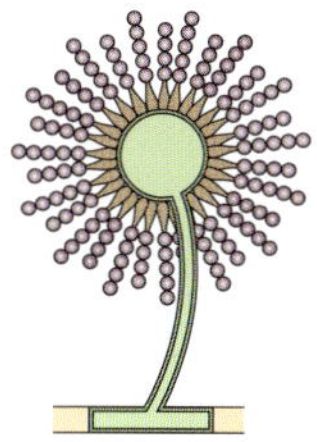

189. White piedra(백색사모증) : *Trichosporon beigelii*에 의해 발생되는 턱수염과 코밑수염 주변에 엷은 갈색의 연한 결절

190. Whorl(윤생분지) : 보통 축사 주변에 형성된 여러 개의 conidia 또는 conidiophore

191. Woolly texture(양털형 집락) : 기중균사가 모직모양으로 아주 낮게 집락을 형성하는 것. velvety texture보다 약간 높다.

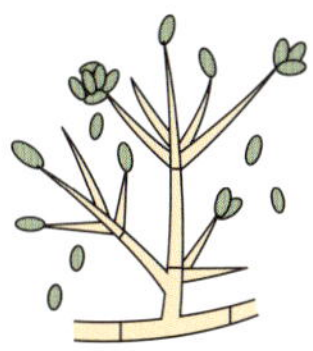

192. Yeast(효모) : 딸세포를 만들기 위해 발아하는 한 개의 난원형 세포

193. Zygomycets(접합균류) : Zygomycotina에 속하는 한 분류

194. Zygomycosis(모균증, 접합균증) : Zygomycotina에 의해 발생되는 기회감염으로 주로 급성으로 나타나며 초기에는 눈이나 코의 공동 주변 조직에 침식하고 빠르게 번져 사망한다.

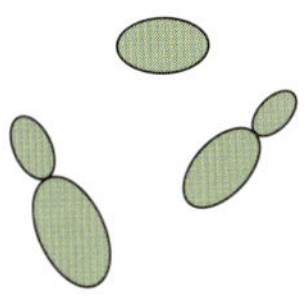

195. Zygomycotina(접합균 아문) : 넓이가 6~10 μm의 hyphae를 가지는 곰팡이의 한 종류로 생식구조나 손상된 부위를 제외하고는 격막을 갖지 않는다. 무성생식은 sporangiospore에 의해 유성생식은 zygospore에 의한다.

196. Zygophore(접합포자낭자루) : Zygospore를 만들기 위해 서로 다른 대립방향을 향하는 hypha의 팔(arm), Zygomycotina에서 발견된다.

197. Zygosporangium(접합포자낭) : Zygospore를 둘러싸고 있는 두꺼운 외층으로, Zygomycotina에서 발견된다.

198. Zygospore(접합포자) : 각각의 핵을 가지는 두 개의 대립된 hyphal arm이 서로 만나 융합함으로써 유성생식포자를 형성한다. 그 결과 zygote는 zygospore가 되고 보호 zygosporangium에 의해 둘러싸인다. 이러한 구조들은 Zyomycotina에서 발견된다.

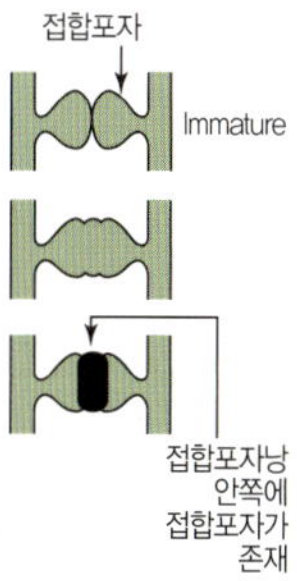

III 진균학 실험방법, 배지 및 시약

자낭포자 생산 시험(Ascospore production test)

1. 배지준비

Malt extract(Difco, BBL) ········ 20 gm
Agar ········ 12 gm
Distilled water ········ 40 mL

1) Agar를 증류수에 넣고 잘 혼합한 후 끓인 후 50℃로 식힌 다음 malt extract를 가한다.
2) 나사 마개 시험관에 10 mL씩 분주한다.
3) 15 lbs 121℃에서 15분간 멸균하고 밑동이 3 cm 되도록 사면시킨다.
4) 냉장고 보관한다.

2. 실험방법

1) 신선한 집락 3~4개를 배지에 접종한다.
2) 양성 대조와 음성 대조를 동시에 배양한 후 대조군과 함께 도말, 공기 건조, 가온 고정하고 Kinyoun's acid fast stain을 실시한다.

Brain heart infusion agar with blood(BHIAB)

1. 배지성분

Brain heart infusion ········ 37 gm
Agar ········ 20 gm
Distilled water ········ 1,000 mL
탈섬유 양혈구 ········ 100 mL

2. 배지제조

1) 증류수에 BHI와 agar를 녹인 후 121℃ 15 lbs에서 15분간 멸균한다.
2) 50℃로 식힌 다음 양혈구를 첨가한다.
3) Flask를 조심스럽게 흔들면서 무균적으로 평판과 시험관에 분주하고 사면시킨다.
4) 완전히 굳은 다음 냉장고에 보관한다.
5) 만일 무산소성 Actinomycetes를 배양하려면 접종하기 전에 무산소성 chamber 안에서 미리 환원시킨다.

3. 실험방법

1) 배지를 실온이 되게 한다.
2) 만일 무산소성 Actinomycetes를 분리하려면 미리 환원시킨 평판의 1/3을 면봉으로 도말하고 분리를 위해 streak한다.
3) 검체에 있는 과립은 멸균 생리식염수로 여러 번 세척해서 분쇄하고 분리 배양을 하기 전에 우무 평판의 1/3에 면봉으로 도말한다.
4) 모든 검사 진행 과정은 무산소성 조건에서 한다.
5) 37℃ 무산소성 chamber 안에서 7~10일간 배양한다.
6) 두형태진균의 전환 관찰은 전신성 진균증에서 언급한다.

Brain heart infusion agar with blood, cycloheximide and Chloramphenicol(BHIAB-C&C)

1. 배지성분

Brain heart infusion	37 gm
Agar	20 gm
Distilled water	1,000 mL
Cycloheximide	500 mg
Acetone	10 mL
Chloramphenicol	50 mg
95% ethyl alcohol	10 mL
탈섬유된 양혈구	100 mL

2. 배지제조

1) BHI와 agar를 증류수에 넣은 후 끓을 때까지 가온한다.
2) Acetone에 cycloheximide를 용해한 다음 용해된 배지에 잘 혼합한다.
3) 121℃ 15 lbs 15분간 고압 멸균 후 50℃로 식힌다.
4) 양혈구를 첨가한 후 잘 흔들면서 평판과 시험관에 무균적으로 분주하고 사면으로 굳힌다.
5) 완전히 굳은 다음 냉장고에 보관한다.

3. 실험방법

1) 배지를 실온이 되게 하고 배지의 전 표면에 면봉으로 도말한다.
2) 마개를 느슨하게 하고 30℃에서 한 달 동안 배양한다. 만약 Histoplasma가 의심되면 12주간 배양한다.

Casein, Tyrosine 및 Xanthine 가수분해

1. 배지제조

1) Casein agar

A 용액

탈지 Skim milk ·· 10.0 gm

Distilled water ·· 100.0 mL

우유를 물에 용해한 후 10 mL씩 시험관에 분주하고 15 lbs 121℃에서 15분간 고압 멸균한다.

B 용액

Agar ·· 2.0 gm

Distilled water ·· 100.0 mL

우무를 물에 용해시키고 10 mL씩 시험관에 분주하고 15lbs 121℃에서 15분간 고압 멸균한다.

A 용액과 B 용액을 각각 시험관에 혼합하여 배양 접시에 분주하고 굳힌다.

2) Xanthine과 Tyrosine agar

Nutrient agar ·· 23 gm

Distilled water ·· 1,000 mL

Xanthine ··· 4 gm

또는

Tyrosine ··· 5 gm

탈이온수 500 mL에 Nutrient agar, Xanthine 또는 Tyrosine 결정을 혼합한 후 나머지 탈이온수 500 mL를 가한다.

pH 7.0으로 조정하고 15 lbs 121℃에서 15분간 멸균한다.

50℃ 정도로 식힌 다음 casein agar 위에 분주한다.

이 단계는 결정이 침전되는 것을 방지하고 평판에 고르게 퍼지게 하기 위함이다.

2. 실험방법

1) 실험 균주를 배지의 5 mm 지역에 접종한다. 같은 배지위에 양성과 음성 대조세균을 반드시 함께 접종해야 한다.
2) 실온에 4주간 배양한다. 집락 주변이 투명하면 가수 분해 양성, 아무런 변화가 없으면 가수분해 음성이다.

* 배지는 상품화된 것이 있다(Remel).

개량된 Converse액체 배지

Glucose ························· 2×10^{-2}M(3.97 g per 1,000 mL)
Ammonium ························· acetate 1.6×10^{-2}M(1.23 g″)
KH_2PO_4 ························· 4.6×10^{-3}M(0.63 g″)
$MgSO_4 \cdot 7H_2O$ ························· 1.6×10^{-3}M(0.3 g″)
NaCl ························· 2.4×10^{-4}M(0.013 g″)
$NaHCO_3$ ························· 1.4×10^{-4}M(0.011 g″)
$CaCl_2 \cdot 2H_2O$ ························· 2.0×10^{-5}M(0.0029 g″)
$ZnSO_4 \cdot 7H_2O$ ························· 1.24×10^{-5}M(0.0036 g″)

개량된 Converse 액체 배지에 분절 분생자와 단균사의 혼합액을 접종하고 34℃에서 진탕 배양하면 1주 이내에 구상체가 형성된다.

Corn meal-Tween 80 agar와 rice extract-Tween 80 agar에서 형태 관찰

1. 배지준비

1) Corn meal-Tween 80 agar(Difco, BBL)

Corn meal ························· 50 gm
Agar ························· 15 gm
Distilled water ························· 1,000 mL
Tween 80 ························· 3 mL

2) Rice extract-Tween 80 agar(Difco, BBL)

Rice cream ························· 10 gm
Distilled water ························· 1,000 mL
Agar ························· 10 gm
Tween 80 ························· 3 mL

2. 배지제조

1) Corn meal-Tween 80 agarcorn meal을 500 mL 증류수에 혼합한 후 15 lbs 121℃에서 10분간 고압 멸균한다. 무명으로 된 천으로 여과시키고 증류수로 1 L 되도록 채운 다음 우무를 가한다.
2) Rice extract-Tween 80 agar 끓는 증류수 500 mL에 rice cream 10 gm을 가한 후 30초 동안 끓인다. 무명천으로 여과시키고 증류수로 1 L까지 채우고 우무를 가한다.

3) 1)과 2)를 hot plate에 옮기고 magnetic stirring bar를 이용해서 배지를 가열하면서 Tween 80 3 mL을 가하고 잘 혼합한다.
4) 나사 마개 시험관에 10 mL씩 분주하고 15 lbs 121℃에서 15분간 멸균하여 식힌 다음 냉장고에 보관한다.
5) 필요할 때 corn meal-Tween 80 agar와 rice extract-Tween 80 agar 각각 한 시험관에 끓여서 무균적으로 biplate에 분주 후 식힌다.

3. 실험방법

1) 어린 집락의 매우 작은 양을 백금이로 우무 위에 두 개의 평행선을 그어 접종한다.
2) 백금이를 화염 멸균 후 접종 부위를 가로 질러 지그재그로 접종한다.
3) Coverslip을 불꽃에 멸균한 후 접종 부위 위에 놓는다. 공기를 제거하기 위해 멸균 핀셋으로 coverslip 위를 살짝 눌러준다.
4) 실온에서 48시간 배양 후에 평판 뚜껑을 열고 coverslip 위를 현미경의 저배율과 고배율로 진균의 특징적인 형태를 관찰한다. 필요하다면 더 많은 성장을 관찰하기 위해 재배양하고 매일 관찰한다.

Coverslip sandwith technique

1. 배지성분 및 제조방법

Potato dextrose agar(PDA) 슬라이드 배양법 참조

2. 실험방법

1) PDA를 실온이 되게 한다.
2) 처음 분리 배지에서 진균 집락을 조금 분리해서 PDA 배지 표면 위에 접종한다. 집락을 채취할 때는 기중 균사와 영양 균사까지도 채취할 수 있도록 한다. 또한 집락의 중앙부 또는 가장자리에서 채취해서는 안 된다.
3) PDA에 진균을 접종한다.
4) 22×22 mm coverslip을 alcohol에 담갔다가 화염 멸균 후 식힌 다음 45° 각도로 진균을 접종한 배지의 우무 속으로 끼워 넣는다. 2~3개를 반복하여 시도한다.
5) 배양 접시 뚜껑을 덮고 실온에서 배양한다. 진균은 처음에 우무 위에서 자라고, 결국에는 각 coverslip의 양면 위에 자라게 된다.
6) 진균이 성숙하게 자랐다고 판단될 때 핀셋으로 coverslip을 서서히 빼낸 후, 깨끗한 slide glass위에 LPCB 한 방울을 떨어뜨린 위에 coverslip을 올려 놓는다. Coverslip 위에 다시 2~3방울의 LPCB를 떨어뜨리고 좀 더 큰 coverslip(24×40 mm)를 올려놓는다.

7) 22×22 mm coverslip는 큰 coverslip와 slide glass 사이에 샌드위치가 된다.
8) 현미경으로 관찰한다. 이때 작은 coverslip 양면에 진균의 성장이 있기 때문에 두 개의 초점으로 주의 깊게 관찰한다.
9) 만일 진균의 증식 구조물이 관찰되면 PDA에서 다른 coverslip을 제거하여 6)의 과정을 반복한 후 봉입한다.
10) 만일 진균 구조물이 관찰되지 않았다면 PDA 평판에 다시 배양하고 진균이 성숙되었을 때 coverslip 표본을 만든다.
11) 영구 표본 제작을 위해 permount로 coverslip 모서리를 봉입한다.

Czapek-Dox Agar(BBL)

1. 목적

Aspergillus sp.의 분리를 위해 사용한다.

2. 배지성분

Sucrose	30 g
Sodium nitrate	2 g
Dipotassium phosphate	1 g
Magnesium sulfate	0.5 g
Potassium chloride	0.5 g
Ferrous sulfate	0.01 g
Agar	15 g
Distilled water	1,000 mL

pH 7.3

3. 제조방법

1) 위 성분을 잘 혼합하고 열을 가해 완전히 녹을 때까지 끓인다. 15 lbs 121℃에서 15분간 멸균한다.
2) 액체배지(broth)를 만들 때는 위 성분에서 우무를 제외한 다른 성분을 혼합하여 사용한다.
3) 멸균 후 멸균된 배양접시에 약 35 mL씩 분주한다.
4) 액체배지는 100 mL들이 멸균병에 분주한다.

Dermatophyte test medium(DTM)

1. 목적

피부사상균의 분리를 위해 사용한다.

2. 배지성분

Phytone	10.0 g
Dextrose	10.0 g
Agar	20.0 g
Phenol red solution	40.0 mL
0.8M HCl	6.0 mL
Cycloheximide	0.5 g
Gentamycin sulfate	0.1 g
Chlortetracycline HCl	0.1 g
Distilled water	1,000 mL

3. 제조방법

1) phytone, dextrose 및 agar를 증류수에 넣고 완전히 녹을 때까지 끓인다.
2) phenol red 용액 40 mL를 첨가한다. phenol red 용액, 0.1N NaOH 15 mL에 phenol red 0.5 gm을 녹인 후 증류수로 100 mL를 되게 채운다.
3) 0.8M HCl 6 mL를 첨가한다.
4) 증류수 2 mL에 cycloheximide를 용해한 후 첨가한다.
5) 증류수 2 mL에 gentamycin sulfate를 용해한 후 첨가한다.
6) 12 lbs에서 10분간 멸균한 후 47℃로 식힌다.
7) 멸균증류수 25 mL에 chlortetracycline을 용해한 후 첨가한다.
8) 최종 pH를 5.5±0.1에 맞추고, cap tube에 분주한 후 사면시킨다.
9) 4℃ 냉장고에 보관한다.

탄수화물 요구시험(Dye pour plate Auxanography)

1. 배지준비

1) 기초 배지

Yeast nitrogen base(Difco) ···························· 0.67 gm
Agar ···························· 20 gm
Distilled water ···························· 1,000 mL
Stock bron cresol purple solution, 1 gm/l ···························· 20 mL
0.1 N sodium hydroxide ···························· 4 mL

① Yeast nitrogen base, agar, 증류수를 잘 혼합하고 hot plate에서 끓을 때까지 가온한다. 이때 magnetic stirrer를 이용하여 혼합한다.
② bromcresol purple 용액과 sodium hydroxide를 가한 후 pH 7.0~7.2로 조정한다.
③ 나사 마개병에 60 mL를 분주하고 15 lbs 121℃에서 15분간 멸균하고 식힌 후 냉장고에 보관한다.

2) 탄수화물 용액(Carbohydrate solutions)

Dextrose ···························· 30 mg/mL
Maltose ···························· 50 mg/mL
Sucrose ···························· 30 mg/mL
Raffinose ···························· 100 mg/mL
Inositol ···························· 50 mg/mL
Xylose ···························· 100 mg/mL
Lactose ···························· 30 mg/mL
Galactose ···························· 30 mg/mL
Cellobiose ···························· 100 mg/mL
Trehalose ···························· 100 mg/mL
Melibiose ···························· 200 mg/mL
Dulcitol ···························· 50 mg/mL

① 증류수에 위의 당 농축 용액을 준비한다.
② pH 7.0으로 맞춘 후 여과 멸균한다.
③ 1.5 cm 정도 넓이의 여과지 disk에 각각의 당 용액을 0.1 mL씩 분주하고 건조시킨 후 냉동 보존한다.

2. 실험방법

1) 기초 배지 두 개를 녹인 후 50℃로 식힌다.
2) 두 개의 시험관에 증류수를 5 mL씩 넣는다. McFarland 표준 용액의 No 4~7에 맞춰 균 부유액을 만든다.
3) 녹은 배지의 각각의 병 속에 균 부유액을 혼합한 후 멸균 배양 접시에 붓는다.
4) 배지가 굳은 후 표면 위에 Carbohydrate disk 6개씩 놓는다. 평판의 가장자리로부터 약 3 cm 떨어지도록 한다.
5) 30℃에서 48시간 동안 배양한다. 대부분의 효모들은 6~24시간 안에 동화 작용을 한다.
6) 결과를 판독한다.양성 반응은 disk 주변에서 효모가 발육하고 황색을 띤다. 음성 반응은 disk 주변에 효모의 발육도 없고 색깔의 변화도 없다.

* 색의 변화는 당분해로 인해 배지의 pH가 변화되었기 때문이다.

* 탄수화물이 함유된 disk가 상품화되어 있다(Difco).

당 발효시험(Fermentation test for anaerobic Actinomycetes)

1. 배지제조

Heart infusion broth(Difco) ································· 25 gm
Yeast extrace ·· 5 gm
Casitone(Difco) ·· 4 gm
Bromcresol purple 0.04% ···································· 15 mL
Distilled water ·· 1,000 mL

당 : Mannitol 또는 mannose 0.05 mg/mL을 여과 멸균한다.

1) 당을 제외한 위 성분을 잘 혼합한 후 pH를 7.0으로 조정한다.
2) 시험관에 9 mL씩 분주하고 15 lbs 121℃에서 15분간 멸균한다.
3) 무균적으로 각 시험관에 mannitol 또는 mannose 1 mL를 가하고 냉장고에 보관한다.

2. 실험방법

1) 배지를 실온이 되게 한 후 균주를 접종한다.
2) Pyrogallol-carbonate로 밀봉한다.
3) 37℃에서 한 달간 관찰한다.
4) 결과양성 : 황색(yellow)음성 : 자주색(purple)

발아관 형성시험(Germ tube test)

1. 배지준비

토끼, 소 또는 사람의 혈청 0.5 mL를 시험관에 옮긴다. 토끼의 coagulase plasma도 이용된다.

2. 실험방법

1) 신선 균주 소량을 혈청이 들어 있는 시험관에 접종한다. 너무 많은 양을 접종하면 발아관 형성을 억제한다. 만일 사람의 혈청을 사용할 경우 candida 항체가 있을 가능성이 있기 때문에 양성과 음성 대조 균주를 동시에 사용한다.
2) 시험관을 37℃에서 3시간 동안 배양한다.
3) Slide glass위에 균 부유액 한 방울을 놓고 coverglass를 올려놓은 다음 현미경으로 관찰한다.
4) 발아관(germ tube)은 효모 세포에서 발아하여 긴 관 모양을 이룬다.

India ink 표본 제작법

1. 시약제조

India ink 또는 Nigrosin 용액

주 : Nigrosin은 배경이 균질하고 협막 관찰에 용이하여 India ink보다 선호하는 경향이 있다.

2. 실험방법

1) Slide glass 위에 검체 침전물을 한 방울 놓고 India ink 또는 nigrosin 용액 한 방울을 혼합한 다음 coverslip을 덮고 10분간 방치 후 관찰한다.
2) 출아하는 효모 주위의 협막 관찰을 위해서 광원을 최대 밝기로 하고 집광기를 올리고 표본을 관찰한다.
3) 결과협막 부위는 투명하게 관찰된다.

시험관내 모발관통시험(In vitro hair perforation test)

1. 배지제조

10% yeast extract 여과 멸균 ································· 0.1 mg

멸균 증류수 ··· 25.0 mL

hair spray 또는 염색하지 않은 건강한 사람의 모발 1 cm 길이 5~7조각

1) 멸균된 배양 접시에 yeast extract와 증류수를 잘 혼합한다.
2) 모발 몇 조각을 넣는다.

2. 실험방법

1) 실험할 진균이 들어 있는 배양 접시에 모발을 접종한다.
2) 배양 접시의 뚜껑을 덮고 실온에서 4주간 동안 배양한다.
3) 주기적으로 모발 한 조각을 꺼내서 slide glass 위에 놓고 lactophenol cotton blue 한 방울을 놓고 coverslip를 올려놓은 다음 모발의 90° 각도로 천공 여부를 현미경으로 관찰한다.
4) *Trichophyton mentagrophytes*를 포함한 다른 진균들은 모발을 천공한다. 따라서 *T. rubum*과 *T. mentagrophytes*를 구분하는 데 특징적인 검사는 아니며 urease 시험 및 색소 생성능 등을 병행하여 검사해야 한다.

Lactophenol cotton blue(LPCB) 습윤표본제작

1. 시약제조

Phenol	20 mL
Lactic acid	20 mL
Glycerol	40 mL
Cotton blue(china blue)	0.05 gm
Distilled water	20 mL

주의 : Cotton blue를 증류수에 잘 용해한 후 나머지 시약을 가한 다음 잘 혼합한다.

2. 실험방법

1) Slide glass 위에 검체를 한 방울 놓고 LPCB 용액 한 방울을 가한다. Pleural fluid 같은 일부 검체는 이 염색에서 침전이 일어난다.
2) 시약과 검체를 잘 혼합한 후 coverslip을 덮는다.
3) 현미경으로 100×, 400×로 균사와 포자의 형태를 관찰한다.
4) 영구 표본 제작을 위해 permount나 매니큐어로 가장자리를 봉입한다.

주 : Cotton blue는 발암 물질이기 때문에 취급에 주의해야 하며 cottonblue 대신에 trypan blue 또는 anlilne blue를 사용해도 된다.

Lactophenol aniline blue가 상품화되어 있다.

Membrane filter technique

1. 검체채취

1) 혈액

1.7 mL의 SPS(Sodium Polyanethol Sulfonate)가 함유된 진공 시험관(vacutainer)에 혈액 8.5 mL을 채취하고 잘 혼합한다.

37℃ 배양기에 시험관을 놓고 1시간 이내에 검사를 진행한다.

2) 뇌척수액(CSF)

무균적으로 뇌척수액 3 mL을 채취하여 2,000 rpm에서 15분간 원심분리하고 pasteur pipette으로 상층액을 제거한다. 침전물을 슬라이드글라스에 놓고 직접 검경한다.

2. 시약제조

1) 0.2% Triton x-100 solution

Triton ×-100(octylphenoxy polyethoxyethanol) 0.4 g

Distilled water 500 mL

위 시약을 혼합하고 15 1bs 121℃에서 15분간 고압 멸균한다.

2) 0.08% Sodium carbonate solution

Sodium carbonate 0.4 g

Distilled water 500 mL

위 시약을 혼합하고 15 1bs 121℃에서 15분간 고압 멸균한다.

3. 실험방법

1) 0.45 μm membrane을 permanent filter 장치에 놓거나 Falcon disposable filter No 7102를 사용한다.
2) 진공 전에 멸균된 0.2% Triton ×—100 용액 50 mL를 funnel 속에 넣는다.
3) 혈액 4 mL 또는 CSF를 Triton ×—100 용액 속에 넣고 조심스럽게 혼합한다.
4) Funnel에 멸균된 0.08% sodium carbonate 50 mL를 첨가하고 적혈구가 용해될 때까지 2~3분간 방치한다.
5) 진공 장치를 이용하여 funnel의 내용물이 여과된 후에 membrane filter를 멸균 증류수 50 mL로 씻어낸다.
6) 진공 장치를 끄고 여과막(membrane filter)을 떼어낸 후 Sabouraud dextrose agar 또는 혈액을 함유한 BHI agar 평판 배지 위에 올려 놓는다.

7) 습도 유지를 위해 플라스틱 용기에 우무 평판을 넣고 30℃에서 배양하며 매일 진균의 발육을 관찰한다.

Modified Kinyoun 항산성 염색법

1. 시약제조

1) Kinyoun's carbolfuchsin 용액

Basic fuchsin ········ 4 gm
95% ethyl alcohol ········ 20 mL
Phenol crystals ········ 8 gm
Distilled water ········ 100 mL

주 : ethyl alcohol에 basic fuchsin을 용해한 후 조심스럽게 물과 phenol을 가하여 혼합한다.

2) 50% ethyl alcohol

100% ethyl alcohol ········ 50 mL
Distilled water ········ 50 mL

3) 1% sulfuric acld

Sulfuric acid(conc) ········ 1 mL
Distilled water ········ 100 mL

4) Methylene blue 용액

Methylene blue ········ 2.5 gm
95% ethyl alcohol ········ 100 mL

2. 실험방법

1) 검체를 도말하여 열로 고정한다. 이때 양성 대조와 음성 대조를 함께 도말한다.
2) Kinyoun's carbolfuchsin 용액을 slide glass에 충분히 가한 후 5분간 염색한다(이때 열을 가하지 않는다.)
3) 흐르는 물에 수세한다.
4) 모든 과잉 염색제가 제거될 때까지 50% ethanol을 slide glass 위에 첨가한다. 이때에 배경의 많은 찌꺼기들과 침전된 염색제들이 제거된다.
5) 흐르는 물로 수세한다.
6) 1% 황산 용액으로 3분간 탈색시킨다.

7) 흐르는 물로 수세한다.

8) Methylene blue로 1분간 대조 염색한다.

9) 흐르는 물로 수세하고 공기 중에서 slide glass를 건조시킨다.

10) 결과

*Nocardia*는 적색으로 염색되고, 기타 세균과 진균은 청색으로 염색된다. 만일 효모의 자낭 포자 증식을 위해 사용했다면 자낭은 적색, 분아 포자는 청색으로 염색된다.

Niger seed(Birdseed agar) 또는 Staib's medium

1. 목적

*Cryptococcus neoformans*의 동정을 위해 사용한다.

2. 배지성분

Guizotia abyssinicia seed 분말 ········ 50 g
Dextrose ········ 1 g
KH_2PO_4 ········ 1 g
Creatinine ········ 1 g
Agar ········ 15 g

3. 제조방법

1) 증류수 100 mL에 seed 분말을 가하고 약 30분간 끓인 다음, seed 찌꺼기를 여과한다.
2) 증류수로 1,000 mL되도록 채운다.
3) 나머지 성분을 넣고 완전히 녹을 때까지 끓인다.
4) 15 lbs 121℃에서 15분간 멸균한 다음 최종 pH를 5.5로 맞춘다.
5) 멸균 배양접시에 35 mL씩 분주한다.

질산 환원능 검사(Nitrate reduction test for Actinomyces)

1. 배지제조(Nitrate medium)

Heart infusion broth(Digco) ········ 25 gm
Yeast extract ········ 5 gm
Casitone(Difco) ········ 4 gm
Potassium nitrate ········ 1 gm
Distilled water ········ 1,000 mL

위 성분을 잘 혼합한 후 pH 7.0으로 조정하고 시험관에 3 mL씩 분주한 후 솜마개를 하고 15 lbs 121℃에서 15분간 고압 멸균한다. 식은 후 냉장고에 보관한다.

2. 시약제조

1) Solfonilic acid 용액(Yeast rapid Nitrate tast와 같다.)

Glacial acetic acid ········· 100 mL
Sulfonilic acid ········· 2.8 gm
Distilled water ········· 250 mL

2) α-Naphthylamine 용액

D-methyl-α-naphthylamine ········· 1.75 gm
Glacial acetic acid ········· 100 mL
Distilled water ········· 250 mL

3. 실험방법

1) 배지를 실온이 되게 한 후 순수 분리된 균주를 배지에 접종한 다음 37℃에서 배양한다.
2) 5일마다 배양액을 깨끗한 시험관에 조금씩 옮겨 sulfonilic acid 용액과 α-naphthylamine 용액을 각각 2방울씩 가한 후 혼합한다.
3) 결과: 양성은 적색으로 된다. 만일 적색이 나타나지 않으면 아연 분말(zinc powder)을 가하여 적색이 되면 음성이다. 아연은 남아 있는 nitrate를 nitrite로 환원시키는 성질이 있다. 만일 아연을 가한 후에도 무색이 되면 nitrate가 ammonia 또는 다른 물질로의 환원이 된 것을 의미한다. 이때도 질산 환원능 시험 양성으로 판정한다.
4) 만일 질산 환원능 시험 음성이면 나머지 배지를 재배양시키고 2주일 동안 5일 간격으로 실험한다.

참고: 무산소성 *Actinomyces* 배양을 위해 Pyrogallol-carbonate로 밀봉하여 배양한다. 솜마개에 pyrogallol 용액(100 gm pyrogallic acid/150 mL D.W)과 10% Sod. carbonate 용액 5방울을 떨어뜨린 다음 시험관을 막아주면 밀봉되어 무산소성 상태가 된다.

Potassium hydroxide(KOH) 습윤 표본제작법

1. 시약제조

Potassium hydroxide(KOH) ··································· 10 gm
Glycerol ··· 20 mL
Distilled water ··· 80 mL

주 : KOH를 증류수에 용해한 후 glycerol를 가한다. Glycerol은 용액에 결정이 생기는 것을 방지한다. KOH 표본 제작된 것은 2일간 건조하지 않도록 유지된다. 상품화된 10% KOH 용액도 있다.

2. 실험방법

1) Slide glass 위에 검체를 얇게 도말한다.
2) 10% KOH 용액을 한 방울 떨어뜨리고 혼합한 후 coverslip을 덮는다.
3) 알코올램프에 2~3회 통과시키면서 가볍게 가열시킨다. 이때 끓지 않도록 주의한다.
4) 약 20분 후 검체가 투명해지면 진균 요소들을 저배율(100×)과 고배율(400×)로 관찰한다.
5) 결과 관찰균사, 분절 포자 및 효모의 형태를 관찰하고, 검체가 모발인 경우 모외 사상균(exothrix invasion)인지, 모내 사상균(endothrix invasion)인지 관찰한다.

주 : 생리식염수 표본과 마찬가지로 진균이 염색되지 않기 때문에 굴절되게 관찰되지 않는다. 현미경으로 진균을 관찰할 때는 조명 밝기를 약하게 하는 것이 좋다.

Potassium Hydroxide-Dimethyl Sulfoxide(KOH-DMSO) 표본제작법

1. 시약제조

Dimethyl Sulfoxide(DMSO) 수용액 ··························· 40 mL
Distilled water ··· 60 mL
Potassium hydroxide(KOH) ··································· 10 gm

주 : ① filler를 사용하여 증류수에 DMSO를 옮긴다.
② 용액에 KOH를 녹인 후 잘 혼합한다.

2. 실험방법

1) Slide glass 위에 작은 크기로 자른 검체나 피부 찰과 검체를 약간 올려놓는다.
2) KOH-DMSO 한 방울을 가한 후 coverslip을 올려놓고 열을 가하지 않는다.
3) 제작된 표본은 20분 이내에 검사되어야 한다. 10% KOH 표본과 마찬가지로 관찰한다.

신속 질산 환원시험(Rapid Nitrate reduction test)

1. 배지준비

Potassium nitrate(KNO_3) ······ 2.0 gm
Monosodium phosphate, hydrated(NaH_2PO_4 H_2O) ······ 11.7 gm
Disodium phosphate(Na_2HPO_4) ······ 1.14 gm
17% zephiram chloride ······ 1.2 mL
Distilled water ······ 200 mL

1) 상기 성분을 잘 혼합하고 pH 5.8~6.0으로 맞춘다.
2) 혼합액으로 면봉을 적신 후 37℃에서 하룻밤 동안 건조시키고 15 lbs 121℃에서 15분간 고압 멸균한다.

2. 시약

1) 0.5% α-Naphthylamine

Dimethyl-α-naphthylamine ······ 0.5 gm
5N acetic acid(glacial acetic acid 1: D.W2.5) ······ 100 mL

2) 0.8% Sulfonillic acid 용액

Sulfonillic acid ······ 0.8 gm
5N acetic acid ······ 100 mL

3. 실험방법

1) 순수 배양된 신선 집락 몇 개를 전처리된 면봉으로 돌리면서 취한다. 효모가 면봉에 확실하게 접착되도록 멸균된 빈 시험관 밑에 면봉을 넣고 몇 차례 돌려준다. 이때 양성, 음성 대조 균주도 똑같이 한다.
2) 시험관과 면봉을 45℃에서 10분간 배양한다.
3) 0.5% α-naphthylamine과 0.8% sulfonilic acid를 시험관에 2방울씩 넣고 면봉을 시험관에 넣는다.
4) 만일 nitrate reductase에 의해 질산이 환원되면 면봉 끝이 cherry red 색으로 변한다. 색의 변화가 없으면 음성이다. 이때 zinc power를 가했을 때도 색소가 나타나지 않으면 질산이 ammonia로 환원된 것을 의미하며 질산 환원 시험 양성으로 판정한다. zinc는 남아있는 질산(nitrate)을 아질산(nitrite)으로 환원하는 성질이 있고 질산(nitrate)이 남아 있으면 적색이 되는데 이때를 음성이라고 한다.

nitrate reductase → nitrite reductase

NO_3 (Nitrate) ——nitrate reductase——→ NO_2 (Nitrite) ——nitrite reductase——→ Ammonia(colorless)

NO_2 (Nitrite)
+
0.5% α-naphthylamine
0.8% sulfonilic acid
↓
red(pos)

Rice grain test

1. 배지제조

Rice grain ······ 8.0 gm
Distilled water ······ 25.0 mL

1) 위 성분을 잘 혼합하여 작은 나사 마개병에 넣는다.
2) 15 lbs 121℃에서 15분간 고압 멸균한 후 식힌다.

2. 실험방법

1) 진균 조각 2~3개를 rice grain media 표면에 조심스럽게 접종한다.
2) 실온에서 8~10일간 발육을 관찰한다. *Microsporum audouinii*는 이 배지에서 빈약하게 자라고 반면에 다른 *Microsporum*종은 잘 발육한다.

Sabhi agar

1. 목적

*Blastomyces dermatitidis*와 *Histoplasma capsulatum*의 분리를 위해 사용한다. 특히 *Histoplasma capsulatum*의 분리와 효모형(yeast form)으로의 전환율을 증강시키기 위해 10% 양혈구를 첨가한다.

2. 배지성분

Calf brain infusion ······ 100 g
Beef heart infusion ······ 125 g
Proteose peptone ······ 5 g
Glucose ······ 21 g

Sodium chloride ·· 2.5 g

Disodium phosphate ···································· 1.25 g

Agar ·· 15 g

3. 제조방법

1) 건조분말배지 59 g을 증류수 1,000 mL에 넣고 끓인다.
2) 15 lbs 121℃에서 15분간 멸균한 후 50℃로 식은 후 chlormycetin 용액 100 mg/mL 1 mL를 가한다.
3) 필요에 따라 양혈구를 10% 되도록 첨가한다.
4) 멸균된 시험관 또는 배양접시에 분주한다.

Sabouraud dextrose agar(SDA)

1. 배지성분

Dextrose ·· 40 gm

Neopeptone(Difco) ······································ 10 gm

Agar ·· 15 gm

Distilled water ·· 1,000 mL

2. 배지 제조

1) 위 성분을 혼합한 후 열을 가해 용해시킨다.
2) 시험관에 15 mL씩 분주한 후 15 lbs 121℃에서 10분간 고압 멸균한다. 고층이 약 3 cm 되도록 사면시킨 후 냉장고에 보관한다.

3. 실험방법

1) 배지를 실온이 되도록 한 후 배지 사면의 전 표면에 면봉으로 도말 접종한다.
2) 검체 조각(절편)들은 약간 힘을 주어 배지 표면에 꽂아 넣는다.
3) 만일 항생제가 함유된 배지에 접종하려면 먼저 항생제가 함유되지 않은 SDA 배지나 혈액이 첨가된 BHI 배지에 접종한 후 사용한다.
4) 마개를 느슨하게 한 후 30℃에서 한 달간 관찰한 후 멸균하여 폐기한다.

Sabouraud dextrose agar with cycloheximide and chloramphenico(SDA-C&C)

1. 배지성분

Dextrose ········· 40 mg

Neopeptone(Difco) ········· 10 gm

Agar ········· 15 gm

Distilled water ········· 1,000 mL

Cycloheximide ········· 500 mg

Acetone ········· 10 mL

Chloramphenicol ········· 50 mg

95% ethyl alcohol ········· 10 mL

상품화된 배지 : BBL-Mycosel

Difco-Mycobiotic

2. 배지제조

1) 처음 4종의 성분을 혼합하여 끓인다.
2) Acetone에 cycloheximide를 용해한다.
3) Ethyl alcohol에 chloramphenicol을 녹인다.
4) 2)와 3)을 1)에 잘 혼합한다.
5) 시험관에 15 mL씩 분주한 후 15 lbs 121℃ 10분간 고압 멸균한다.
6) 고층이 약 3 cm 되도록 사면시킨 후 냉장고에 보관한다.

3. 실험방법

1) 배지를 실온이 되도록 한 후 배지 사면의 전 표면에 면봉으로 도말 접종한다.
2) 마개를 느슨하게 한 후 30℃에서 한 달간 관찰한 후 멸균하여 폐기한다.

생리 식염수 습윤 표본 제작법(Saline wet mount)

1. 시약제조

Sodium chloride ········· 0.85 gm

Distilled water ········· 100 mL

Sodium chloride를 증류수에 잘 녹인다.

2. 실험방법

1) 깨끗한 slide glass 위에 검체 한 방울과 생리식염수 한 방울을 놓고 혼합한다.
2) Coverslip으로 덮고 현미경의 저배율과 고배율을 사용하여 낮은 조명에서 관찰한다. 미생물들은 굴절되고, 반사 광선을 나타내고 엷은 녹색으로 관찰된다. 효모 세포는 적혈구 또는 공기 방울과 구별해야 한다. 즉 효모는 봉입체를 함유하지만 다른 것에는 없다.

슬라이드 배양법(Slide culture)

1. 배지성분(potato dextrose media(PDA))

Potato flakes ······ 20 gm
Glucose ······ 10 gm
Agar ······ 15 gm
Dlstilled water ······ 1,000 mL

주 : 이 배지는 제조방법이 쉽고, 포자 생성을 촉진시키는 것으로 알려졌다.

2. 제조방법

1) 위 성분을 잘 혼합 후 녹인 다음 121℃, 15 lbs에서 15분간 고압 멸균한다.
2) Flask를 자주 흔들면서 평판에 4 mm 두께가 되도록 분주한 다음, 완전히 굳은 후 냉장고에 보관한다.

3. 실험방법

1) 배지를 실온이 되도록 한다.
2) 배양 접시, V자형 유리봉, slide glass, coverslip, 거즈, 멸균 증류수, 핀셋 등을 멸균하여 준비한다.
3) V자형 유리봉을 물에 적신 거즈 위에 놓는다.
4) Slide glass에 환자의 이름을 적고, 알코올에 담갔다가 불꽃에서 건조시키고 V자형 유리봉 위에 올려놓는다.
5) PDA를 한 변이 1 cm의 정사각형이 되도록 잘라서 block을 만들고 그 block을 slide glass 위에 올려놓는다.
6) 무균적으로 원래 배지에서 진균 집락을 조금 떼어 우무 block의 네 모퉁이에 접종한다. 접종할 때는 기중균사뿐 아니라 영양 균사를 얻을 수 있도록 집락을 찌르면서 접종한다.
7) 분리 배지에서 집락의 중앙부나 가장자리에서 진균을 채취하면 안 된다.
8) 배양 접시의 뚜껑을 덮고 실온에 배양한다. 시간이 오래되어 물이 증발하면 보충한다.
9) 진균은 처음 우무의 한쪽 면에서 발육하기 시작한 후 나중에는 slide와 coverslip 위로 발

육한다. 주기적으로 현미경을 통해 slide 배양을 관찰하여 진균의 증식 구조를 확인한다.

10) 진균이 분명하게 성숙했을 때 slide 배양에서 균이 묻은 coverslip을 떼어내어 LPCB 한 방울을 떨어뜨린 깨끗한 slide glass 위에 올려놓는다.
11) 한편 slide glass위에 있는 우무 block을 제거하여 소독조에 버리고 이 slide glass 위에도 LPCB 한 방울을 떨어뜨린 다음 깨끗한 coverslip을 조심스럽게 덮는다.
12) 균사와 증식 구조물에서 공기 거품과 농축된 염색제가 빠져 나가도록 위에서 제작된 LPCB 표본들을 서서히 가온한 다음 현미경으로 균사의 구조를 관찰한다.
13) 영구 표본 제작을 위해 permount로 coverslip의 모서리를 봉입한다.

전분 가수분해시험(Starch hydrolysis test)

1. 배지제조

Heart infusion broth(Difco) ································· 25 gm
Yeast extract ··· 5 gm
Casitone(Difco) ··· 4 gm
Soluble starch ·· 5 gm
Agar ·· 15 gm
Distilled water ·· 1,000 mL

1) 위 성분을 잘 혼합한 후 pH 7.0으로 조정한다.
2) 시험관에 8 mL씩 분주한 후 15 lbs 121℃에서 15분간 고압 멸균한다.
3) 사면으로 만든다.

2. 실험방법

1) 배지의 사면에 균을 접종하고 pyrogarollol-carbonate로 밀봉한 후 37℃ 배양기에서 배양한다.
2) 5~10일 후 Gram's iodine 용액을 가한다.
3) 결과양성 : 집락 주변이 투명하면 전분이 가수 분해된 것을 의미한다.
음성 : 집락 주변이 청색이 되면 전분이 가수 분해되지 않음을 의미한다.

Tap water agar 실험

1. 배지제조

Agar ·· 15 gm

Tap water ··· 1,000 mL

1) 물 1 L에 우무 15 gm을 넣고 녹인 다음 15 lbs 121℃에서 15분간 고압 멸균한다.
2) 50℃로 식힌 후 배양 접시에 분주한다.

2. 실험방법

1) 평판 배지 위에 순수 분리 균주를 접종한다.
2) 35℃ 배양기에서 24~72시간 또는 실온에서 1주일 배양한다.
3) 배지의 뒷면을 현미경 저배율로 관찰한다.
4) 결과 : 배지 속에 있는 filaments(영양 균사)는 미세하고 섬세하게 나타나며 기중 균사는 굵고 검게 나타난다.

Tease Mount 제작법

1. 시약제조

Lactophenol cotton blue(LPCB 습윤 표본 제작법 참조)

2. 실험방법

1) Slide glass 위에 LPCB 염색 시약 한 방울을 떨어뜨린다.
2) 화염 멸균하여 식힌 구부러지지 않는 두꺼운 백금선으로 기중 균사와 영양 균사체가 포함되도록 진균 집락의 일부를 채취한다.
3) 집락의 중앙부는 너무 오래되어 균사가 소멸되고, 반면에 가장자리는 너무 어려서 증식구조물들이 아직 형성되지 않았기 때문에 이런 부위들은 검체로 적당하지 못하다.
4) LPCB에 집락 조각을 놓고 다른 백금선으로 얇게 되도록 hyphae를 얇게 쪼갠다.
5) Coverslip을 놓고 진균이 퍼지도록 힘을 주어 눌러준다.
6) 증식 구조를 현미경으로 관찰한다.
7) 영구 표본 제작을 위해 coverslip 가장자리를 permount로 봉입한다.

TOC 배지에서 색소, 발아관, 후막 포자 생산시험

1. 배지준비

Oxgall(Difco) ······ 10 gm
Agar ······ 20 gm
10% Tween 80(Fisher) ······ 10 mL
Caffeic acid ······ 0.3 gm
Distilled water ······ 1,000 mL

1) 상기 성분을 혼합한 다음 15 lbs 121℃에서 15분간 고압 멸균한다.
2) 멸균된 배양 접시에 분주한다. 배지가 굳은 후 냉장고에 보관한다.

2. 실험방법

1) 배지를 실온이 되게 한 후 멸균 면봉으로 집락 몇 개를 취해서 배지에 횡선으로 접종한다. 순수 분리된 균주를 접종하고, 이때 양성과 음성 대조도 함께 접종한다.
2) TOC 배지의 한쪽 면에는 두껍게 접종하고 그 반대편 인접부에는 corn meal-Tween 80에서 마찬가지로 약간만 접종한다.
3) 적게 접종된 부위에 화염 멸균시킨 coverslip을 올려놓고 핀셋으로 가볍게 눌러 공기를 제거한다.
4) 접종된 균주를 37℃에서 3시간 동안 배양하고 coverslip을 덮은 지역에 발아관이 형성되었는지 여부를 현미경으로 관찰한다.
5) 실온에서 18시간 또는 그 이상 평판을 재배양하고 coverslip을 통해 후막포자가 형성되었는지 관찰한다. 한편 두껍게 접종한 부위에 암갈색이 형성되었는지 관찰한다. 암갈색이 있으면 *C. neoformans*를 의미한다.
6) 만일 발아관과 후막포자가 관찰되면 *C. albicans* 또는 *C. stellatoidea*를 의심한다. C. *tropicalis*는 TOC 배지에서 이런 구조를 형성하지 않는다.
7) 이 배지는 기타 *Candida* 종 같은 섬유상 효모(filamentous yeasts)에는 사용되지 않는다.

* TOC(Tween 80, Oxgall, Caffeic acid) media는 상품화되어 있다(Remel).

Trichophyton agar(Difco)

1. 목적

Trichophyton sp.의 분리를 위해 사용한다.

2. 배양성분

Bacto-Trichophyton Agar 1.

Bacto-Vitamin free casamino acids

Bacto-dextrose

Monopotassium phosphate

Magnesium sulfate

Bacto agar

Bacto-Trichophyton Agar 2.

Bacto-trichophyton agar 1+inositol 50.0 mL

Bacto-Trichophyton Agar 3.

Bacto-trichophyton agar 2+Thiamine 200 mg

Bacto-Trichophyton Agar 4.

Bacto-trichoton agar+Thiamine 200 mg

3. 제조방법

1) 각각의 배제를 제조회사의 지시에 따라 만든다.

2) 각 배지를 120℃에서 10분간 멸균하고 나사마개 시험관에 분주한다.

Trichophyton Nutritional test

1. 배지제조

1) 기초배지

Casamino acid, Vitamine free ································ 2.5 gm

Glucose ·· 40.0 gm

Magnessium sulfate ·· 0.1 gm

Monobasic potassium phosphate(KH_2PO_4) ··················· 1.8 gm

Agar ·· 20.0 gm

Distilled water ·· 1,000 mL

① 위 성분들을 잘 혼합하고 pH 6.8로 조정한 후 시험관에 분주한다.

② 15 lbs 121℃에서 15분간 고압 멸균한 후 식힌 다음 냉장고에 보관한다.

2) Casein+Thiamine

Thiamine hydrochloride 0.2 μg/mL 기초 배지

① 기초 배지와 thiamine을 잘 혼합한 후, 가온하여 용해한 다음 시험관에 분주한다.

② 15 lbs, 121℃에서 15분간 고압 멸균한 후 식힌 다음 냉장고에 보관한다.

3) Casein+Inositol

i-Inositol 50 μg/mL 기초 배지

① 기초 배지와 inositol을 잘 혼합한 후, 가온하여 용해한 다음 시험관에 분주한다.

② 15 lbs, 121℃에서 15분간 고압 멸균한 후 식힌 다음 냉장고에 보관한다.

4) Casein+Inositol+Thiamine

Thiamine hydrochloride 0.2 μg/mL 기초 배지

i-Inositol 50.0 μg/mL 기초 배지

① 기초 배지, thiamine, inositol을 잘 혼합한 후 열을 가해 용해하고 시험관에 분주한다.

② 15 lbs 121℃에서 15분간 고압 멸균한 후 식힌 다음 냉장고에 보관한다.

2. 실험방법

1) 배지를 실온이 되도록 한 다음 sabouraud dextrose agar에서 자란 진균의 집락을 소량 채취한다. 이때 진균과 배지 성분이 함께 옮겨지지 않도록 주의한다.

2) 각각의 Trichophyton agar 중심부에 접종하고, 25℃에서 2주간 배양한다. 만일 T. verrucosum 또는 T. schoenleinii가 의심되면 37℃에서 배양한다.

3) 각 배지에서 종(species)의 특성에 따라 발육 양상이 다르다(표 4).

Urease 시험

1. 배지제조

Urea agar base(BBL, Difco)	29 gm
Distilled water	100 mL
Agar	15 gm
Distilled water	900 mL

1) Urea agar base를 증류수 100 mL를 녹인 후 여과 멸균한다.

2) Agar를 증류수 900 mL에 녹인 후 15 lbs, 121℃ 15분간 멸균한다.

3) Agar를 50℃로 식힌 후 urea agar base를 잘 혼합한 후 무균적으로 시험관에 분주한다.
4) 밑동이 약 3 cm 되도록 사면시킨 후 냉장고에 보관

2. 실험방법

1) 배지에 실온이 된 후 사면에 5 mm 넓이로 접종한다. 이때 양성, 음성 대조 균주를 동시에 사용한다.
2) 4주 동안 실온에서 배양한다.
3) pink-purple색이면 양성이고 색의 변화가 없으면 음성이다.

* 이 실험은 효모, 호기성 방선균 및 일부 Trichophyton 종을 감별하는 데 사용한다.

신속 Urease 시험

1. 배지준비

Urea R broth (Difco)

제조 회사의 지시에 따라 Urea R broth 1병을 만든다.

2. 실험방법

1) Urea R broth 0.2 mL를 microtiter well에 넣고 검사 균주 3~4개를 접종한다. 이때 양성 대조와 음성 대조를 동시에 실시한다.
2) 깨끗한 유리로 뚜껑을 잘 덮고 37℃에서 4시간 동안 배양한다.
3) 분홍색으로 변하면 양성이고, 노란색으로 있으면 음성이다.

당 발효 시험(Wickerham fermentation method)

1. 배지제조

1) 기초배지

Yeast extract ··· 4.5 gm
Peptone ··· 7.5 gm
Distilled water ··· 1,000 mL
Bromthymol blue ··· 0.08 gm

상기 성분을 잘 혼합한 후 나사 마개 시험관에 2 mL씩 분주한다.

Durham tube를 각 시험관에 거꾸로 넣고 15 lbs 121℃에서 15분간 멸균 후 식힌다.

2. Carbohydrate 용액

Dextrose, Lactose, Maltose, Galactose, Sucrose, Trehalose

1) 각 당을 6% 수용액을 만든다.
2) 여과 멸균한다.
3) 기초 배지에 당 용액 1.0 mL씩 각 시험관에 무균적으로 첨가한다. 잘 혼합한 후 냉장 보관한다.

3. 실험방법

1) 신선 집락을 증류수에 풀어서 McFarland tube No. 1에 맞춰서 균부유액을 만든다.
2) 당 분해용 배지에 균부유액 0.1 mL씩 넣는다.
3) 30℃에서 배양하면서 Durham tube 속으로 공기가 들어가지 않도록 매일 서서히 흔들어 준다.
4) 당의 분해와 durham tube에 가스가 생성되었는지 2주간 관찰한다.
5) 당 분해가 되면 황색으로, 가스가 생성되면 durham tube 안에 공기가 들어 있다.

IV 의학적으로 중요한 진균동정표

표 1. 의학적으로 중요한 진균의 동정*

Potato dextrose agar에서 30℃ 2주간 배양

- Ascocarps와 / 또는 asci 존재 → Subdivision Ascomycotina

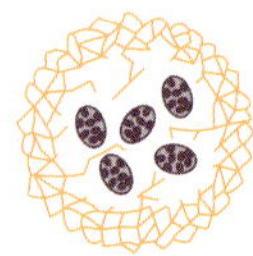

- Ascocarps와 / 또는 asci 없음
  - Sporangia 또는 zygospores 존재 → Subdivision Zygomycotina : (표 2 참조)

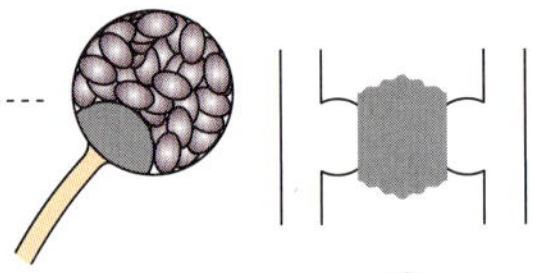

  - Sporangia 또는 zygospores 없음
    - 효모는 가성균사 (pseudohyphae)를 가진 것도 있으며, 진성균사 (true hyphae) 는 없거나 퇴화됨 → Subdivision Deuteromycotina, Form-Subclass Blastomycetidae : (표 3 참조)

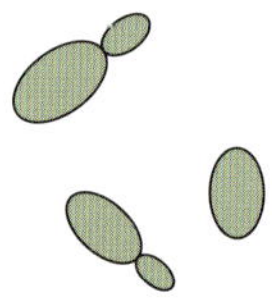

    - 효모는 없고, 균사는 잘 발육
      - 분포자기 (pycnidia) 또는 분생자상 (分生子床, acervuli) 존재 → Subdivision Deuteromycotina, Form-Subclass Coelomycetidae

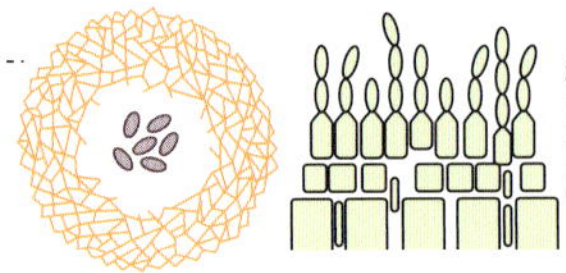

      - 분포자기 또는 분생자상 결여됨 → Subdivision Deuteromycotina, Form-Subclass Hyphomycetidea : (표 4 참조)

* McGinnis (1980) ; Potato dextrose agar에서 30℃ 2주간 배양

표 2. 의학적으로 중요한 접합균류의 동정

- Potato dextrose agar에서 30℃ 2주간 배양
  - Terminal vesicles 존재
    - Merosporangia (Cylinder 같은 포자낭과 포자낭병 존재) → *Syncephalastrum*
    - Sporangiola (한 개의 세포 위에 여러 개의 작은 포자낭 존재) → *Cunninghamella*
  - Terminal vesicles 없음
    - 포자낭에 많은 포자낭포자 포함
      - 원형포자낭병 → *Circinella*
      - 포자낭병이 원형이 아님
        - 축주 (columellae) 존재
          - 가근 (rhizoids)
            - 분지가 없고 분생자병 반대편에 가근이 있다. → *Rhizopus*
            - 분지가 있고 포자낭병은 가근 사이에 있다.
              - 포자낭은 서양배 모양, 축주는 아래로 부풀어 있음 → *Absidia*
              - 포자낭은 원형 축주는 부풀어 있지 않음 → *Rhizomucor*
          - 가근 없음 가지 친 포자낭병 → *Mucor*
        - 축주 없음 끝이 가느다란 포자낭 포자 → *Mortierella*
    - 포자낭 없음
      - 접합포자 (zugospores)가 새의 부리 같은 부속기관을 가짐 → *Basidiobouls*
      - 접합포자가 부속기관을 가지거나 없음 → *Conidiobolus*

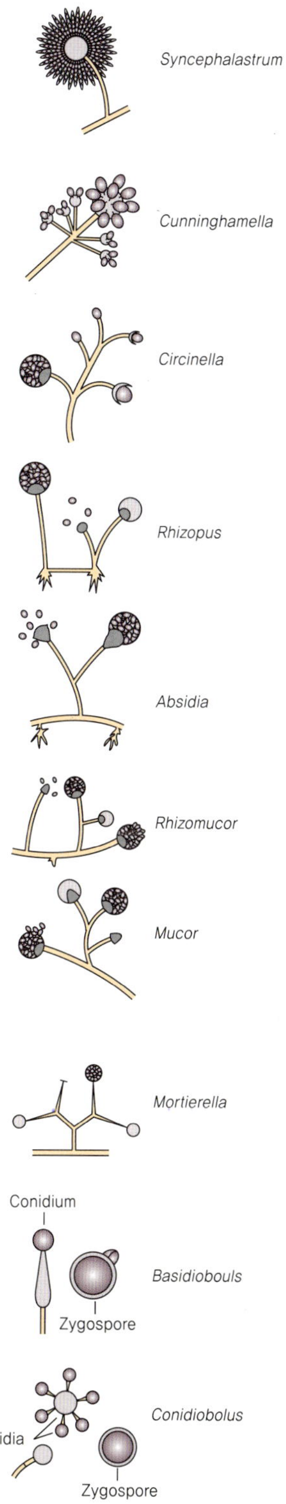

* McGinnis (1980) ; Potato dextrose agar에서 30℃ 2주간 배양

표 3. 의학적으로 중요한 Blastomycetidae의 동정

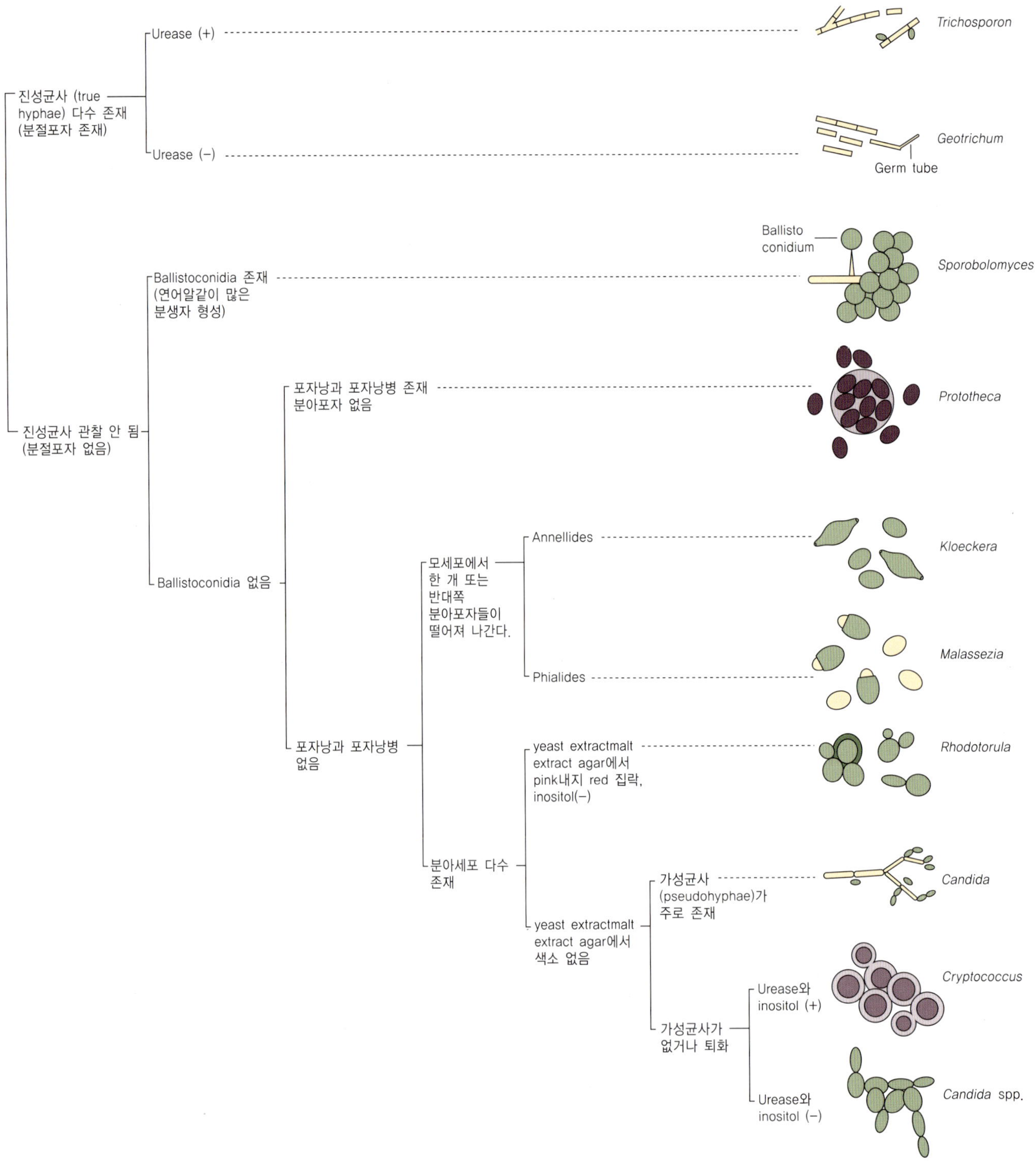

표 4. 의학적으로 중요한 Hyphomycetidae의 동정*

- Potato dextrose agar에서 30℃ 2주간 배양
  - Synnemata (분생자병이 덩어리짐) 존재 → Group 1: *Graphium*

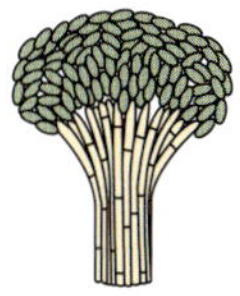

  - Synnemata 없음
    - 분생자 존재
      - Conidiogenous cells이 팽대 (분생자가 있는 곳에서 많이 발생한다.) → Group 2: *Botrytis*

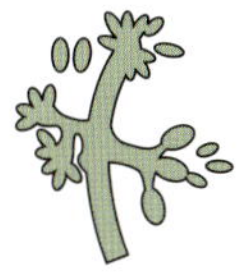

      - Conidiogenous cell sympodial 형 (균사의 한쪽에서 분생자가 먼저 발생하고, 다른 한쪽에서 엇갈리게 발생한다.) → Group 3: (표 5 참조)

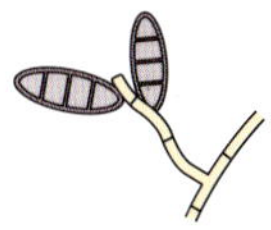

      - Conidiogenous cells (팽대하지도 sympodial 하지도 않는다.)
        - Annellides 형 ; 분생자는 구형 또는 사슬을 이룬다. → Group 4: (표 6 참조)

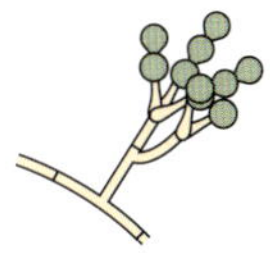

        - Phialides 형 ; 분생자는 구형 또는 사슬형으로 실린더 또는 화병모양을 이룬다. → Group 5: (표 7 참조)

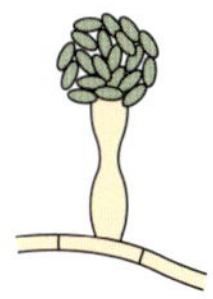

        - 흑색 poroconidia 형 ; Conidiogenous 세포벽의 구멍을 통해 분생자 형성. 하나 또는 사슬을 이룬다. → Group 6: (표 8 참조)

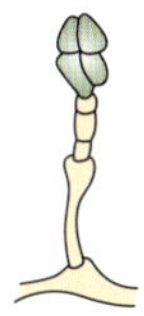

        - 분절포자 (균사의 분절에 의해 형성, 사슬을 이룸) → Group 7: (표 9 참조)

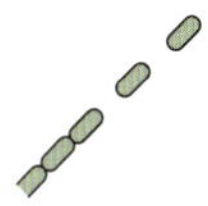

        - 1개의 분생자가 끝이 둥근세포로 나타난다 (분생자 아래는 스커트 모양 (annular frill)). → Group 8: (표 10 참조)

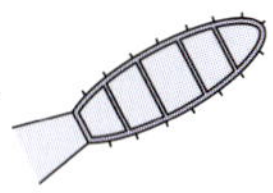

        - 분생자는 1개 또는 사슬을 이룸 (분생자 아래에 스커트 모양이 없다). → Group 9: (표 11 참조)

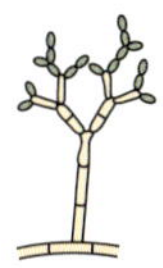

    - 분생자 없음 → Group 10: Mycelia Sterilia

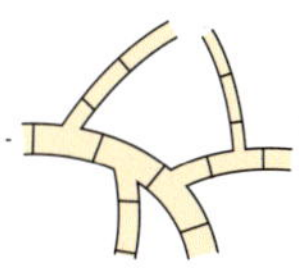

표 5. Hyphomycetidae Group 3의 동정*

- Potato dextrose agar에서 30℃ 2주 배양
  - 분생자가 수직과 수평격막으로 분열
    - 분생자가 단순한 분지와 사슬을 이룬 분생자 ---- 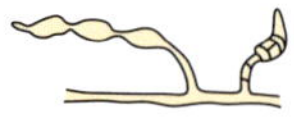 *Alternaria*
    - 단일 분생자 ---- 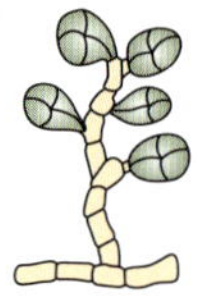 *Ulocladium*
  - 분생자가 수평과 수직격막으로 분열되지 않음
    - Blastoconidia가 분지된 사슬을 이룸
      - 3개의 서로 다른 분생자 배열 형성 ---- 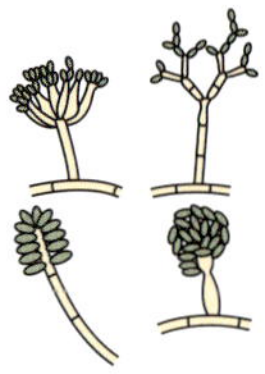 *Fonsecaea*
      - 분생자 배열만 보임 ---- 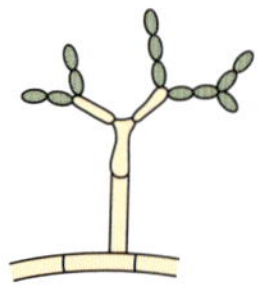 *Cladosporium*
    - Blastoconidia가 가지 친 사슬이 없음
      - Blastoconidia가 1개의 세포로 됨
        - 처음 끝의 blastoconidia는 두 번째 분생자가 받쳐주고, 다음은 세 번째 분생자가 차례로 순환되어 나타난다. ---- 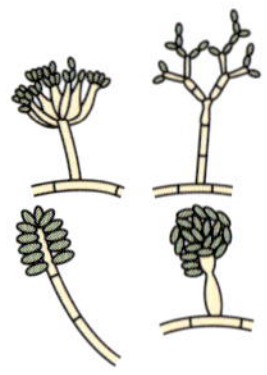 *Fonsecaea*
        - 분생자병 끝의 blastoconidia는 서로 마주보면서 형성 ---- 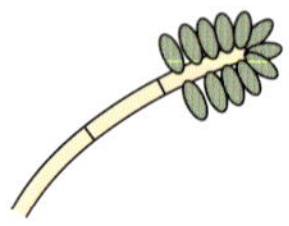 *Rhinocladiella*
        - 작은돌기 (denticle) 위에 blastoconidia 형성 ---- 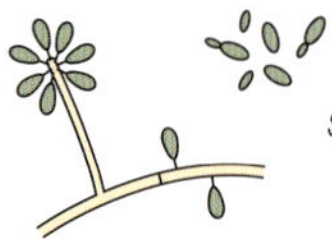 *Sporothrix*
      - Blastoconidia가 여러 개의 세포로 됨
        - 만곡된 분생자 형성 ---- 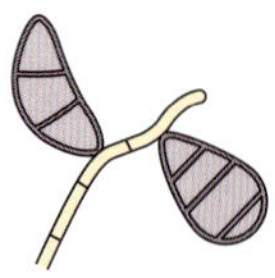 *Curvularia*
        - 실린더 모양의 분생자 형성 ---- 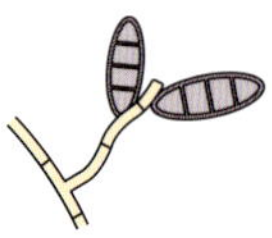 *Drechslera*

표 6. Hyphomycetidae Group 4의 동정*

- Potato dextrose agar에서 30℃ 2주간 배양
  - Annelloconidia (레몬모양의 사슬형성, 시간이 지나면서 거칠어짐) → 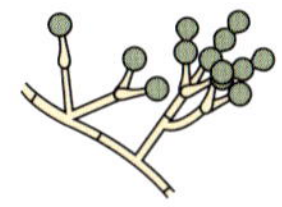 *Scopulariopsis*
  - Annelloconidia (구형)
    - Annelloconidia (작은 구형이거나 단독으로 존재, 자낭각 (Cleistothecia) 존재 → 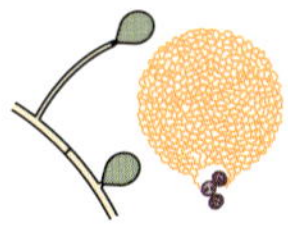 *Scedosporium*
    - Annelloconidia (큰 난원형이며 annellophore 옆으로 떨어진다. 자낭각 없음) → 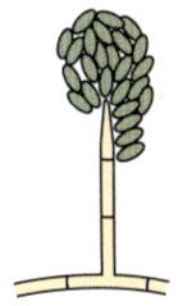 *Exophiala*

표 7. Hyphomycetidae Group 5의 동정*

Potato dextrose agar에서 30℃ 2주간 배양

- Conidiogenous cells hyphalike ; (대분생자는 두 개의 세포로 되고 집락은 연한 핑크 내지 오렌지색) ---- *Trichothecium*

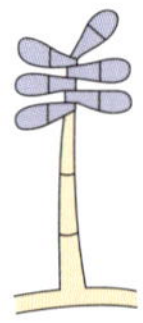

- Phialoconidia와 phialides존재
  - Phialides (경자 위에 존재) ---- *Aspergillus*

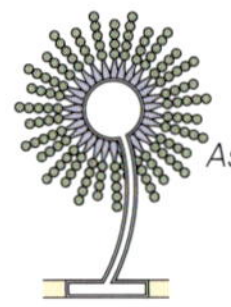

  - Phialides (경자 위에 존재하지 않음)
    - Phialoconidia 대분생자는 2개 이상의 세포로 이루어졌으며 소분생자 존재
      - Banana모양의 대분생자와 구형 또는 사슬형의 소분생자 ---- *Fusarium*

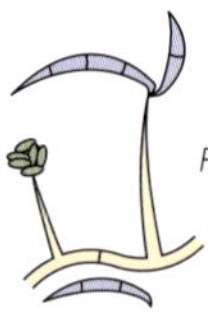

      - 실린더 모양의 끝이 둥근 만곡된 대분생자와 구형 또는 사슬형의 소분생자 ---- *Cylindrocarpon*

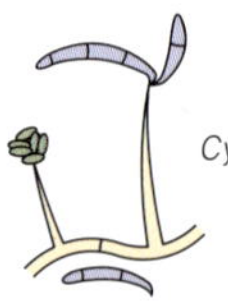

    - 1개의 세포로 된 Phialoconidia
      - Phialides는 윤생체 Phialoconidia는 구형 ---- *Verticillium*

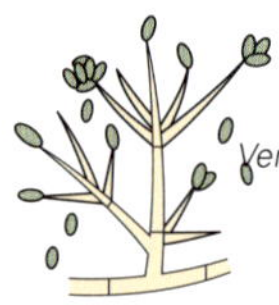

      - 분생자 병은 빗자루 모양의 추상체 (penicillus)
        - Phialoconidia는 큰 구형 ---- *Gliocladium*

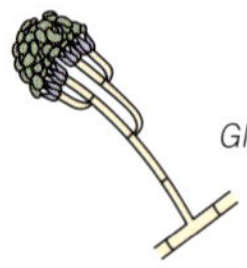

        - Phialoconidia는 사슬형성
          - 분생자 병은 끝이 길고 가늘다. ---- *Paecilomyces*

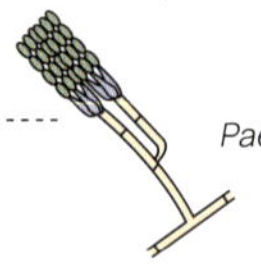

          - 분생자 병은 화병모양 ---- *Penicillium*

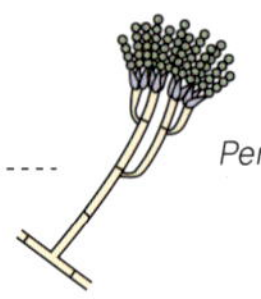

표 7. **Hyphomycetidae Group 5의 동정**

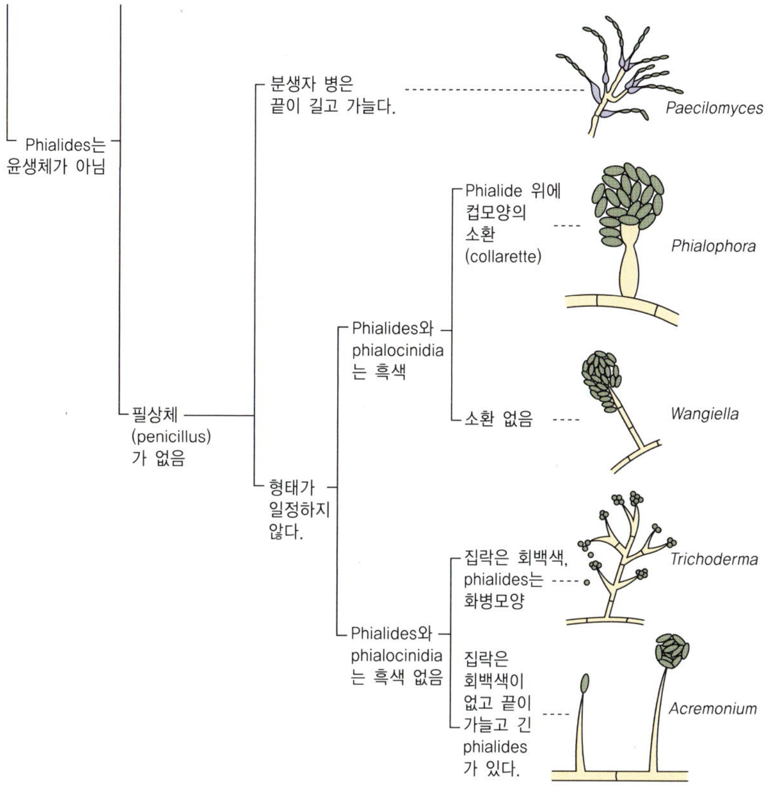

표 8. Hyphomycetidae Group 6의 동정*

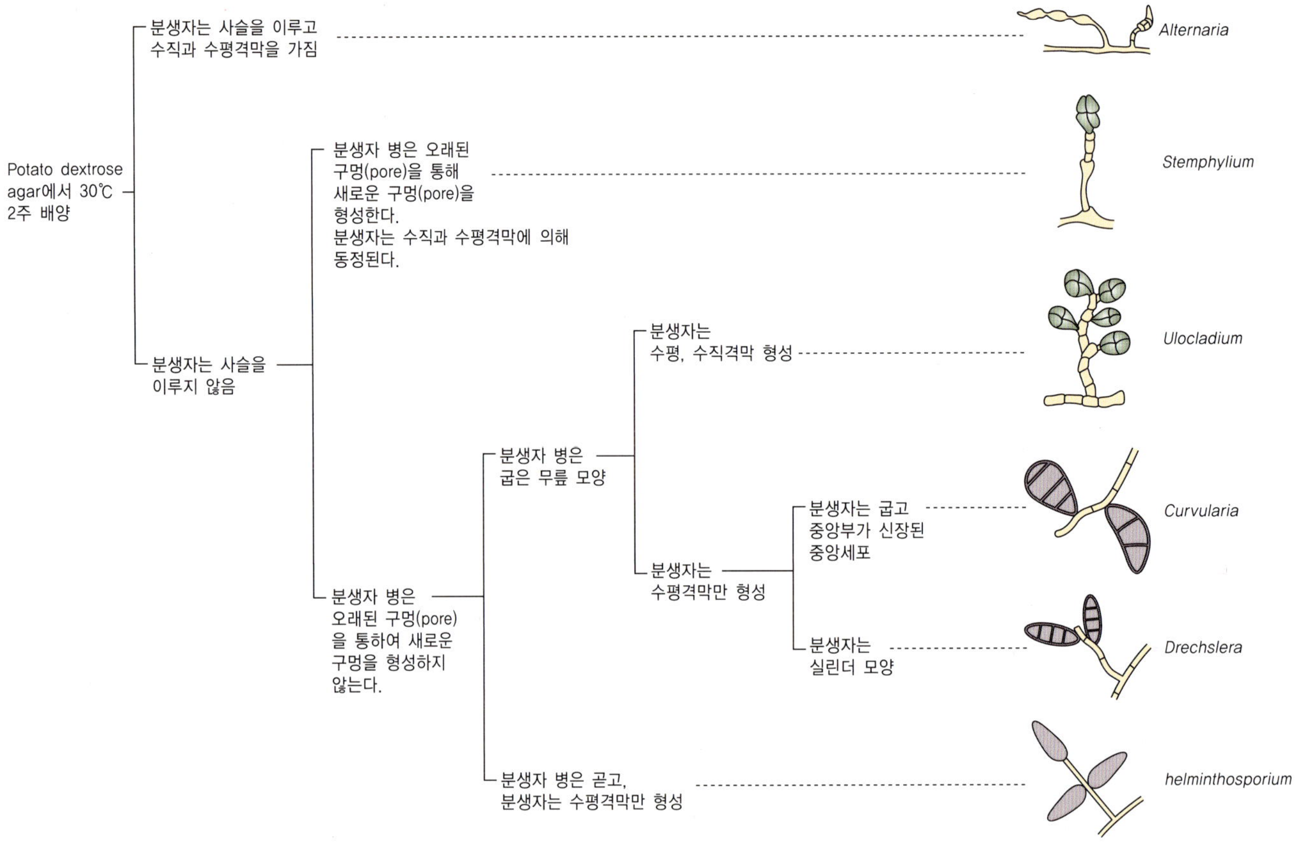

표 9. Hyphomycetidae Group 7의 동정*

- Potato dextrose agar에서 30℃ 2주간 배양
  - 분절포자 사이에 세포가 비어있다.
    - 37℃의 조직이나 특수배지에서 구상체 또는 내생포자 형성 ---- *Coccidioides*

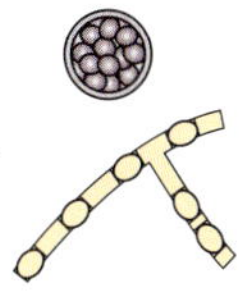

    - 구상체나 내생포자가 없다. ---- *Malbranchea*

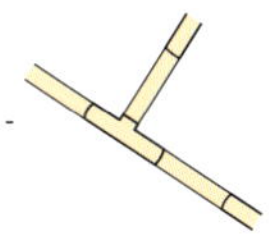

  - 세포 사이가 비어있지 않다. ---- *Geotrichum*

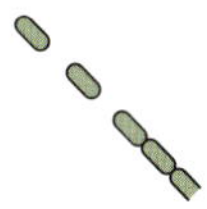

표 10. Hyphomycetidae Group 8의 동정*

- Potato dextrose agar에서 30℃ 2주간 배양
  - Sporodchia (균사체가 분생자 병으로 덮여있는 것)가 존재; 수평, 수직의 격막을 가진 거친 세포벽의 흑색 분생자 ------ 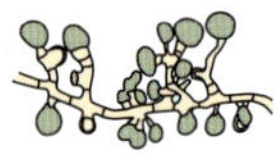 *Epicoccum*
  - Sporodchia 가 없음
    - 대분생자가 2개 이상의 세포로 됨
      - 대분생자는 곤봉모양으로 3~5개의 세포로 구성. 매끄러운 세포벽, 1개 혹은 여러 개의 덩어리를 이룸. 소분생자는 없다. ------ 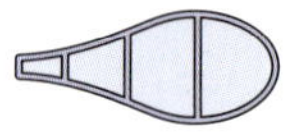 *Epidermophyton*
      - 1개의 분생자가 방추형 또는 곤봉모양의 거칠고, 매끄러운 세포벽을 가지며 소분생자 존재
        - 대분생자는 방추형이고, 거친 세포벽을 가짐 ------ 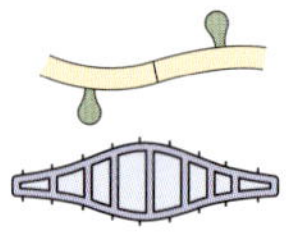 *Microsporum*
        - 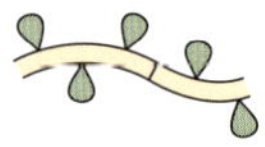 *Trichophyton*
        - 대분생자는 실린더 또는 방망이 모양으로 매끄러운 세포벽을 가짐 ------ 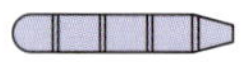
    - 1개의 세포로 된 분생자
      - 분생자는 흑색 ------ 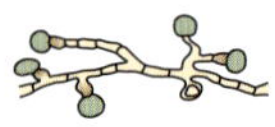 *Nigrospora*
      - 분생자는 흑색을 나타내지 않음
        - 대분생자는 크고, 난형, 두껍고 거칠거나 매끄러운 세포벽
          - 37℃에서 작은 효모형, 25℃에서 소분생자 존재 ------ 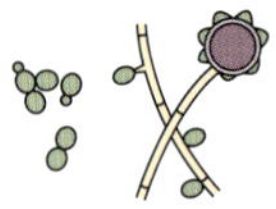 *Histoplasma*
          - 37℃에서 효모형태나 25℃에서 소분생자를 만들지 않음 ------ 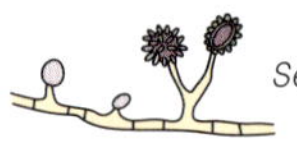 *Sepedonium*
        - 분생자가 위와 같지 않다.
          - 대분생자 존재
            - 소분생자는 균사를 따라 1개씩 또는 포도송이 처럼 덩어리짐. 실린더 모양의 매끄러운 세포벽의 대분생자 가짐 ------ 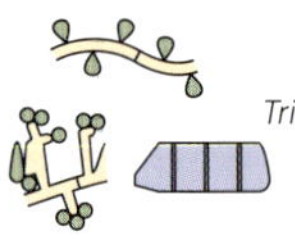 *Trichophyton*
            - 대분생자는 균사를 따라 1개씩 대분생자는 방추형의 거친세포벽을 가짐 ------ 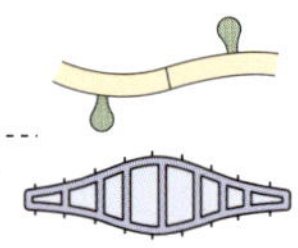 *Microsporum*
          - 대분생자 없음
            - 37℃에서 두꺼운 세포벽과 아래가 넓은 효모형 ------ 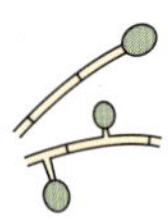 *Blastomyces*
            - 37℃에서 효모를 이루지 않고 드물게 분절포자 존재 ------ 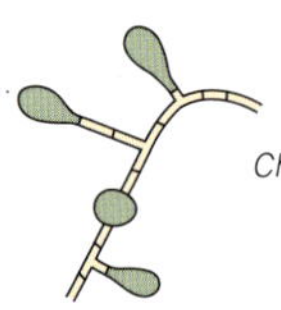 *Chrysosporium*

표 11. Hyphomycetidae Group 9의 동정*

Potato dextrose agar에서 30℃ 2주간 배양

- 분생자팽대부(ampullae)가 많이 존재 ---- *Botrytis*

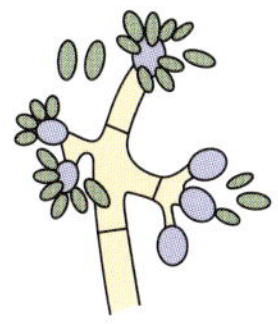

- 분생자팽대부가 없음
  - 2개의 세포로된 분생자가 교대로 나타남. 집락은 적황색 ---- *Trichothecium*

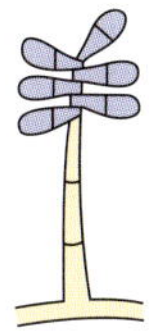

  - 구상돌기 위에 분생자가 1개 또는 덩어리짐. 흑색의 분절포자 존재 ---- *Aureobasidium*

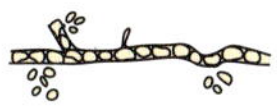

  - 흑색, 분생자는 반복적으로 분자하며 사슬을 이룸 ---- *Cladosprium*

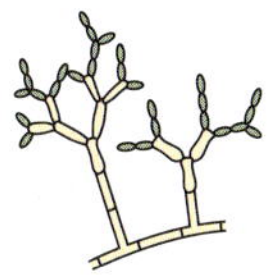

참고문헌

Dorothea Frey., R.J. Oldfield., R.C. Bridger., 1979. A color atlas of pathogenic fungi, Wolfe Medical Publications Ltd.

Antifungal drugs and resistance: Current concepts Pramod Kumar Nigam, www.odermatol.com.

Beneke, E.S., Rippon, J.W., Rogers, A.L., 1984. Human mycoses. The Upjohn Co.

Cooper, B.H. 1985. Taxonomy, classification, and nomenclature of fungi, p 495-499. In E.H. Lennette, A. Balows, W.J. Hausler, Jr., and H.J. Shadomy(ed.), Manual of clinical microbiology, 4th ed. American Society for Microbiology, Washington, D.C.

Current Concepts in Antifungal Pharmacology Russell E. Lewis, Pharm D.

Deacon, J.W., 1984. Introduction to Modern Mycololy 2nd, ed. Blackwell Scientific Publications.

Dennis M. Dixon, Robert A. Fromtling. 1991. Morphology, taxonomy, and classification of the fungi. p579-586. In Albert Balows, William J. Hausler, JR. Kenneth L. Herrmann, Henry D. Isenberg, H. Jean shadomy(ed), Manual of Clinical microbiology, 5th ed. American Society for Microbiology, Washington, D.C.

DIAGNOSTIC TESTS, VOLUME 39 : NUMBER 5 : OCTOBER 2016; Non-culture methods for detecting infection, Evan Bursle, Microbiology registrar, Jennifer Robson.

Dieter H.M. Groschel, Barbara A. Strain, 1991. Laboratory safety in clinical Microbiology. p49-57. Manual of clinical microbiology, Vol 5. American Society for Microbiology, Washington, D.C.

Downloaded from http://jcm.asm.org/ on December 13, 2020 by guest, Name Changes for Fungi of Medical Importance, 2016-2017, David W. Warnock a Atlanta, Georgia, U.S.A.

Elizabeth Moore-Landecker., 1990. Fundamentals of the fungi, 3rd ed. Prentice-Hall, Inc.

Glenn, S. Bulmer., 1985. Medical mycology, The Upjohn Co.

Glenn D. Roberts, Ph.D. 1986. Laboratory methods in basic mycology. In sydney M. Finegold and Ellen Jo Baron(ed). Bailey and Scott's Diagnostic Microbiology. 7th ed. The C.V. Mosby company.

HHS Public Access, Author manuscript; Curr Fungal Infect Rep. Author manuscript; available in PMC 2015 October 30. Recent Taxonomic Developments with Candida and Other Opportunistic Yeasts; Mary E. Brandt and Shawn R. Lockhart.

Hikaru KUME, 1991. Assay of fungal antigens J. Med Tech Vol 35 No 8.

John Webster., 1975. Introduction to fungi. Great Britain at the Alden Press, Oxford.

Journal of Clinical Microbiology; Name Changes for Fungi of Medical Importance, 2012 to 2015, David W. Warnock, Faculty of Biology, Medicine, and Health, University of Manchester, Manchester, United Kingdom.

Journal of Fungi; Review, A Moldy Application of MALDI: MALDI-ToF Mass Spectrometry for Fungal Identification, Robin Patel.

Journal of Fungi; Review, From the Clinical Mycology Laboratory: New Species and Changes in Fungal Taxonomy and Nomenclature, Nathan P. Wiederhold * and Connie F. C. Gibas.

Jun UNO, Yuzuru MIKAMI, 1991. Susceptibility test of antifungal agents. J. Med Tech Vol 35 No 8.

Katsuhisa UCHIDA, Hideyo YAMAGUCHI, 1991. The crisis mechanism of pathogenic fungi. J. Med Tech Vol 35 No 8.

Kern, E.M., 1991. Medical Mycology. 5th, ed. F.A. Davis Company, Philadephia.

Koneman, E.W., Allen, S.D., Janda, W.M., Schreckenberger, P.C., Winn, Jr. W.C., 1992. Color atlas and textbook of Diagnostic Microbiology. 4th ed. p791-854. J.B. Lippincott Company.

Koneman, E.W., G.D. Roberts, and S.F. Wright. 1978. Practical laboratory mycology, 2nd ed. The Williams & Wilkins Co., Baltimore.

Koneman, E.W., Roberts, G.D. 1985. Practical laboratory mycology, 3rd ed. The Williams and Wilkins Co., Baltimore.

Larone, D.H. 1995. Medically important fungi. A guide to identification. 3rd ed. Elsevier, New York.

Masayoshi HAYAMA, Masao HOTCHI, 1991. Assay of fungal antibodies. J. Med Tech Vol 35 No 8.

McGinnis, M.R., D'Amato, R.F., Land, G.A., 1982. Pictorial Handbook of Medically important fungi and aerobic Actinomycetes. Praeger publishers a Division of CBS, Inc.

McGinnis, M.R. 1980. Laboratory handbook of medical mycology. Academic press, Inc., New York.

Midgley, Clayton, Hay, 1997. Diagnostic in color medical Mycology. Mosby-Wolfe.

Murray, P.R., Drew, W.L., Kobayashi, G.S., Thompson, J.H., 1990. Medical Microbiology. Part

II. Mycology, p297-346. C.V. Mosby Company.

Murray, P.R., R.E. Vanscoy, and G.D. Roberts. 1977. Should yeasts in respiratory secretions be identified? Mayo Clin. Proc. 52:42-45.

Rippon, J.W. 1988. Medical mycology. The pathogenic fungi and the pathogenic actinomycetes, 3rd ed. The W.B. Saunders Co., Philadelphia.

Schneierson S.S., 1986. Schneierson's Atlas of Diagnostic Microbiology. 8th, ed, Published by Abbott Laboratoies.

SYMPOSIUM ON ANTIMICROBIAL THERAPY ANTIFUNGAL PHARMACOLOGY.

Tatsuya MORITA, Yoshinori NOZAWA, 1991. The effect mechanism of antifungal agents. J. Med Tech Vol 35 No 8.

The Korean Journal of Mycology 40(2) : 73-77 (2012) Introductions of the New Code of Fungal Nomenclature and Recent Trends in Transition into One Fungus/One Name System, Seung-Beom Hong, Soon-Wo Kwon and Wan-Gyu Kim.

Update of Medically Important Yeasts and a Practical Approach to Their Identification; Article in Laboratory Medicine · March 2007.

DESCRIPTIONS OF MEDICAL FUNGI, THIRD EDITION (revised November 2016) SARAH KIDD, CATRIONA HALLIDAY , HELEN ALEXIOU and DAVID ELLIS.

Fungal Nomenclature: Managing Change is the Name of the Game Sarah E. Kidd, Alireza Abdolrasouli, and Ferry Hagen.

Essentials of Clinical Mycology, Second Edition 2011, Peter G. Pappas Jack D. Sobel, William E. Dismukes, Carol A. Kauffman.

Name Changes for Fungi of Medical Importance, 2020 to 2021, June ASM, 2023 Volume 61 Issue 6, Andrew M. Borman, Elizabeth M. Johnson.

찾아보기

INDEX

임상진균학(개정 5판)

1993년 8월 25일 1판 발행
2000년 3월 13일 2판 발행
2008년 8월 15일 3판 1쇄 발행
2012년 9월 30일 3판 2쇄 발행
2014년 7월 30일 3판 3쇄 발행
2018년 2월 26일 4판 1쇄 발행
2019년 8월 5일 4판 2쇄 발행
2021년 2월 25일 5판 발행
2022년 1월 25일 5판 2쇄 발행
2023년 1월 20일 5판 3쇄 발행
2024년 1월 20일 5판 4쇄 발행

정가 40,000원

공 저: 김영권 · 권필승 · 김선희 · 김성현 · 김정호
류재기 · 박 민 · 박상묵 · 박은석 · 박훈희
심인숙 · 이동석 · 이용헌 · 염종화 · 육근돌
서충원 · 정무상 · 정운원 · 조혜현 · 허지혜
홍성노 · 홍승복

발 행 자: 최 병 진

발 행 처: 도서출판 **고 려 의 학**
(02880) 서울 성북구 성북로9길 1 보문빌딩 3층
Tel. 765-0333, 0337
Fax. 743-2288

등록번호: 제 1-519호 1978. 6. 29.

ISBN 979-11-89210-47-2